全国普通高等教育临床医学专业"5+3"十二五规划教材

Pharmacology

药理学

供临床医学、预防医学、口腔医学
医学影像学、医学检验学等专业用

主　编　董　志　毛新民
副主编　宋晓亮　张平平　廖长秀
编　委　（按姓氏笔画排序）
　　　　马丽杰（内蒙古医科大学）
　　　　王俊平（沈阳医学院）
　　　　王德才（泰山医学院）
　　　　毛新民（新疆医科大学）
　　　　刘　浩（蚌埠医学院）
　　　　刘颖菊（重庆医科大学）
　　　　李卫萍（山西医科大学汾阳学院）
　　　　李琳琳（新疆医科大学）
　　　　来丽娜（长治医学院）
　　　　宋晓亮（长治医学院）
　　　　张平平（山东万杰医学院）
　　　　段冷昕（河南科技大学医学院）
　　　　崔丽蓉（扬州大学广陵学院）
　　　　葛晓群（扬州大学医学院）
　　　　董　志（重庆医科大学）
　　　　廖长秀（右江民族医学院）

江苏凤凰科学技术出版社

图书在版编目（CIP）数据

药理学／董志等主编．—南京：江苏凤凰科学技术出版社，2013.2（2017.7重印）
5+3临床医学本科教材
ISBN 978-7-5537-0452-4

Ⅰ.①药… Ⅱ.①董… Ⅲ.①药理学－医学院校－教材 Ⅳ.①R96

中国版本图书馆CIP数据核字（2012）第298828号

药理学

主　　　编	董　志　毛新民
责 任 编 辑	周　骋　徐祝平
特 约 编 辑	刘娅玲
责 任 校 对	郝慧华
责 任 监 制	曹叶平　方　晨

出 版 发 行	江苏凤凰科学技术出版社
出版社地址	南京市湖南路1号A楼，邮编：210009
出版社网址	http://www.pspress.cn
排　　　版	南京展望文化发展有限公司
印　　　刷	江苏凤凰数码印务有限公司
开　　　本	880 mm×1 230 mm　1/16
印　　　张	20.5
字　　　数	765 000
版　　　次	2013年5月第1版
印　　　次	2017年7月第4次印刷
标 准 书 号	ISBN 978-7-5537-0452-4
定　　　价	44.00元

图书若有印装质量问题，可随时向我社出版科调换。

出版说明

为了全面提高我国普通高等教育医药卫生类专业人才的培养质量，深入落实《国家中长期教育改革和发展规划纲要（2010~2020）》以及服务于医疗教育体系的改革，深入贯彻教育部、卫生部2011年12月联合召开的"全国医学教育改革工作会议"精神，通过全面实施以"5+3"为重点的临床医学教育综合改革方案，进一步深化和推进医学教育深层次改革和发展，通过全面推进临床医学专业课程体系及教育体系的改革和创新，推动临床医学教育内容及教学方法改革和创新，进一步更好地服务教学、指导教学、规范教学，实现临床医学教学质量全面提高，培养高层次、高水平、应用型的卓越医学人才，从而适应我国医疗卫生体制改革和发展的需要，凤凰出版传媒集团江苏科学技术出版社作为长期从事教育出版的国家一级出版社，于2012年1月组织全国50多家高等医学院校开发了国内第一套临床医学专业"5+3"十二五规划教材。

该套教材包括基础课程、专业课程46种，部分教材还编写了相应的配套教材。其编写特点如下：

1. 突出"5+3"临床医学专业教材特色 这套教材紧扣"5+3"临床医学专业的培养目标和专业认证标准，根据"四证"（本科毕业证、执业医师资格证、住院医师规范化培训证和硕士研究生毕业证）考核要求，紧密结合教、学、临床实践工作编写，由浅入深、知识全面、结构合理、系统完整。全套教材充分突出了"5+3"临床医学专业知识体系，渗透了"5+3"临床医学专业人文精神，注重体现素质教育和创新能力与实践能力的培养，反映了"5+3"临床医学专业教学核心思想和特点。

2. 体现教材的延续性 本套教材仍然坚持"三基"（基础理论、基本知识、基本技能）、"五性"（思想性、科学性、先进性、启发性、适用性）、"三特定"（特定的对象、特定的要求、特定的限制）的原则要求。同时强调内容的合理安排，深浅适宜，适应"5+3"本科教学的需求。

3. 体现当代临床医学先进发展成果的开放性 这套教材汲取了国内外最新版本相关经典教材的新内容，借鉴了国际先进教材的优点，结合了我国现行临床实践的实际情况和要求，并加以创造性地利用，反映了当今医学科学发展的新成果。

4. 强调临床应用性 为加快专业学位教育与住院医师规范化培训的紧密衔接，教材加强了基础与临床的联系，深化学生对所学知识的理解，实现早临床、多临床、反复临床的理念。

5. 强调了全套教材的整体优化 本套教材不仅追求单本教材的系统和全面，更是强调了全套教材的整体优化，注意到了不同教材内容的联系和衔接，避免遗漏和重复。

6. 兼顾教学内容的包容性 本套教材的编者来自全国几乎所有省份，教材的编写，兼顾了不同类型学校和地区的教学要求，内容涵盖了临床执业医师资格考试的基本理论大纲的知识点，可供全国不同地区不同层次的学校使用。

7. 突出教材个性 本套教材在保证整体优化的前提下，强调了个教材的个性，技能性课程突出了技能培训；人文课程增加了知识拓展；专业课程则增加了案例导入和案例分析。

8. 各科均根据学校的实际教学时数编写，文字精炼，利于学生对重要知识点的掌握。

9. 在不增加学生负担的前提下，根据学科需要，部分教材采用彩色印刷，以提高教材的成书品质和内容的可读性。

这套教材的编写出版，得到了广大医学院校的大力支持，作者均来自各学科教学一线，具有丰富的临床、教学、科研和写作经验。相信本套教材的出版，必将对我国当下临床医学专业"5+3"教学改革和专业人才培养起到积极的推动作用。

全国普通高等教育临床医学专业"5+3"十二五规划教材

医学导论	眭 建 主编	医学影像学		李坤成 主编
基础化学	杨金香 主编	临床麻醉学		晁储璋 主编
有机化学	周健民 黄祖良 主编	全科医学概论		谢 波 主编
生物化学	黄忠仕 翟 静 主编	内科学		雷 寒 主编
医学分子生物学	武军驻 主编	外科学	康 骅	薛昊罡 主编
医学细胞生物学	苗聪秀 主编	妇产科学	段 涛	胡丽娜 主编
医学物理学	甘 平 主编	儿科学		于 洁 主编
医学伦理学	陈 魆 主编	中医学		黄岑汉 主编
医学心理学	杜玉凤 主编	皮肤性病学	何 黎	金哲虎 主编
生理学	白 波 杜友爱 主编	康复医学	李雪斌	陈 翔 主编
组织学与胚胎学	苏衍萍 王春艳 主编	神经病学		沈 霞 主编
病理生理学	商战平 王万铁 主编	精神病学		王克勤 主编
病理学	盖晓东 李 伟 主编	眼科学		吕 帆 主编
药理学	董 志 毛新民 主编	口腔医学		邓 锋 主编
人体寄生虫学	李士根 主编	耳鼻咽喉头颈外科学		龚树生 主编
医学微生物学	于爱莲 吕厚东 主编	传染病学		周 智 主编
医学免疫学	宋文刚 主编	临床流行病学		冯向先 主编
临床药理学	许小林 主编	急诊与灾难医学		廖品琥 主编
核医学	段 炼 主编	局部解剖学实践指导及习题集	黄秀峰	吴洪海 主编
医学统计学	景学安 主编	人体寄生虫学学习指导		李士根 主编
卫生法学	徐 晨 蒲 川 主编	医学物理学学习指导		甘 平 主编
流行病学	毛淑芳 主编	医学物理学实验	张 翼	罗亚梅 主编
预防医学	喻荣彬 主编	眼科学学习指导		吕 帆 主编
法医学	邓世雄 主编	有机化学学习指导	周健民	黄祖良 主编
系统解剖学	李富德 朱永泽 主编	基础化学学习指导		黄锁义 主编
局部解剖学	吴洪海 黄秀峰 主编	医院感染学	郑文芳	邢玉斌 主编
诊断学	郑文芝 主编			

前　言

21世纪，我国将逐步建立以"5+3"教学模式为主体的临床医学人才培养体系。为适应这种发展需求，培养德、智、体、美全面发展的高素质医学人才，势必要对教学观念、教学手段、教学内容和课程结构等方面进行深入的改革和创新。经相关方面反复酝酿，于2012年4月，由凤凰出版传媒集团、江苏科学技术出版社牵头在镇江市召开了全国高等医学院校临床医学"5+3"人才培养体系研讨会暨"5+3"临床医学规划教材主编人会议，决定编写一套全国高等医药院校"5+3"教材。《药理学》一书也确定了编写方案与编写队伍。经过半年多的时间，在全国十几所医科院校的药理学教授的共同努力下，《药理学》教材终于编写完成了。

医疗卫生工作的特殊性要求医学生理论实践并重，而医药卫生改革的总体要求，又将临床实践培训列到更加重要的位置，这就要求教材的编制在注重理论教学的基础上必须具有足够的实用性。故本教材编写紧跟临床实际，实用性更强，增加临床多发病、高发病的治疗药物介绍，使教材不仅作为基础教学用书，也可作为临床医务人员的必备用书。

本教材主要有以下几个特点：首先，本书具有较好的继承性，既体现了三基（基本理论、基本知识、基本技能），对《药理学》的基本内容给予了高度重视，同时也体现了五性（思想性、科学性、先进性、启发性、适用性）。考虑到临床医学的学科特点，本书更加注重基本概念、基本知识和临床工作的实用性；第二，本书也有一定的创新，在传统内容的基础上，介绍了一些新药研究开发和基因治疗的最新进展；第三，本书在每章内容的安排上，充分考虑临床医学的工作特点，编排了英文摘要、学习目标和思考题。对药物的作用机制叙述简明易懂，图表清晰明了。对临床上使用较多药物的临床应用、不良反应、应用注意和药物相互作用的内容则尽可能详细，希望对学生的学习和以后的工作有较大的帮助。本书还在最后编排了中英文对照的药名索引，便于大家查询。

本书在编写过程中参考了国内外多种药理学教材和专著，包括Bertram GK主编的《Basic & Clinical Pharmacology》（人民卫生出版社，McGraw-Hill. 第1版，2001年2月）、Hardman JG, Limbird LE主编的《Goodman & Gliman's the Pharmacological basis of Therapeutics》（人民卫生出版社，McGraw-Hill. 第10版，2002年2月）和杨宝峰主编的《药理学》（人民卫生出版社，第7版，2008年6月）等。

本书适合于高等医药院校临床医学本科的学生使用，也可作为临床医学类专业或临床医学相关专业的学生学习参考之用。

本书能在较短的时间内编写完成，与各位编委所在单位各级领导的大力支持以及凤凰出版传媒集团、江苏科学技术出版社的组织落实密不可分，各位编委在繁重的教学、科研和管理工作之余，抽出时间和精力完成书稿，重庆医科大学药学院药理学教研室的硕士研究生郭怡、黄涔和胥凤为本书付出了辛勤的劳动，在此表示衷心的感谢。

由于学术水平和多种因素的限制，我们虽已尽心尽力，但本书的错误之处在所难免。真诚希望本书的读者赐教和指正，以期再版时予以修正。

董　志　毛新民

2012年8月

目 录

第一章 药理学导论 ·· 1
    一、药理学的性质与任务 ··· 1
    二、药物与药理学的发展史 ·· 2
    三、新药研究与开发 ·· 2

第二章 药物效应动力学 ·· 4
  第一节 药物的基本作用 ·· 4
    一、药物作用与药理效应 ··· 4
    二、药物作用的治疗效果 ··· 5
  第二节 药物剂量与效应关系 ··· 6
  第三节 药物的作用机制 ·· 7
  第四节 药物与受体 ··· 8
    一、受体的概念与特性 ··· 8
    二、受体的类型 ··· 9
    三、药物与受体相互作用的学说 ·· 10
    四、受体与药物反应动力学 ·· 10
    五、作用于受体的药物分类 ·· 11
    六、细胞内信号转导和第二信使 ·· 12
    七、受体的调节 ··· 13

第三章 药物代谢动力学 ·· 14
  第一节 药物的体内过程 ·· 15
    一、药物的跨膜转运 ·· 15
    二、药物的体内过程 ·· 16
  第二节 体内药量变化的时间过程 ··· 19
    一、药物浓度-时间曲线 ·· 19
    二、药代动力学模型 ·· 20
    三、药物消除动力学 ·· 20
    四、药代动力学的重要参数 ·· 21
    五、连续多次给药的血药浓度变化 ··· 22

第四章 影响药物效应的因素 ·· 23
  第一节 药物因素 ·· 23
    一、药物剂型和给药途径 ··· 23
    二、给药剂量、给药次数和给药时间 ·· 24
    三、联合用药及药物相互作用 ··· 24
    四、反复用药对机体反应性的影响 ··· 25
  第二节 机体因素 ·· 25

一、年龄 25
　　二、性别 25
　　三、遗传因素 26
　　四、病理因素 26
　　五、心理因素 26

第五章　传出神经系统药理学概论 27
第一节　传出神经系统的递质及受体 28
　　一、传出神经的递质及分类 28
　　二、传出神经系统的受体及效应 30
　　三、受体激动后信息传递机制 31
第二节　传出神经系统药物作用方式及其分类 31
　　一、传出神经系统药物作用方式 31
　　二、作用于传出神经系统药物分类 31

第六章　胆碱受体激动药 33
第一节　完全拟胆碱药 33
第二节　M受体激动药 34

第七章　抗胆碱酯酶药 36
第一节　乙酰胆碱酯酶 36
第二节　抗胆碱酯酶药 36
　　一、易逆性抗胆碱酯酶药 37
　　二、有机磷酸酯类中毒及胆碱酯酶复活药 37

第八章　胆碱受体阻断药 40
第一节　M胆碱受体阻断药 40
　　一、阿托品类生物碱 40
　　二、阿托品的合成代用品 43
　　三、选择性M_1受体阻断药 43
第二节　N胆碱受体阻断药 44
　　一、N_n胆碱受体阻断药 44
　　二、N_m胆碱受体阻断药 44

第九章　肾上腺素受体激动药 46
第一节　构效关系和分类 46
　　一、构效关系 46
　　二、分类 47
第二节　α受体激动药 48
第三节　α、β受体激动药 49
第四节　β受体激动药 52

第十章　肾上腺素受体阻断药 ... 54
第一节　α肾上腺素受体阻断药 ... 54
一、$α_1$、$α_2$受体阻断药 ... 55
二、选择性$α_1$受体阻断药 ... 56
三、选择性$α_2$受体阻断药 ... 56
第二节　β肾上腺素受体阻断药 ... 57
一、$β_1$、$β_2$受体阻断药 ... 59
二、选择性$β_1$受体阻断药 ... 59
三、α、β受体阻断药 ... 60

第十一章　麻醉药 ... 61
第一节　局部麻醉药 ... 61
第二节　全身麻醉药 ... 63
一、吸入性麻醉药 ... 63
二、静脉麻醉药 ... 65
三、复合麻醉 ... 65

第十二章　镇静催眠药 ... 66
第一节　苯二氮䓬类 ... 66
第二节　巴比妥类 ... 69
第三节　其他镇静催眠药 ... 70

第十三章　抗癫痫药及抗惊厥药 ... 72
第一节　抗癫痫药 ... 72
第二节　抗惊厥药 ... 75

第十四章　抗中枢神经系统退行性疾病药 ... 76
第一节　抗帕金森病药 ... 76
一、拟多巴胺类药 ... 77
二、胆碱受体阻断药 ... 78
第二节　治疗阿尔茨海默病药 ... 79
一、胆碱酯酶抑制药 ... 79
二、M受体激动药 ... 79

第十五章　抗精神失常药 ... 80
第一节　抗精神病药 ... 81
一、经典抗精神病药 ... 81
二、非典型抗精神病药 ... 84
第二节　抗躁狂症药 ... 85
第三节　抗抑郁症药 ... 86
一、三环类抗抑郁药 ... 86
二、NA再摄取抑制剂 ... 87

三、选择性 5-HT 再摄取抑制剂（SSRIs） …… 87
四、其他 …… 88

第十六章 镇痛药 …… 89
第一节 阿片生物碱类镇痛药 …… 89
第二节 人工合成的阿片受体激动药 …… 92
第三节 阿片受体拮抗药 …… 94

第十七章 中枢兴奋药 …… 95
第一节 大脑皮质兴奋药 …… 95
第二节 呼吸中枢兴奋药 …… 96
第三节 脑功能改善药 …… 97

第十八章 解热镇痛抗炎药及抗痛风药 …… 98
第一节 水杨酸类 …… 100
第二节 苯胺类 …… 100
第三节 吡唑酮类 …… 101
第四节 其他抗炎有机酸类 …… 101
 一、吲哚类 …… 101
 二、异丁芬酸类 …… 102
 三、芳基乙酸类 …… 102
 四、芳基丙酸类 …… 102
 五、烯醇酸类 …… 102
 六、烷酮类 …… 103
 七、选择性 COX-2 抑制药 …… 103
第五节 解热镇痛药的复方配伍 …… 103

第十九章 钙通道阻滞药 …… 105
第一节 钙通道及钙通道阻滞药的分类 …… 105
第二节 钙通道阻滞药的药理作用及临床应用 …… 106
第三节 常用钙通道阻滞药 …… 108

第二十章 抗心律失常药 …… 110
第一节 心律失常的电生理学基础 …… 110
 一、正常心肌电生理 …… 110
 二、心律失常发生的电生理学机制 …… 111
第二节 抗心律失常药的基本电生理作用及药物分类 …… 112
 一、抗心律失常药的基本电生理作用 …… 112
 二、抗心律失常药物分类 …… 112
第三节 常用抗心律失常药物 …… 112
 一、Ⅰ类药　钠通道阻滞药 …… 112
 二、Ⅱ类药　β肾上腺素受体拮抗药 …… 114

三、Ⅲ类药 延长动作电位时程药 ... 115
四、Ⅳ类药 钙通道阻滞药 ... 115
五、其他类药 ... 116
第四节 抗心律失常药物的合理用药 ... 116
一、正确选择抗心律失常药 ... 116
二、注意剂量个体化及药物不良反应 ... 116
三、联合用药要谨慎 ... 116

第二十一章 抗高血压药 ... 117
第一节 抗高血压药物的分类 ... 118
第二节 常用抗高血压药物 ... 118
一、利尿药 ... 118
二、钙通道阻滞药 ... 119
三、肾上腺素受体阻断药 ... 119
四、肾素-血管紧张素系统抑制药 ... 120
第三节 其他抗高血压药 ... 125
一、交感神经抑制药 ... 125
二、血管扩张药 ... 126
三、其他降压药物 ... 126
第四节 抗高血压药物的应用原则 ... 126
一、高血压患者实施降压药物治疗的目的 ... 126
二、抗高血压药物应用的基本原则 ... 127
三、联合用药方案 ... 127

第二十二章 抗慢性心功能不全药 ... 128
第一节 强心苷类 ... 129
第二节 抑制肾素-血管紧张素-醛固酮系统药物 ... 133
一、血管紧张素Ⅰ转化酶抑制药 ... 133
二、AT_1受体拮抗药 ... 133
三、抗醛固酮药 ... 133
第三节 利尿药和血管扩张药 ... 134
一、利尿药 ... 134
二、血管扩张药 ... 134
第四节 β受体阻断药 ... 135
第五节 其他治疗慢性心功能不全的药物 ... 135
一、β受体激动药 ... 135
二、磷酸二酯酶抑制药 ... 136

第二十三章 抗心绞痛药 ... 137
第一节 硝酸酯类 ... 137
第二节 β肾上腺素受体拮抗剂 ... 138
第三节 钙通道阻滞药 ... 139

第四节　抗心绞痛药物联合应用 ·· 139
　　　　一、硝酸酯类和普萘洛尔联合应用 ·· 139
　　　　二、其他联合用药 ·· 140

第二十四章　抗动脉粥样硬化药 ·· 141
　　第一节　调血脂药 ·· 141
　　　　一、主要降低 TC 和 LDL 的药物 ·· 142
　　　　二、主要降低 TG 和 VLDL 的药物 ··· 145
　　第二节　抗氧化药 ·· 146
　　第三节　多烯脂肪酸类 ·· 147
　　　　一、n-3 型多烯脂肪酸 ·· 147
　　　　二、n-6 型多烯脂肪酸 ·· 147
　　第四节　黏多糖和多糖类 ··· 147

第二十五章　利尿药和脱水药 ·· 149
　　第一节　利尿药 ··· 150
　　第二节　常用利尿药 ··· 151
　　　　一、高效能利尿药（袢利尿药） ··· 151
　　　　二、中效能利尿药 ·· 153
　　　　三、低效能利尿药（保钾利尿药） ·· 154
　　第三节　脱水药 ··· 155

第二十六章　作用于血液及造血系统的药物 ··· 157
　　第一节　抗凝血药 ·· 157
　　　　一、注射用抗凝血药 ··· 158
　　　　二、口服抗凝血药 ·· 160
　　　　三、体外抗凝血药 ·· 160
　　　　四、抗血小板药 ··· 160
　　　　五、纤维蛋白溶解药 ··· 162
　　第二节　促凝血药 ·· 163
　　第三节　影响造血系统的药物 ··· 163
　　　　一、造血细胞生长因子 ·· 164
　　　　二、骨髓细胞生长因子 ·· 164
　　　　三、粒细胞-巨噬细胞集落刺激因子 ·· 164
　　　　四、粒细胞集落刺激因子 ··· 164
　　第四节　抗贫血药 ·· 164
　　第五节　血容量扩充药 ·· 166

第二十七章　组胺和抗组胺药 ·· 167
　　第一节　组胺和组胺受体阻断药的分类 ··· 167
　　第二节　抗组胺药 ·· 169

一、H_1 受体阻断药 ··· 169
二、H_2 受体阻断药 ··· 170

第二十八章　作用于呼吸系统的药物 ··· 171
第一节　平喘药 ··· 171
一、支气管扩张药 ··· 171
二、抗炎平喘药 ··· 174
三、抗过敏平喘药 ··· 175
第二节　镇咳药 ··· 176
一、中枢性镇咳药 ··· 176
二、外周性镇咳药 ··· 176
第三节　祛痰药 ··· 176

第二十九章　作用于消化系统的药物 ··· 178
第一节　抗消化性溃疡药 ··· 178
一、抗酸药 ··· 178
二、H_2 受体阻断药 ··· 179
三、M 胆碱受体阻断药 ··· 180
四、胃泌素受体阻断药 ··· 180
五、胃壁细胞 H^+ 泵抑制药 ··· 180
六、黏膜保护药 ··· 181
七、抗幽门螺杆菌药 ··· 181
第二节　助消化药 ··· 182
第三节　止吐药及促胃肠动力药 ··· 182
一、止吐药 ··· 182
二、促胃肠动力药 ··· 183
第四节　泻药 ··· 183
一、容积性泻药 ··· 183
二、接触性泻药 ··· 184
三、润滑性泻药 ··· 184
第五节　止泻药 ··· 184
一、肠蠕动抑制药 ··· 184
二、收敛、吸附药 ··· 185
第六节　利胆药 ··· 185

第三十章　子宫平滑肌兴奋药和抑制药 ··· 186
第一节　子宫平滑肌兴奋药 ··· 186
第二节　子宫平滑肌抑制药 ··· 188
一、肾上腺素受体激动药 ··· 188
二、其他子宫抑制药 ··· 188

第三十一章　性激素类药及避孕药 ··· 189
第一节　雌激素类药及抗雌激素类药 ··· 189

一、雌激素类药 ··· 189
　　　二、抗雌激素类药 ··· 190
　第二节　孕激素类药 ··· 191
　第三节　雄激素类药和同化激素类药 ·· 191
　　　一、雄激素类药 ··· 191
　　　二、同化激素类 ··· 192
　第四节　避孕药 ··· 192
　　　一、主要抑制排卵的避孕药 ·· 192
　　　二、抗着床避孕药 ·· 194
　　　三、催经止孕药 ··· 194
　　　四、男用避孕药 ··· 194
　　　五、外用避孕药 ··· 195

第三十二章　肾上腺皮质激素类药 ·· 196
　第一节　糖皮质激素 ··· 197
　第二节　盐皮质激素 ··· 201
　第三节　促肾上腺皮质激素和皮质激素抑制药 ·· 202

第三十三章　甲状腺激素及抗甲状腺药 ·· 203
　第一节　甲状腺激素 ··· 203
　第二节　抗甲状腺药 ··· 205
　　　一、硫脲类 ··· 205
　　　二、碘和碘化物 ··· 206
　　　三、放射性碘 ·· 206
　　　四、β肾上腺素受体阻断药 ·· 207
　　　五、其他 ·· 207
　　　六、抗甲状腺药物治疗的理论新认识 ·· 207

第三十四章　胰岛素及口服降血糖药 ··· 208
　第一节　胰岛素 ··· 208
　第二节　口服降血糖药 ·· 210
　　　一、促胰岛素分泌剂 ··· 210
　　　二、双胍类 ··· 211
　　　三、α葡萄糖苷酶抑制药 ··· 212
　　　四、胰岛素增敏剂 ·· 212
　第三节　其他新型降血糖药 ·· 213
　　　一、胰高血糖素样肽-1类似物 ··· 213
　　　二、二肽基肽酶抑制剂 ·· 213

第三十五章　抗菌药物概论 ·· 214
　第一节　抗菌药物的常用术语 ··· 215
　第二节　抗菌药物的主要作用机制 ··· 215
　　　一、干扰细菌的物质代谢 ··· 215

二、抑制细胞膜功能 ………………………………………………………………………… 216
　　三、抑制细菌细胞壁合成 ……………………………………………………………………… 216
　第三节　细菌耐药性 …………………………………………………………………………… 216
　　一、细菌耐药性的产生 ………………………………………………………………………… 216
　　二、细菌耐药性的种类 ………………………………………………………………………… 216
　　三、细菌产生耐药性的机制 …………………………………………………………………… 217
　　四、耐药基因的转移方式 ……………………………………………………………………… 217
　第四节　抗菌药物的合理应用 ………………………………………………………………… 217
　　一、抗菌药物合理应用的基本原则 …………………………………………………………… 217
　　二、抗菌药物的联合应用 ……………………………………………………………………… 218

第三十六章　β-内酰胺类抗生素 …………………………………………………………………… 219
　　一、青霉素类 …………………………………………………………………………………… 220
　　二、头孢菌素类 ………………………………………………………………………………… 223
　　三、其他β-内酰胺类 …………………………………………………………………………… 225

第三十七章　大环内酯类、林可霉素类及万古霉素 ……………………………………………… 228
　第一节　大环内酯类抗生素 …………………………………………………………………… 228
　第二节　林可霉素类抗生素 …………………………………………………………………… 230
　第三节　万古霉素及去甲万古霉素 …………………………………………………………… 231

第三十八章　氨基糖苷类抗生素及多黏菌素 ……………………………………………………… 233
　第一节　氨基糖苷类抗生素 …………………………………………………………………… 233
　　一、氨基糖苷类抗生素的共性 ………………………………………………………………… 233
　　二、常用氨基糖苷类抗生素 …………………………………………………………………… 235
　第二节　多黏菌素类 …………………………………………………………………………… 237

第三十九章　四环素类及氯霉素类 ………………………………………………………………… 239
　第一节　四环素类抗生素 ……………………………………………………………………… 239
　　一、四环素类抗生素的共性 …………………………………………………………………… 240
　　二、四环素类常用药物 ………………………………………………………………………… 241
　第二节　氯霉素类抗生素 ……………………………………………………………………… 242

第四十章　人工合成抗菌药 ………………………………………………………………………… 244
　第一节　喹诺酮类药物 ………………………………………………………………………… 244
　　一、喹诺酮类药物概述 ………………………………………………………………………… 244
　　二、常用喹诺酮类药物特点 …………………………………………………………………… 247
　第二节　磺胺类抗菌药 ………………………………………………………………………… 248
　　一、概述 ………………………………………………………………………………………… 248
　　二、常用的磺胺类药物 ………………………………………………………………………… 250
　第三节　其他合成抗菌药 ……………………………………………………………………… 251
　　一、甲硝唑（metronidazole） ………………………………………………………………… 251
　　二、甲氧苄啶（trimethpprim，TMP） ………………………………………………………… 251

三、硝基呋喃类药物 ··· 251

第四十一章　抗真菌药及抗病毒药 ·· 253
第一节　抗真菌药 ·· 254
　　一、抗生素类抗真菌药 ··· 254
　　二、唑类抗真菌药 ··· 255
　　三、嘧啶类抗真菌药 ·· 257
　　四、丙烯胺类抗真菌药 ··· 257
　　五、棘白菌素类抗真菌药 ·· 257
第二节　抗病毒药 ·· 257
　　一、广谱抗病毒药 ··· 258
　　二、抗艾滋病病毒药 ·· 258
　　三、抗乙型肝炎病毒药 ··· 260
　　四、抗流感病毒药 ··· 260
　　五、抗疱疹病毒药 ··· 260

第四十二章　抗结核病药与抗麻风病药 ·· 263
第一节　抗结核病药 ··· 264
　　一、常用抗结核病药 ·· 264
　　二、结核病化学治疗的原则 ··· 266
第二节　抗麻风病药 ··· 266

第四十三章　抗寄生虫药 ··· 268
第一节　抗疟疾药 ·· 268
　　一、主要用于控制症状的抗疟药 ··· 268
　　二、主要用于控制复发和传播的药物 ·· 269
　　三、主要用于病因预防的抗疟药 ··· 269
第二节　抗阿米巴病药及抗滴虫病药 ··· 270
　　一、抗阿米巴病药 ··· 270
　　二、抗滴虫病药 ·· 271
第三节　抗血吸虫病药和抗丝虫病药 ··· 271
　　一、抗血吸虫病药 ··· 271
　　二、抗丝虫病药 ·· 271
第四节　抗肠蠕虫药 ··· 272

第四十四章　抗恶性肿瘤药 ·· 274
第一节　抗肿瘤药的药理作用机制 ·· 275
　　一、抗肿瘤作用的细胞生物学机制 ·· 275
　　二、抗肿瘤药物作用的生化机制 ··· 275
第二节　常用的抗恶性肿瘤药 ·· 276
　　一、抗代谢药 ··· 276
　　二、干扰蛋白质合成与功能的药物 ·· 278
　　三、嵌入DNA干扰转录过程的药物 ··· 279

  四、影响 DNA 结构与功能的药物 ………………………………………………………………… 279
  五、影响体内激素平衡的药物 …………………………………………………………………… 281
  六、肿瘤生物治疗药物 …………………………………………………………………………… 282
 第三节 抗恶性肿瘤药应用的常见问题 ………………………………………………………………… 284
  一、耐药性 ………………………………………………………………………………………… 284
  二、抗恶性肿瘤联合用药 ………………………………………………………………………… 284
  三、抗恶性肿瘤药的毒性 ………………………………………………………………………… 285

第四十五章 影响免疫功能的药物 ……………………………………………………………………… 286
 第一节 免疫抑制药 ……………………………………………………………………………………… 287
  一、肾上腺皮质激素类 …………………………………………………………………………… 287
  二、神经钙蛋白抑制药（钙调磷酸酶抑制药）………………………………………………… 287
  三、抗代谢药和烷化剂 …………………………………………………………………………… 288
  四、抗体 …………………………………………………………………………………………… 289
  五、中药有效成分 ………………………………………………………………………………… 289
 第二节 免疫调节药 ……………………………………………………………………………………… 289

第四十六章 基因治疗及基因工程药物 ………………………………………………………………… 292
 第一节 基因治疗 ………………………………………………………………………………………… 292
  一、基因治疗的分类、方式与途径 ……………………………………………………………… 292
  二、基因转移的技术 ……………………………………………………………………………… 293
  三、基因治疗的靶向问题 ………………………………………………………………………… 294
  四、基因治疗的应用 ……………………………………………………………………………… 294
  五、基因治疗的前景与存在的问题 ……………………………………………………………… 295
 第二节 基因工程药物及其分类 ………………………………………………………………………… 295
  一、基因工程药物特点 …………………………………………………………………………… 295
  二、基因工程药物分类 …………………………………………………………………………… 296

第四十七章 消毒防腐药 …………………………………………………………………………………… 297
 第一节 概述 ……………………………………………………………………………………………… 297
 第二节 常用的消毒防腐药 ……………………………………………………………………………… 297
  一、醇类 …………………………………………………………………………………………… 297
  二、醛类 …………………………………………………………………………………………… 298
  三、酚类 …………………………………………………………………………………………… 298
  四、酸类 …………………………………………………………………………………………… 298
  五、氧化剂 ………………………………………………………………………………………… 298
  六、卤素类 ………………………………………………………………………………………… 298
  七、表面活性剂 …………………………………………………………………………………… 298
  八、染料类 ………………………………………………………………………………………… 299
  九、重金属类化合物 ……………………………………………………………………………… 299
  十、其他 …………………………………………………………………………………………… 299

英汉药名对照表 ………………………………………………………………………………………………… 300

第一章 药理学导论

学习目标：1. 掌握药物、药理学、药物效应动力学、药物代谢动力学的概念。
2. 了解药理学的发展简史。
3. 了解新药开发与研究的基本过程。

Chapter 1 Introduction

Pharmacology can be defined as the study of substances that interact with living organism through chemical processes, especially by binding to regulatory molecules and activating or inhibiting normal body processes.

In the most general sense, a drug may be defined as any substance that brings about a change in biological function through its chemical actions. In the great majority of cases, the drug molecule interacts with a specific molecule in the biologic system that plays a regulatory role. Drugs could be of benefit to the patients or the recipients and be used for the treatment, diagnosis, diseases prevention, or for planning reproduction.

The actions of the drug on the body are termed pharmacodynamic processes. Pharmacodynamics explores the mechanisms of the drug actions on organisms, especially as they relate to indications for their chemical usage, and the relationship between the concentrations of a drug at its sites of action and the magnitude of effect.

The actions of the body on the drug are called pharmacokinetic processes. Pharmacokinetics governs the absorption, distribution, biotransformation, and elimination of drugs and is of great practical importance in the choice and administration of a particular drug for a particular patient.

一、药理学的性质与任务

药理学（pharmacology）是一门为临床合理用药、防治疾病提供基本理论的医学基础学科。药理学研究药物与机体（包括病原体）相互作用的规律及其原理。

药物（drug）是指用以防治及诊断疾病的物质。从理论上讲，凡是能影响机体器官生理生化功能和（或）细胞代谢活动的物质都属于药物范畴，也包括避孕药及保健药。

药理学一方面研究在药物影响下机体细胞功能的变化及如何发生变化，另一方面研究药物本身在体内的过程，即机体如何对药物进行处理。前者称为药物效应动力学（pharmacodynamics），简称药效学，后者称为药物代谢动力学（pharmacokinetics），简称药动学。药理学研究的主要对象是机体，属于广义的生理科学范畴。它与主要研究药物本身的药学科学，如生药学、药物化学、药剂学、制药学等学科有明显的区别。药理学是以生理学、生物化学、病理学等为基础，为指导临床各科合理用药提供理论基础的桥梁学科。药理学的学科任务是要为阐明药物作用机制、改善药物质量、提高药物疗效、开发新药、发现药物新用途并为探索细胞生理生化及病理过程提供实验资料。

药理学的方法是实验性的，即在严格控制的条件下观察药物对机体或其组成部分的作用规律并分析其客观作用原理。药理学通常利用生物体（包括清醒状态和麻醉状态下的动物）、离体器官、组织、细胞等，通过与阴性对照（溶剂或赋形剂）、阳性对照（某种公认的参比药物）或自身前后对照作出定性或定量的分析，观察药物的治疗效果、毒副反应等。近年来逐渐发展而设立的临床药理学是以临床患者为研究和服务对象的应用科学，其任务是将药理学基本理论转化为临床用药技术，即将药理效应转化为实际疗效，是基础药理学的后继部分。

学习药理学的主要目的是要理解药物有什么作用、作用机制及如何充分发挥其临床疗效，要理论联系实际了解药物在发挥疗效过程中的因果关系。

二、药物与药理学的发展史

远古时代，人们为生存从生活经验中得知某些天然物质可以治疗疾病与伤痛，这是药物的源始。这些经验有不少流传至今，例如饮酒止痛、大黄导泻、楝实祛虫、柳皮退热等。以后在宗教迷信与邪恶斗争及封建君王寻求享乐与长寿中药物也有所发展。但更多的是将民间医药实践经验的累积和流传集结成书，这在我国、埃及、希腊、印度等均有这方面实例，例如在公元1世纪前后我国的《神农本草经》及埃及的《埃伯斯医药籍》(Ebers' Papyrus)等。明朝李时珍的《本草纲目》(1596)在药物发展史上有巨大贡献，是我国传统医学的经典著作，全书共52卷，约190万字，收载药物1892种，插图1160帧，药方11000余条，是现今研究中药的必读书籍，在国际上有七种文字译本流传。

在西欧文艺复兴时期（14世纪开始）后，人们的思维开始摆脱宗教束缚，认为事各有因，只要客观观察都可以认识。瑞士医生Paracelsus(1493~1541)批判了古希腊医生Galen恶液质唯心学说，结束了医学史上1500余年的黑暗时代。后来英国解剖学家W. Harvey(1578~1657)发现了血液循环，开创了实验药理学新纪元。意大利生理学家F. Fontana(1720~1805)通过动物实验对千余种药物进行了毒性测试，得出了天然药物都有其活性成分，选择作用于机体某个部位而引起典型反应的客观结论。这一结论以后为德国化学家F. W. Serturner(1783~1841)首先从罂粟中分离提纯吗啡所证实。18世纪后期英国工业革命开始，不仅促进了工业生产也带动了自然科学的发展。其中有机化学的发展为药理学提供了物质基础，从植物药中不断提纯其活性成分，得到纯度较高的药物，如依米丁、奎宁、士的宁、可卡因等。以后还开始了人工合成新药，如德国微生物学家P. Ehrlich从近千种有机砷化合物中筛选出治疗梅毒有效的新胂凡纳明(914)。

药理学作为独立的学科应从德国R. Buchheim(1820~1879)算起，他建立了第一个药理实验室，写出第一本药理教科书，他也是世界上第一位药理学教授。他的学生O. Schmiedeberg(1838~1921)继续发展了实验药理学，开始研究药物的作用部位，被称为器官药理学。受体(receptor)是英国生理学家J. N. Langley(1852~1925)提出的药物作用学说，现已被证实是许多特异性药物作用的关键机制。此后药理学开始飞跃发展，第二次世界大战结束后出现了许多前所未有的药理新领域及新药。

20世纪上半叶是新药发展空前迅速的时期，尤其是第二次世界大战前后15年间，也就是20世纪30年代到50年代这30年间发展更快。现在临床常用药物中大部分都是那一时期研制问世的，如抗生素、抗癌药、抗精神病药、抗高血压药、抗组胺药、维生素等，它们中的许多药物目前仍是临床治疗的基本药物。

随着现代科学技术、基础医学及化学相关学科的发展，尤其是分子生物学技术包括单克隆技术、基因重组技术及基因敲除技术等的发展，现代药理学得到了迅速的发展，并产生了许多新的分支，使药理学从原来的系统药理学、器官药理学发展为今天的生化药理学、免疫药理学、遗传药理学、分子药理学、临床药理学等。随着细胞生物学与生物化学研究的发展，药理学领域的研究内容也在不断改变、充实与完善。通过对药物受体在分子水平上的分析，根据特定细胞信号传导或代谢途径进行药物设计已经成为现实。药理学将进一步为研究药物的作用机制、研究开发新药以及发掘祖国宝贵的医药学遗产、为人类的医疗卫生事业作出更大的贡献。

三、新药研究与开发

人们生活水平的提高要求更多更好的新药，药物科学的发展为新药开发提供了理论基础和技术条件，市场经济竞争也促进了新药的快速发展。

新药开发是一个非常严格而复杂的过程，各药虽然不尽相同，药理研究却是必不可少的关键步骤。临床有效的药物都具有相应的药理效应，但具有肯定药理效应的药物却不一定都是临床有效的药物。因此新药开发研究必须有一个逐步选择与淘汰的过程。为了确保药物对患者的疗效和安全，新药开发不仅需要可靠的科学实验结果，各国政府还对新药生产上市的审批与管理制定了法规，对人民健康及工商业经济权益予以法律保障。

新药来源包括天然产物、半合成及全合成化学物质。过去选药主要方法是依靠实践经验，现在可以根据有效药物的植物分类学找寻近亲品种进行筛选或从有效药物化学结构与药理活性关系推断，定向合成系列产品，然后进行药理筛选。近年来对于机体内在抗病物质（蛋白成分）利用DNA基因重组技术，即将DNA的特异基因区段分离并植入能够迅速生长的细菌或酵母细胞，以获得大量所需蛋白药物。此外，还可对现有药物进行化学结构改造（半合成）或改变剂型，也可获得疗效更好，毒性更小或应用更方便的药物。

新药研究过程大致可分三步,即临床前研究、临床研究和售后调研。

临床前研究包括使用动物进行的系统药理研究及急慢性毒性观察,即药物的安全性评价。对于具有选择性药理效应的药物,在进行临床试验前还需要测定该药物在动物体内的吸收、分布及消除过程。临床前研究是要弄清新药的作用谱及可能发生的毒副性反应。在经过药物管理部门的审批后才能进行临床试验。目的在于保证用药安全有效。

药物的临床研究包括临床试验和生物等效性试验。临床试验分为Ⅰ、Ⅱ、Ⅲ、Ⅳ期。申请新药注册应当进行Ⅰ、Ⅱ、Ⅲ期临床试验,有些情况下可仅进行Ⅱ期和Ⅲ期,或者Ⅲ期临床试验。Ⅰ期临床试验是初步的临床药理学及人体安全性评价试验,观察人体对于新药的耐受程度和药物的药代动力学,为制定给药方案提供依据。Ⅱ期临床试验是治疗作用初步评价阶段。其目的是初步评价药物对目标适应证患者的治疗作用和安全性,也包括为Ⅲ期临床试验研究设计和给药剂量方案的确定提供依据。此阶段的研究设计可以根据具体的研究目的,采用多种形式,包括随机盲法对照临床试验。Ⅲ期临床试验是治疗作用确证阶段。其目的是进一步验证药物对目标适应证患者的治疗作用和安全性,评价利益与风险关系,最终为药物注册申请获得批准提供充分的依据。试验一般应为具多中心的、具有足够样本量的随机盲法对照试验。Ⅳ期临床试验:即售后调研(postmarketing surveillance)是指新药问市后进行的社会性考查与评价,在广泛的推广应用中重点了解长期使用后出现的不良反应和远期疗效(包括无效病例)。药物只能依靠广大用药者(医生及患者)才能作出正确的历史性评价。

思考题:1. 什么是药理学?
2. 药理学的学科任务是什么?
3. 药效学和药动学的主要内容有哪些?
4. 药理学在新药研究中的作用是什么?

(董　志)

第二章
药物效应动力学

学习目标：1. 掌握药物的基本作用、受体理论与作用于受体的药物分类。
2. 熟悉药物的量效关系、药物作用的两重性。
3. 了解药物的构效关系、药物作用的信号转导。

Chapter 2　Pharmacodynamics

Pharmacodynamics can be defined as the study of the biochemical and physiological effects of drugs and their mechanisms of action. The analysis of pharmacodynamics provides the basis for both the rational therapeutic use of a drug and the design of a new and superior therapeutic agent.

Receptors have become the central focus of investigation of drug effects and their mechanisms of action. The receptor concept, extended to endocrinology, immunology, and molecular biology, has proved essential for explaining many aspects of biologic regulation. Many drug receptors have been isolated and characterized in detail, thus opening the way to precise understanding of the molecular basis of drug action.

These receptors may be enzymes, nucleic acids, or specialized membrame-bound proteins. The formation of the drug-receptor complex leads to a biological response.

Drugs that bind to receptoes and mimic the regulatory effects of the endogenous signal comounds are termed as agonists. Other drugs binding to receptoes without regulatory effects, but their binging blocks the binging of the endogenous ligands, are termed antagonists.

A common way to present the relationship between the drug concentration and the biological response with a concentration(or dose)-response curve.

These drug actions may result in either the therapeutic effecta for which the drugs are given or adverse drug reaction. The latter may be further divided into "mechanism-based" and "non-mechanism-based" adverse reactions.

药物效应动力学(pharmacodynamics)是药理学的一个组成部分，是研究药物对机体的作用及其规律的学科。其主要的任务是要阐明药物的药理效应和作用机制。

第一节　药物的基本作用

一、药物作用与药理效应

药物作用(drug action)是指药物与机体细胞间的初始作用，是动因，是分子反应机制，有其特异性(specificity)。药理效应(pharmacological effect)是药物作用的结果，是指药物的初始作用所引起的机体组织器官在功能和形态上的变化，是机体反应的表现，对不同脏器有其选择性(selectivity)。

因此，药理效应实际上是机体器官原有功能水平的改变，功能的提高称为兴奋(excitation)、亢进(augmentation)，功能的降低称为抑制(inhibition)、麻痹(paralysis)。过度兴奋转入衰竭(failure)，是另外一种性质的抑制。

药物作用特异性强的药物不一定引起选择性高的药理效应，二者不一定平行。例如阿托品特异性阻断M-胆碱受体，但药理效应选择性并不高，对心脏、血管、平滑肌、腺体及中枢神经功能都有影响，而且有的兴奋、有的抑制。作用特异性强和（或）效应选择性高的药物在应用时针对性较好。反之，效应广泛的药物副反应较多。但广谱药物在多种病因或诊断未明时也有其方便之处，例如广谱抗生素、广谱抗心律失常药等。

药理效应与治疗效果，后者简称疗效（therapeutic effect），并非同义词，例如具有扩张冠脉效应的药物不一定都是抗冠心病药，抗冠心病药也不一定都会取得缓解心绞痛临床疗效，有时还会产生不良反应（adverse reaction），这就是药物效应的两重性：药物既能治病也能致病。

大多数药物的作用是通过化学反应来实现的，而化学反应的专一性使药物的作用具有特异性（specificity）。许多药物是通过与机体组织细胞上特异性的大分子物质结合而产生作用的，这种特异性的大分子物质就是受体，如阿托品特异性地阻断M-胆碱受体。

药物作用还具有选择性（selectivity）。有的只作用于一种组织器官，影响一种功能；而有的则可作用于多种组织器官，影响多种功能。前者选择性高，后者选择性低。

一般说来，特异性强和（或）选择性高的药物在临床应用时针对性较好。反之，效应广泛的药物副反应较多。

二、药物作用的治疗效果

药物作用的治疗效果包括治疗作用（therapeutic effect）和不良反应（adverse reaction）。一般情况下，由于药物自身特性所致，药物的治疗作用和不良反应常常同时存在，这就是药物的双重性。因此，临床选用药物时，必须充分考虑患者的病情、药物的安全性和有效性，认真权衡利弊，不可盲目选择。

（一）治疗作用　是指符合用药目的、能够防治疾病、有利患者康复的药物作用。治疗作用包括对因治疗和对症治疗。

1. 对因治疗（etiological treatment）　用药目的在于消除原发致病因子，彻底治愈疾病称为对因治疗，或称治本。例如抗生素消除体内致病菌，特异性解毒药治疗某些重金属中毒等。

2. 对症治疗（symptomatic treatment）　用药目的在于改善症状称为对症治疗，或称治标。对症治疗未能根除病因，但对诊断未明或病因未明暂时无法根治的疾病却是必不可少的。在某些重危急症如休克、惊厥、心力衰竭、高热、剧痛以及许多病因不明的疾病，对症治疗可能比对因治疗更为迫切，许多疾病常常需要长期对症治疗。

在临床工作中需要根据患者的病因、病情，按照"急则治其标，缓则治其本"的原则，选择对症治疗或对因治疗，或者对因治疗和对症治疗同时进行。

（二）不良反应　凡不符合用药目的，并为患者带来不适或痛苦的反应统称为药物不良反应。不良反应常常是药物固有效应的延伸，在一般情况下可以预知的，但不一定是可以避免的。少数较严重的不良反应是较难恢复的，称为药原性疾病（drug induced disease），例如庆大霉素引起神经性耳聋，肼屈嗪引起红斑性狼疮等。

1. 副反应（side reaction）　由于药物选择性低，涉及多个效应器官，当某一效应用作治疗目的时，其他效应就成为副反应（通常也称副作用）。例如阿托品用于解除胃肠痉挛时，将会引起口干、心悸、便秘等副反应。副反应是在常用剂量下发生的，一般不太严重，停药后很快可以恢复，但是难以避免。

2. 毒性反应（toxic reaction）　毒性反应是指在剂量过大或蓄积过多时发生的危害性反应，一般比较严重，但是可以预知，也是应该避免发生的不良反应。急性毒性多损害循环、呼吸及神经系统功能，慢性毒性多损害肝、肾、骨髓、内分泌等功能。致癌（carcinogenesis）、致畸胎（teratogenesis）、致突变（mutagenesis）三致反应也属于慢性毒性范畴。在临床上，如果企图增加剂量或延长疗程以增加疗效是有限度的，过量用药十分危险。

3. 后遗效应（residual effect）　后遗效应是指停药后血药浓度已降至阈浓度以下时还残存的药理效应。后遗效应可长可短，有的甚至很严重，例如长期应用肾上腺皮质激素停药后肾上腺皮质功能低下数月内难以恢复。

4. 停药反应（withdrawal reaction）　突然停药后原有疾病的加剧，又称回跃反应（rebound reaction），例如长期服用可乐定降血压，停药次日血压将激烈回升。

5. 变态反应（allergic reaction）　变态反应是一类免疫反应。非肽类药物作为半抗原与机体蛋白结合为抗原后，经过接触10天左右致敏化过程而发生的反应，也称过敏反应（hypersensitive reaction），常见于过敏体质患者。临床表现各药不同、各人也不同。反应性质与药物原有效应和剂量无关，用药理拮抗药解救无效。反应严重度差异很大,从轻微的皮疹、发热至造血系统抑制,肝肾功能损害、休克等。可能只有一种症状,也可能多种症状同时出现。停药后反应逐渐消失,再用时可能再发。致敏物质可能是药物本身,或其代谢物,也可能是药剂中杂质。临床用药前常做皮肤过敏试验,但仍有少数假阳性或假阴性反应。可见这是一类非常复杂的药物反应。

6. 特异质反应(idiosyncrasy) 少数特异体质患者对某些药物反应特别敏感,反应性质也可能与常人不同,但与药物固有药理作用基本一致,反应严重度与剂量成比例,药理拮抗药救治可能有效。这种反应与免疫反应无关,故不需预先敏化过程。现认为这是一类药理遗传异常所致的反应,例如对骨骼肌松弛药司可林特异质反应是由于先天性血浆胆碱酯酶缺乏。

第二节 药物剂量与效应关系

药理效应与剂量在一定范围内成比例,这就是剂量-效应关系(dose-effect relationship)。由于药理效应与血药浓度的关系较为密切,故在药理学研究中更常用浓度-效应关系(concentration-effect relationship)。用效应强度为纵坐标、药物浓度为横坐标作图得直方双曲线(rectangular hyperbola)。如将药物浓度改用对数值作图则呈典型的对称 S 型曲线,这就是通常所讲的量效曲线(图2-1)。

药理效应强弱有的是连续增减的量变,称为量反应(graded response),例如血压的升降、平滑肌舒缩等,可用具体数量或最大反应的百分率表示。有些药理效应只能用全或无,阳性或阴性表示,称为质反应(all-or-none response 或 quantal response),如死亡与生存、抽搐与不抽搐等,必需用多个动物或多个实验标本以阳性率表示。用累加阳性率对数剂量(或浓度)作图也呈典型对称 S 型量效曲线(图2-2)。

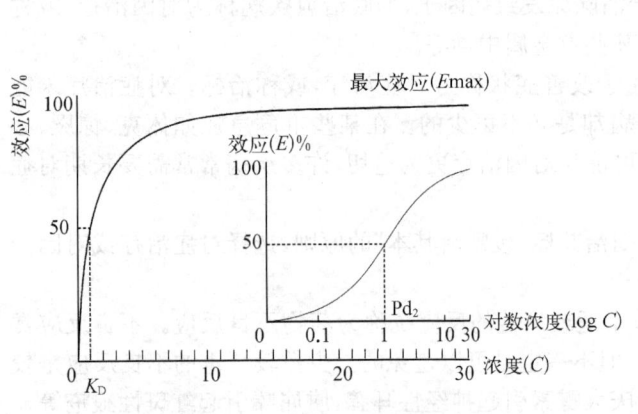

图2-1 药物作用的量效关系曲线

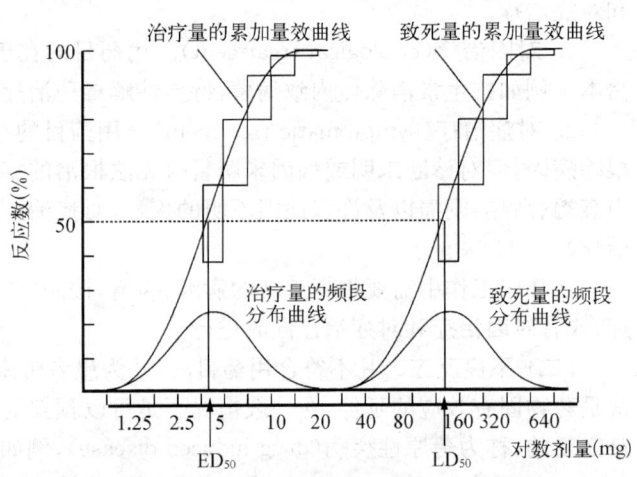

图2-2 质反应频数分布曲线和累加量效曲线

从上述两种量效曲线可以看出下列几个特定位点:最小有效浓度(minimum effective concentration),即刚能引起效应的阈浓度(threshold concentration)。如果横坐标用剂量表示,将"浓度"改为"剂量"即可,下同。半数有效量(median effective dose)是能引起 50% 阳性反应(质反应)或 50% 最大效应(量反应)的浓度或剂量,分别用半数有效浓度(EC_{50})及半数有效剂量(ED_{50})表示。如果效应指标为中毒或死亡则可改用半数中毒浓度(TC_{50})、半数中毒剂量(TD_{50})或半数致死浓度(LC_{50})、半数致死剂量(LD_{50})表示。药物所能达到的最大效应称为效能(efficacy),反映药物的内在活性的大小。在质反应中阳性反应率达 100%,再增加药量也不过如此。如果反应指标是死亡则此时的剂量称为最小致死量(minimum lethal dose)。药物效价强度(potency)是指能引起等效反应(一般采用 50% 效应量)的相对浓度或剂量,反映药物与受体的亲和力,其值越小则强度越大。

药物的效能与效价强度含意完全不同,二者并不平行。例如利尿药以每日排钠量为效应指标进行比较氢氯噻嗪的效应强度大于呋塞米,而后者的最大效能大于前者(图2-3)。药物的效能值有较大实际意义,不区分效能与效价强度只讲某药较另药强若干倍容易被误解。

量效曲线中段斜率(slope)较陡的提示药效较激烈,较平坦的提示药效较温和。但在质反应曲线,斜率较陡的曲线还提示实验个体差异较小。曲线上的每个具体数据常用标准差(standard deviation)表示个体差(individual variation)。

一般以半数致死量(LD_{50})和半数有效量(ED_{50})的比值——即治疗指数[(TI)LD_{50}/ED_{50}]来表示药物的安全性,TD_{50}/ED_{50}或TC_{50}/EC_{50}的比值也称为治疗指数(therapeutic index),是药物的安全性指标。一般治疗指数越大,药物越安全。但只以治疗指数来衡量一个药物的安全性有时并不可靠,治疗指数为4的药物相对较治疗指数为2的药物安全。但由于TD与ED两条量曲线的首尾可能重叠,即ED_{95}可能大于TD_5,就是说在没能获得充分疗效的剂量时可能已有少数患者中毒,因此

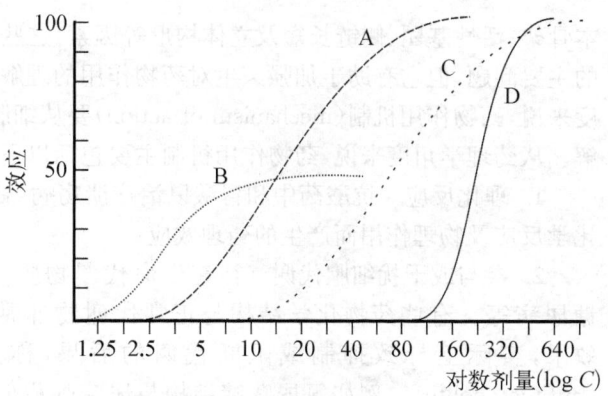

图2-3 几种药物的作用强度及最大效能比较

不能认为治疗指数为4的药物是安全的。还由于该指标所指的药物效应及毒性反应性质不明确,这一安全指标并不可靠。在动物实验常用LD_{50}/ED_{50}作为治疗指数,性质相似。较好的药物安全性指标是$ED_{95}\sim TD_5$之间的距离,称为安全范围(margin of safety),其值越大越安全。药物的安全性与药物剂量(或浓度)有关,因此如果将ED与TD两条量效曲线同时画出并加以比较则比较具体(图2-4)。

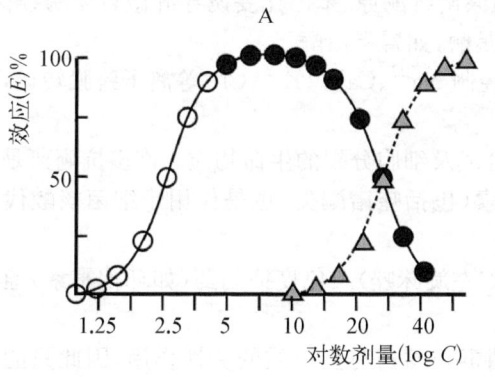

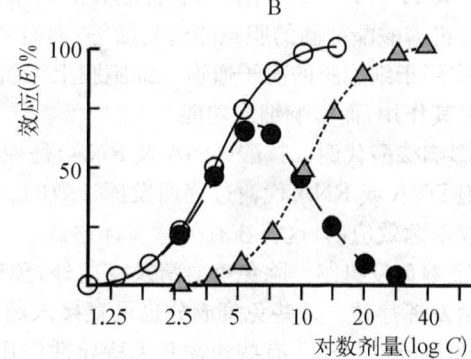

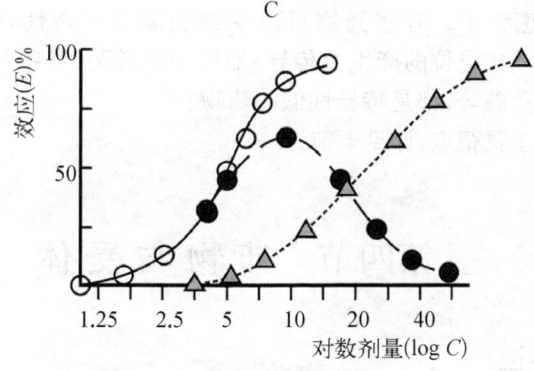

图2-4 药物的安全性指标

各国在药典或药物说明书上都规定了常用剂量范围,非药典药药厂在说明书上也有介绍。对于剧毒类药物还规定了极量(包括单剂量、一日量及疗程量)。临床医生用药不应超过极量,否则医生应对所造成的严重不良后果承担法律责任。

第三节 药物的作用机制

药物的作用机制(mechanism of action)是研究药物如何作用和怎样产生作用的问题。药物效应多种多样,是不同药物分子与机体不同靶细胞间相互作用的结果。药物作用的性质首先取决于药物的化学结构,包括基

本骨架、活性基团、侧链长短及立体构形等因素,这些构效关系(structure-activity relationship)是药物化学研究的主要问题,但它有助于加强医生对药物作用的理解。药理效应是机体细胞原有功能水平的改变,从药理学角度来说,药物作用机制(mechanism of action)要从细胞功能方面去探索,但它有助于加强医生对药物作用的理解。从药理学角度来说,药物作用机制主要包括以下几个方面:

1. 理化反应 抗酸药中和胃酸以治疗溃疡病,甘露醇在肾小管内提升渗透压而利尿等是分别通过简单的化学反应及物理作用而产生的药理效应。

2. 参与或干扰细胞代谢 补充生命代谢物质以治疗相应缺乏症的药例很多,如铁盐补血、胰岛素治糖尿病等。有些药物化学结构与正常代谢物非常相似,掺入代谢过程却往往不能引起正常代谢的生理效果,实际上导致抑制或阻断代谢的后果,称为伪品掺入(counterfeitincorporation),也称抗代谢药(antimetabolite)。例如氟尿嘧啶结构与尿嘧啶相似,掺入癌细胞 DNA 及 RNA 中干扰蛋白合成而发挥抗癌作用。

3. 影响生理物质转运 很多无机离子、代谢物、神经递质、激素在体内主动转运需要载体参与。干扰这一环节可以产生明显药理效应。例如利尿药抑制肾小管 Na^+-K^+、Na^+-H^+ 交换而发挥排钠利尿作用。

4. 对酶的影响 酶的品种很多,在体内分布极广,参与所有细胞生命活动,而且极易受各种因素的影响,是药物作用的一类主要对象。许多药物能抑制酶的活性,如新斯的明竞争性抑制胆碱酯酶、奥美拉唑不可逆性抑制胃黏膜 H^+-K^+ ATP酶(抑制胃酸分泌)、尿激酶激活血浆溶纤酶原、苯巴比妥诱导肝微粒体酶、解磷定能使遭受有机磷酸酯抑制的胆碱酯酶复活等,而有些药本身就是酶,如胃蛋白酶。

5. 作用于细胞膜的离子通道 细胞膜上无机离子通道控制 Na^+、Ca^{2+}、K^+、Cl^- 等离子跨膜转运,药物可以直接对其作用,而影响细胞功能。

6. 影响核酸代谢 核酸(DNA 及 RNA)是控制蛋白质合成及细胞分裂的生命物质。许多抗癌药是通过干扰癌细胞 DNA 或 RNA 代谢过程而发挥疗效的。许多抗生素(包括喹诺酮类)也是作用于细菌核酸代谢而发挥抑菌或杀菌效应的,这将在有关章节详述。

7. 影响免疫机制 除免疫血清及疫苗外,免疫增强药(如左旋咪唑)及免疫抑制药(如环孢霉素)通过影响免疫机制发挥疗效。某些免疫成分也可直接入药。

8. 非特异性作用 有些药物并无特异性作用机制,如消毒防腐药对蛋白质的变性作用,因此只能用于体外杀菌或防腐,不能内用。一些麻醉催眠药(包括乙醇)对细胞膜脂质结构的扰乱,因此对各种细胞均有抑制作用,只是中枢神经系统较敏感罢了。有些药物可改变细胞膜的兴奋性,但不影响其静息电位。膜稳定药(membrane stabilizer)能阻止动作电位的产生及传导,如局部麻醉药,某些抗心律失常药等,反之,称为膜易变药(membrane labilizer),如藜芦碱等,都是特异性低的药物。

9. 受体 是药物作用的主要靶点,详见下节。

第四节 药物与受体

一、受体的概念与特性

受体(receptor)是一种大分子蛋白质,存在于细胞膜、细胞浆或细胞核中。自从 Langley 提出受体学说一百多年后,受体已不再是一个空泛笼统的概念,已被证实为客观存在的实体,且种类繁多,其作用机制多已被阐明。受体可由一个或多个亚基或亚单位(subunit)组成。在受体结构中能与配体(ligand)特异性结合的部位叫作结合位点或受点(receptor site)。受体能识别和传递信息,与体内的神经递质、激素、自身活性物质或药物等配体结合后,能触发特定的第二信使等信息放大系统,产生特定的生理生化效应。一般情况下,每种受体在体内都有相应的内源性配体(endogenous ligand),而外源性的药物则常是化学结构与内源性的配体相似的物质。

受体主要有以下特点:① 灵敏性(sensitivity),大多数配体在浓度极低的情况下就可以与受体产生较强的药理效应;② 特异性(specificity),特定的配体只能与特定结构的受体结合,才能产生药理效应;③ 饱和性(saturability),在细胞膜、细胞浆或细胞核中的受体数目是有限的,故与高浓度的配体的结合具有饱和性;④ 多样性(multiple variation)，许多分布于不同细胞的同一受体可有多种亚型，因此使用对受体及受体亚型选择性不同的药物可以产生不同的药理作用；⑤ 可逆性(reversibility)，配体与受体结合后可以解离，解离后的化学结构没有任何改变；⑥ 可调节性(regulativity)，受体的反应性和数量可受机体生理变化和配体的影响，因此受体的数目可以向上调节(up-regulation)或向下调节(down-regulation)。

二、受体的类型

根据受体蛋白质的结构、信息传导过程、效应性质、受体位置等特点，受体主要可分为下列4类：

1. **含离子通道的受体** 又称直接配体门控通道型受体，存在于快速反应细胞的膜上，常由单一肽链反复4次穿透细胞膜而形成1个亚单位，并由4～5个亚单位形成穿透细胞膜的离子通道。受体激动时离子通道开放，细胞外离子进入细胞，使细胞膜去极化或超极化，从而引起兴奋或抑制效应。最早发现的N型胆碱受体就是由 $\alpha \times 2、\beta、\gamma、\delta$ 5个亚单位组成的钠离子通道(图2-5A)。脑中γ氨基丁酸(GABA)受体情况亦类似，其他如甘氨酸、谷氨酸、天门冬氨酸受体都属于这一类型。

2. **G-蛋白耦联受体** 这一类受体数量最多，数十种神经递质及激素的受体都需要G-蛋白转导至细胞内的第二信使，最后产生生理效应。例如肾上腺素、多巴胺、5-羟色胺、M-乙酰胆碱、阿片类、嘌呤类、前列腺素及一些多肽激素等的受体都是G-蛋白耦联受体。这些受体的结构非常相似，常为单一肽链形成7个α-螺旋来回穿透细胞膜，其N-端在细胞外，C-端在细胞内。然而这两段肽链氨基酸组成在不同受体差异很大，因而能识别配体及转导不同的信息。胞内部分有G-蛋白结合区(图2-5B)。

3. **含有酪氨酸激酶活性的受体** 这类细胞膜上的受体由三个部分组成(图2-5C)，在细胞外有一段能与配体结合，中段穿透细胞膜，细胞内段有酪氨酸激酶活性。当配体与受体结合后，受体能促进酪氨酸残基的自我磷酸化而增强酶的活性，再对细胞内其他底物产生作用，促进其酪氨酸磷酸化，激活胞内蛋白激酶，从而增加DNA及RNA合成，加速蛋白合成，产生细胞生长分化等效应。这类受体包括胰岛素、胰岛素样生长因子、表皮生长因子、血小板生长因子及某些淋巴因子(lymphokines)等的受体。

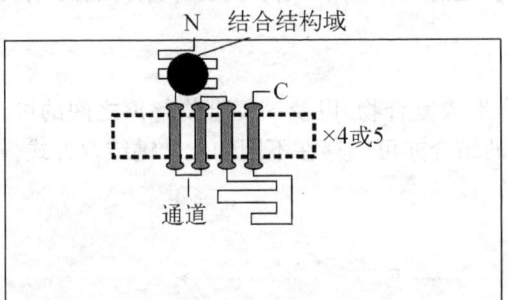

A. 直接配体门控通道型

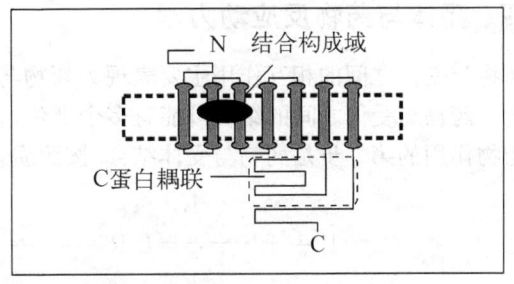

B. G-蛋白耦联型

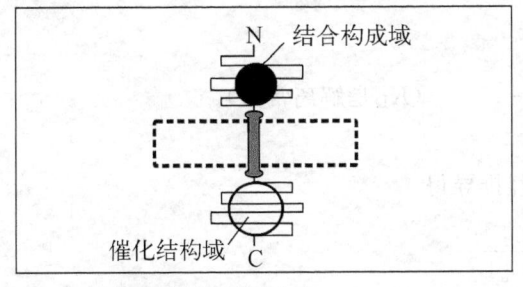

C. 酪氨酸激酶相联型

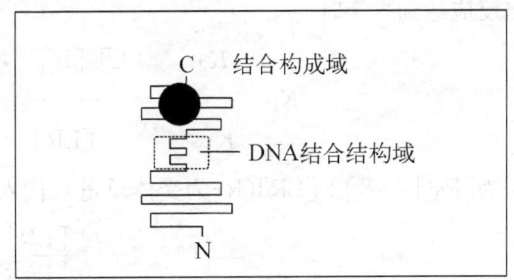

D. 细胞内型

图2-5 受体类型示意图

4. **细胞内受体** 机体内有些受体存在于细胞内，甾体激素受体即属于此。它存在于细胞浆内，与相应甾体结合形成复合物后，暴露与DNA的结合区段，进入细胞核能识别特异DNA碱基区段并与之结合，增加转录并促进种活性蛋白质的合成(图2-5D)。甲状腺素受体存在于细胞核内，功能大致相同。这两种受体触发的细胞效应很慢，常需数小时。

三、药物与受体相互作用的学说

1. 占领学说(occupation theory) 是药物与受体相互作用的第一个学说。此学说认为：受体只有与配体结合才能被激活从而产生生理效应，其效应的强弱与配体占领受体的数量成正比，当受体被全部占领时则产生药物的最大效应。最初此学说不能解释有些药物能与受体结合却不能产生激动效应的现象，因此有学者对占领学说进行了修改，引入了内在活性(intrinsic activity)的概念，即药物与受体结合产生生理效应的能力称为内在活性，其大小可用系数α来表示，其值介于0~1之间。完全激动剂的α值为1，完全拮抗剂的α值为0，部分激动剂的α值则介于0~1之间。药物与受体结合需要有亲和力，而要产生药理效应则必须有内在活性。没有内在活性只有亲和力的药物可以与受体结合，但是不能产生药理效应。

2. 速率学说(rate theory) 该学说认为：药物所产生的药理效应并不取决于配体占领受体的数量大小，而是取决于药物分子与受体结合与解离的速率，即药物分子在单位时间内与受体接触的频率。完全激动剂的解离速率大，部分激动剂的解离速率较小，拮抗剂的解离速率最小。

3. 二态模型学说(two-state model theory) 二态模型学说认为，机体内的受体有两种状态，即激活态(active conformtion, R*)和静息态(resting conformation, R)。体内的R*和R处于动态平衡，并可相互转变。药物进入机体后可以与这两者结合，其选择性取决于药物对静息态和激活态受体亲和力的大小。激动药(agonist)能与激活态受体结合并产生药理效应，同时促进静息态向激活态转变；而拮抗药(antagonist)能与静息态受体结合，同时促进激活态受体向静息态受体转变。当两者同时进入机体时，则产生竞争性抑制现象，其结果取决于R*-激动药复合物与R-静息态复合物的比例大小。如果后者浓度较高，则激动药的药理效应将被阻断或减弱。而部分激动药对两种受体均有不同程度的亲和力，因而其不但可以引起微弱的激动效应，亦能阻断激动药的部分药理效应。

应该指出的是，受体学说都是以实验室的研究工作为基础而提出的，经过实践的检验并逐步完善。但是每一种受体学说都是从不同的角度来解释药物与受体之间相互作用的规律性，适用于药物与受体间的某些相互作用方式，难免有一定局限性。因而受体学说并不是一成不变的，是在不断发展的，如近年来又有学者提出了三态模型学说(three-state model theory)和G-蛋白耦联受体的复合模型等，也能从一定角度解释药物与受体的相互作用规律。

四、受体与药物反应动力学

药物与受体之间的相互作用主要表现为药物与受体结合形成复合物，以及该复合物解离之间的可逆的动态平衡。药物与受体之间的结合可能有多个部位，各个部位的结合亦可能存在不同的化学键结合方式。

药物作用的第一步是药物与受体结合，按照质量作用定律：

$$L + R \underset{K_2}{\overset{K_1}{=\!=\!=\!=}} LR \longrightarrow L \longrightarrow E \longrightarrow$$

（上式中 L 为药物或配体，R 为受体，LR 为药物-受体复合物，E 代表效应）

当反应达到平衡时

$$K_D = \frac{K_2}{K_1} = \frac{[L] \cdot [R]}{[LR]} \quad (K_D 是解离常数)$$

因为 $[R_T] = [R] + [LR]$（R_T 为受体总量），代入上式并经推导得

$$\frac{[LR]}{[R_T]} = \frac{[L]}{K_D + [L]}$$

由于只有 LR 才发挥效应，故效应的相对强弱与 LR 相对结合量成比例，即

$$\frac{E}{E_{max}} = \frac{[LR]}{[R_T]} = \frac{[L]}{K_D + [L]}$$

当 $[L] = 0$ 时，效应为 0。

当 $[L] \gg K_D$ 时，$[LR]/[R_T] = 100\%$，达最大效能，即 $[LR]_{max} = [R_T]$。

当 $[LR]/[R_T] = 50\%$ 时，即 EC_{50} 时，$K_D = [L]$。

K_D表示 L 与 R 的亲和力(affinity),单位为摩尔。各药[L]与 R 亲和力不同,K_D越大时亲和力越小,二者成反比。令 $pD_2=-\log K_D$ 则其值不必用摩尔单位、数值变小且与亲和力成正比,在半对数坐标上也较易理解,故 pD_2 较为常用。

药物与受体结合产生效应不仅要有亲和力,还要有内在活性(intrinsic activity),后者用 α 表示,$0 \leqslant α \leqslant 1$。故上述公式应加入这一参数:$E/E_{max}=α[LR]/[R_T]$。两药亲和力相等时其效应强度取决于内在活性强弱,当内在活性相等时则取决于亲和力大小(图 2-6)。

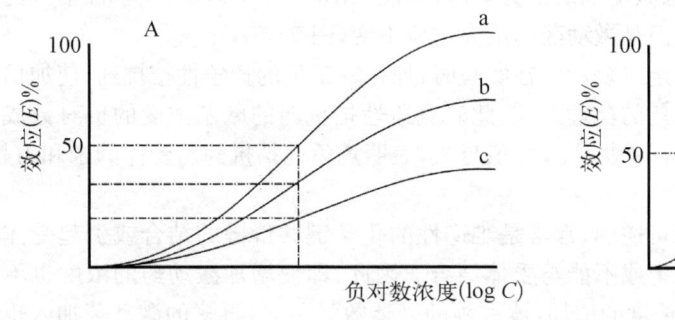
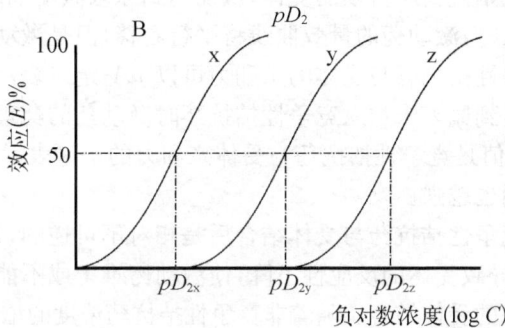

图2-6 药物与受体的亲和力及其内在活性对量效曲线的影响

五、作用于受体的药物分类

1. **激动药(agonist)** 药物与受体相互作用的前提是必须具有受体亲和力,而要产生药理效应则要有内在活性。既有受体亲和力又有内在活性的药物称为激动药,它们能与受体特异结合并产生药理效应。

根据内在活性系数 α 值的大小,可将激动药分为完全激动药(full agonist)和部分激动药(partial agonist)。完全激动药有较强的亲和力和内在活性(α=1),而部分激动药有较强的亲和力但却只有较弱的内在活性(0<α<1)。部分激动药单独存在时有较弱的激动药的作用,但是当它和完全激动药同时存在时却有对抗完全激动药的作用(图 2-7C、D)。

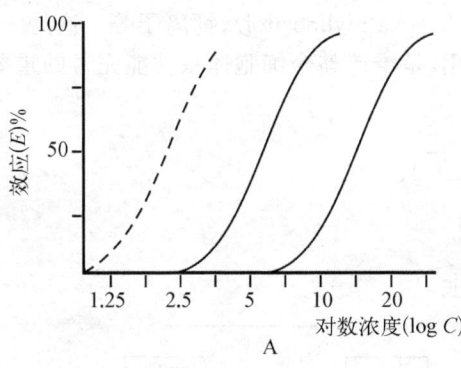
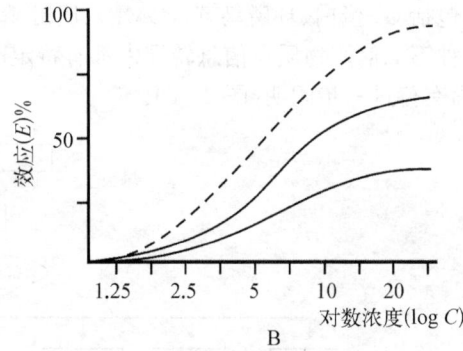
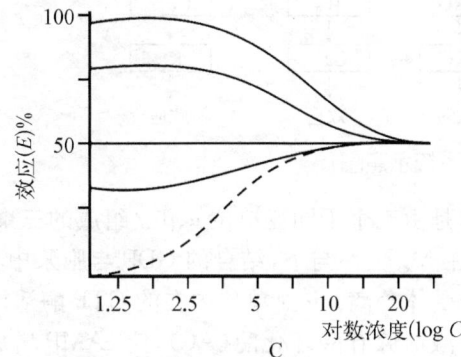
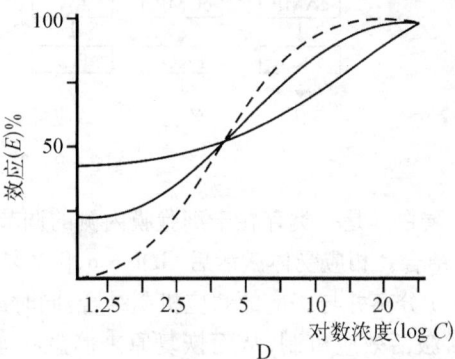

图2-7 竞争性拮抗药(A图)非竞争性拮抗药(B图)及部分激动药(D图)对激动剂(虚线)量效曲线的影响及激动药(C图)对部分激动药(虚线)量效曲线的影响

激动药分子与受体亲和力的大小可以 pD_2 作定量表示。在数值上为激动药解离常数 K_D 的负对数,而 K_D 是引起初 50%最大效应的药物剂量。pD_2 越大,表明激动药对受体的亲和力越强。

2. **拮抗药**(antagonist) 是指有较强的亲和力而无内在活性($\alpha=0$)的药物。拮抗药又可以分为竞争性拮抗药(competitive antagonist)和非竞争性拮抗药(noncompetitive antagonist)两大类,其鉴别的依据是拮抗药与受体结合后是否具有可逆性。竞争性拮抗药能与激动药竞争相同的受体,这种竞争性的结合是可逆的。因此,不管竞争性拮抗药的浓度有多大,只要通过增加激动剂的浓度与竞争性拮抗药竞争相同的受体,最终都能夺回被竞争性拮抗药所占领的受体,从而达到原来激动剂的最大效应(效能)(图2-7A、D);当竞争性拮抗药的浓度逐渐增大时,激动药的量效曲线将平行右移,但是激动药的最大效应不变(图2-7A)。

竞争性拮抗药与受体的亲和力可以 pA_2 定量表示。在实验时,加入一定量的竞争性拮抗药,使加倍的激动药刚好达到原来未加入竞争性拮抗药时激动药的药理效应,此时竞争性拮抗药的摩尔浓度的负对数成为 pA_2 值。pA_2 值是竞争性拮抗药与受体亲和力的定量表示,pA_2 值越大,表明竞争性拮抗药与受体的亲和力越大,其拮抗作用也越强。

非竞争性拮抗药与受体结合后是相对不可逆的,常常是难逆性的化学键共价键的结合或引起受体构型改变,从而导致受体的反应性下降,使激动药难于或不能与受体结合。因此,即使增加激动药的浓度也不能竞争和被占领的受体结合。随着非竞争性拮抗药浓度的增加,被占领的受体数量更多,再多的激动药加入也不能使激动药的量效曲线达到加入非竞争性拮抗药前的最大效应,使量效曲线逐渐下移,药物的效能减小(图2-7B)。

六、细胞内信号转导和第二信使

在细胞信息转导体系中,细胞膜及细胞膜上的某些特定结构首先要接受细胞外的信使物质所传递的生物信息,这些细胞外的信使物质包括神经递质、多肽类激素、细胞因子和药物等第一信使物质。它们通过与细胞膜上的受体特异结合、激活受体并改变受体的构象,将信息转导至细胞内的其他信使物质或效应器,从而完成信使物质经过细胞信息转导系统的传递,引起细胞的生理效应和调节细胞功能的过程。

受体在识别相应配体并特异与之结合后,需要细胞内第二信使(second messenger)将激活后的信息在细胞内增强、分化、整合并传递给下一级效应器,它是细胞外信息与细胞内效应之间必不可少的中介物质。目前发现的第二信使物质比较多,最早发现的第二信使是环磷腺苷(cAMP),现在知道还有许多其他物质参与细胞内信息转导,包括 G-蛋白、环磷鸟苷(cGMP)、肌醇磷脂(phosphatidylinositol)、钙离子等。这是一个非常复杂的系统,每一种第二信使物质在信息转导中都有特定的作用,是维持整个细胞体系功能完善的重要物质,但仍有很多问题尚有待进一步阐明(图2-8)。

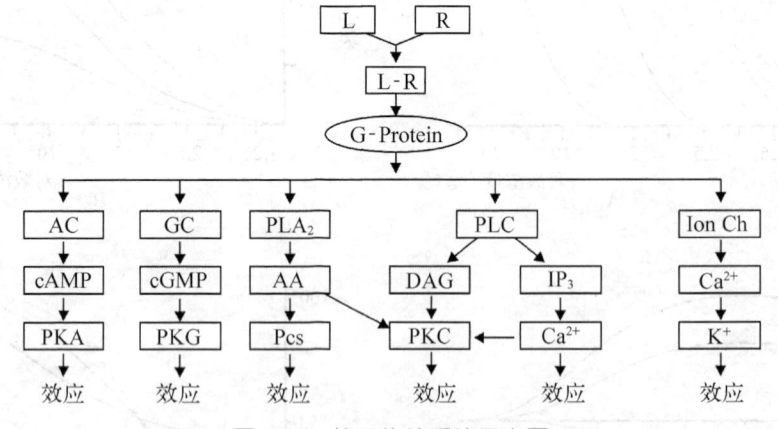

图2-8 第二信使系统示意图

(一) **G-蛋白** 是一类存在于细胞膜内侧的调节蛋白,是由三个不同亚单位 α、β、γ 组成的三聚体,静息状态时与 GDP 结合。相应受体激活后 GDP-α、β、γ 复合物在 Mg^{2+} 参与下,结合的 GDP 与胞浆中 GTP 交换,GTP-α 与 β、γ 分离并与相应的效应机制结合,同时配体与受体分离。α 亚单位内在的 GTP 酶活性促使 GTP 水解为 GDP,激活效应机制,从而恢复原来静息状态。G_S 激活腺苷酸环化酶(AC),使 cAMP 增加。G_i 抑制 AC,使 cAMP 减少,G-蛋白还激活磷脂酶C(PLC),调节 Ca^{2+}、K^+ 等离子通道。对鸟苷酸环化酶也有激活作用,作用非常广泛,介导多种效应。近来发现 G-蛋白还介导激活磷脂酶 A_2(PLA_2)而产生花生四烯酸(AA),

后者是各种前列腺素及白三烯的前体。

（二）环磷腺苷（cAMP）　cAMP 是 ATP 经 AC 作用的产物。β 受体、D_1 受体、H_2 受体等激动药通过 G_S 作用使 AC 活化，ATP 水解而使细胞内 cAMP 增加。α 受体、D_2 受体、MACh 受体、阿片受体等激动药通过 G_i 作用抑制 AC，细胞内 cAMP 减少。cAMP 受磷酸二酯酶（phosphodiesterase，PDE）水解为 $5'$-AMP 后灭活。茶碱抑制 PDE 而使胞内 cAMP 增多。cAMP 能激活蛋白激酶 a（PKA）而使胞内许多蛋白酶磷酸化（ATP 提供磷酸基）而活化，例如磷酸化酶、脂酶、糖原合成酶等活化而产生能量。钙离子通道磷酸化后激活，钙离子内流而使神经、心肌、平滑肌等兴奋。

（三）环磷鸟苷（cGMP）　cGMP 是 GTP 经鸟苷酸环化酶（GC）作用的产物，也受 PDE 灭活。cGMP 作用与 cAMP 相反，使心脏抑制、血管舒张、肠腺分泌等。cGMP 可激活蛋白酶 G 而引起各种效应。

（四）肌醇磷脂（phosphatidylinositol）　细胞膜肌醇磷脂的水解是另一类重要的受体信息转导系统。α、H_1、$5-HT_2$、M_1、M_3 等受体激动药与其受体结合后通过 G-蛋白介导激活磷脂酶 C（PLC）。PLC 使 4,5-二磷酸肌醇磷脂（PIP_2）水解为二酰甘油（DAG）及 1,4,5-三磷酸肌醇（IP_3）。DAG 在细胞膜上激活蛋白激酶 C（PKC），使许多靶蛋白磷酸化而产生效应，如腺体分泌，血小板聚集，中性粒细胞活化及细胞生长、代谢、分化等效应。IP3 能促进细胞内钙池释放 Ca^{2+}，也有重要的生理意义。

（五）钙离子　细胞内 Ca^{2+} 浓度在 1 μmol/L 以下，不到血浆 Ca^{2+} 的 0.1%，但对细胞功能有着重要的调节作用，如肌肉收缩、腺体分泌、白细胞及血小板活化等。细胞内 Ca^{2+} 可从细胞外经细胞膜上的钙离子通道流入，也可从细胞内肌浆网等钙池释放，两种途径互相促进。前者受膜电位、受体、G-蛋白，蛋白激酶 A（PKA）等调控，后者受 IP_3 作用而释放。细胞内 Ca^{2+} 激活蛋白激酶 C（PKC），与 DAG 有协同作用，共同促进其他信息传递蛋白及效应蛋白活化。很多药物通过对细胞内 Ca^{2+} 影响而发挥其药理效应，故对细胞内 Ca^{2+} 调控及其作用机制近年来受到极大的重视。

在细胞的生物信息转导系统中，信息的传递过程十分复杂，但一般情况下是在一个信息物质（或分子）的作用下，通过激活一系列受体并改变构象或改变各种酶的活性，从而导致细胞内的生理生化反应产生兴奋或抑制现象，最终改变细胞的功能和形态。

七、受体的调节

受体虽是遗传获得的固有的、存在于细胞膜、细胞浆或细胞核中的大分子蛋白质，其数量，亲和力及效应经常受到各种生理及药理因素的影响，因而经常通过代谢转换处于动态平衡状态，但并不是固定不变的。连续用药后药效递减是常见的现象，一般称为耐受性（tolerance）、不应性（refractoriness）、快速耐受性（tachyphylaxis）等。由于受体原因而产生的耐受性称为受体脱敏（receptordesensitization）。N_2-ACh 受体在受激动药连续作用后若干秒内发生脱敏现象，这是由于受体蛋白构象改变，钠离子通道不再开放所致；β-Adr 受体脱敏时不能激活 AC 是因为受体与 G-蛋白亲和力降低，或由于 cAMP 上升后引起 PDE 负反馈增加所致。具有酪氨酸激酶活性的受体可被细胞内吞（endocytosis）而数目减少，这一现象称为受体数目的向下调节（down regulation）。受体与不可逆拮抗药结合后其后果等于失去一部分受体，如银环蛇咬伤中毒时，N_2-ACh 受体对激动药脱敏。与此相反，在连续应用拮抗药后受体会向上调节（up regulation），反应敏化。例如长期应用 β-Adr 受体拮抗药后，由于受体向上调节，突然停药时会出现反跳反应。

思考题：1. 简述药物作用和药物效应的概念和区别。
　　　　2. 简述药物的量效关系及药物的作用机制。
　　　　3. 简述受体类型及受体学说有哪些。
　　　　4. 简述激动剂、拮抗剂的概念及第二信使的作用。

（董　志）

第三章
药物代谢动力学

学习目标：1. 掌握药物转运、吸收、分布、代谢、排泄过程的基本规律。
2. 熟悉影响药动学的因素、血药浓度的动态变化和主要药动学参数。
3. 了解房室模型、多次用药的药时曲线。

Chapter 3 Pharmacokinetics

The actions of the body on the drug are called pharmacokinetic processes. Pharmacokinetic processes govern the absorption, distribution, metabolism(biotransformation) and elimination of drugs and are of great practical importance in the choice and administration of a particular drug for a particular patient.

The absorption, distribution, metabolism, and excretion of a drug all involve its passage across cell membranes. Mechanisms by which drugs cross membranes and the physicochemical properties of molecules and membranes that influence this transfer are, therefore, important. The determining characteristics of a drug are its molecular size and shape, degree of ionization, relative lipid solubility of its ionized and nonionized forms, and its binding to tissue proteins.

Absorption describes the rate at which a drug leaves its site of administration and the extent to which this occurs. Bioavailability is defined as the fraction of unchanged drug reaching the systemic circulation following administration by any route. The area under the blood concentration-time curve (area under the curve, AUC) is a common measure of the extent of bioavailability for a drug given by a particular route following absorption or administration into the systemic blood, a drug distributes into interstitial and intracellular fluids. This process reflects a number of physiological factors and the particular physicochemical properties of the individual drug.

Drugs are eliminated from the body either unchanged by the process of excretion or converted to metabolites. The kidney is the most important organ for excreting drugs and their metabolites.

The cytochrome P450 enzymes are a superfamily of heme-thiolate proteins widely distributed across all living kingdoms. The enzymes are involved in the metabolism of a plethora of chemically diverse, endogenous and exogenous compounds, including drugs, environmental chemicals, and other xenobiotics.

Most drugs disappear from plasma by processes that are concentration dependent, which result in first-order kinetics. The half-life time($t_{1/2}$) is the period of time required for the concentration of a drug to decrease by one half.

Drugs that saturate routes of elimination disappear from plasma in a non-concentraion-dependent manner, which is zero-order kinetics. Zero-order kinetics is also knowen as nonlinear or dose-dependent kinetics.

药物代谢动力学(pharmacokinetics)，简称为药动学，研究药物体内过程及体内药物浓度随时间变化的规律，是药理学的一个分支学科，包括吸收(absorption)、分布(distribution)、代谢(metabolism)和排泄(exceretion)四个过程以及体内药物浓度随时间变化的规律性。

药物在体内虽然不一定集中分布于靶器官，但在分布达到平衡后药理效应强弱与药物血浆浓度成比例。临床医师可以利用药动学的规律，科学地计算药物剂量，以达到所需的血药浓度并掌握药效的强弱久暂。

第一节 药物的体内过程

药物的体内过程是指药物经各种途径进入机体到最终排出体外的过程。药物的体内过程包括了药物的吸收、分布、代谢和排泄四个过程。药物对机体的作用取决于药物的吸收和在体内的分布,而药物在体内作用的消除则取决于药物的代谢和排泄。药物的吸收、分布、排泄以及药物在体内没有经过化学结构变化的跨膜转运过程,称为转运(transportion)。药物的体内过程见图3-1。

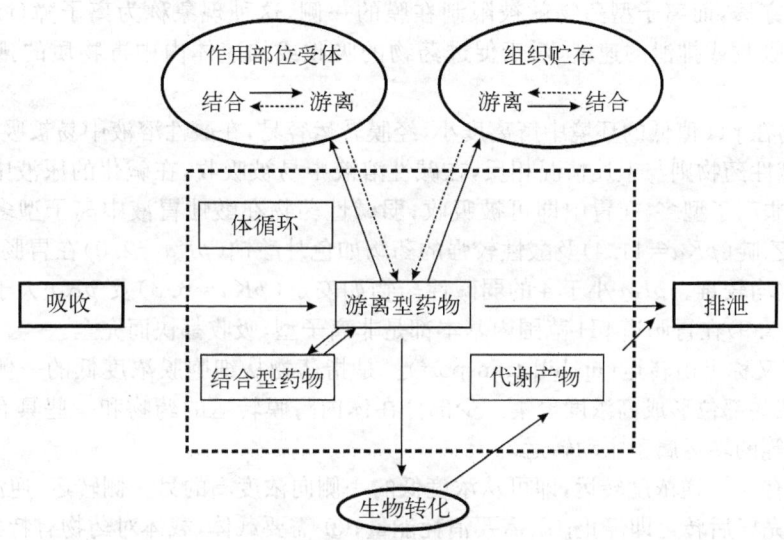

图3-1 药物的体内过程

一、药物的跨膜转运

药物在体内的跨膜转运(从用药部位的吸收直到离开机体)均需要通过各种细胞膜,如胃肠上皮细胞膜、血管壁上的内皮细胞膜、肾小管上皮细胞膜等。实际上药物的跨膜转运过程就是通过细胞膜的过程。药物的跨膜转运方式主要有被动转运(passive transport)和主动转运(active transport)两种。

(一)被动转运 又称下山转运(down-hill transport)。是指药物从细胞膜浓度高的一侧向浓度低的一侧转运,其转运的作用力来自于细胞膜两侧的药物浓度梯度。主要包括两种类型,即简单扩散(simple diffusion)和滤过(filtration)。大多数药物在体内的转运(吸收,分布和排泄)均属被动转运。

被动转运的特点为:① 药物从浓度高的一侧向浓度低的一侧扩散渗透,当药物分子在细胞膜两侧的浓度相等时即达到动态平衡;② 不需要载体;③ 不消耗能量;④ 分子量小的、脂溶性较高的、极性较小的、非解离型药物易被转运,反之则不容易转运。

药物的被动转运容易受到药物的溶解度和解离性的影响。因为细胞膜由脂质双分子层所组成,因而脂溶性强的药物容易跨膜转运;而水溶性强的药物不易跨膜转运。药物的解离度是指水溶性药物在体液的pH值改变的情况下可以解离生成离子型或非离子型。非离子型药物容易跨膜转运,而离子型药物由于携带有电荷不易跨膜转运。

临床所用药物多属弱酸性或弱碱性化合物,其离子化程度受其 pKa(酸性药物解离常数的负对数值)及其所在溶液的pH值大小而定,这是影响药物跨膜被动转运的一个重要因素。药物的 pKa 以及解离度可以按Handerson-Hasselbalch 公式求得:

弱酸性药物
$HA = H^+ + A^-$
$Ka = \dfrac{[H^+][A^-]}{[HA]}$
$pKa = pH + \log \dfrac{[A^-]}{[HA]}$

弱碱性药物
$BH^+ = H^+ + B$
$Ka = \dfrac{[H^+][B]}{[BH^+]}$
$pKa = pH + \log \dfrac{[B]}{[BH^+]}$

$$pKa-\mathrm{pH}=\log\frac{[\mathrm{A}^-]}{[\mathrm{HA}]} \qquad pKa-\mathrm{pH}=\log\frac{[\mathrm{BH}^+]}{[\mathrm{B}]}$$

$$\therefore 10^{\mathrm{pH}-pKa}=\frac{[\mathrm{A}^-]}{[\mathrm{HA}]} \text{ 即 } \frac{[离子型]}{[非离子型]} \qquad \therefore 10^{pKa-\mathrm{pH}}=\frac{[\mathrm{BH}^+]}{[\mathrm{B}]} \text{ 即 } \frac{[离子型]}{[非离子型]}$$

当 pH=pKa 时，[HA]=[A⁻]   当 pH=pKa 时，[B]=[BH⁺]

由此可见，不论弱酸性或弱碱性药物的 pKa 都是该药在溶液中 50% 离子化时的 pH 值，各药有其固定的 pKa 值。当 pKa 与 pH 的差值以数学值增减时，药物的离子型与非离子型浓度比值以指数值相应变化。非离子型药物可以自由穿透，而离子型药物就被限制在膜的一侧，这种现象称为离子障（iontrapping）。应用这个原理可以改变药物吸收或排泄的速度，对于促进药物的吸收或加速体内中毒物质的排泄具有重要的临床意义。

总之，弱酸性药物在 pH 值低的环境中解离度小，经膜转运容易，在酸性溶液中易被吸收，在酸化的尿液中也易被再吸收；而弱碱性药物则与上述情况相反，在碱性溶液中易被吸收，在碱化的尿液中易被再吸收。例如弱酸性药物在胃液中非离子型多，在胃中即可被吸收；弱碱性药物在酸性胃液中离子型多，主要在小肠吸收。碱性较强的药物如胍乙啶（pKa=11.4）及酸性较强的药物如色甘酸钠（pKa=2.0）在胃肠道基本都已离子化，由于离子障原因，吸收均较难。pKa 小于 4 的弱碱性药物如安定（pKa=3.3）及 pKa 大于 7.5 的弱酸性药物如异戊巴比妥（pKa=7.9）在胃肠道 pH 范围内基本都是非离子型，吸收都快而完全。

（二）主动转运 又称上山转运（up-hill transport）。是指药物从细胞膜浓度低的一侧向浓度高的一侧转运，使药物在机体的某些部位形成高浓度聚集。少部分在体内跨膜转运的药物和一些具有重要生理作用的离子如 Na^+、Ca^{2+}、K^+ 等的转运属于主动转运。

主动转运的特点有：① 逆浓度转运，即可从浓度低的一侧向浓度高的另一侧转运（逆流或上山转运），当细胞膜一侧的药物转运完毕后转运即停止；② 需要消耗能量；③ 需要载体，载体对药物有特异性和选择性；④ 具有饱和性；⑤ 当两个或两个以上的药物同时需要同一载体转运，存在竞争性的抑制现象。例如丙磺舒可以竞争性地与青霉素竞争肾小管上皮细胞膜上的载体，抑制青霉素从体内排泄，从而延长青霉素在机体内的有效浓度时间。

（三）其他转运方式 除被动转运与主动转运以外，体内的药物转运还可以通过易化扩散（facilitated diffusion）、胞吞（endocytosis）、胞饮（pinocytosis）、膜孔滤过（filtration through pores）和离子对转运（ion-pair transport）等方式进行。

二、药物的体内过程

（一）吸收 药物的吸收（absorption）是指药物自体外或给药部位进入血液循环的过程。血管内给药没有吸收过程。除此之外，其他的给药途径都有吸收过程，不同的给药途径有不同的吸收过程和特点。一般情况下，常用给药途径药物吸收的速度依次为：气雾吸入＞腹腔＞舌下含服＞肌内注射＞皮下注射＞口服给药＞皮肤给药。

1. 胃肠道给药 口服（per os）给药是最常用的给药途径。药物经消化道吸收后经门静脉进入肝脏，最后进入体循环，是最安全、最简便和最常用的给药途径。小肠内 pH 接近中性，黏膜吸收面广，是主要吸收部位。影响药物吸收的因素较多，如药物的剂型、药片的崩解速度、胃的排空速率、胃液的 pH 值大小和胃肠道的食物等。药物在吸收过程中部分被肝脏和胃肠道的某些酶灭活代谢，使进入体循环的药物量减少，这种现象称为首过效应（first pass elimination）。舌下（sublingual）及直肠（per rectum）给药虽可避免首过消除，吸收也较迅速，但给药量有限，且有时吸收不完全。

2. 注射给药 静脉注射（intravenous，iv）可使药物迅速而准确地进入体循环，没有吸收过程。肌内注射（intramuscular，im）及皮下注射（subcutaneous，sc）药物也可经毛细血管壁吸收，吸收完全且速度较快。注射液中加入少量缩血管药则可延长药物的局部作用。动脉注射（intra-arterial，ia）可将药物输送至该动脉分布部位发挥局部疗效以减少全身反应。例如将溶解血栓的药物直接用导管注入冠状动脉以治疗心肌梗死。注射给药还可将药物注射至身体任何部位发挥作用，如局部麻醉。

3. 吸入给药 肺泡表面积大，与血液只隔肺泡上皮及毛细管内皮各一层，而且血流量大，药物到达肺泡后，吸收迅速，气体及挥发性药物（如全身麻醉药）可直接通过肺泡而进入体循环。吸入给药也能用于鼻咽部的局部治疗，如抗菌、消炎、祛痰、通鼻塞等。

4. 经皮(transdermal)给药 除汗腺外,皮肤不透水,但脂溶性药物可以缓慢通透。许多有机磷可以经皮吸收中毒。利用这一原理可以经皮给药以达到局部或全身药效。近年来有许多促皮吸收剂加氮酮(azone),可与药物制成贴皮剂,如硝苯地平贴皮剂以达到持久的全身疗效,对于容易经皮吸收的硝酸甘油也可制成缓释贴皮剂预防心绞痛发作,每日只贴一次。

(二)分布 药物吸收后经过体循环到达机体组织器官的过程称为药物的分布(distribution)。

药物进入循环后首先与血浆蛋白结合(plasmaprotein binding)。酸性药物多与清蛋白结合,碱性药物多与 $α_1$ 酸性糖蛋白结合,还有少数药物与球蛋白结合。这种结合和药物与受体蛋白结合情况相似。

药物的血浆蛋白结合量([DP])受药物浓度([D]),血浆蛋白(P)的质和量及解离常数(K_D)影响,各药不同而且结合率(血中与蛋白结合的药物与总药量的比值)随剂量增大而减少。

药物与血浆蛋白的结合是可逆性的,结合后药理活性暂时消失,结合物分子变大不能通过毛细管壁暂时"贮存"于血液中。药物与血浆蛋白结合特异性低,而血浆蛋白结合点有限,两个药物可能竞争与同一蛋白结合而发生竞争性抑制现象。如某药结合率达99%,当被另药置换而下降1%时,则游离型(具有药理活性)药物浓度在理论上将增加100%,可能导致中毒。但一般药物在被置换过程中,游离型药物会加速被消除,血浆中游离型药物浓度难以持续增高。药物也可能与内源性代谢物竞争与血浆蛋白结合,例如磺胺药置换胆红素与血浆蛋白结合,在新生儿可能导致核黄疸症。血浆蛋白过少(如肝硬化)或变质(如尿毒症)时药物血浆蛋白结合率下降,也容易发生毒性反应。

吸收的药物通过循环迅速向全身组织输送,首先向血流量大的器官分布(distribution),然后向血流量小的组织转移,这种现象称为再分布(redistribution)。如硫喷妥先在血流量大的脑中发挥麻醉效应,然后向脂肪等组织转移,效应很快消失。药物分布一段时间后,血药浓度趋向"稳定",达到"平衡",但各组织中药物并不均等,血浆药物浓度与组织内浓度也不相等。这是由于药物与组织蛋白亲和力不同所致,这时血浆药物浓度高低可以反映靶器官药物结合量多少。药物在靶器官浓度决定药物效应强弱,故测定血浆药物浓度可以估算药物效应强度。某些药物可以分布至脂肪、骨质等无生理活性组织形成贮库,或结合于毛发指(趾)甲组织。

药物的 pKa 及体液 pH 是决定药物分布的另一因素。细胞内液 pH(约为7.0)略低于细胞外液(约7.4),弱碱性药物在细胞内浓度略高,弱酸性药物在细胞外液浓度略高。根据这一原理,弱酸性药物苯巴比妥中毒时,用碳酸氢钠碱化血液及尿液,可使脑细胞中药物向血浆转移并加速自尿排泄,是重要救治措施之一。

血脑屏障(blood-brainbarrier)在组织学上是由血-脑、血-脑脊液及脑脊液-脑三种屏障的总称。脑是血流量较大的器官,但药物在脑组织浓度一般较低,这是由于血脑屏障所致。实际上能阻碍药物穿透的主要是前二者。脑毛细血管内皮细胞间紧密联接,基底膜外还有一层星状细胞包围,药物较难穿透。脑脊液不含蛋白质,少量未与血浆蛋白结合的脂溶性药物可以穿透进入脑脊液,其后药物进入静脉的速度较快,故脑脊液中药物浓度总是低于血浆浓度,这是大脑自我保护机制。

治疗脑病可以选用极性低的脂溶性药物,例如磺胺药中的磺胺嘧啶。为了减少中枢神经不良反应,对于生物碱可将之季铵化以增加其极性,例如将阿托品季铵化变为甲基阿托品后不能通过血脑屏障,即不致发生中枢兴奋反应。

胎盘屏障(placentabarrier)是胎盘绒毛与子宫血窦间的屏障。由于母亲与胎儿间交换营养成分与代谢废物的需要,其通透性与一般毛细管无显著差别,只是到达胎盘的母体血流量少,进入胎儿循环慢一些罢了。例如母亲注射磺胺嘧啶2小时后才能与胎儿达到平衡。利用这一原理可以在预期胎儿娩出前短时内注射镇静镇痛药,新生儿不致遭受影响。应该注意的是几乎所有药物都能穿透胎盘屏障进入胚胎循环,在妊娠期间应禁用对胎儿发育有影响的药物。

(三)生物转化 药物在体内经过某些酶的作用其化学结构发生改变称为药物的生物转化(biotransformation),又称为药物的代谢(metabolism)。药物代谢是药物在体内作用消除的重要途径。

药物作为外来活性物质(xenobiotic),机体首先要将之灭活,同时还要促其自体内消除。能大量吸收进入体内的药物多是极性低的脂溶性药物,在排泄过程中易被再吸收,不易消除。体内大多数药物主要在肝脏生物转化而失去药理活性,并转化为极性高的水溶性代谢物而利于排出体外。生物转化与排泄统称为消除(elimination)。

生物转化分两步进行,第一步为氧化、还原或水解,第二步为结合。药物在体内进行生物转化的器官主要是肝脏,此外胃肠道黏膜、肾脏、肺脏、体液和血液等也可以参与重要的生物转化或代谢作用。药物的生物转化从本质上讲是药物在体内经过某些酶的作用而形成新的化合物。药物代谢通常包括两类反应：Ⅰ相反应，包括氧化(oxidation)、还原(reduction)和水解(hydrolysis)，主要是体内药物在某些酶，主要是肝药酶的作用下，引入或去除某些功能基团如羟基、羧基、巯基和氨基等，使原形药物成为极性增高的代谢产物；Ⅱ相反应为结合反应，主要是在某些酶的作用下，代谢产物分子结构中的极性基团与体内的化学物质如葡萄糖醛酸、甘氨酸、牛磺酸、谷胱甘肽、谷氨酰胺、硫酸、乙酰基和甲基等结合，生成极性高、水溶性很强的代谢产物。Ⅱ相反应和部分Ⅰ相反应的代谢产物容易通过肾脏排泄。

药物在体内经过生物转化后其药理活性发生变化。大多数药物代谢产物的药理活性减弱或作用消失，即为灭活(inactivation)；少数药物经过生物转化后仍然具有药理活性或被活化而产生药理作用；也有的前体药物进入机体后需要经过生物转化才能成为有活性的药物；而有的药物经过生物转化后甚至产生有毒的代谢产物。故不能将药物在体内的生物转化理解为药物的解毒(detoxication)。

肝脏微粒体细胞色素 P450 酶系统是促进药物生物转化的主要酶系统，故又简称肝药酶，现已分离出 70 余种。肝药酶有以下特点：① 选择性低，能催化多种药物；② 个体差异大，受各种原因的影响，肝药酶代谢活性的个体差异可高达一万倍以上；③ 此酶系统活性有限，在药物间容易发生竞争性抑制；④ 肝药酶的活性可因药物等因素的影响而改变，且易受药物的诱导或抑制。

能够增强肝药酶活性的药物称为肝药酶诱导剂(enzyme inducer)；反之，能够减弱或抑制肝药酶活性的药物称为肝药酶抑制剂(enzyme inhibiter)。例如苯巴比妥能促进滑面肌浆网增生，其中肝脏微粒体细胞色素 P450 酶系统活性增加，加速药物生物转化，这是其自身耐受性及与其他药物交叉耐受性的原因；西米替丁抑制肝药酶活性，可使其他药物效应敏化。

肝药酶为人体内药物代谢的主要酶系统，其催化的氧化还原反应如图 3-2 所示。

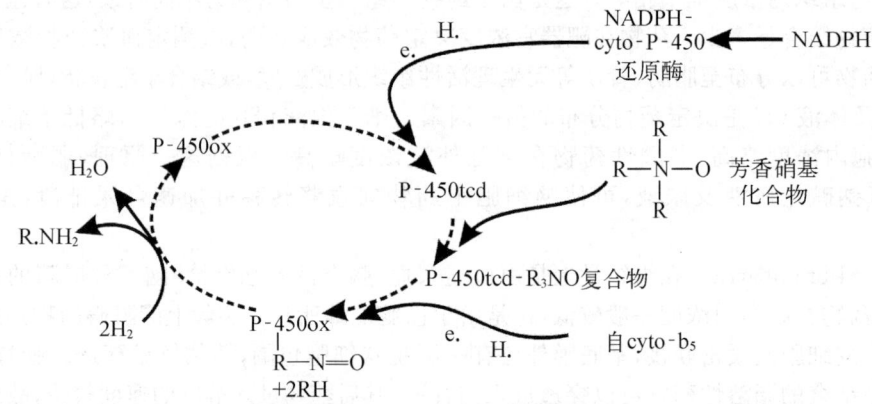

图 3-2 细胞色素 P450 对药物的氧化还原过程

（四）排泄 药物在体内最后的过程是排泄(excretion)，是指药物及其代谢产物经过机体的排泄或分泌器官排出体外的过程。肾脏是主要排泄器官，其次是肺、胆管、肠道、唾液腺、乳腺和汗腺等。

1. 肾脏排泄 肾脏是最重要的排泄器官，机体内的绝大多数代谢产物都是通过肾脏排出体外的。药物及其代谢产物先是经过肾小球滤过和(或)肾小管上皮分泌进入肾小管内。由于肾小球的通透性很高，因而血浆中除了血细胞、血浆蛋白以及与之结合的大分子外，绝大多数游离型药物和代谢产物都可以经过肾小球滤过。在肾小管中，随着原尿水分的重吸收，药物浓度逐渐上升，可显著高于血浆药物浓度。当超过血浆浓度时，极性低、脂溶性高的药物和代谢产物容易经肾小管上皮细胞重吸收入血，排泄较少也较慢；而经过生物转化的极性高、水溶性代谢物不被再吸收而顺利排出。

药物在尿液中的被动转运可受尿液的 pH 改变的影响，因而人为改变尿液的 pH 值的大小可以显著改变弱酸性或弱碱性药物的解离度，从而调节药物的重吸收程度和排泄速度。如弱酸性药物苯巴比妥中毒时，碱化尿液使酸性药物的解离度增加，减少药物的重吸收，加速其排泄，这是药物中毒常用的解毒方法之一（图 3-3）。

有些药物在近曲小管由载体主动转运入肾小管，排泄较快。肾小管的主动分泌有两个主动分泌通道，一是弱酸类通道，另一是弱碱类通道，分别由两类载体转运，同类药物间可能有竞争性抑制(competitive inhibition)现象。例如丙磺舒抑制青霉素的主动分泌，使后者排泄减慢而提高血浆药物浓度，延长并增强药物疗效。

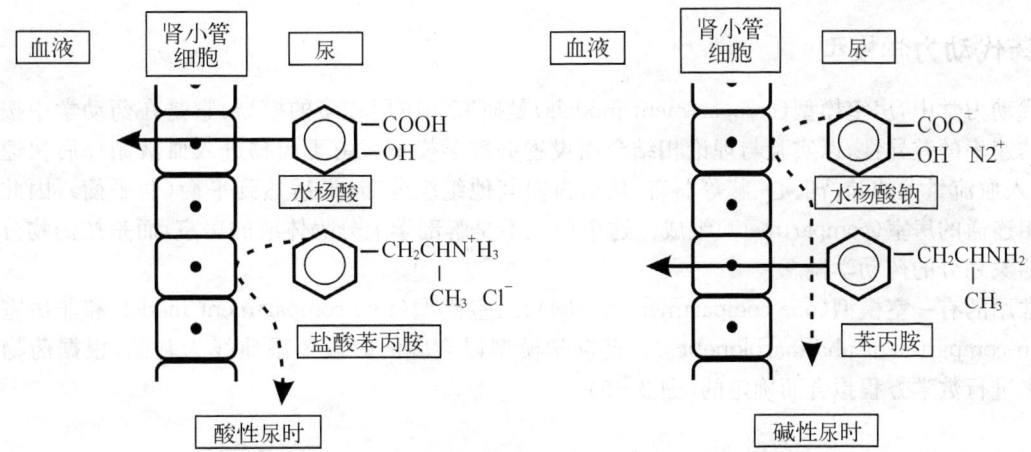

图 3-3 尿液酸碱度对弱酸性(水杨酸)及弱碱性(苯丙胺)药物在肾小管内再吸收的影响

2. 胆汁排泄 有些药物及其代谢产物以主动转运的方式从胆汁排泄,原理与肾脏排泄相似,但不是药物排泄的主要途径。有些药物在肝细胞与葡萄糖醛酸等结合后排入胆汁中,随胆汁排泄达小肠后又被水解为游离药物,并被小肠上皮细胞重新吸收进入门静脉,称为肝肠循环(hepato-enteral circulation)。在胆管引流的患者,药物的血浆半衰期将显著缩短,如氯霉素、洋地黄等。

3. 肠道排泄 经肠道排泄的药物主要是口服未吸收的药物、随胆汁排泄到肠道的药物和由胃肠道上皮细胞主动分泌到肠道的药物。由于胃液酸度高,某些生物碱(如吗啡等)注射给药也可向胃液扩散,因而洗胃是该类药物中毒治疗和诊断的措施。

4. 其他途径排泄 许多药物可以通过乳汁、唾液、汗液和呼出气等途径排泄。乳汁 pH 略低于血浆,碱性药物可以自乳汁排泄,哺乳婴儿可能受累。药物也可自唾液及汗液排泄,临床上可以利用检测唾液中的药物浓度来监测血药浓度。肺脏是某些挥发性药物的主要排泄途径之一,检测呼出气中的乙醇含量是诊断酒后驾车的快速简便的方法。

第二节 体内药量变化的时间过程

体内药量随时间而变化的过程是药动学研究的中心问题。体内不同组织器官和体液的药物浓度随时间变化而变化,这种动态的药物转运过程就称为药物动力学过程或速率过程。

一、药物浓度-时间曲线

给药后机体的血浆药物浓度随时间的变化而变化,以时间为横坐标,药物浓度为纵坐标所绘制的曲线图称为药物浓度-时间曲线图(concentration-time curve),又称为时量关系曲线(图 3-4)。

由图可见,单次血管外给药后的时量关系曲线图所反映的是血浆药物浓度与时间之间的关系及其变化规律。给药后血药浓度逐渐上升而形成曲线的上升部分,称为药物的吸收分布相,当药物的吸收和药物的消除相等时达到峰浓度(maximal concentration,

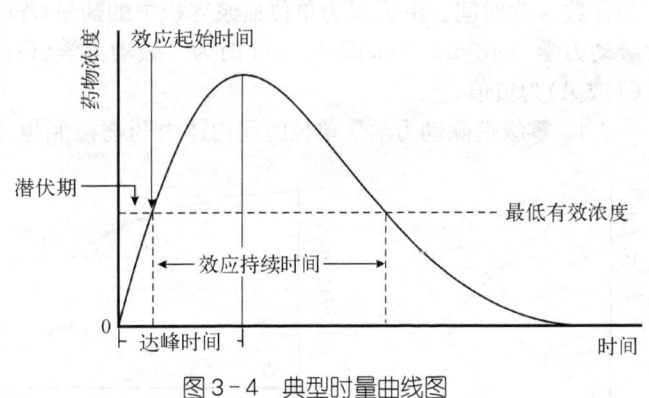

图 3-4 典型时量曲线图

C_{max}),从给药时至峰浓度的时间称为达峰时间(T_{max});以后血浆药物浓度逐渐下降而形成曲线的下降部分,主要表示药物的消除过程;曲线中位于最小有效浓度(minimal effect concentration,MEC)之上的时段称为药物的有效维持时间(durration of effect)。从给药开始达到 MEC 的时间称为药物作用的潜伏期(latent period)。由曲线可知,药物在体内的吸收、分布、代谢和排泄没有严格的界限,只是在某一时段以某一过程为主而已。由时量关系曲线与横坐标所形成的面积称为曲线下面积(area under the curve,AUC),其大小与药物吸收进入机体的药量成正比,反映进入体循环药物的相对分量。

二、药代动力学模型

在药代动力学中,房室模型(compartment models)是研究和应用较多的模型,它是在药动学中按照药物在体内转运的速率的差异性,以实验与理论相结合而设置的数学模型。由于药物进入血液循环后快速向组织分布,首先进入血流量大的肺、肾、心、脑等器官,然后再向其他组织分布,最后达到平衡(假平衡),因此设想机体由几个互相连通的房室(compartment)组成。这个房室不是解剖学上分隔体液的房室,而是按药物分布速度以数学方法抽象划分的药动学概念。

目前常用的有一室模型(one compartment model)、二室模型(two compartment model)和非房室模型药动学分析(non-compartment pharmacokinetics)。药动学模型以实验的时量关系曲线为基础,根据药物在体内的变化速率来进行数学方程拟合而确定的(图3-5)。

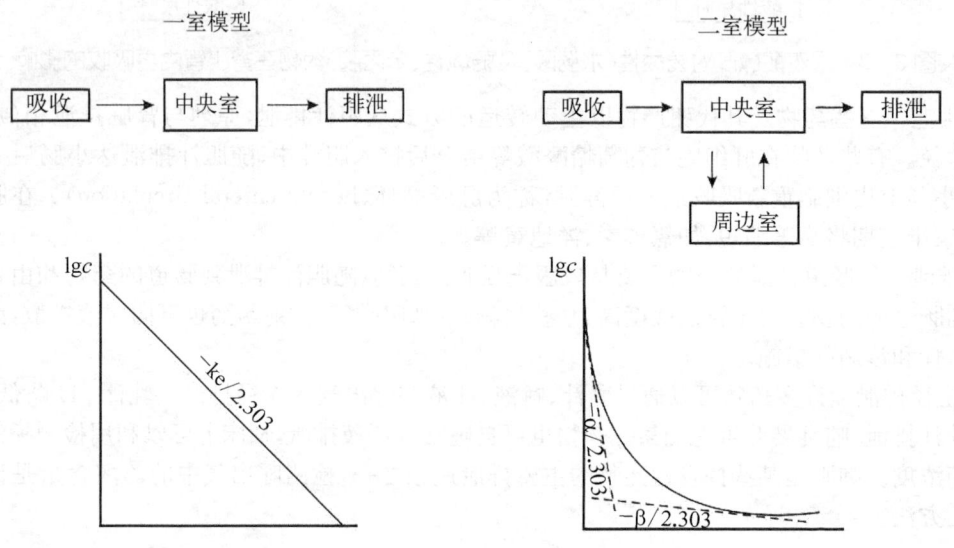

图3-5 药动学的房室模型

三、药物消除动力学

药物在体内的消除动力学包括一级动力学和零级动力学。

药物在体内随时间变化过程可用下列基本通式表达:$dC/dt = kC^n$。C 为血药浓度,常用血浆药物浓度。k 为常数,t 为时间。由于 C 为单位血浆容积中的药量(A),故 C 也可用 A 代替:$dA/dt = kC^n$,式中 $n=0$ 时为零级动力学(zero-orde kinetics),$n=1$ 时为一级动力学(first-order kinetics),药物吸收时 C(或 A)为正值,消除时 C(或 A)为负值。

1. 零级消除动力学　单位时间内体内药物按照恒定的量消除,称为零级动力学消除,又称恒量消除。公式为:

$$dC/dt = -kC^n$$

当 $n=0$ 时,$dC/dt = -k$。

其药时量曲线的下降部分在半对数坐标上呈曲线,称为非线形动力学(图3-6)。当体内药物浓度远远超过机体的最大消除能力时,机体只能以最大的消除速率消除体内药物,其消除速度与血药浓度高低无关,因此是恒速消除。例如饮酒过量时,一般常人只能以 10 ml/h 乙醇恒速消除。当血药浓度下降至机体最大消除能力以下时,则转为按一级动力学消除。按照零级动力学消除的药物,其 $t_{1/2}$ 不是一个恒定的值,可随血药浓度变化而变化。

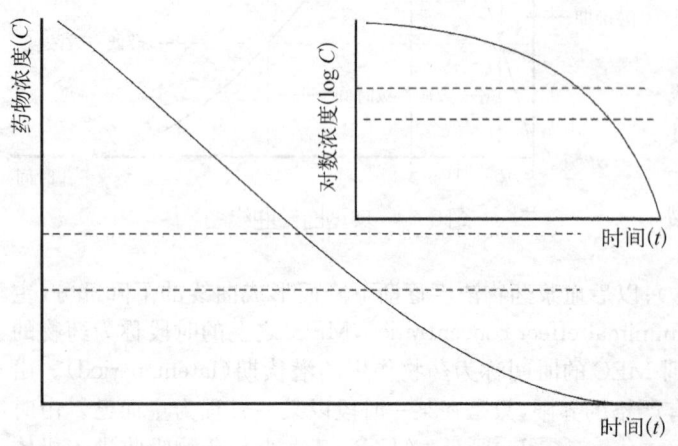

图3-6 药物在体内消除过程的时量曲线

2. 一级消除动力学 单位时间内体内药物按照恒定的比例消除,称为一级动力学消除,又称恒比消除。公式为:

$$dC/dt = -kC^n$$

当 $n=1$ 时,$-dC/dt = k_eC^1 = k_eC$,式中 k 用 k_e 表示消除速率常数(elimination rate constant)。当机体的消除能力远远高于血药浓度时,药物从体内的消除按照一级动力学消除。进入体内的药物大多数是按照一级动力学消除的,药物的 $t_{1/2}$ 是恒定的。

四、药代动力学的重要参数

1. 生物利用度(bioavailability,F) 是指血管外给药后,药物能够进入体循环的相对分量和相对速度。其公式为:

绝对生物利用度　　$F = AUC(血管外给药)/AUC(血管内给药) \times 100\%$

相对生物利用度　　$F = AUC(供试药)/AUC(对照药) \times 100\%$

绝对生物利用度是血管外给药的 AUC 与静脉给药的 AUC 的比值的百分率;而相对生物利用度是以相同给药途径来比较测试药物的 AUC 与对照标准药物的 AUC 比值的百分率,常用于比较和评价不同厂家生产的同一剂型或同一厂家某一剂型的不同批号的吸收率。生物利用度是衡量药物制剂质量的一个重要指标。

2. 血浆清除率(plasma clearance,CL) 是药物自体内消除的一个重要指标,是肝肾等的药物消除率的总和,即单位时间内机体能将多少容积血浆中的药物被全部消除干净,单位用 $L \cdot h^{-1}$。

其计算公式为:　　$CL = k_eVd = C_0Vd/AUC = A/AUC$

按照一级动力学消除的药物,Vd(表观分布容积)和 CL 都是很重要的药动学参数。Vd 可以由药物的理化性质所决定,而 CL 则由机体清除药物的主要组织器官的清除能力决定。因而

$$CL_{总} = CL_{肝} + CL_{肾} + CL_{其他组织}$$

可见药物的血浆清除率受多个器官功能的影响,当某个重要脏器如肝或肾的功能下降时,CL 值将下降,从而影响机体的血浆清除率。肝功能下降常常影响脂溶性药物的清除率,而肾功能下降则主要影响水溶性药物的清除率。

3. 表观分布容积 表观分布容积(apparent volume of distribution,Vd)是指静脉注射一定(A)药物进入达到动态平衡后,按测得的血浆药物浓度计算体内的药物总量应该占有体液的容积量。其计算公式为:

$$Vd = A/C_0 = FD/C_0$$

A 为体内已知药物总量,C_0 为药物在体内达到平衡时测得的药物浓度,F 为生物利用度,D 为给药量。根据 Vd 的大小可以推测药物在体内的分布情况。Vd 是表观数值,不是实际的体液间隔大小。除少数不能透出血管的大分子药物外,多数药物的 Vd 值均大于血浆容积。与组织亲和力大的脂溶性药物其 Vd 可能比实际体重的容积还大。

Vd 与 CL 的关系由下式表明:

$$CL = k_eVd = C_0Vd/AUC = A/AUC$$

4. 血浆半衰期(half life time,$t_{1/2}$) $t_{1/2}$ 是指血浆药物浓度下降一半所需要的时间。按照一级动力学消除的药物,其一级动力学的速率公式为:

$$\lg c_t = \lg c_0 - 1/2.303 \times k_e$$

$t_{1/2}$ 的概念是当 $c_t/c_0 = 1/2$,亦即 $c_0/c_t = 2$ 代入上式得:

$$t_{1/2} = \lg 2 \times 2.303/k_e = 0.693/k_e$$

因此可知,按照一级动力学消除的药物,其 $t_{1/2}$ 是一恒定的值,不会因为血药浓度的高低而变化,体内的药物总量每个 $t_{1/2}$ 消除一半。

$t_{1/2}$ 在临床治疗中有非常重要的意义,包括:① $t_{1/2}$ 反映机体清除药物的能力和消除药物的快慢程度;② 按照一级动力学消除的药物,一次用药后,经过 5 个 $t_{1/2}$ 后体内的药物经过消除所剩无几($<5\%$),可以认为药物基本从体内排泄干净;而间隔一个 $t_{1/2}$ 给药一次,则连续 5 个 $t_{1/2}$ 后体内药物浓度可以达到稳态水平;③ 肝肾功能不良的患者,其药物的消除能力下降,药物的 $t_{1/2}$ 将延长。

五、连续多次给药的血药浓度变化

在临床治疗中,常需连续重复多次给药以维持有效血药浓度。按照一级动力学消除的药物,开始恒速给药时药物吸收快于药物消除,体内药物蓄积,药物浓度逐渐增加。按计算约需 5 个 $t_{1/2}$ 达到血药稳态浓度(steady state concentration, C_{ss}),此时给药速度(RA)与消除速度(RE)相等。

静脉恒速滴注时血药浓度可以平稳地到达 C_{ss}。分次给药虽然平均血药浓度上升与静脉滴注相同,但实际上血药浓度上下波动,给药间隔时间越长波动越大(图3-7)。

药物吸收达到 C_{ss} 后,如果调整剂量,则从调整剂量时开始需再经过 5 个 $t_{1/2}$ 方能达到需要的 C_{ss}。

有些药物或在病情危重需要立即达到有效血药浓度时,可于开始给药时采用负荷剂量(loading dose, D_1),每隔一个 $t_{1/2}$ 给药一次时采用首剂加倍剂量的 D_1 可使血药浓度迅速达到 C_{ss}。

理想的给药方案应该是使 C_{ss-max} 略小于最小中毒血浆浓度(minimal toxic concentration, MTC)而 C_{ss-min} 略大于最小有效血浆浓度(MEC),即血药浓度波动于 MTC 与 MEC 之间(图3-8)。

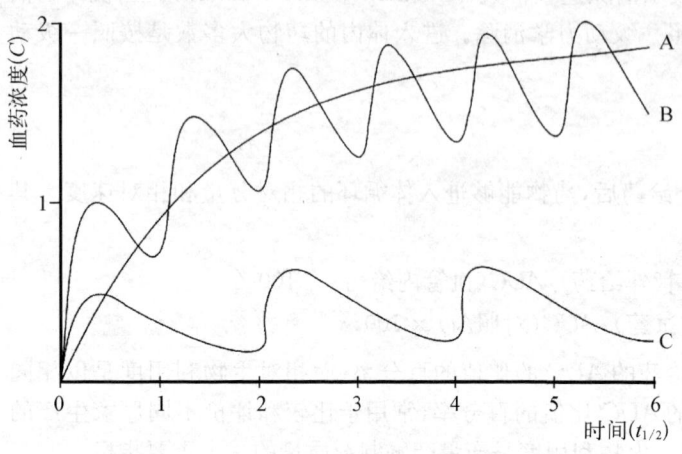

图3-7 连续恒速给药时间的时量曲线

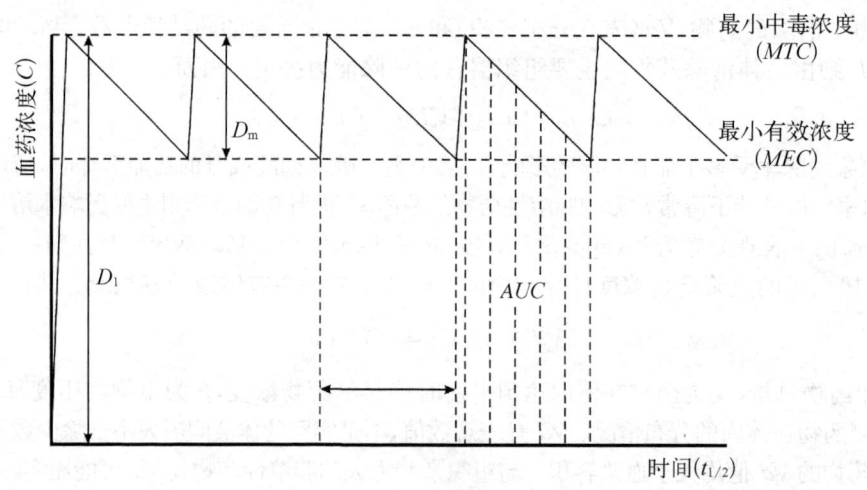

图3-8 负荷剂量维持剂量

在零级动力学药物中,体内药量超过机体的最大消除能力。如果连续恒速给药,体内药物大量蓄积,血药浓度将无限度增高,停药后药物消除时间也较长,常超过 5 个 $t_{1/2}$。

临床用药可根据药动学参数如 Vd、CL、k_e、$t_{1/2}$ 及 AUC 等计算剂量及设计给药方案以达到并维持有效血药浓度。除了少数 $t_{1/2}$ 特长或特短的药物和按照零级动力学消除的药物外,一般可采用每一个 $t_{1/2}$ 给予半个有效量(half dose at half life interval)并将首次剂量加倍是有效、安全、快速的给药方法。

思考题:1. 药物跨膜转运的方式和主要特点有哪些?
        2. 药物吸收、分布、代谢和排泄的主要特点有哪些?
        3. 掌握药代动力学主要参数的意义。
        4. 掌握一级动力学和零级动力学消除的定义及意义。

(董 志)

第四章
影响药物效应的因素

学习目标：1. 掌握药物相互作用和药物对机体反应性的影响。
2. 熟悉影响药物效应的其他各种因素。

Chapter 4 Factors of influencing drug effects

The goal of therapeutics is to achieve a desired beneficial effect with minimal adverse effects. When a medicine has been selected for a patient, the clinician must determine the formulations, the routes, dosages, frequency and time of drug administration that most closely achieves this goal. In clinical practice, the use of several drugs is always essential to treat coexisting diseases, or to obtain synergistic effects and to overcome some side effects of a single drug. In these cases, drug-drug interactions may occur and affect the effectiveness of pharmacotherapy.

Knowing the relationship among the formulations, the routes, dosages, frequency, time, synergistic effects of drug administration allows the clinician to take into account the various pathologic and physiologic features of a particular patient that make him or her different from the average individual in responding to a drug.

药物效应是药物与机体相互作用的结果。药物防治疾病的疗效和引起的不良反应受诸多因素影响：① 药物的因素如药物的剂型、剂量、给药途径、给药时间、给药次数和联合用药等；② 机体的因素如年龄、性别、遗传因素、病理状态和心理因素等。总之，凡是能改变药物的药动学或药效学的各种因素均能影响药物效应。理解和掌握以上众多因素对药物效应的影响对于合理用药非常重要，可使患者在获得最佳疗效的同时不良反应减少。

第一节 药物因素

一、药物剂型和给药途径

药物的剂型有多种，如供口服的片剂、胶囊、颗粒剂、溶液剂等；供注射用的注射剂等；供鼻腔给药的滴鼻剂、喷雾剂、粉雾剂等；供皮肤给药的洗剂、软膏剂、贴剂、凝胶剂等。

同一药物不同剂型，可因给药途径不同而影响吸收的量和速度，影响药物效应的强弱和起效的速度。一般药物吸收速度是气雾吸入＞舌下含服＞肌内注射＞皮下注射＞口服给药＞皮肤给药。因此，同一药物不同剂型防治同一疾病时，可因给药途径不同而使治疗剂量相差很大。如硝酸甘油常用量：舌下含服 0.2～0.4 mg，口服 2.5～5 mg，贴皮 10 mg。不同的给药途径不仅影响药理效应的强弱和快慢，甚至影响作用性质，如硫酸镁口服可产生导泻、利胆作用，而注射给药则产生抗惊厥和降血压作用。

同一药物的不同剂型即使同一给药途径，也可因药物的脂溶性和颗粒大小等影响药物的吸收，从而导致效应的差异。如口服给药时，溶液剂比固体制剂容易吸收；注射给药时，水剂比油剂和混悬剂吸收快、起效时间短。即使是含药量相同的同一药物相同剂型相同给药途径，也可因生产厂家和批号不同、生产工艺的变更等，吸收和血药浓度不同，最终影响疗效及其毒副反应。

近年来随着药剂学的发展，许多新剂型不断涌现，如肠溶制剂、缓释剂型和控释剂型。肠溶制剂有肠溶衣外层,在酸性胃液中不溶解,而在碱性肠液中溶解,释出肠溶衣包裹的有效成分,可避免口服时对胃的直接刺激或在胃酸中分解失效,如肠溶阿司匹林片等。缓释剂型和控释剂型是利用无药理活性的基质或包衣使药物按照恒比或恒量释放,使药物作用更为持久和温和,如硝苯地平控释片或缓释片使其维持有效血药浓度时间长,降压作用温和。以上三种剂型均应整片吞服,吞服时不能嚼碎。

二、给药剂量、给药次数和给药时间

药物的效应在一定范围内与剂量成比例,剂量增加,药物作用强度增加。当剂量超过这个范围,就会出现毒性反应。同一药物不同剂量,效应不同,如苯二氮䓬类药物随着剂量的增大,逐渐产生抗焦虑、镇静、催眠、抗惊厥和抗癫痫等作用。

以同一剂量给药,给药次数不同将影响药物在体内血药浓度的蓄积,进一步影响效应。临床上药物的给药次数应根据其在体内的消除速度和患者的病情需要而定,否则给药次数过少,药物不能在体内维持有效的血药浓度,达不到治疗作用;给药次数过多,将引起药物在体内蓄积中毒。通常按 $t_{1/2}$ 为给药间隔时间,$t_{1/2}$ 长的药物给药次数少,$t_{1/2}$ 短的药物给药次数多。若患者肝、肾功能不全时,药物的消除速度减慢,可适当调整给药的剂量,延长给药间隔,以免发生蓄积中毒。

给药时间也会影响药物的效应。饭前饭后服药,药物的效应也有所不同。饭前服药通常因胃肠蠕动快,吸收好,发挥作用快;反之,饭后服药则吸收差,药物起效也较慢。临床可根据病情的需要,按照规定的时间给药,可充分发挥疗效,减少不良反应。如健胃药宜在饭前服,助消化药宜在饭中服,有刺激性的药物宜在饭后服,可减少胃肠道反应。此外,选择符合机体生理活动的昼夜规律的给药时间也可使药物疗效增强,不良反应减少。如镇静催眠药宜在睡前服,利尿药宜在早晨服。长期服用糖皮质激素制剂的患者,可选择人体内自身肾上腺皮质激素分泌高峰时间上午8时一次顿服,对机体的生理肾上腺素皮质激素分泌干扰小,不良反应减少。

三、联合用药及药物相互作用

联合用药是指将两种或两种以上药物同时或先后使用,以达到多种治疗目的,或利用联合用药药物间的协同作用使疗效增加、利用药物的拮抗作用使不良反应减少或解救药物中毒。但不合理的联合用药常导致药物疗效降低,不良反应增加。在联合用药时应注意发生在体外的配伍禁忌或体内的药物相互作用。

(一)配伍禁忌(incompatibility) 通常是指药物在体外配伍时直接发生物理、化学的相互作用而降低药效、甚至产生毒性。在静脉滴注时尤应注意配伍禁忌,如头孢菌素类静脉输液中加入红霉素、四环素、两性霉素B、血管活性药(间羟胺、去甲肾上腺素等)和维生素C等时将出现混浊,影响其疗效。当同时使用多种药物时,要认真审核药物的配伍禁忌表,避免发生配伍禁忌的差错或事故。

(二)影响药动学的相互作用 联合用药时,合用药物相互影响各自的血药浓度,进而影响药物效应,称药动学的相互作用。在药物代谢的四个过程均可能发生药动学相互作用:

1. 吸收 口服给药若与各种促进或延缓胃排空药物合用时,其吸收速度将会发生改变,药效受到影响。如口服抗精神病药物氯丙嗪时,如与抑制胃排空的阿托品合用,其吸收会减慢,起效慢。此外,药物之间发生反应也会影响吸收,如治疗缺铁性贫血的铁剂可与四环素形成络合物使双方的吸收均减少,疗效降低。

2. 分布 血浆蛋白结合率均高的药物合用时,会相互竞争与血浆蛋白的结合,使各自的游离型药物浓度增加,导致其药理作用增强甚至产生中毒作用。如抗凝药华法林和解热镇痛抗炎药保泰松合用时,使华法林游离血药浓度增加,抗凝作用增强,易出现出血等不良反应。

3. 代谢 主要在肝脏代谢的药物与肝药酶诱导剂如苯巴比妥钠、苯妥英钠和利福平等药物合用时,其代谢将加快和增强,疗效减弱;若与肝药酶抑制剂如异烟肼、氯霉素和西咪替丁等合用时,代谢则减慢和减弱,血药浓度增加,疗效增强,不良反应增加。

4. 排泄 pH的改变可影响主要经肾排泄的药物的解离度,影响药物的重吸收和排泄,从而影响血药浓度。如弱酸性药物苯巴比妥钠如与碱性药物碳酸氢钠合用时,苯巴比妥钠在肾小管解离度增加,重吸收减少,血药浓度降低,镇静催眠作用减弱且毒性降低。

(三)影响药效学的相互作用 联合用药时,合用药物在血药浓度不受影响的情况下,通过不同的药效学作用机制产生相同或相反的作用,称为药效学的相互作用。综合表现为使原有的药理作用或毒性增强(协同作用);使原有的药理作用或毒性减弱(拮抗作用)。

1. 协同作用可表现为 ① 相加作用,指合用药物的效应是各自分别作用的代数和,如抗高血压药物常采用作用于不同环节的药物合用如将钙通道阻滞药和利尿药合用,其降压作用相加,而各自药量减少,不良反应减少;② 增强作用,指合用药物的效应大于各自分别作用的代数和,如磺胺甲噁唑与甲氧苄啶合用抗菌作用远远大于各自的抗菌效果。

2. 拮抗作用主要表现为　① 合用的药物可作用于不同的靶点或系统而产生拮抗作用,如大脑皮质兴奋药咖啡因和抗组胺药马来酸氯苯那敏合用,对中枢的作用靶点不同,对中枢的作用可相互拮抗;② 合用的药物也可作用于相同的靶点或系统而产生拮抗作用。如红霉素和林可霉素均通过与核蛋白体50S亚基结合发挥抗菌作用,两药合用将相互竞争靶点,使各自的抗菌作用减弱;α受体阻断药酚妥拉明可拮抗α受体激动药去甲肾上腺素作用。

四、反复用药对机体反应性的影响

临床上常需要连续多次的用药,才能使疾病痊愈。在反复用药过程中,药物对机体的反应性可能发生影响。

1. 耐受性(tolerance)和耐药性(drug resistance)　耐受性是指连续用药后机体对药物的效应逐渐减弱或无效,需加大剂量才能维持原有的效果。药物在短时间内反复应用后药效可递减直至无效称为快速耐受性(tachy phylaxis),如麻黄碱在静脉注射三四次后升压作用逐渐减弱。耐受性发生比较缓慢,机体对药物的效应逐渐减弱,但增加药物剂量还可维持原有的药效称为慢速耐受性(brady phylaxis)。产生耐受性的原因很多,如受体下调、机体调节机制发生适应性变化和药物自身作为肝药酶诱导剂加速其灭活或消除等。有时机体对某药产生耐受性,对另一类化学结构或作用机制类似的药物敏感性也降低,称为交叉耐受性。

耐药性是指在化学治疗过程中,病原微生物或肿瘤细胞在长期用药后对药物的敏感性降低。在抗菌药的应用中,耐药性尤为突出。尽管新抗菌药不断问世,但细菌也不断产生新的耐药性。

2. 依赖性　主要是作用于中枢神经系统的药物,连续应用后可使人体产生对该类药物继续使用的欲望,称为依耐性。可分为躯体依耐性(physical dependence)和精神依赖性(psychological dependence)。

躯体依耐性也称生理依耐性,过去也称成瘾性(addiction),患者在用药时产生欣快感,停药后出现严重的精神和生理功能的紊乱。具有成瘾性的药物称为麻醉药品(habit-forming drugs or narcotics),如阿片类镇痛药和海洛因等。麻醉药品的贮存和使用应遵照《中华人民共和国药品管理法》严格管理。

精神依赖性也称心理依耐性,过去也称习惯性(habituation),应用药物一段时间后停药,患者精神上有主观的不适感觉而没有其他生理功能的紊乱和危害,但有药物耐受性和要求反复连续用药,如长期使用镇静催眠药苯二氮䓬类和巴比妥类等所产生的精神依赖。

第二节　机体因素

一、年龄

1. 儿童　儿童,特别是早产儿与新生儿,机体各系统生理发育尚未完善,血浆蛋白总量较少,药物与血浆蛋白的结合率较低。与成人相比,游离血药浓度高,但代谢慢,对药物常比较敏感。如儿童对大剂量氨基糖苷类抗生素非常敏感,常引起听力损害,导致聋哑症。

儿童正处于身心发育阶段,对影响身体和大脑发育的药物如糖皮质激素或对甲状腺功能有影响的药物应慎重使用。因此,对儿童用药剂量应该谨慎遵守儿科用药原则,同时加强用药后的药效观察。

2. 老年人　老年人肝肾功能减退,许多药物的血浆半衰期可能延长,敏感性增加,易出现严重不良反应。如老年人使用中枢神经药物易引起精神错乱;使用心血管药物易致血压下降及心律失常;使用非甾体抗炎药易致胃肠出血;使用M受体阻断药易产生尿潴留、大便秘结以及青光眼发作等不良反应。因此,老年人用药应慎重,用药的剂量适当减少,常为成人量的1/3~1/2。

二、性别

除性激素外,药物效应通常无明显性别差异。但性激素可通过影响药物代谢酶及作用靶点等多环节,导致少数药物效应的性别差异。如雌、孕激素抑制氯氮䓬代谢,使女性对其清除能力比男性弱,$t_{1/2}$为男性的2倍;

布洛芬对男性的镇痛效果强于女性;镇痛剂量的吗啡对女性的呼吸抑制作用更强。

此外,还要特别注意妇女月经、妊娠、分娩、哺乳等特殊时期的用药,否则将出现较严重的不良反应。如月经期不宜应用抗凝血药,以免子宫出血过多;妊娠期应禁用烈性、刺激性泻药和致畸的药物,以免形成畸胎、流产和早产;分娩期禁用抑制子宫平滑肌收缩的药物,如吗啡等;哺乳期妇女使用成瘾性镇痛药、四环素类、氯霉素、磺胺药等时,药物可经乳汁分泌进入乳儿体内,对乳儿产生影响。

三、遗传因素

相同的药物制剂、同样的给药条件,对不同的个体、人种可因遗传因素产生不同的药效学和药动学效应。

遗传因素对药动学的影响主要表现在对药物体内代谢的异常,使药物代谢酶如 CYP2C19、CYP2D6 和 N-乙酰基转移酶等的活性存在个体和人种差异,可分为快代谢型及慢代谢型。前者使药物快速灭活,后者使药物灭活较慢,因此影响血浆药物浓度及效应强弱。不同人种或人群服用相同剂量的抗结核药物异烟肼,抗结核的效果和产生肝毒性、神经毒性的程度因其代谢快慢差别较大。

遗传因素对药效学的影响是在不影响血药浓度的条件下,体内生化反应异常、受体数目减少或功能缺陷,使机体对某些药物特别敏感或耐受。如 6-磷酸葡萄糖脱氢酶缺乏者,体内保护红细胞的还原性谷胱甘肽减少,对氧化性较强的药物(伯氨喹、磺胺、砜类等)易发生溶血反应。

四、病理因素

机体疾病的严重程度会影响药动学和药效学。小肠或胰腺疾病等,会使药物吸收不全;肾病综合征因蛋白尿、水肿使血浆白蛋白降低,药物血浆蛋白结合率下降,体内分布改变;肝、肾疾病使其功能低下时,药物的清除率降低,可致药物 $t_{1/2}$ 延长,血药浓度增加,效应增强以及产生严重不良反应。患者在中枢神经系统抑制的病理状态下能耐受较大剂量的中枢兴奋药而不发生惊厥反应;而在中枢神经系统兴奋时,需要较大剂量中枢抑制药才能产生效应。白细胞缺乏、未引流的脓肿和糖尿病等会影响抗菌药的疗效。

此外,要注意患者有无潜在性疾病,如患者有癫痫病史时,要注意氯丙嗪诱发和加重癫痫;有溃疡史时要注意糖皮质激素和非甾体类抗炎药可诱发或加重溃疡病等。

五、心理因素

在临床研究中,为了排除患者心理因素对药物作用的影响,常引入安慰剂(placebo)作为对照研究。安慰剂是指不具药理活性(乳糖或淀粉等),但和临床试验药物具有相同形状的剂型。安慰剂对有心理因素参与控制的自主神经系统功能如血压、心率、胃分泌、呕吐、性功能等的影响较大,有研究报道,安慰剂能使 30%~40% 的高血压、心绞痛、头痛、神经症等患者的症状得到改善。但当患者有疑虑时服用安慰剂则可引起不良反应。

由安慰剂所产生的临床疗效和不良反应,主要是心理因素起作用的结果,因此心理因素与药物的效应关系密切。医护人员的任何医疗或护理活动,包括言行举止等都可能发生安慰剂作用,可适当利用这一效应进行心理治疗。

思考题:1. 举例说明药物相互作用的利与弊。
2. 综述影响药物效应的因素。
3. 反复用药时机体对药物反应性会发生哪些变化?

(廖长秀)

第五章
传出神经系统药理学概论

学习目标：1. 掌握肾上腺素受体和胆碱受体的分类、分布及效应。
2. 掌握作用于传出神经系统药物的作用方式和分类。
3. 熟悉乙酰胆碱（ACh）和去甲肾上腺素（NE）的生物合成、贮存、释放与消除的规律。

Chapter 5　General consideration of drugs affecting the efferent nervous system

The efferent nervous system can be divided into two major subdivisions: autonomic and somatic. The autonomic nervous system (ANS) is largely autonomous (independent) in which its activities are not under direct conscious control. It is concerned primarily with visceral functions such as cardiac output, blood flow to various organs, and digestion, which are necessary for life. The somatic division is largely concerned with consciously controlled functions such as movement, respiration, and posture. Both systems have important afferent (sensory) inputs that provide information regarding the internal and external environments and modify motor output through reflex arcs of varying size and complexity.

Both systems use chemicals for the transmission of information. Chemical transmission takes place through the release of small amounts of acetycholine (ACh) and noradrenaline (NA), the main chemical transmitters in efferent nervous system, from the nerve terminals into the synaptic cleft. ACh and NA cross the cleft by diffusion and activate or inhibit the postsynaptic cell by binding to cholinergic and adrenergic receptors.

By using drugs that mimic or block the actions of ACh and NA, we can selectively modify many autonomic functions. These functions involve a variety of effector tissues, including cardiac muscle, smooth muscle, vascular endothelium, exocrine glands, and presynaptic nerve terminals.

This section presents a classification of drugs that act on the efferent nervous system and its effector organs at some stage of neurotransmission. Each step involved in neurotransmission at both cholinergic and adrenergic junctions represents a potential point of therapeutic intervention, such as interference with the synthesis, release or destruction of ACh and NA, or agonist and antagonist actions at cholinergic and adrenergic receptors, and so on. Autonomic drugs are useful in many clinical conditions. However, a very large number of drugs used for other purposes have unwanted effects on autonomic function.

传出神经系统传递来自中枢神经的冲动以支配效应器的活动，包括自主神经系统（autonomic nervous system, ANS）及运动神经系统（somatic motor nervous system）。ANS分为交感神经（sympathetic nerve）和副交感神经（parasympathetic nerve），自中枢发出后，到达神经节更换神经元，主要支配的心脏、平滑肌、腺体等效应器，参与调控心血管活动、胃肠活动、腺体分泌、视力等多种生理功能。因而自主神经有节前和节后纤维之分，但肾上腺髓质直接接受交感神经节前纤维支配。运动神经自中枢发出后，中途不更换神经元，直接到达骨骼肌，调控骨骼肌的活动，维持正常的运动和呼吸。

第一节 传出神经系统的递质及受体

一、传出神经的递质及分类

传出神经的主要递质有乙酰胆碱(acetylcholine, ACh)和去甲肾上腺素(noradrenaline, NA)两种。

（一）传出神经的分类　不同神经纤维兴奋时，其末梢释放的神经递质不同（图5-1）。根据释放的递质不同，可将传出神经主要分为胆碱能神经(cholinergic nerve)和去甲肾上腺素能神经(adrenergic nerve)两大类：

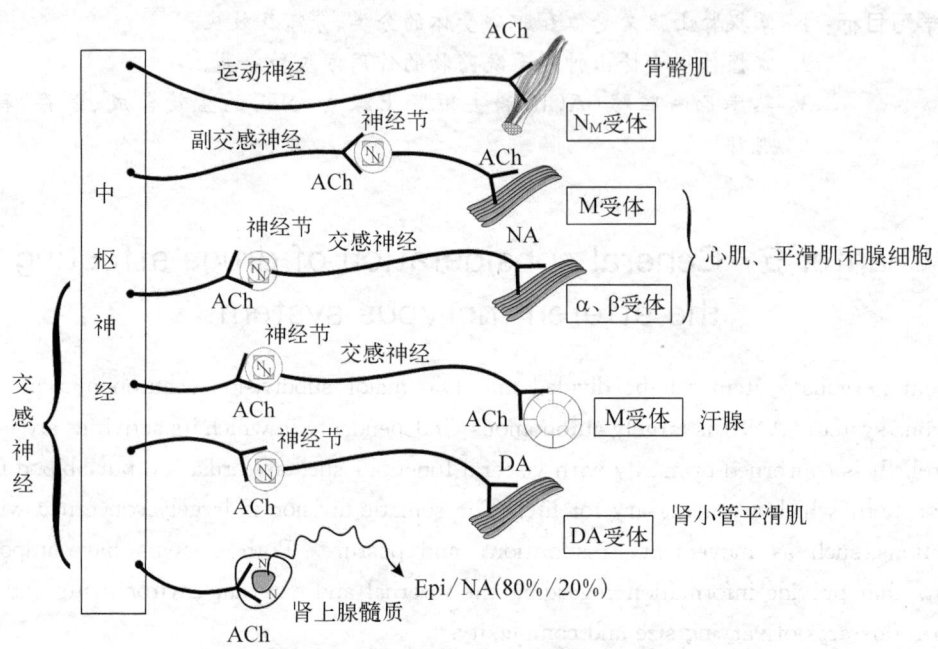

图5-1　传出神经分类示意图
(ACh：乙酰胆碱；NA：去甲肾上腺素；DA：多巴胺；Epi：肾上腺素)

1. 胆碱能神经　兴奋时其末梢释放ACh（图5-1），包括：① 运动神经；② 所有自主神经的节前纤维（包括支配肾上腺髓质的交感神经，相当于节前纤维）；③ 全部副交感神经的节后纤维；④ 极少数如支配汗腺、骨骼肌血管的部分交感神经节后纤维。

2. 去甲肾上腺素能神经　兴奋时其末梢释放NA，绝大多数交感神经的节后纤维属于此类（图5-1）。

此外，一类神经纤维还可含有两种或多种递质，这种现象称为共同传递。如颌下腺胆碱能神经元除释放ACh外，还伴随血管活性肽的释放；去甲肾上腺素能神经元兴奋时，其末梢除释放NA外，还可释放ATP和肽类等递质；支配肾血管平滑肌的神经还可以释放多巴胺(dopamine, DA)等递质。

（二）传出神经系统主要递质

1. ACh　在胆碱能神经末梢的突触小体形成、贮存并释放，在突触后膜发挥作用，在突触间隙被水解破坏（图5-2）。胆碱能神经末梢中胆碱和乙酰辅酶A在胆碱乙酰化酶催化下合成ACh，然后转移到囊泡中贮存。当神经冲动到达神经末梢时，突触前膜通透性增加，Ca^{2+}内流，促使囊泡膜与突触前膜融合而形成裂孔，囊泡内的ACh以"胞裂外排"方式从裂孔排出至突触间隙，并与突触后膜上胆碱受体结合产生生理效应。释放后的ACh，在数毫秒内即被突触间隙中的胆碱酯酶(acetylcholinesterase, AChE)水解生成胆碱和乙酸，随即进入血液循环，使ACh作用终止。50%胆碱可被重新摄入神经末梢，作为合成ACh的原料。

2. NA　主要在去甲肾上腺素能神经末梢的突触小体形成、贮存并释放，在突触后膜发挥作用后，主要被突触前膜再摄取入神经末梢，贮存在囊泡中（图5-3）。酪氨酸是合成NA的基本原料。酪氨酸从血液进入神经元后，在酪氨酸羟化酶(tyrosine hydroxylase, TH)催化下生成多巴，再经多巴脱羧酶(dopa decarboxylase, DDC)催化脱羧后生成DA，然后进入囊泡，再经多巴胺β-羟化酶(dopamine-β-hydroxylase, DβH)催化生成NA，贮存于囊泡中。NA的释放方式与ACh相似，也是一个Ca^{2+}依赖性过程。当神经冲动到达神经末梢时，囊泡中NA通过"胞裂外排"方式释放到突触间隙，与肾上腺素受体结合产生生理效应。

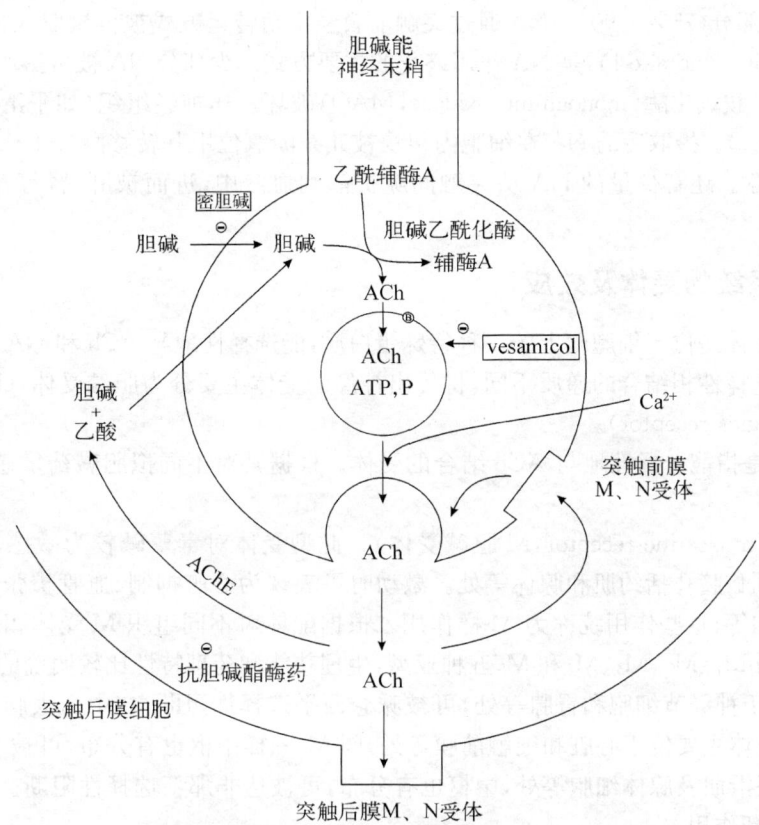

图5-2 乙酰胆碱合成、贮存、释放和代谢示意图
(ACh：乙酰胆碱；AChE：胆碱酯酶)

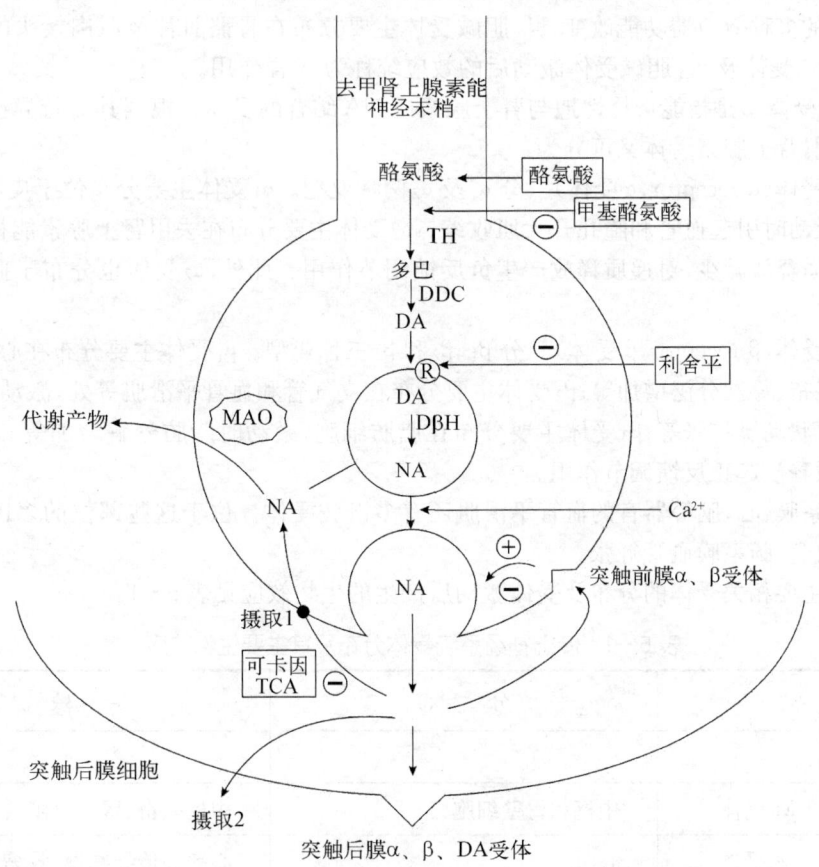

图5-3 去甲肾上腺素合成、贮存、释放和代谢示意图
(NA：去甲肾上腺素；DA：多巴胺；TH：酪氨酸羟化酶；DDC：多巴脱羧酶；DβH：多巴胺羟化酶；TCA：三环类抗抑郁药)

产生效应后,绝大部分(75%~90%)NA通过突触前膜经主动转运方式被再摄取入神经末梢,并贮存于囊泡内,这种摄取称为摄取1(uptake 1),是NA作用终止的主要方式。少部分NA被再摄取后,未进入囊泡,被胞浆液中线粒体膜上的单胺氧化酶(monoamine oxidase,MAO)破坏。非神经组织(如平滑肌、心肌等)也能摄取NA,称为摄取2(uptake 2)。摄取后的NA在细胞内很快被儿茶酚氧位甲基转移酶(catechol-o-methyltransferase,COMT)和MAO所代谢。还有少量的NA从突触间隙扩散到血液中,进而被肝、肾等器官组织的COMT或MAO所灭活。

二、传出神经系统的受体及效应

传出神经系统的受体是位于细胞膜上的一种特殊蛋白质,能选择性地与ACh和NA或药物结合产生生理或药理效应。根据其选择性相结合的递质不同,将传出神经的受体主要分为胆碱受体(cholinergic receptor)和肾上腺素受体(adrenergics receptor)。

(一)胆碱受体 是指能选择性地与ACh结合的受体。根据其对不同拟胆碱药敏感性的不同,又可分为两类:

1. 毒蕈碱型受体(muscarine receptor,M胆碱受体) 此型受体对毒蕈碱较为敏感,主要分布在心脏、血管、支气管及胃肠平滑肌、瞳孔括约肌和腺体等处。激动时可表现为心脏抑制、血管扩张、内脏平滑肌收缩、瞳孔缩小及腺体分泌增加等,这些作用统称为M样作用。根据配体对不同组织M受体相对亲和力及受体的基因编码,将M受体分为M_1、M_2、M_3、M_4和M_5五种亚型,生理功能和药理特性比较明确的是M_1、M_2和M_3三个亚型。M_1受体主要位于神经节细胞和胃腺等处,可被哌仑西平选择性阻断,在中枢大脑皮层、海马、纹状体和下丘脑也有分布;M_2受体主要位于心脏和突触前膜等处,同M_1一样中枢也有分布,可被tripitramine选择性阻断;M_3受体主要位于平滑肌及腺体细胞等处,中枢也有分布,可被达非那新选择性阻断。抗胆碱药阿托品对5种M亚型受体均有阻断作用。

2. 烟碱型受体(nicotine receptor,N胆碱受体) 此型受体对烟碱较为敏感,该型受体分为N_n和N_m两种亚型。N_n受体主要分布在肾上腺素髓质和神经节,激动时肾上腺髓质分泌增加,神经节兴奋,可导致交感和副交感节后纤维支配的多种效应器功能改变;N_m胆碱受体主要分布在骨骼肌神经肌肉接头的运动终板,激动时引起骨骼肌收缩。N_n受体及N_m胆碱受体激动后的效应统称为N样作用。

(二)肾上腺素受体 是指能选择性地与肾上腺素或NA结合的受体。根据其对特异性配体(拮抗药或激动药)的亲和力不同,肾上腺素受体又可分为:

1. α肾上腺素受体(α receptor,α受体) 分α_1及α_2两种亚型。α_1受体主要分布位于皮肤、黏膜、内脏血管、瞳孔开大肌等处,激动时引起血管和瞳孔开大肌收缩。α_2受体主要分布在去甲肾上腺素能神经的突触前膜上,受体激动时可使递质释放减少,对递质释放产生负反馈调节作用。此外,α_2受体也分布于血管平滑肌、血小板和脂肪细胞。

2. β肾上腺素受体(β receptor,β受体) 分β_1、β_2和β_3三种亚型。β_1受体主要分布在心脏和肾球旁细胞等组织,激动时心脏兴奋、肾素分泌增加等;β_2受体主要分布在支气管和血管平滑肌等处,激动时支气管平滑肌松弛、骨骼肌血管及冠状动脉扩张等;β_3受体主要分布在脂肪细胞,激动时脂肪分解增加等。突触前膜上也有β受体,激动时对递质释放起正反馈调节作用。

此外,在肾、肠系膜、心、脑等器官的血管平滑肌还有多巴胺受体。位于这些部位的多巴胺受体激动时,可引起冠状血管、肾血管、肠系膜血管舒张。

传出神经系统主要相关受体的分布及受体激动后产生的生物效应见表5-1。

表5-1 传出神经系统受体分布及其主要生物效应

受体类型		分 布	效 应
胆碱受体			
M受体	M_1受体	中枢和胃壁细胞	中枢兴奋、胃酸分泌增加
	M_2受体	心肌	心率和传导减慢、收缩力减弱
	M_3受体	血管、平滑肌、腺体、眼睛	血管扩张、平滑肌收缩、腺体分泌增加、缩瞳

续表

受体类型		分布	效应
N受体	N_n受体	自主神经节、肾上腺素髓质	神经节兴奋、肾上腺素髓质分泌增加
	N_m受体	骨骼肌	收缩
肾上腺素受体			
α受体	$α_1$受体	血管（皮肤、黏膜、内脏）、瞳孔	血管收缩、瞳孔扩大
	$α_2$受体	突触前膜	负反馈调节，NA释放减少
β受体	$β_1$受体	心脏	心率、传导加快、收缩力增强
	$β_2$受体	支气管、胃肠等内脏平滑肌	舒张
		血管（冠状动脉、骨骼肌）	扩张
		肝脏、骨骼肌	糖原分解、糖异生增加
	$β_3$受体	脂肪细胞	脂肪分解增加
多巴胺受体		肾	血流量、滤过率及排钠量增加
		肠系膜血管、冠状动脉	扩张

三、受体激动后信息传递机制

不同类型受体激动后的信息传递机制不同。传出神经系统的受体激动后的信息传递机制主要有以下两种方式：

1. 与G-蛋白耦联　M胆碱受体、α受体和β受体属G-蛋白耦联受体。这些受体激动后，与G-蛋白耦联，通过改变某些酶如磷脂酶（C、D、A_2）和腺苷酸环化酶的活性，继而影响第二信使如环磷酸腺苷（cAMP）、三磷酸肌醇（IP3）、二酰基甘油（DAG）、Ca^{2+}等的形成，产生相应的生物效应。

2. 与离子通道相耦联　N受体为配体门控通道型受体。ACh与N受体结合后，促使配体门控离子通道开放，细胞外Na^+、K^+、Ca^{2+}进入细胞内，产生局部除极化。当电位达到一定阈值后，即可打开电压门控性离子通道，致使大量Na^+、Ca^{2+}进入细胞内，可产生终板电位，引起骨骼肌收缩。

第二节　传出神经系统药物作用方式及其分类

一、传出神经系统药物作用方式

传出神经系统主要是通过递质与受体结合发挥作用，凡是能影响ACh和NA的合成、转化、贮存或释放以及胆碱受体和肾上腺素受体的功能的药物，均可改变传出神经系统的功能而产生药理效应。

（一）直接作用于受体　药物与胆碱受体、肾上腺素受体直接结合而产生药理作用。

（二）影响神经递质

1. 影响递质的生物合成　密胆碱能抑制ACh的生物合成，α-甲基酪氨酸可抑制NA的合成，目前无临床应用价值，仅用作实验研究的工具药。

2. 影响递质的贮存和释放　某些药物通过促进或抑制递质的释放而发挥药理作用。

3. 影响递质的转化　某些药物可抑制转化递质的酶，使递质在体内代谢减慢，浓度增加，功能增强。

二、作用于传出神经系统药物分类

作用于传出神经系统的药物，产生与递质功能相似的作用，称为拟似药。反之，产生与递质功能相反的作用，则称为拮抗药。根据其作用性质和对受体的影响分类见表5-2。

表 5-2 传出神经系统药物分类及代表药

拟 似 药	拮 抗 药
拟胆碱药	抗胆碱药
1. 胆碱受体激动药	1. 胆碱受体阻断药
(1) M、N 受体激动药(卡巴胆碱)	(1) M 受体阻断药(阿托品)
(2) M 受体激动药(毛果芸香碱)	(2) N_n 受体阻断药(六甲双铵)
(3) N 受体激动药(烟碱)	N_m 受体阻断药(筒箭毒碱)
2. 胆碱酯酶抑制药(新斯的明)	
拟肾上腺素药	肾上腺素受体阻断药
1. α、β 受体激动药(肾上腺素)	1. α、β 受体阻断药(拉贝洛尔)
2. α 受体激动药(去甲肾上腺素)	2. $α_1$、$α_2$ 受体阻断药(酚妥拉明)
3. β 受体激动药(异丙肾上腺素)	$α_1$ 受体阻断药(哌唑嗪)
$β_1$ 受体激动药(多巴酚丁胺)	3. $β_1$、$β_2$ 受体阻断药(普萘洛尔)
$β_2$ 受体激动药(沙丁胺醇)	$β_1$ 受体阻断药(阿替洛尔)

思考题: 1. 试述胆碱受体和肾上腺素受体的分类、分布及效应。
2. 作用于传出神经系统药物的作用方式有哪些,试举例说明。

(廖长秀)

第六章 胆碱受体激动药

学习目标：1. 掌握毛果芸香碱的药理作用、临床应用及应用注意事项。
2. 熟悉乙酰胆碱的药理作用。
3. 了解胆碱受体激动药的分类及代表药物。

Chpter 6 Cholinoceptor Agonists

Acetylcholine is the endogenous neurotransmitter at cholinergic synapses and neuroeffector junctions in the central and peripheral nervous systems. Its actions are mediated through nicotinic and muscarinic cholinergic receptors, which transduce signals via distinct mechanisms. Muscarinic receptors in the peripheral nervous system primarily are found on the autonomic effector cells that are innervated by postganglionic parasympathetic nerves. Muscarinic receptors also are presented in ganglia and on certain cells, such as endothelial cells of blood vessels that receive little or no cholinergic innervation. Certain brain regions such as the hippocampus, cortex, and thalamus have high densities of muscarinic receptors. Cholinergic agonists mimic the effects of acetylcholine at these sites.

This chapter describes the pharmacological properties and therapeutic uses of acetylcholine and agonists that stimulate muscarinic receptors; these agonists typically are longer-acting congeners of acetylcholine or natural alkaloids. Several of these agents cross over and confer their cholinomimetic activity by stimulating nicotinic as well as muscarinic receptors. In general, these agonists manifest little selectivity for the various subtypes of muscarinic receptors described below. The clinical uses of the muscarinic receptor agonists, primarily in ophthalmology and to enhance gastrointestinal and bladder tone, are discussed here.

拟胆碱药(cholinergic drugs)是一类作用与胆碱能神经递质乙酰胆碱(ACh)相似的药物，按其作用机制的不同，可分为直接作用于胆碱受体的胆碱受体激动药和间接作用于胆碱受体的抗胆碱酯酶药两大类。胆碱受体激动药(cholinoceptor agonists)，是一类可激动胆碱受体，产生与ACh相似作用的药物。根据对胆碱受体亚型选择性的不同，胆碱受体激动药可分为：① M、N胆碱受体激动药，也称完全拟胆碱药；② M胆碱受体激动药；③ N胆碱受体激动药。

第一节 完全拟胆碱药

乙酰胆碱

乙酰胆碱(acetylcholine, ACh)是胆碱能神经的递质，其化学性质不稳定，遇水易分解，在体内迅速被胆碱酯酶水解而失效，故无临床应用价值。现已能人工合成，目前仅用作药理学及有关学科研究的工具药。

【药理作用】 ACh可直接激动M受体和N受体，产生M样作用和N样作用。

1. M样作用 静脉注射小剂量ACh即能激动M受体，产生与兴奋胆碱能神经节后纤维相似的作用，如心率减慢，心肌收缩力减弱，血管扩张，血压降低，支气管、胃肠道、泌尿道、子宫等平滑肌收缩，瞳孔括约肌和睫状肌收缩，汗腺、支气管腺、消化腺的分泌增加等。

2. N样作用 剂量稍大时，ACh除激动M受体外，还能激动自主神经节上的N_n受体，产生与兴奋全部自主神经节相似的效应。还能兴奋肾上腺髓质嗜铬细胞的 N_n 受体,使之释放肾上腺素。许多器官是由胆碱能神经和去甲肾上腺素能神经双重支配的,它们在功能上是互相拮抗的,但通常是其中一种占优势。例如,在胃肠道、膀胱平滑肌和腺体是以胆碱能神经占优势,而心肌和小血管方面则以去甲肾上腺素能神经占优势。故在大剂量 ACh 作用下,全部自主神经节兴奋的结果是胃肠道、膀胱等器官平滑肌收缩、腺体分泌增加、心肌收缩力加强,小血管收缩、血压升高。ACh 还能激动运动神经终板上的 N_m 受体,引起骨骼肌收缩。过大剂量的 ACh 很易使神经节从兴奋转入抑制。

卡巴胆碱(carbacholine) 又称氨甲酰胆碱,其化学结构和作用与 ACh 相似。不同点是化学性质稳定,不易被胆碱酯酶水解,作用时间长,口服亦有效。由于此药不良反应多,毒性大,阿托品对其拮抗作用较弱,故现仅用于治疗青光眼。一般用 0.5%~1.5% 溶液(或眼膏)滴眼,可缩小瞳孔,降低眼内压。

第二节 M 受体激动药

毛果芸香碱

毛果芸香碱(pilocarpine,匹鲁卡品)是从毛果芸香属植物中提取的生物碱,为叔胺类化合物,其水溶液稳定。现已能人工合成。

【药理作用】 能选择性地激动 M 受体,产生 M 样作用。对眼和腺体的作用最为明显。

1. 眼 以其溶液滴眼,可引起缩瞳、降低眼内压和调节痉挛等作用。

(1)缩瞳 由于激动瞳孔括约肌上的 M 受体,使瞳孔括约肌收缩,瞳孔缩小。

(2)降低眼内压 房水是由睫状体上皮细胞分泌及血管渗出而产生,通过瞳孔流入前房,到达前房角间隙,经小梁网(滤帘)流入巩膜静脉窦而进入血循环(图 6-1)。房水可使眼球内具有一定压力,称为眼内压。毛果芸香碱的缩瞳作用使虹膜向中心拉紧,虹膜根部变薄,前房角间隙扩大,房水易于通过巩膜静脉窦而进入循环,使眼内压降低。

(3)调节痉挛 使晶状体聚焦,适于视近物的过程,称为眼睛的调节。动眼神经兴奋或用 M 受体激动药如毛果芸香碱时,睫状肌的环形纤维向瞳孔中心方向收缩,悬韧带松弛,晶状体变凸,屈光度增加,从而使远距离物体不能成像在视网膜上,视远物模糊不清,视近物清楚,称为调节痉挛(图 6-1)。

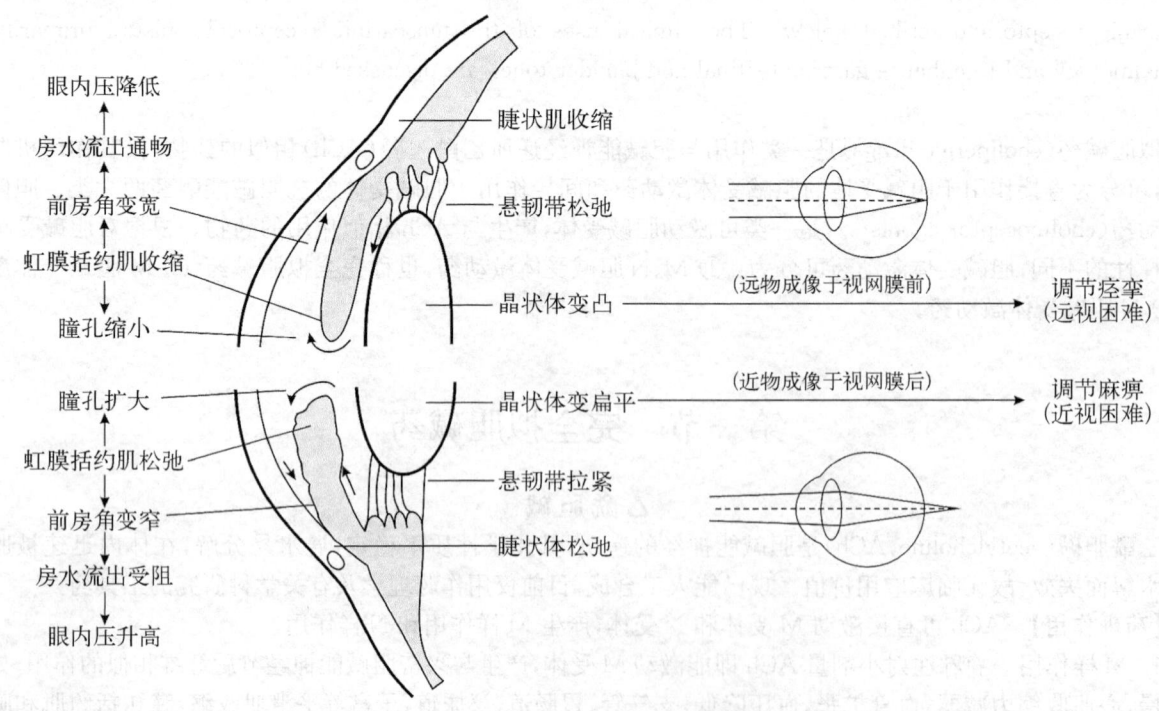

图 6-1 拟胆碱药和抗胆碱药对眼的作用
上:拟胆碱药的作用 下:抗胆碱药的作用

2. 腺体　本品吸收后,通过激动腺体的 M 受体,使腺体分泌增加,以汗腺和唾液腺分泌增加最为明显。

【临床应用】　主要用于眼科。

1. 青光眼　青光眼主要是由于房水回流障碍引起眼内压升高,可引起头痛、视力减退等症状,严重时可致失明。青光眼可分为闭角型与开角型,毛果芸香碱对闭角型青光眼疗效较好,用药后由于缩瞳,使前房角间隙扩大,眼内压迅速降低,从而缓解或消除青光眼的各种症状;对开角型青光眼也有一定疗效,可能是由于此药扩张巩膜静脉窦周围的小血管,收缩睫状肌,扩大小梁间的空间,导致眼内压降低。

2. 虹膜炎　与扩瞳药交替应用,可防止虹膜与晶状体粘连。

【注意事项】　滴眼时应压迫内眦,避免药液经鼻泪管流入鼻腔,因吸收而产生 M 受体过度兴奋的副作用。

思考题：1. 什么是乙酰胆碱的 M、N 样作用?
　　　　2. 简述毛果芸香碱的药理作用和临床应用。

(毛新民)

第七章
抗胆碱酯酶药

学习目标：1. 掌握新斯的明的作用、作用机制、应用和禁忌证。
2. 掌握有机磷酸酯类中毒症状及解救。
3. 熟悉胆碱酯酶复活药的作用机制。

Chapter 7 Anticholinesterase Drugs

This chapter covers agents that prolong the existence of acetylcholine after released from cholinergic nerve terminals. These agents inhibit acetylcholinesterase, which is concentrated in synaptic regions and responsible for the rapid catalysis of the hydrolysis of acetylcholine. Anticholinesterase agents have therapeutic utility in the treatment of glaucoma and other ophthalmologic conditions, the facilitation of gastrointestinal and bladder motility, and influencing activity at the neuromuscular junction of skeletal muscle to enhance muscle strength in myasthenia gravis. Anticholinesterase agents that cross the blood-brain barrier have shown limited efficacy in the treatment of Alzheimer's disease. Antidotal therapy of the toxic effects of cholinesterase inhibitors used as insecticides and chemical warfare agents is directed to block the effects of excessive acetylcholine stimulation and reactivate the phosphorylated, inhibited enzyme.

第一节 乙酰胆碱酯酶

胆碱酯酶（cholinesterase）是一类糖蛋白，可分为真性胆碱酯酶和假性胆碱酯酶，前者也称乙酰胆碱酯酶（acetylcholinesterase，AChE），主要存在于胆碱能神经元、神经肌肉接头、红细胞以及某些其他组织中，是体内迅速水解 ACh 所必需的酶。一个酶分子每分钟可催化水解 3×10^5 个分子的 ACh。假性胆碱酯酶对 ACh 的作用较弱，可水解其他胆碱酯类，如琥珀胆碱，主要存在于血浆、肝、肾、肠及神经胶质细胞中。AChE 的活性中心有两个能与 ACh 结合的部位，即带负电荷的阴离子部位和酯解部位。阴离子部位可能是由谷氨酸残基上的羧基构成。酯解部位含有一个由丝氨酸残基的羟基构成的酸性作用点和一个由组氨酸残基上的咪唑基构成的碱性作用点，二者通过氢键结合，增强了丝氨酸羟基的亲核性，使之易于与 ACh 结合。

AChE 水解 ACh 的过程为：① 酶的阴离子部位通过静电引力与 ACh 分子中的季铵阳离子头部位结合；同时酶的酯解部位的丝氨酸的羟基与 ACh 分子的羰基碳以共价键形式结合，形成 ACh-AChE 复合物；② ACh 的酯键断裂，生成胆碱和乙酰化胆碱酯酶；③ 乙酰化胆碱酯酶迅速水解，分离出乙酸，酶的活性恢复。

第二节 抗胆碱酯酶药

抗胆碱酯酶药（anticholinesterase drugs）能抑制 AChE，使胆碱能神经末梢释放的 ACh 大量堆积，表现出 M 和 N 样作用。

根据抗胆碱酯酶药与 AChE 结合后水解速度的快慢，可将其分为两类：一类是易逆性抗胆碱酯酶药，如新斯的明、吡斯的明、依酚氯铵、安贝氯铵、加兰他敏、地美溴铵和毒扁豆碱等；另一类为难逆性抗胆碱酯酶药，如有机磷酸酯类。

一、易逆性抗胆碱酯酶药

新斯的明

新斯的明（neostigmine）又称普洛斯的明（prostigmine），是人工合成的二甲胺基甲酸酯类化合物。

【作用机制】 Neostigmine 可逆性的抑制 AChE 的活性，使胆碱能神经末梢释放的 ACh 水解减少，突触间隙中 ACh 积聚，表现出 M 样和 N 样作用。

【药理作用】 Neostigmine 对心血管、腺体、眼和支气管平滑肌的作用较弱，对胃肠道和膀胱平滑肌的兴奋作用较强。而对骨骼肌的兴奋作用最强。原因：① 抑制胆碱酯酶；② 能直接激动骨骼肌运动终板上的 N_m 受体；③ 促进运动神经末梢释放 ACh。

【体内过程】 本品为季铵类药物，脂溶性低。口服吸收少而不规则，一般口服剂量为皮下注射量的 10 倍以上。不易透过血脑屏障，故无明显中枢作用。溶液滴眼时，不易透过角膜进入前房，故对眼的作用较弱。

【临床应用】

1. 重症肌无力 主要症状是骨骼肌出现进行性肌无力，表现为眼睑下垂、肢体无力、咀嚼和吞咽困难，严重者可致呼吸困难。这是一种自身免疫性神经肌肉传递功能障碍的慢性疾病。还能诱导受体降解。皮下或肌内注射 neostigmine 后，约经 15 分钟即可出现症状减轻，可维持 2~4 小时左右，一般多采用口服给药。

2. 腹气胀和尿潴留 此药能兴奋胃肠道平滑肌及膀胱逼尿肌，促进排气和排尿，用于手术后腹气胀和尿潴留。

3. 肌松药过量中毒 可用于非去极化型骨骼肌松弛药如筒箭毒碱过量时的解毒。但禁用于去极化型骨骼肌松弛药，如琥珀胆碱过量的解毒（见第八章）。

4. 阿托品中毒 可对抗阿托品中毒引起的外周症状。由于本品不能透过血脑屏障，对中毒所致中枢症状无效。

5. 阵发性室上性心动过速 在压迫眼球或颈动脉窦等兴奋迷走神经措施无效时，可用 neostigmine，其通过拟胆碱作用使心室频率减慢。

【不良反应】 治疗量副作用较少，过量可产生恶心、呕吐、腹痛、心动过速、肌肉颤动和"胆碱能危象"等，其中 M 样作用可用阿托品对抗。禁用于机械性肠梗阻、尿路梗阻和支气管哮喘患者。

吡斯的明（pyridostigmine） 作用与 neostigmine 相似但弱，作用持续时间较久。主要用于治疗重症肌无力，也用于手术后腹气胀和尿潴留。副作用较少，很少引起胆碱能危象。禁忌证同 neostigmine。

安贝氯铵（ambenonitan） 又称美斯的明（mytelase），抗胆碱酯酶作用和直接激动骨骼肌运动终板 N_m 受体的作用均较 neostigmine 强，持续时间也长，可口服给药。主要用于治疗重症肌无力，不良反应、禁忌证均同 neostigmine。

毒扁豆碱（physostigmine） 又称依色林（eserin），是从非洲产毒扁豆种子中提得的一种生物碱，已能人工合成。为叔胺类化合物，脂溶性较高，口服、注射和黏膜给药均易吸收，也易透过血脑屏障进入中枢神经系统。

本品是最早发现并用于临床的易逆性抗胆碱酯酶药，吸收后在外周可产生完全拟似 ACh 的作用，如兴奋胃肠道和支气管平滑肌，促使腺体分泌。对心血管系统作用较复杂，可使心率先慢后快，血压先降后升。这主要是因其作用缓慢持久，N 样作用得以表现之故。对骨骼肌和中枢神经系统，小剂量兴奋，大剂量抑制，中毒时可引起呼吸麻痹。

physostigmine 滴眼后易透过角膜，能缩小瞳孔，降低眼内压，收缩睫状肌而引起调节痉挛等，现主要局部用于治疗青光眼。由于此药对睫状肌收缩作用较强，用药后常引起睫状肌痉挛，可致头痛、眼痛和视物模糊等副作用。本品毒性较大，滴眼时应压迫内眦，避免药液经鼻泪管流入鼻腔，因大量吸收而引起中毒。

physostigmine 还可用于中药麻醉催醒及阿托品、东莨菪碱等抗胆碱药中毒的解救。

加兰他敏（galanthamine） 为石蒜科植物石蒜中所含生物碱，已能人工合成。抗胆碱酯酶作用较弱，仅及 physostigmine 的 1/10。对骨骼肌运动终板上的 N_m 受体亦有直接激动作用。用于治疗重症肌无力和脊髓前角灰白质炎（小儿麻痹症）后遗症，静脉注射可迅速拮抗东莨菪碱中毒。

二、有机磷酸酯类中毒及胆碱酯酶复活药

有机磷酸酯类（organophosphates）属难逆性抗胆碱酯酶药，AChE 与其结合后，不易水解，且时间稍长酶活性即难以恢复，如甲拌磷（3911）、内吸磷（1059）、对硫磷（1605）、敌敌畏、乐果、敌百虫、马拉硫磷和辛硫磷等农

业杀虫剂。有些毒性更大者如塔朋(tabun)、沙林(sarin)和索曼(soman)还被用作化学战争毒气。

(一) 中毒机制及表现

【体内过程和中毒途径】 有机磷酸酯类可通过皮肤、呼吸道及消化道吸收。经消化道吸收引起中毒者,多是由于服用本类药物(如自杀或他杀)或误食被有机磷酸酯类污染的食物所致。经呼吸道吸入体内的有机磷酸酯类,多为气溶胶或蒸气状态。职业性中毒时,有机磷酸酯类多经呼吸道和皮肤吸收。

【中毒机制】 有机磷酸酯类化合物如异氟磷分子中的磷原子以共价键与 AChE 酯解部位丝氨酸上的羟基相结合后,以共价键生成难以水解的磷酰化胆碱酯酶,结果使 AChE 失去水解 ACh 的能力,导致 ACh 在体内堆积,引起一系列中毒症状。如未及早应用胆碱酯酶复活药,在数分钟或数小时内,磷酰化胆碱酯酶即发生"老化"。"老化"可能是由于磷酰化胆碱酯酶的磷酰化基团上的一个烷基或烷氧基断裂,生成更加稳定的单烷基磷酰化胆碱酯酶或单烷氧基磷酰化胆碱酯酶。此时,即使再用胆碱酯酶复活药,也不能恢复酶活性。须待新生的 AChE 出现,方能恢复水解 ACh 的能力。因此,一旦发生中毒,应及早抢救,且要持续进行。

【急性中毒】 较为复杂,可表现为 M 样症状、N 样症状和中枢神经系统中毒反应。一般轻度中毒者以 M 样症状为主;中度中毒者可同时出现 M 样和 N 样症状;严重中毒者除 M 样和 N 样症状外,还出现中枢神经系统症状。中毒致死的主要原因是呼吸道阻塞(支气管平滑肌痉挛和呼吸道腺体分泌增多所致)、肺水肿和呼吸肌麻痹等。

尽管血液中 AChE 的活性在正常人群中变异较大,但在有机磷酸酯类中毒时,均显著低于正常值,且出现于中毒症状明显之前,故可作为疑难病例的诊断指标之一。

表 7-1 有机磷酸酯类急性中毒的临床表现

作 用	中 毒 症 状
M 样作用	
虹膜括约肌及睫状肌收缩	瞳孔缩小、视力模糊、眼痛
腺体分泌增加	流涎、流泪、流涕、出汗或大汗淋漓、呼吸道分泌物增加、肺部湿啰音
呼吸道平滑肌收缩	胸闷、气短、呼吸困难
胃肠道平滑肌收缩	恶心、呕吐、腹痛、腹泻
膀胱逼尿肌收缩、括约肌松弛	小便失禁
心脏抑制	心动过缓
血管扩张	血压降低
N 样作用	
激动骨骼肌 N_m 受体	肌肉震颤、抽搐、严重者肌无力甚至麻痹
激动神经节 N_n 受体	心动过速、血压升高
中枢神经系统反应	
先激动后阻断中枢神经系统中的胆碱受体(主要是 M 受体)	不安、头痛、头晕、昏迷、窒息、血压降低

(二) 急性中毒的解救原则

1. 清除毒物,避免继续吸收　包括将患者移出有毒现场,对经皮肤吸收的中毒者,应用温水或肥皂水清洗染毒皮肤;对经口中毒者,可用 2% 碳酸氢钠或 1% 食盐水反复洗胃,然后再用硫酸镁导泻。敌百虫口服中毒时,不能用碱性溶液洗胃,因在碱性溶液中此药可变成敌敌畏而毒性更强。对硫磷中毒者忌用高锰酸钾洗胃,否则可氧化成毒性更大的对氧磷。

2. 使用特效解毒药,减轻中毒症状,恢复胆碱酯酶的活性　包括 M 受体阻断药(阿托品、东莨菪碱等)和胆碱酯酶复活药(碘解磷定、氯解磷定等)。

须尽早、足量、反复地注射阿托品,直至 M 样中毒症状缓解并出现轻度阿托品化症状,如散瞳、颜面潮红、心率加快、口干、轻度躁动不安等。阿托品能迅速解除有机磷酸酯类中毒的 M 样症状和体征,如解除支气管痉挛,减轻支气管腺体和唾液腺分泌增加的现象,降低胃肠道平滑肌的兴奋性等。阿托品也能解除部分中枢神经系统中毒症状,兴奋呼吸中枢,使患者苏醒。大剂量阿托品还能阻断神经节的 N_n 胆碱受体,可对抗有机磷酸酯类对神经节的兴奋作用。由于阿托品不能阻断 N_m 受体,故不能制止骨骼肌震颤,对中毒晚期的呼吸肌麻痹也无效。

因阿托品无复活胆碱酯酶作用,疗效不易巩固,故在中度和重度中毒患者,须与胆碱酯酶复活药并用。

3. 对症治疗　如吸氧,人工呼吸、补液等处理。

(三)胆碱酯酶复活药　胆碱酯酶复活药(cholinesterase reactivators)是一类能使已被有机磷酸酯类抑制的 AChE 活性恢复的药物。常用的有碘解磷定和氯解磷定等,均为肟类(oxime)化合物。

碘解磷定(pralidoxime iodide, pyraloxime methoiodide)　简称派姆(PAM),为最早用于临床的胆碱酯酶复活药,水溶性较低,水溶液不稳定,久置可释放出碘,故以其结晶封存于安瓿中备用。

【**药理作用**】　PAM 具有强而迅速的复活胆碱酯酶作用。进入有机磷酸酯类中毒患者体内后,其分子中带正电荷的季铵氮与磷酰化胆碱酯酶的阴离子部位以静电引力相结合,进而其肟基与磷酰化胆碱酯酶的磷酰基形成共价键结合,生成磷酰化胆碱酯酶和碘解磷定的复合物,后者进一步裂解成磷酰化碘解磷定,由尿排出,同时使 AChE 游离出来,恢复其水解 ACh 的活性。

PAM 还能与体内游离的有机磷酸酯类直接结合,形成无毒的磷酰化碘解磷定经肾脏排泄,从而阻止游离的有机磷酸酯类进一步与 AChE 结合,避免中毒过程继续发展。

【**临床应用**】　主要用于中度和重度有机磷酸酯类中毒的治疗。PAM 易使刚形成不久的磷酰化胆碱酯酶复活,若中毒超过 36 小时,中毒酶已"老化",则无效或效差,故应及早用药。PAM 使酶复活的效果因有机磷酸酯类不同而异,对内吸磷、马拉硫磷和对硫磷中毒的疗效较好,对敌百虫、敌敌畏中毒的疗效稍差,对乐果中毒则无效。因乐果中毒时形成的磷酰化胆碱酯酶比较稳定,也最易"老化",几乎是不可逆的。

PAM 对有机磷酸酯类引起的 N 样症状作用明显,尤其是骨骼肌,可迅速制止中毒所致的肌束颤动。对 M 样症状的作用较弱,恢复较差。可使中枢神经系统的中毒症状有一定改善,如使昏迷患者迅速苏醒、停止抽搐。由于 PAM 对中毒时体内积聚的 ACh 无直接对抗作用,故应与阿托品合用,以便及时控制症状。由于 PAM 可增强阿托品的药理效应,故二药合用时,需酌减阿托品的用量。

静脉注射 PAM 后,迅速经肾排泄或在肝脏代谢,其 $t_{1/2}$ 不到 1 小时,故需重复用药。

【**不良反应**】　治疗量时较少见。如一次快速静脉注射 2 g 时,可产生轻度乏力、视力模糊、眩晕,有时出现恶心、呕吐和心动过速等。剂量过大时,碘解磷定本身亦可抑制 AChE,引起神经肌肉传导阻断,加重中毒反应。此外,偶有咽痛及其他碘的不良反应。

氯解磷定(pralidoxime chloride、pyraloxime methylchloride,PAM-Cl)　其药理作用和用途似 PAM。由于 PAM-Cl 肟含量为 79.5%,而 PAM 仅 51.9%,故其复活 AChE 的作用较 PAM 强,约强 1.5 倍。本品水溶性高,溶液较稳定,可静脉注射或肌内注射给药。肌内注射后 1~2 分钟即可起效,特别适用于农村基层使用和初步急救。不良反应较 PAM 少,静脉注射速度过快或剂量过大可引起轻度乏力、视力模糊、复视、头痛、眩晕、恶心、呕吐、心动过速等。

双复磷(obidoxime)　商品名 toxogonin、DMO_4,药理作用和用途似 PAM,但由于它含有两个肟基,故其作用较 PAM 强而持久,且兼有阿托品样作用。对有机磷酸酯类中毒所致 M 样和 N 样作用均有效。又因其易通过血脑屏障,故对中毒所致中枢症状亦有效。常见不良反应有口周、四肢及全身发麻,恶心、呕吐、颜面潮红、脉快及血压波动等,不需处理,数小时即可消失。剂量过大除引起神经肌肉传导阻滞外,还可引起室性早搏和传导阻滞等。

思考题:1. 重症肌无力诊断及分别使用依酚氯铵和溴吡斯的明治疗的依据是什么?
2. 抗胆碱酯酶药用药时有哪些注意事项及禁忌证?
3. 简述新斯的明的作用、作用机制、应用。
4. 阐述有机磷酸酯类中毒症状及解救措施。
5. 简述胆碱酯酶复活药的作用机制。

(毛新民)

第八章
胆碱受体阻断药

学习目标：1. 掌握阿托品的药理作用、临床应用与不良反应及中毒解救。
2. 熟悉山莨菪碱、东莨菪碱的作用特点和临床应用。
3. 了解阿托品合成代用品的药理作用及临床应用。
4. 熟悉非除极化型和除极化型肌松药作用方式的区别、作用特点、临床用途，及与其他药物的相互作用。

Chapter 8　Cholinocetor Blocking Drugs

This chapter deals with muscarinic receptor antagonists, which inhibit the actions of acetylcholine by blocking receptors at autonomic effector sites innervated by postganglionic cholinergic nerves. They also inhibit the actions of acetylcholine at pre-and postsynaptic muscarinic receptors in ganglia and on central nervous system neurons. Except for the quaternary ammonium-containing compounds, muscarinic receptor antagonists are highly selective for muscarinic over nicotinic receptors. In addition, a growing number of antagonists show selectivity for muscarinic receptor subtypes, thus enhancing selectivity and minimizing unwanted side effects. The therapeutic uses of muscarinic receptor antagonists include treatment of gastrointestinal and urinary tract disorders, specific respiratory conditions, motion sickness, parkinsonian symptoms, and poisoning with cholinesterase inhibitors.

The nicotinic acetylcholine receptor mediates neurotransmission at the neuromuscular junction and peripheral autonomic ganglia; in the central nervous system, it largely controls the release of neurotransmitters from presynaptic sites. This chapter focuses on agonists and antagonists at the nicotinic acetylcholine receptor and their clinical utility at the neuromuscular junction or autonomic ganglia. The text begins with an overview of current structural and functional insights regarding the nicotinic acetylcholine receptor and its subtypes. A variety of neuromuscular blocking agents with varying mechanisms of blockade and pharmacokinetic properties are used to produce muscle relaxation during anesthesia. Nicotine transiently stimulates nicotinic receptors on ganglia but is best known for its addictive properties arising from its presynaptic actions influencing neurotransmitter release in the brain. The use of ganglionic blocking agents for management of hypertension has been eclipsed by superior agents, although these agents are sometimes useful alternatives when other agents fail to control blood pressure in life-threatening circumstances (e.g. in the case of an acute dissecting aortic aneurysm) and in surgery where controlled hypotension isindicated.

　　胆碱受体阻断药(cholinocetor blocking drugs)能与胆碱受体结合，妨碍 ACh 或胆碱受体激动药与受体的结合，产生抗胆碱作用。按其对 M 和 N 受体选择性的不同，可分为 M 胆碱受体阻断药和 N 胆碱受体阻断药两大类。

第一节　M 胆碱受体阻断药

一、阿托品类生物碱

　　阿托品类生物碱包括阿托品、东莨菪碱和山莨菪碱等，均系从茄科植物中提取的生物碱。

阿托品

阿托品(atropine)是托品酸和莨菪碱所构成的酯。天然存在于植物中的是不稳定的左旋莨菪碱,经提取处理后,获得比较稳定的消旋莨菪碱,即 atropine。

【作用机制】 Atropine 可竞争性地拮抗 ACh 或其他 M 胆碱受体激动药对 M 受体的激动作用,但对 M_1、M_2、M_3 受体亚型的拮抗作用并无区别。Atropine 对外源性给予的 ACh 的拮抗作用强,对内源性释放的 ACh 的拮抗作用弱,这可能是因为内源性释放的 ACh 集中在突触间隙,浓度极高,又距受体很近所致。尽管 atropine 对 M 受体的阻断作用有相当高的选择性,但很大剂量时还可阻断神经节的 N_n 受体。

【药理作用】

1. 抑制腺体分泌 Atropine 可选择性地阻断唾液腺和汗腺的 M_3 受体,小剂量就呈现显著抑制作用,引起口干和皮肤干燥。支气管腺体也较敏感,用后呼吸道分泌明显减少。较大剂量虽可抑制胃液分泌,但对胃酸分泌的影响较小,因胃酸分泌尚受组胺、胃泌素等内源性活性物质的影响。

2. 扩瞳、升高眼内压和调节麻痹 这是由于 atropine 阻断瞳孔括约肌和睫状肌 M 受体,无论局部滴眼或全身给药,均可出现。

(1) 扩瞳 Atropine 能阻断瞳孔括约肌上的 M 受体,使去甲肾上腺素能神经支配的瞳孔扩大肌功能占优势,导致瞳孔扩大。

(2) 升高眼内压 由于瞳孔扩大,使虹膜退向四周边缘,前房角间隙变窄,阻碍房水回流,使房水滞留而升高眼压(见图 6-1)。

(3) 调节麻痹 Atropine 能使睫状肌松弛而退向外缘,并使悬韧带拉紧,晶状体固定在扁平状态,屈光度降低,不能将近距离的物体清晰地成像于视网膜上,故视近物模糊不清,只适于看远物。这一作用称为调节麻痹(见图 6-1)。

3. 松弛内脏平滑肌 Atropine 能松弛多种内脏平滑肌,当平滑肌处于过度活动或痉挛时,其松弛作用最显著。它可抑制胃肠道平滑肌的痉挛,降低蠕动的幅度和频率,缓解胃肠绞痛。可缓解支气管平滑肌、膀胱逼尿肌和输尿管痉挛。对胆囊、胆管的解痉作用较弱,对子宫平滑肌的影响较小。对胃肠道括约肌的作用取决于其机能状态,如幽门括约肌痉挛时,atropine 有解痉作用,但较弱且不恒定。

4. 解除迷走神经对心脏的抑制 治疗剂量的 atropine(0.5 mg)常可使部分患者的心率短暂减慢。这可能是 atropine 阻断突触前 M_1 受体后,乙酰胆碱抑制自身递质释放的作用减弱,其对心脏的作用增强所致。较大剂量(1~2 mg)时,由于 atropine 阻断窦房结的 M_2 受体,因而解除了迷走神经对心脏的抑制作用,使心率加速。其加快心率的程度取决于迷走神经的张力。在健康青年人,迷走神经张力相当高,atropine 的影响最显著。如年轻人肌内注射 2 mg atropine,每分钟心率可增加 35~40 次。在婴儿与老人,即使用大量 atropine 也不能加快心率。Atropine 也能对抗迷走神经过度兴奋所致的房室交界区和心房的传导阻滞,促进房室和心房的传导。

5. 扩张血管改善微循环 由于多数血管床缺少胆碱能神经支配,故一般治疗量的 atropine 对血管和血压均无显著影响。较大剂量可引起皮肤血管扩张,表现为皮肤潮红、温热,尤以面颈部较为显著。在病理情况下,当微循环的小血管痉挛时,大剂量的 atropine 有明显的解痉作用,可改善微循环,恢复重要器官的血流供应,缓解组织缺氧状态。

Atropine 的扩张血管作用与其抗胆碱作用无关,可能是大剂量 atropine 可直接扩张血管。

6. 中枢兴奋作用 Atropine 可兴奋延脑和高位的大脑中枢,临床常用剂量(0.5~1 mg)可轻度地兴奋迷走神经中枢,使呼吸速率加快,偶见呼吸深度增加。剂量增加至 2~5 mg 时,兴奋作用增强,可见焦躁不安、多言、谵妄,中毒剂量(10 mg 以上)常产生幻觉、定向障碍、运动失调和惊厥等。严重中毒时,可由兴奋转入抑制,出现昏迷及延髓麻痹而死亡。

【体内过程】 口服后吸收迅速,1 小时后作用达高峰,生物利用度为 50%~80%。吸收后分布于全身组织,可通过胎盘进入胎儿循环,也能经乳汁分泌。V_d 为 2~4 L/kg。$t_{1/2}$ 约为 4 小时。80% 的药物在 12 小时内经尿排泄,其中 60% 为原形药物,其余的大部分为羟基化代谢物和葡萄糖醛酸结合物。药物通过房水循环排出较慢,故滴眼后,其作用可持续数天至 1 周。

【临床应用】

1. 解除平滑肌痉挛 可用于各种内脏绞痛。对胃肠绞痛及膀胱刺激症状如尿频、尿急等,疗效较好。其松弛膀胱逼尿肌作用可用于治疗小儿遗尿症。对胆绞痛及肾绞痛的疗效较差,故在治疗这两种绞痛时,常与镇痛药哌替啶合用,以增强疗效。Atropine 虽能扩张支气管,但由于它抑制呼吸道腺体分泌,使痰液变稠,不易排出,故不能用作平喘药,其合成衍生物异丙托溴铵气雾吸入对哮喘和喘息型慢性支气管炎患者有显著的平喘作用,且副作用少。

2. 制止腺体分泌　用于全身麻醉前给药,如乙醚麻醉前皮下注射 atropine 0.5 mg,可减少乙醚刺激引起的呼吸道及唾液分泌,防止分泌物阻塞呼吸道及发生吸入性肺炎。也可用于严重盗汗(如肺结核)和流涎症(如重金属中毒和帕金森症)。

3. 眼科应用

(1) 虹膜睫状体炎　0.5%~1% atropine 溶液滴眼,松弛虹膜括约肌和睫状肌,使之休息,有利消炎和止痛,与毛果芸香碱交替使用还可预防虹膜与晶状体粘连和发生瞳孔闭锁。

(2) 验光配眼镜　Atropine 滴眼,使睫状肌的调节功能充分麻痹,晶状体固定,以便能准确地检验出晶状体的屈光度。

(3) 检查眼底　如需扩瞳,用 atropine 溶液滴眼,以利检查。此药的扩瞳作用可持续 1~2 周,调节麻痹也可持续 2~3 天,视力恢复较慢,目前常用作用较短的后马托品取代之。

4. 缓慢型心律失常　Atropine 可用于治疗迷走神经过度兴奋所致的窦性心动过缓、窦房阻滞、房室阻滞等缓慢型心律失常,还可用于治疗继发于窦房结功能低下而出现的室性异位节律。

5. 休克　可用于多种感染中毒性休克如中毒性菌痢、爆发型流行性脑脊髓膜炎、中毒性肺炎所致的感染中毒性休克。大剂量 atropine 能解除小动脉痉挛,改善微循环,增加重要器官组织的血流灌注量,并增加回心血量,使血压回升,从而使休克好转。由于 atropine 副作用较多,目前多用山莨菪碱取代之。

6. 解救有机磷酸酯类中毒及某些毒蕈中毒(见第七章)。

【不良反应及其防治】　Atropine 作用广泛,当利用某一作用时,其他作用便可成为副作用。一般治疗量(0.5~1 mg)时,常见的副作用有口鼻咽喉干燥、汗少、视力模糊、心悸、皮肤干燥、潮红、眩晕、排尿困难、便秘等。通常停药后均可逐渐消失,无需特殊处理。过量中毒时,除上述症状加重外,还可出现高热、呼吸加快、烦躁不安、谵妄、幻觉、惊厥等。严重中毒时,可由中枢兴奋转入抑制,出现昏迷和呼吸麻痹等。

误服中毒量的颠茄果、曼陀罗果、洋金花或莨菪根茎等,也可出现上述中毒症状。中毒解救除洗胃等排出胃内药物的措施外,可注射拟胆碱药如新斯的明、毒扁豆碱或毛果芸香碱等。但有机磷酸酯类中毒而用 atropine 过量时,不能用新斯的明、毒扁豆碱等抗胆碱酯酶药。中枢兴奋症状明显时,可适当用地西泮或短效巴比妥类,但不可过量,以避免与 atropine 类药物的中枢抑制作用产生协同作用。

【禁忌证】　青光眼、反流性食管炎、幽门梗阻及前列腺肥大患者禁用,后者是因为 atropine 能加重排尿困难。心肌梗死、心动过速患者、婴幼儿及老年人慎用。

山莨菪碱(anisodamine)　是从茄科植物唐古特莨菪中提出的生物碱,其人工合成品也称 654-2。因其脂溶性低,口服吸收差,多肌内注射给药。

其对抗 ACh 所致平滑肌痉挛和心血管系统的抑制作用与 atropine 相似,但稍弱。大剂量时也能解除小血管痉挛,增加组织血流灌注量,改善微循环。但抑制唾液分泌和散瞳作用仅为 atropine 的 1/20~1/10。因其不易透过血脑屏障,中枢兴奋作用亦弱。

其解痉作用的选择性相对较高,不良反应较 atropine 少,已广泛代替 atropine 用于胃肠绞痛及感染中毒性休克。抗休克作用的机制主要不是通过扩张血管增加器官组织血流量,而是它具有细胞保护作用,提高细胞对缺血缺氧的耐受性。此外,其抗休克作用尚与其抗炎作用有关。临床还用于多种认为可能与微循环障碍有关的疾病,如血管神经性头痛、眩晕症、突发性耳聋、脑血管痉挛或脑栓塞所致早期瘫痪等。

常见的副作用有口干、散瞳、视力模糊、心动过速等。青光眼患者禁用。

东莨菪碱(scopolamine)　是从茄科植物洋金花、莨菪和东莨菪等提取的一种左旋生物碱,易于透过血脑屏障,故其对中枢神经系统作用较强,一般治疗量即有明显的镇静作用,较大剂量可产生催眠作用,剂量更大甚至可引起意识消失,进入浅麻醉状态。个别患者,尤其是伴有严重疼痛者,东莨菪碱可产生激动、不安、幻觉或谵妄等类似 atropine 的中枢兴奋症状。此现象几乎都见于应用大剂量东莨菪碱的患者,兴奋过后患者即进入睡眠状态。其外周抗胆碱作用与 atropine 相似,其抑制腺体分泌作用较 atropine 强,散瞳和调节麻痹作用较 atropine 迅速,但作用消失快。对心血管系统及胃肠、支气管平滑肌的作用较弱。

主要用于麻醉前给药,除具有镇静作用外,还因其可兴奋呼吸及减少唾液和支气管分泌。还可用于防治晕动病、帕金森病以及妊娠和放射病呕吐。其防晕作用可能与抑制前庭神经内耳功能或大脑皮质有关,也可能与其中枢性抗胆碱作用及抑制胃肠道运动有关。H_1 受体拮抗剂苯海拉明可增强其抗晕作用。对帕金森病能缓解流涎、震颤和肌强直等症状,亦可能与其中枢抗胆碱作用有关。

其不良反应类似 atropine。禁用于青光眼和前列腺肥大患者。

二、阿托品的合成代用品

为克服 atropine 不良反应较多的缺点,通过对其结构进行改造,合成了一些副作用较少的代用品,主要有两类,即扩瞳药和解痉药。

（一）合成扩瞳药　常用者有后马托品（homatropine）、托吡卡胺（tropicamide,托品酰胺）、环喷托酯（cyclopentolate）和尤卡托品（eucatropine）等,均为短效 M 受体阻断药,它们的散瞳和调节麻痹作用均较 atropine 出现快,且持续时间较短（表 8-1）,适用于散瞳检查眼底和验光。Homatropine 的调节麻痹作用较 atropine 弱,在儿童尤为明显,故儿童验光仍需用 1% atropine 滴眼或用其油膏涂眼。青光眼患者禁用。

表 8-1　合成扩瞳药与阿托品滴眼作用的比较

药　物	浓度(%)	扩　瞳		调节麻痹作用		
		高峰(min)	恢复(d)	高峰(h)	恢复(d)	强度
硫酸阿托品	1.0	30～40	7～10	1～3	7～12	+++
氢溴酸后马托品	1.0	40～60	1～3	0.5～1	1～3	+
托吡卡胺	1.0	20～40	0.25	0.5	<0.25	++

（二）合成解痉药

1. 季铵类解痉药　包括颠茄生物碱的季铵类衍生物碱和合成的季铵类化合物。与 atropine 比,具有如下特点：① 脂溶性低,口服吸收较差；② 不易透过血脑屏障,较少发生中枢神经系统的副作用；③ 对胃肠道的解痉作用较强；④ 尚具神经节阻断作用,大剂量可致体位性低血压、阳痿等副作用；⑤ 中毒剂量可致神经肌肉阻断,引起呼吸麻痹,常用药有甲溴阿托品、溴丙胺太林等。

甲溴阿托品（atropine methobromide, mebropine） 又称胃疡平,其解除胃肠道痉挛作用及抑制胃酸分泌作用较强。主要用于胃及十二指肠溃疡、胃酸过多症、胃炎、痉挛性肠炎。副作用较少。敏感者可见口干、排尿困难、便秘等副作用。青光眼患者禁用；前列腺肥大、幽门梗阻及心脏病患者慎用。

溴丙胺太林（propantheline） 又称普鲁本辛（probanthine）,具有与 atropine 相似的 M 受体阻断作用,且对胃肠道 M 受体的选择性较高。治疗量时抑制胃肠道平滑肌的作用较强而持久,能延缓胃的排空。较大剂量才能减少溃疡病患者的胃酸分泌,如与 H_2 受体阻断药合用,小剂量即有效,并因此减少副作用。主要用于胃十二指肠溃疡、胃肠痉挛、妊娠呕吐、多汗症等,睡前口服本品 15～45 mg 可治遗尿症。

2. 叔胺类解痉药　本类药物均含叔胺基团,有如下特点：① 脂溶性高,口服易吸收；② 均具有 atropine 样胃肠道解痉作用,也能抑制胃酸分泌；③ 易于通过血脑屏障,故有中枢作用。常用药有地美戊胺、贝那替嗪等。

地美戊胺（dimevamide） 又称胃胺（aminopentamide sulfate）、胃安（centrine）,作用强度与 atropine 相似,作用快,服药后 5～10 分钟显效,维持 1～1.5 小时,用于治疗胃溃疡、胃酸过多、急性胃炎和幽门痉挛等。可见口干、视力模糊等副作用。

贝那替嗪（benactyzine） 又称胃复康,其作用和用途与胃胺相似,但本品尚具有安定作用,尤适用于伴有焦虑症的溃疡病患者。

三、选择性 M_1 受体阻断药

哌仑西平（pirenzepine） 又称吡疡平,是一选择性 M_1 受体阻断药,可选择性地阻断胃壁细胞上的 M_1 受体,抑制胃酸分泌,但对 M_2、M_3 受体的阻断作用较弱。故于治疗量时能选择性地抑制胃酸分泌,且副作用较少。主要用于胃和十二指肠溃疡、急性胃黏膜出血及胃泌素瘤。本品口服吸收差,生物利用度约 26%,与进食同服可减少其吸收,故应在餐前服用。与 H_2 受体拮抗药并用可增强本药的作用。青光眼及前列腺肥大患者慎用,妊娠期内禁用。

第二节 N胆碱受体阻断药

一、N_n胆碱受体阻断药

【药理作用和机制】 N_n胆碱受体阻断药(N_n-cholinoceptor blocking drugs),它能选择性地与神经节细胞膜上的N_n受体结合,竞争性阻断ACh与受体的结合,使节前纤维末梢释放的ACh不能引起神经节细胞的去极化反应,因而阻断了神经冲动在自主神经节中的传递,故也称神经节阻断药(ganglionic blocking drugs)。

神经节阻断药对交感神经节和副交感神经节均有阻断作用。它对效应器的作用则视两类神经对该器官的支配以何者占优势而定。

【临床应用】 由于其作用广泛,不良反应多且强,已少应用。偶用于其他降压药无效的急进型高血压脑病和高血压危象患者。尚可用作麻醉辅助药以发挥控制性降压作用,以减少术中出血。

【不良反应和注意事项】 不良反应较多,且严重。常见体位性低血压、心悸、视力模糊、口干、便秘、排尿困难、阳痿等副作用。反复用药易产生耐受性。由于血压急剧下降,可致心、脑、肾等器官供血不足,并能散瞳和升高眼内压,故冠状动脉硬化性心脏病、脑血管硬化、肾功能不全和青光眼患者禁用。

常用的神经节阻断药有美加明(mecamylamine)及咪噻芬(trimetaphan,阿方那特,arfonad)等。

二、N_m胆碱受体阻断药

N_m胆碱受体阻断药(N_m-cholinoceptor blocking drugs)又称骨骼肌松弛药(skeletal muscular relaxants),简称肌松药。阻断骨骼肌神经肌肉接头的运动终板膜(突触后膜)上的N_m受体,妨碍神经冲动的正常传递,导致骨骼肌松弛。根据作用机制不同,此类药物可分为去极化型和非去极化型两类。

(一) 去极化型肌松药(depolarizing muscular relaxants) 作用方式与ACh相似,可与骨骼肌运动终板膜上的N_m受体相结合,产生与ACh相似但较持久的去极化作用,使终板不能对ACh起作用(不应状态),骨骼肌因而松弛。

去极化型肌松药的作用可分为两个时相:第1相是持久去极化相;第2相是脱敏感阻滞相,在此时相,运动终板膜上的N_m受体对ACh的敏感性降低。此二作用的结果,可较短时间地阻断神经肌肉的化学传递,导致骨骼肌松弛。去极化型肌松药的作用特点:① 用药后常见短暂的肌束颤动;② 连续用药可产生快速耐受性;③ 抗胆碱酯酶药不仅不能拮抗此药物的肌松作用,反能增强之,因此,过量不能用新斯的明解救;④ 治疗量无神经节阻断作用。

琥 珀 胆 碱

琥珀胆碱(suxamethonium)又称司可林(scoline),由琥珀酸和两分子胆碱组成,是临床常用的去极化型肌松药。

【药理作用】 一次静脉注射suxamethonium 10～30 mg后,先出现短暂的肌束颤动,1分钟内即转为松弛。2分钟时肌松作用最强,以颈部及四肢肌松作用最为明显,面、舌、咽喉部肌肉次之,呼吸肌松弛最不明显,肺通气量仅降低25%。5分钟内肌松作用消失,持续静脉滴注可较长时间维持肌松作用。

【临床应用】 静脉注射适用于气管内插管、气管镜、食管镜和胃镜检查,静脉滴注可维持较长时间的手术。

【不良反应】 少数患者用药后可引起肌肉疼痛,以腰及小腿为甚,可能由于琥珀胆碱引起的肌束颤动损伤肌梭所致,一般经3～5日可自愈。过量应用后,其肌松作用可波及呼吸肌,导致自主呼吸停止,且新斯的明不能对抗。此时应坚持进行人工呼吸,直至自主呼吸完全恢复。

(二) 非去极化型肌松药 非去极化型肌松药(nondepolarizing muscular relaxants)又称竞争型肌松药,能与运动终板膜上的N_m受体结合,竞争性阻断ACh的去极化作用,使骨骼肌松弛。本类药物的特点是:① 骨骼肌松弛前无肌束颤动现象;② 同类肌松药有相加作用;③ 吸入性全麻药(如乙醚)和氨基糖苷类抗生素(如链霉素)能增强和延长此类药物的作用;④ 抗胆碱酯酶药新斯的明可对抗其肌松作用;⑤ 兼有程度不等的神经节阻断作用和释放组胺作用。

筒 箭 毒 碱

筒箭毒碱(tubocurarine)是从南美洲产的马钱子科和防己科植物中提出的生物碱,右旋体具有生物活性。

【药理作用】 静脉注射适量tubocurarine后,多于2～3分钟内产生肌松作用,5分钟左右达高峰,其作用可持续 20~40 分钟,24 小时后仍有一定作用。肌松作用出现的顺序是:眼和头面部肌肉功能丧失最早,可表现为眼睑下垂、斜视、失语、咀嚼和吞咽困难等;其次是颈部、躯干和四肢相应的运动功能丧失;再次是肋间肌松弛,出现腹式呼吸;如剂量过大,可累及膈肌,患者可因呼吸肌麻痹而死亡。肌肉松弛作用消失的顺序恰与出现的顺序相反,首先是膈肌、肋间肌,其次是四肢、躯干等。

【体内过程】 本品为季铵类化合物,极性大,在胃肠道很少吸收,故口服无效。静脉注射后,少量在肝脏被 AChE 分解,注射量的 50%~60% 在 24 小时内随尿排出。

【临床应用】 主要与全麻药并用,以获满意的肌肉松弛,便于进行手术。

【不良反应】 治疗剂量时,本品具有神经节阻断和促进组胺释放作用,可致心率减慢、血压短时间降低、支气管痉挛和唾液分泌过多。禁用于重症肌无力、哮喘和严重休克患者。10 岁以下儿童对此药高度敏感,不良反应多,不宜应用。过量中毒时,可进行人工呼吸,同时可用新斯的明解救。

戈拉碘铵(gallamine triethiodide) 又称三碘季铵酚、弛肌碘,是含 3 个季铵基团的人工合成的非去极化型肌松药。其肌松作用强度约为 tubocurarine 的 1/5,作用持续时间约为 tubocurarine 的 1/2,极量时方产生膈肌麻痹。常用量无神经节阻断作用和释放组胺作用,但有较强的 atropine 样作用,能明显解除迷走神经的张力,使心率加快,血压轻度升高,心输出量增加。本品主要经肾排泄。重症肌无力、心动过速、高血压及肾功能障碍患者禁用。由于本品含碘量大,碘过敏者亦禁用。过量中毒可用新斯的明解救。

泮库溴铵(pancuronium bromide) 又名巴活朗(pavulon),为人工合成的甾体类非去极化型肌松药,肌松作用较氯化筒箭毒碱约强 5 倍。主要用于维持肌松及气管插管。临床常用量无神经节阻断和释放组胺作用,但可使心率加快和血压轻度升高。此药大部分经肾脏排泄。重症肌无力、高血压及肾功能障碍患者慎用。过量中毒亦可用新斯的明解救。由于本品中含溴,故对溴化物过敏者禁用。

思考题:1. 简述阿托品的药理作用,临床应用与不良反应及中毒解救。
2. 急性有机磷农药中毒的患者除采取洗胃及应用碘解磷定等治疗措施外,还要静脉注射阿托品,在应用阿托品时如何正确使用?
3. 简述山莨菪碱、东莨菪碱的作用特点和临床应用。
4. 感染中毒性休克的患者,在应用山莨菪碱时,如何做到合理使用?
5. 胆绞痛或肾绞痛的患者,可以应用药物哌替啶和阿托品治疗,为什么在用哌替啶时伍用阿托品?
6. 简述非除极化型和除极化型肌松药作用方式的区别,作用特点,临床用途,及与其他药物的相互作用。

(毛新民)

第九章
肾上腺素受体激动药

学习目标：1. 掌握去甲肾上腺素、肾上腺素及异丙肾上腺素的药理作用、作用机制、临床应用及禁忌证。
2. 熟悉间羟胺、多巴胺、麻黄碱及多巴酚丁胺的作用特点及应用。
3. 了解间羟胺、去氧肾上腺素的特点与应用和拟交感药的基本结构及构效关系。

Chapter 9　Adrenocepter agonists

Adrenoceptor agonists, which are often similar to noradrenaline and adrenaline in their molecular structures and pharmacological effects, bind to adrenergic receptors to produce adrenergic effect. These drugs are all amines and their effects are generally similar to those seen upon stimulation of the sympathetic nervous system. Therefore, these agents are also called sympathomimetic amines.

Most of the adrenergic drugs are derivatives of β-phenylethylamine. Substitutions on the benzene ring or on the ethylamine side chains produce a great variety of compounds with varying abilities to differentiate between α and β receptors and to penetrate the CNS. Two important structural features of these drugs are the number and location of hydroxyl substituted on the benzene ring and the nature of the substation on the amino nitrogen.

Based on the selectivity to adrenocepter subtypes, the adrenoceptor agonists belong to one of three classes: α-adrenocepter agonists, α、β adrenocepter agonists and β-adrenocepter agonists.

肾上腺素受体激动药(adrenocepter agonists)是一类化学结构与药理作用均与肾上腺素和去甲肾上腺素相似的药物，能激动突触前膜、后膜或靶细胞上的肾上腺素受体，产生肾上腺素样作用，又称为拟肾上腺素药(adrenomimetic drugs)。它们均为胺类，而作用又与兴奋交感神经的效应相似，故又称拟交感胺类药(sympathomimetic amines)。

第一节　构效关系和分类

一、构效关系

肾上腺素受体激动药的基本化学结构是β-苯乙胺(β-phenylethylamine)，其构效关系为：① 当苯环、侧链的α位或β位的碳原子的氢和末端的氨基被不同化学基团取代时，可人工合成多种肾上腺素受体激动药；② 肾上腺素(adrenaline)、去甲肾上腺素(noradrenaline, NA)、异丙肾上腺素(isoprenaline)和多巴胺(dopamine)等在苯环3、4位碳原子上都有羟基而形成儿茶酚(catechol)，故称儿茶酚胺类(catecholamines)，它们的作用时间短，易被COMT灭活，外周作用强而中枢作用弱；③ 苯环上4位去掉一个羟基形成间羟胺(metaraminol)或去氧肾上腺素(phenylephrine)，则外周作用减弱而作用时间延长；④ 麻黄碱(ephedrine)为苯环上去掉两个羟基而得，则其外周作用减弱而中枢作用加强；⑤ Metaraminol 和 ephedrine 的烷胺侧链α碳原子上的氢被甲基取代，可阻碍MAO的氧化，作用时间延长，易被摄取1(uptake 1)摄取，从而发挥促进递质释放的作用；⑥ 在侧链末端氨基上氢原子如被取代，则药物对α、β受体的选择性将发生变化，取代基从甲基到叔丁基，对α受体作用逐渐减弱，β受体作用则逐渐增强。如NA氨基上的氢被甲基取代，成为adrenaline，则对$β_1$受体作用增强，如被异丙基取代则为 isoprenaline，对 β_1 和 β_2 受体作用都增强。但 phenylephrine 是个例外，如氨基上的氢被甲基取代，但苯环上缺少 4 位碳羟基，仅保留其对 α 受体的作用，而对 β 受体几乎无作用。见图 9－1。

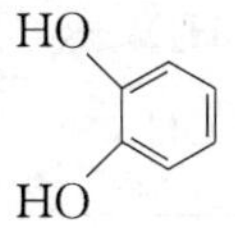

儿茶酚

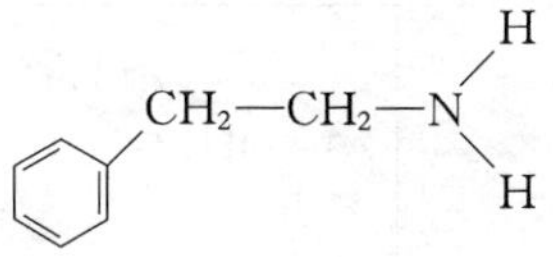

β-苯基乙胺

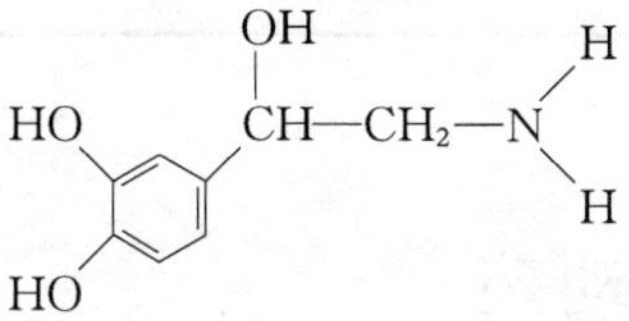

去甲肾上腺素

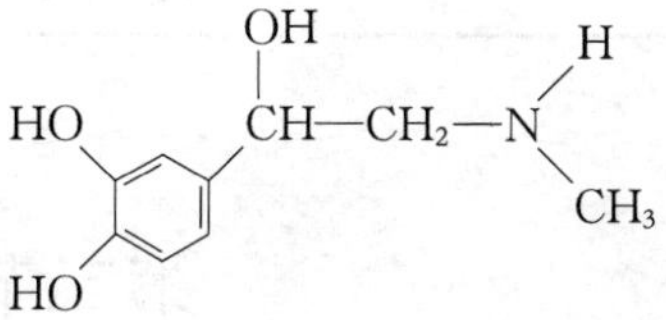

肾上腺素

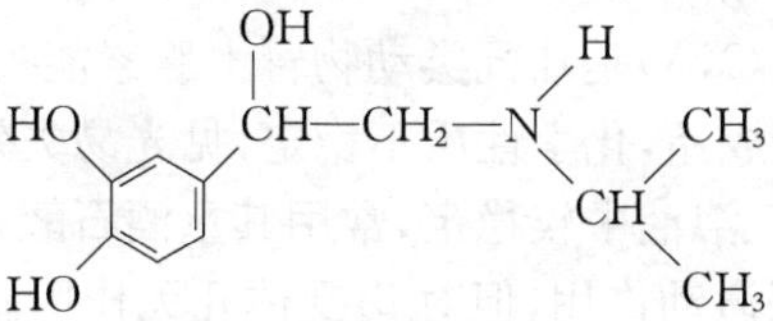

异丙肾上腺素

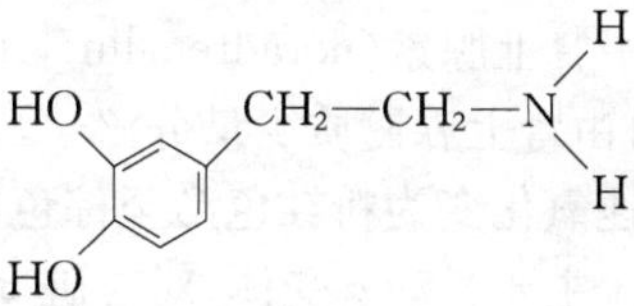

多巴胺

图 9－1　儿茶酚胺类的化学结构

二、分类

根据激动药对不同肾上腺素受体亚型的选择性而分为三大类：① α 受体激动药（α－adrenocepter agonists）；② α、β 受体激动药（α、β adrenocepter agonists）；③ β 受体激动药（β－adrenocepter agonists）。见表 9－1。

表 9－1　肾上腺素受体激动剂的化学结构及受体选择性

name	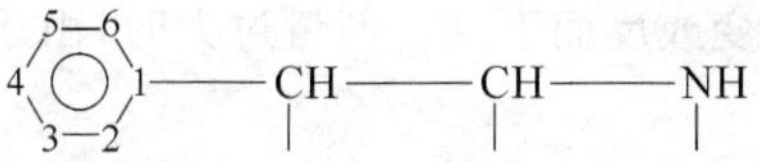				receptor selectivty
1. nonselective α－adrenocepter agonist					
norepinephrine	3—OH，4—OH	OH	H	H	α_1，α_2
2. α_1－adrenocepter agonist					
phenylephrine	3—OH	OH	H	CH_3	α_1
methoxamine	2—OCH_3，5—OCH_3	OH	CH_3	H	α_1
metaraminol	3—OH	OH	CH_3	H	α_1，α_2
3. α、β adrenocepter agonist					
adrenaline	3—OH，4—OH	OH	H	CH_3	α、β
dopamine	3—OH，4—OH	H	H	H	α、β
ephedrine		OH	CH_3	CH_3	α、β
4. nonselective β－adrenocepter agonist					
isoprenaline	3—OH，4—OH	OH	H	$CH(CH_3)_2$	β_1，β_2

续表

5. β_1- adrenocepter agonist						
dobutamine	3—OH, 4—OH	H	H	(CH$_2$)$_2$—⟨◯⟩—OH / CH$_3$		β_1
6. β_2- adrenocepter agonist						
salbutamol	3—CH$_2$OH, 4—OH	OH	H	C(CH$_3$)$_3$		β_2

第二节 α受体激动药

去甲肾上腺素

【来源】 去甲肾上腺素(noradrenaline, norepinephrine)(NA)是哺乳类动物肾上腺素能神经末梢释放的主要神经递质,也可由肾上腺髓质少量分泌。药用的是人工合成品,化学性质不稳定,见光易失效,在中性尤其是在碱性溶液中迅速氧化变为粉红色乃至棕色而失效。在酸性溶液中较稳定,常用其重酒石酸盐。

【药理作用】 主要激动α受体,对心脏β_1受体也有较弱激动作用,但对β_2受体几无作用。

1. 血管 激动血管的α_1受体,使血管收缩。由于体内各部位血管的α_1肾上腺素受体的密度不同,小动脉和毛细血管前括约肌的α_1受体密度最高,故作用最强。而静脉和大动脉的α_1受体密度低,则作用较弱。具体表现为小动脉和小静脉收缩,以皮肤黏膜的血管收缩最明显,其次是对肾血管的收缩,脑、肝、肠系膜甚至骨骼肌的血管也都呈收缩反应,结果使外周阻力明显增加,器官血流量减少(图9-2)。

但是冠状血管呈舒张状态,主要是由于心脏兴奋,心肌的代谢产物(如腺苷)增加,从而直接舒张冠状血管所致;同时因血压升高,提高了冠状血管的灌注压力,也使得冠状血管血流量增加。另外,NA也可激动血管壁的肾上腺素能神经突触前膜α_2受体,反馈抑制神经递质的释放。

2. 心脏 激动心脏的β_1受体,但作用较 adrenaline 为弱,使心肌收缩性增强、心率加快、传导加速、心搏出量增加。但在整体情况下,由于血压急剧升高,反射性兴奋迷走神经,使得心率减慢。另外由于血管强烈收缩,总外周阻力增加,使心输出量不变或反而下降。剂量过大时,由于心脏的兴奋性和代谢率增加,也会引起心律失常,但较 adrenaline 少见。

3. 血压 静脉滴注小剂量的 NA 时,由于心脏兴奋,收缩压升高,此时血管收缩尚不明显,故舒张压升高不多而脉压加大。较大剂量时,因血管强烈收缩,外周阻力增加,致使收缩压和舒张压均明显升高,脉压变小,组织的灌流量也减少。

4. 其他 其他作用都不显著,对其他平滑肌作用较弱,但可使孕妇子宫收缩频率增加。对机体代谢的影响也较弱。只有在大剂量时,才出现血糖升高,这主要是 NA 只能激动α受体使肝糖原分解增加所致。对中枢的作用较 adrenaline 弱。

【临床应用】

1. 休克 NA 能够增加血管阻力,从而升高血压,因此可用于治疗早期休克,但目前已不占主要地位。主要用于各种休克早期血压骤降时,用小剂量 NA 短时间静滴,使收缩压维持在 12 kPa (90 mmHg)左右,以保证心、脑等重要器官的血液供应。还可用于休克等补足血容量后血压仍不能回升者或外周阻力明显降低及心排出量减少者,如心源性休克。但休克的关键是组织器官的微循环障碍和机体有效血容量下降,因此治疗的关键应是改善微循环和补足血容量。有人主张 NA 与α受体阻断药酚妥拉明(phentolamine)合用,以拮抗其收缩血管的作用,保留其β_1效应。

2. 上消化道出血 食管静脉扩张破裂出血及胃出血,可用 NA 1~3 mg,适当稀释后口服,在食管或胃内因局部作用收缩黏膜血管,而达到止血目的。

3. 药物中毒性低血压 CNS 抑制药中毒可引起低血压,静滴 NA,可使血压回升,维持于正常水平。特别是氯丙嗪中毒时应选用 NA,而不宜用 adrenaline。

【不良反应】

1. 局部组织缺血坏死　静脉滴注 NA 浓度过大、时间过长或药液漏出血管外，可使局部血管强烈收缩，引起局部缺血坏死。如发现滴注液外漏或注射部位皮肤苍白、疼痛，应立即停止注射，对原注射部位进行热敷，并用普鲁卡因（procaine）或 α 受体阻断剂 phentolamine 作局部浸润注射，以扩张血管，防止组织缺血坏死。

2. 急性肾功能衰竭　用 NA 时间过久或剂量过大均可使肾血管强烈收缩，肾血流减少，产生少尿、无尿和肾实质损伤。故用药期间尿量应至少保持在每小时 25 ml 以上，否则应立即减量或停用，必要时用甘露醇等脱水利尿。

【禁忌证】　高血压、动脉粥样硬化症、器质性心脏病、少尿、无尿、严重微循环障碍以及孕妇禁用。

间羟胺（metaraminol）　又名阿拉明（aramine），为人工合成品，化学性质较稳定，不易被 MAO 破坏，故作用较持久。

Metaraminol 主要激动 α 受体，对 $β_1$ 受体作用较弱。另外 metaraminol 也可被肾上腺素能神经末梢摄取，进入囊泡，通过置换作用使囊泡中的 NA 释放，间接发挥作用。短时间内连续应用，可因囊泡内 NA 减少，使效应逐渐减弱而产生快速耐受性，此时适当加用小剂量 NA 可恢复或增强其升压作用。

Metaraminol 的作用特点：收缩血管，升压作用比 NA 弱而持久；对肾血管收缩也较弱，但仍能明显减少肾血流量；对心脏略增强其收缩力，使休克患者的心输出量增加；对心率影响小，有时血压升高反射性地使心率减慢，很少引起心律失常；比去甲肾上腺素较少引起心悸和少尿等不良反应。

Metaraminol 可静脉滴注也可肌内注射，因此目前临床上作为 NA 的代用品，用于休克早期、手术后或脊椎麻醉后的休克。

去氧肾上腺素（phenylephrine）　或苯肾上腺素，又名新福林（neosynephrine），是人工合成品。主要与 α 受体结合，且对 $α_1$ 受体的作用强于 $α_2$ 受体。因此又称 $α_1$ 受体激动药。它不是 catecholamines 衍生物，因此不易被 COMT 和 MAO 代谢。

Phenylephrine 是一种血管收缩药，可以升高收缩压和舒张压。它对心脏本身没有效应，但当胃肠外给药时可引起反射性的心动过缓。它常被局部用于治疗鼻黏膜充血，在眼科滴剂用于散瞳。该药被用于升高血压，终止室上性心动过速。大剂量时可引起高血压性头痛和心律失常。

甲氧明（methoxamine）　亦为人工合成品，主要与 α 受体相结合，而且对 $α_1$ 受体的作用优于 $α_2$ 受体。Methoxamine 通过激动动脉 $α_1$ 受体，引起血管收缩，而升高血压，这将引起总外周阻力增加。基于它对迷走神经的作用，Methoxamine 在临床上用于减少室上性心动过速的发作。它也被用于缓解外科手术氟烷麻醉时出现的低血压。与大部分其他的拟肾上腺素药物相比，methoxamine 并不触发一般麻醉药诱发的心律不齐。不良反应包括高血压性头痛和呕吐。

第三节　α，β 受体激动药

肾 上 腺 素

【来源】　肾上腺素（adrenaline，Adr，epinephrine）是肾上腺髓质的主要的神经递质，药用的 adrenaline 是从家畜肾上腺中提取或由人工合成。化学性质不稳定，见光易失效。在中性尤其是碱性溶液中，易氧化变色而失去活性。

【药理作用】　Adrenaline 对 α 和 β 受体均有强大的激动作用，主要表现为兴奋心血管系统、抑制支气管平滑肌兴奋和促进分解代谢等。

1. 心脏　Adrenaline 主要激动心肌、传导系统和窦房结的 $β_1$ 受体，从而使心肌收缩力加强、传导加速、心率加快、心输出量增加。Adrenaline 又能舒张冠状血管，改善心肌的血液供应，且作用迅速。但在提高心脏兴奋性和自律性的同时，心肌耗氧量也显著增加，尤其当患者处于心力衰竭、心肌缺氧时，或剂量过大、静脉注射过快时，均可引起心律失常，出现早搏，心动过速甚至引起心室纤颤。

2. 血管　Adrenaline 激动不同部位血管的 $α_1$ 受体产生收缩血管效应，具体表现为皮肤黏膜收缩最为强烈，内脏血管，尤其是肾血管也显著收缩，对脑和肺血管收缩微弱，有时由于血压升高而被动地舒张。同时 adrenaline 激动不同部位的 $β_2$ 受体产生舒张血管效应，肝脏和骨骼肌血管以 $β_2$ 受体为主，呈现舒张反应。对冠状血管，adrenaline 激动 $β_2$ 受体扩张、冠状血管以及心肌的代谢产物腺苷等均可使冠状血管舒张，血流量增加。

3. 血压　Adrenaline 对血压的影响常因剂量和给药途径不同而不同。皮下注射治疗量（0.5~1 mg）或低浓度静脉滴注时，由于心脏兴奋，心输出量增加，出现收缩压升高，但又因骨骼肌血管舒张对血压的影响抵消或超过皮肤黏膜血管收缩作用的影响，故舒张压不变或下降，脉压加大，此时身体各部位血液重新分配，以适应紧急状态下机体应激的需要。当大剂量静脉注射时，除心脏强烈兴奋外，血管平滑肌 α_1 受体激动占优势，特别是皮肤黏膜和肾脏血管等显著收缩，使舒张压和收缩压均上升。当升压作用消失后，常随之出现微弱的降压效应，这可能是 β_2 受体激动的表现。如事先给予 α 受体阻断药 phentolamine 等，再给 adrenaline，升压不出现，翻转为降压。

4. 平滑肌　激动支气管平滑肌细胞膜上的 β_2 受体，产生强大舒张作用。同时它还能收缩支气管黏膜血管，降低毛细血管的通透性，从而减轻黏膜水肿。此外 adrenaline 还能抑制肥大细胞释放组胺等过敏性介质，可缓解支气管哮喘。激动胃肠平滑肌的 β_1 受体使其张力降低，自发性收缩频率和幅度减少。对子宫平滑肌的作用与性周期、子宫充盈状态和给药剂量有关，妊娠末期能抑制子宫张力和收缩。另外其 β 激动作用还可使膀胱逼尿肌舒张，α 受体激动作用使三角肌和括约肌收缩，由此可引起排尿困难和尿潴留。

5. 代谢　Adrenaline 能提高机体代谢率，在治疗剂量下，可使耗氧量增加 20%~30%。由于 adrenaline 能够抑制胰岛素（insulin）分泌（α_2 效应），增加胰高血糖素分泌（β_2 效应），使肝糖原和肌糖原分解和糖异生，同时尚具降低外周组织对葡萄糖摄取的作用，因此具有明显的升血糖作用。Adrenaline 通过激动脂肪组织 β 受体而发生脂肪分解，机制为受体的激动活化腺苷环化酶，从而提高环磷酸腺苷水平，而后者又激动激素敏感性酯酶，进而水解三酰基甘油生成自由脂肪酸和甘油。

【临床应用】

1. 过敏性休克　Adrenaline 激动 α_1 受体，收缩小动脉和毛细血管前括约肌，降低后者通透性，激动 β_1 受体可改善心脏功能，缓解支气管痉挛，减少过敏介质释放，扩张冠状动脉，因此可迅速缓解过敏性休克的临床症状，挽救患者的生命，因此为治疗过敏性休克的首选药物。一般肌内或皮下注射给药，危急时也可用生理盐水稀释后缓慢静脉注射，但必须控制注射速度和用量，以免引起血压剧升及心律失常等不良反应。

2. 心脏骤停　各种原因所致的心脏骤停，在有效的心脏按压、人工呼吸和纠正酸中毒的同时，可用 adrenaline 0.25~0.5 mg 心内注射。对电击所致的心脏骤停也可用 adrenaline 配合心脏除颤器或利多卡因等除颤，一般采用心室内注射给药。

3. 支气管哮喘急性发作　Adrenaline 是呼吸道急性病变中应用最多的主要药物，能迅速缓解哮喘所引起的支气管平滑肌痉挛性收缩，使患者的潮气量增加，肺部通气得到改善。因此在急性支气管哮喘中，adrenaline 是首选药物。皮下注射给药几分钟后，潮气量即可大大增加，随后几小时可重复用药。在临床上，选择性的 β_2 激动剂，例如博利康尼（特布他林）在哮喘的慢性治疗中应用较多，因为它的效应期较长，而心血管激动效应较小。

4. 与局麻药配伍及局部止血　局部麻醉药常含有 1∶100 000 的 adrenaline，它可使局麻药注射部位的周围血管收缩，延缓局麻药的吸收，延长作用时间，减少吸收中毒的发生。Adrenaline 的 1∶100 000 的稀溶液也用于收缩黏膜血管，以控制毛细血管的渗漏。

5. 青光眼　在眼科，2% 的 adrenaline 可以局部用于治疗开角型青光眼以降低眼内压。它收缩睫状体血管从而减少房水生成。

【不良反应】

1. CNS 紊乱　Adrenaline 可以引起中枢神经系统的不良效应如：焦虑、恐惧、不安、头痛及颤抖。

2. 脑出血　剂量过大时由于 α 受体兴奋过强，可以引起显著血压升高，有导致脑出血的危险。

3. 心律失常　当 β_1 受体兴奋过强时，可使心肌耗氧量增加，能引起心肌缺血和心律失常，甚至心室纤颤，特别是在患者减少洋地黄药物用量时。

4. 肺水肿　Adrenaline 可以引起肺水肿。

【禁忌证】　禁用于高血压、脑动脉硬化、器质性心脏病、甲状腺功能亢进症、糖尿病等患者。

多 巴 胺

多巴胺（dopamine，DA）是 NA 生物合成的前体，存在于外周肾上腺素能神经纤维、神经节和中枢神经系统的某些部位，也是多巴胺能神经的神经递质。药用的是人工合成品。

【药理作用】　Dopamine 能激动 α 和 β 受体以及多巴胺（D）受体。

1. 心脏　Dopamine 激动心脏 β_1 受体，还能促进肾上腺素能神经释放 norepinephrine，使心肌收缩力加强，心输出量增加。一般剂量对心率无明显影响,大剂量则可加快心率。与 adrenaline 比较,其加强心肌收缩力较弱,但比 norepinephrine 强,且较少引起心悸和心律失常。

2. 血管和血压　Dopamine 低浓度(每分钟 10 μg/kg)时主要与位于肾脏、肠系膜和冠脉的多巴胺受体(D_1)结合,而导致血管舒张。高浓度(每分钟 20 μg/kg)时,作用于心脏 $β_1$ 受体,可增加收缩压和脉压,但对舒张压无明显影响或轻微增加。由于心排出量增加,而肾和肠系膜血管阻力下降,其他血管阻力基本不变,故总外周阻力变化不大(图 9-2)。但大剂量时也可产生血管收缩,外周阻力增加,这一效应可被 α 受体阻断药所对抗,说明是其激动 α 受体的结果。

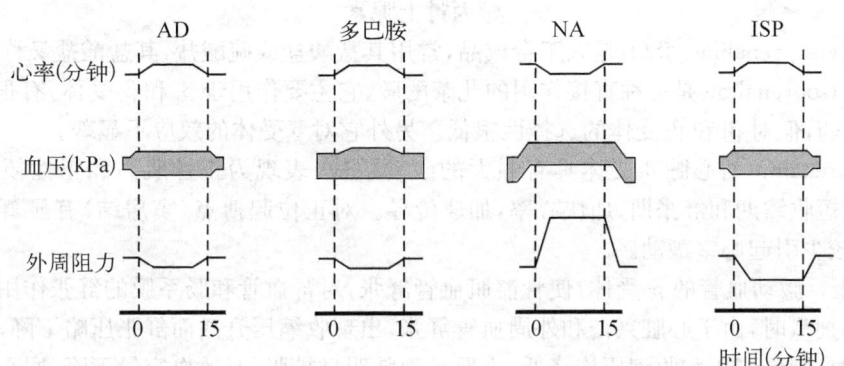

图 9-2　去甲肾上腺素、肾上腺素、异丙肾上腺素和多巴胺对心血管系统功能的影响

3. 肾脏　Dopamine 激动肾血管 D_1 受体,使血管舒张,肾血流量、肾小球滤过率和钠的排出量增加。α 和 β 受体阻滞剂不影响这些效应。同时 dopamine 具有排钠利尿作用,可能是 dopamine 直接对肾小管 D_1 受体的作用。大剂量时则兴奋肾血管 $α_1$ 受体,引起肾血管收缩,肾血流量减少。

【临床应用】　Dopamine 主要用于多种原因引起的休克,尤其对伴有心收缩功能低下与尿量减少而血容量已补足的休克患者疗效较好。此外,与利尿药合用于急性肾功能衰竭,可增加肾小球滤过率从而引起排钠利尿,血中非蛋白氮含量下降。也可用于急性心功能不全,可改善其血流动力学,但要注意用量。

【不良反应】　一般较轻,偶见恶心、呕吐。但如用量过大或滴注太快时,可出现心动过速、心律失常和肾血管收缩而致肾功能下降等。由于 dopamine 的 $t_{1/2}$ 仅为 1~2 min,如能及时减慢滴速和停药,上述症状即可消失,必要时可用 phentolamine 对抗。

麻 黄 碱

麻黄碱(ephedrine)是从中药麻黄中提取的一种生物碱。两千年前的《神农本草经》即有记载麻黄能"止咳逆上气"。麻黄碱现已能人工合成,药用的为其左旋体和消旋体。

【药理作用】　麻黄碱能激动 α 和 β 受体,另外它还能促进肾上腺素能神经释放 NA 而发挥间接作用。

1. 心血管　Ephedrine 激动心脏 $β_1$ 受体,使心肌收缩力加强,心输出量增加。由于血压升高,反射性兴奋迷走神经,可使心率减慢,可抵消它直接加速心率的作用,故在整体情况下,心率变化不大。Ephedrine 使皮肤和内脏血管收缩,而骨骼肌、冠状血管和脑血管则舒张,故收缩压升高比舒张压明显,而脉压增大。Ephedrine 的升压作用缓慢,作用可维持 3~6 小时。

2. 支气管　舒张支气管平滑肌,但比 adrenaline 或 isoprenaline 作用弱。Ephedrine 起效缓慢,作用较弱,但是维持时间较长。

3. 中枢神经系统　Ephedrine 具有较显著的中枢兴奋作用,较大剂量可兴奋大脑和皮层下中枢,引起精神兴奋、不安和失眠等。

4. 快速耐受性　短期内反复应用 ephedrine,其作用逐渐减弱,称为快速耐受性(tachyphylaxis),亦称脱敏(desensitization)。停药数小时即可恢复。每日用药如不超过 3 次,快速耐受性一般不明显。

【临床应用】

1. 支气管哮喘　Ephedrine 预防性给药可用于慢性治疗哮喘,阻止其发作,但对于急性发作和严重哮喘效果较差。

2. 鼻充血　用 0.5%~1% 溶液滴鼻可明显改善黏膜肿胀,消除鼻黏膜充血引起的鼻塞。

3. 升高血压　可用于防治硬脑膜外和蛛网膜下腔麻醉等引起的低血压。

4. 用于缓解荨麻疹和血管神经性水肿的皮肤黏膜症状。

【不良反应及禁忌证】 由于对中枢的兴奋作用可出现兴奋不安和失眠等，晚间服用时宜加用镇静催眠药以防止失眠。禁忌证同 adrenaline。

第四节 β受体激动药

异丙肾上腺素

异丙肾上腺素(isoprenaline, ISO)是人工合成品，常用其盐酸盐或硫酸盐，其盐酸盐又称喘息定。

【药理作用】 Isoprenaline 是一种直接作用的儿茶酚胺，它主要作用于 $β_1$ 和 $β_2$ 受体，有很强的激动作用，为经典的 β 受体激动药，但对 $β_1$ 和 $β_2$ 受体的选择性很低。另外它对 α 受体的效应不显著。

1. 心脏 Isoprenaline 对心脏 $β_1$ 受体具有强大的激动效应，表现为正性肌力和正性频率作用，且效应比 adrenaline 强，可缩短收缩期和舒张期，加快心率，加速传导。对正位起搏点（窦房结）有显著的兴奋作用，也能引起心律失常，但较少引起心室颤动。

2. 血管和血压 激动血管的 $β_2$ 受体，使骨骼肌血管舒张，对肾血管和肠系膜的舒张作用较弱，对冠状血管也有舒张作用。小剂量时，由于心脏兴奋和外周血管舒张，出现收缩压升高而舒张压略下降，脉压增大，冠脉流量增大；较大剂量时，则舒张压和收缩压均降低，主要是静脉明显扩张，有效血容量下降，回心血容量减少，而致血压下降，由于冠脉灌注压降低，冠脉有效血流量不增加。

3. 支气管 Isoprenaline 激动支气管平滑肌上的 $β_2$ 受体，迅速使平滑肌舒张，缓解支气管痉挛，且其效应比 adrenaline 强；也能抑制组胺等过敏介质的释放，但对支气管黏膜血管无收缩作用，故消除黏膜水肿作用比 adrenaline 差。

4. 其他 通过激动 β 受体，可以促进脂肪分解，升高血糖，也能增加组织的耗氧量。且与 adrenaline 相比，二者升高血中游离脂肪酸的作用相似，而升高血糖作用本品较弱。另外它还有微弱的中枢兴奋作用。

【临床应用】

1. 支气管哮喘 舌下或气雾剂吸入给药均能迅速控制支气管哮喘急性发作，疗效快而强，可持续 1 小时左右，但长期反复应用易产生耐受性。

2. 房室传导阻滞 可用于治疗 Ⅱ、Ⅲ 度房室传导阻滞，常采用舌下给药。而对完全性传导阻滞者可以静脉滴注，并根据心率调整滴注速度，使心率维持在 60~70 次/分钟左右。

3. 心脏骤停 适用于心室自身节律缓慢、高度房室传导阻滞或窦房结功能衰竭并发的心脏骤停。常与 NA 或 metaraminol 合用，作心室内注射，以减弱周围血管扩张，提高冠脉灌注压。

4. 休克 一般适用于血容量已补足而心输出量较低、外周阻力较高的休克患者，以增加心输出量和扩张外周血管。

【不良反应和禁忌证】 可以引起心悸、低血压伴有头晕等。在用药过程中应控制心率。对于支气管哮喘患者，已具缺氧状态者，如剂量过大，可加重心肌耗氧量，易引起心律失常，出现心动过速甚至室颤而死亡。Isoprenaline 禁用于冠心病、心肌炎和甲状腺功能亢进患者。

多巴酚丁胺

多巴酚丁胺(dobutamine)为人工合成品，以消旋体的形式存在，化学结构和体内过程与多巴胺相似。口服吸收无效，一般采用静脉滴注给药。

【药理作用】 Dobutamine 是含有左旋 dobutamine 和右旋 dobutamine 的消旋体，其中前者激动 $α_1$ 受体，后者阻断 $α_1$ 受体。两者都激动 β 受体，但后者激动效应是前者的 10 倍，且对 $β_1$ 受体的激动效应强于 $β_2$ 受体。Dobutamine 是两者效应的综合表现，即主要激动 $β_1$ 受体，对 α 受体仅有微弱的激动效应，对 dopamine 受体无作用。

由于激动心脏 $β_1$ 受体，产生正性肌力和正性频率作用，与 isoprenaline 比较，其正性肌力作用比正性频率作用显著。能增加心排出量，而很少增加心肌耗氧量，也较少引起心动过速。但在静滴速度过大或浓度过高时（超过 20 μg/kg），则可致心率加快。

【临床应用】 主要用于心肌梗死并发的心力衰竭和心脏手术后心排出量降低的休克，可增加心输出量而不影响或较少影响心率。这一点要优于其他交感神经药物。但连续应用可产生快速耐受性。

【不良反应和禁忌证】 可以引起心动过速、室性早搏、血压上升,其他可见恶心、头痛、胸痛、气短等。另外在心肌梗死患者由于该药可致心肌耗氧量增多,偶见梗死面积增加,应引起重视。由于能增加房室传导速度,心房纤颤和心室颤动患者禁用,梗阻型肥厚性心脏病患者也禁用。

附:β₂受体激动药

奥西那林(metaproterenol) 化学结构与 isoprenaline 相似,但是它不是一种 catecholamines,也不被 COMT 甲基化。它可以口服或吸入给药,该药主要选择性作用于 β₂ 受体,因而对心脏的效应较小。Metaproterenol 舒张细支气管,提高呼吸道功能。该药作为一种支气管扩张剂用于治疗哮喘和支气管痉挛。

特布他林(terbutaline) 亦称博利康尼,是一种 β₂ 受体激动剂,选择性高于 metaproterenol,而且效应期较长。Terbutaline 可以口服或皮下给药。它可以作为支气管扩张剂使用,并且在早产时可减轻子宫收缩。

舒喘灵(albuterol) 亦称沙丁胺醇,是一种选择性的 β₂ 受体激动剂,特征与 terbutaline 相似。该药作为一种吸入剂被广泛用来减轻支气管痉挛。

思考题:1. 去甲肾上腺素和肾上腺素的主要临床应用有哪些?
2. 简述多巴胺的主要药理作用特点和临床应用。
3. 简述麻黄碱的主要临床应用。
4. 试比较肾上腺素与异丙基肾上腺素对支气管作用的异同。

(董 志)

第十章
肾上腺素受体阻断药

学习目标：1. 掌握α受体阻断药酚妥拉明的药理作用、作用机制、用途及不良反应。
2. 掌握β受体阻断药普萘洛尔的药理作用、作用机制、用途及不良反应。

Chapter 10 Adrenergic Antagonists

Adrenergic antagonist reduced the effect of sympathetic nerve stimulation and exogenous agonists, such as isoproterenol. Most often the receptor antagonists are divided into α-receptor antagonists and β-receptor antagonists.

Almost all of these agents are competitive antagonists in their interactions with either α- or β-adrenergic receptors; one exception is phenoxybenzamine, an irreversible antagonist that binds covalently to α-adrenergic receptors.

Most of α-receptor antagonists allow vasodilation and, thus, decrease blood pressure. This is particularly true when the sympathetic system is firing. The sympathetic nervous system is more active in maintaining blood pressure when a person is standing than lying down. This is why α-blockade results in a greater decrease in blood pressure in the standing position. This effect is called postural hypotension.

The side effects of the α-blockers are directly related to their α-blocking activity. The most common of these effects are postural hypotension and tachycardia.

The actions of β-blockers on blood pressure are complex. Chronic administration of β-blockers will, however, decrease blood pressure in people with high blood pressure. The β-blockers have widespread use in management of cardiac arrhythmias, angina, and hypertension. β-blockers are also used in the treatment of hyperthyroidism, glaucoma, migraines, and anxiety.

β_1 selective antagonists are often referred to as cardio selective.

The adverse effects of these drugs are, for the most part, directly related to their β-blocking abilities. The β-blockers can cause bronchoconstriction and decreased heart rate and cardiac output.

Some β-blockers are said to have intrinsic sympathomimetic activity. This means they have partial agonist activity, even though they classified as β-blockers.

肾上腺素受体阻断药(adrenoceptor blocking drugs)也称肾上腺素受体拮抗剂(adrenoceptor antagonists)，与肾上腺素受体结合后，本身不产生或很少产生拟肾上腺素作用，却能阻断去甲肾上腺素能神经递质或外源性拟肾上腺素药物与受体结合，从而产生拮抗作用。除酚苄明呈非竞争性拮抗机制外，大多数肾上腺素受体阻断药是通过竞争性拮抗作用，对交感神经末梢所支配器官的生理功能产生影响。

根据所阻断的受体不同，可将此类药物分为α受体阻断药和β受体阻断药。

第一节 α肾上腺素受体阻断药

α肾上腺素受体(α受体)介导内源性儿茶酚胺体内多种重要功能。α受体阻断药可使外周血管阻力下降，使血压下降。降低血压的作用强度取决于患者用药时的交感神经张力，对卧位时的作用比立位时弱，降低血压的作用在血容量较低时更加明显。α_1受体阻断引起血压下降可引起反射性地导致心率加快、心排出量增加及水钠潴留等。还可产生一些与阻断受体无关的其他药理作用

根据 α 受体阻断药对 α_1、α_2 受体亲和力的不同,可将其分为三类:

1. α_1、α_2受体阻断药　既可以阻断 α_1 受体,也可以阻断 α_2 受体,如酚妥拉明、酚苄明。
2. α_1受体阻断药　选择性阻断 α_1 受体,如哌唑嗪。
3. α_2受体阻断药　选择性阻断 α_2 受体,如育亨宾。

一、α_1、α_2受体阻断药

酚妥拉明

酚妥拉明(phentolamine)又称立其丁(regitine),为咪唑啉衍生物。酚妥拉明与受体结合力弱,容易解离,故作用维持时间短,属短效类竞争性 α 受体阻断药。

【药理作用】　酚妥拉明与受体结合力弱,容易解离,故作用维持时间短,属短效类竞争性 α 受体阻断药。

1. 心血管系统　Phentolamine 阻断 α_1 受体,使小动脉、阻力血管和静脉扩张,外周阻力降低,血压下降。降低程度与机体的交感张力有关,卧位时的降压程度较直立位为小。同时可兴奋心脏,加强心肌收缩力,心率加快,心输出量增加。对心脏的兴奋作用主要有两个原因:① 血管扩张、血压下降,反射性地兴奋心脏;② 阻断交感神经末梢突触前膜 α_2 受体,促进去甲肾上腺素释放,激动心脏 β_1 受体所致,有时还可导致心律失常。

Phentolamine 等 α_1 受体阻断药可以改变拟交感类药物的升压作用,其效应与所用不同的肾上腺素受体激动药有关。Phentolamine 可取消去氧肾上腺素的升压反应,可以部分阻断去甲肾上腺素所致升高血压作用,使肾上腺素的升压作用翻转为降压作用,称为"肾上腺素作用翻转"(adrenaline reversal)。主要原因是此时 α_1 受体被阻断,α_1 受体兴奋收缩血管的作用被取消,充分表现出激动 β_2 受体的血管扩张效应。

2. 其他作用　Phentolamine 还可以兴奋胃肠道平滑肌,增加胃酸分泌。其兴奋胃肠道平滑肌的作用可被阿托品所阻断,它也能阻断 5-HT 受体,促进肥大细胞释放组胺。

【体内过程】　口服吸收差,生物利用度低,口服效果仅为注射给药的 20% 左右,故主要采用注射给药。肌内注射作用维持 30~45 分钟,静脉注射后 2~5 分钟起效。大部分以无活性代谢产物从尿中排泄。

【临床应用】

1. 治疗外周血管痉挛性疾病　如肢端动脉痉挛性疾病,血栓闭塞性脉管炎等。
2. 肾上腺嗜铬细胞瘤的鉴别诊断,以及其后期骤发高血压危象的控制和手术前的准备能使嗜铬细胞瘤所致的高血压下降。作鉴别诊断实验时,有产生严重低血压的危险性,应特别慎重。
3. 静脉滴注去甲肾上腺素发生外漏时　可用 phentolamine 作局部皮下浸润注射,阻断其强烈的 α_1 效应,防止局部组织缺血坏死。
4. 抗休克　Phentolamine 能扩张外周血管,降低外周血管阻力,增加心输出量,改善机体重要器官的血流灌注,解除微循环障碍。尤其是本药能降低肺血管阻力,对肺水肿有较好的治疗作用。但使用本药抗休克治疗前必须先补足血容量。临床上可将 phentolamine 与去甲肾上腺素联合应用,以对抗去甲肾上腺素强烈的 α 受体效应,使血管收缩作用不致过分强烈,而对心脏的兴奋作用协同,激动 β_2 受体,使心肌收缩力增加,心输出量增多,从而提高抗休克的疗效。适用于感染性、心源性和神经源性休克。
5. 急性心肌梗死和顽固性充血性心力衰竭　Phentolamine 扩张外周动脉和静脉血管、降低外周血管阻力,可以显著减轻左心室的前后负荷,降低左心室舒张末期充盈压,使心功能不全的症状和体征得以改善。
6. 其他　Phentolamine 还可以用于治疗男性勃起功能障碍(阳痿)。

【不良反应】　主要为 α 受体阻断后引起的体位性低血压和心动过速。心律失常、心绞痛等也有发生。其他尚有恶心、腹痛、乏力、头晕、鼻塞等,可诱发或加剧消化性溃疡。冠心病、胃十二指肠溃疡患者慎用。

酚苄明

酚苄明(phenoxylbenzamine)又称苯苄胺(dibenzyline),化学结构为氯化烷基胺。

【药理作用及作用机制】　为长效非竞争性 α 受体阻断药,对 α_1、α_2 受体均有阻断作用,能扩张外周小动脉和小静脉,降低外周血管阻力,使血压下降。反射性引起心率加快,心输出量增加。Phenoxylbenzamine 阻断突触前膜 α_2 受体,可促进去甲肾上腺素释放,并能抑制神经元和非神经元组织对儿茶酚胺的摄取,使心率加快更为明显。

Phenoxylbenzamine 对正常静卧位时的血压影响较小;当患者血容量减少或直立体位时,机体有代偿性交感

兴奋性血管收缩,此时 phenoxylbenzamine 阻断 α 受体,使血压显著下降。较大剂量有抗组胺、抗 5-HT 作用。

Phenoxylbenzamine 进入体内后,分子中的氯乙胺基环化形成乙撑亚胺基,能与 α 受体产生共价键结合,难以解离,因此作用缓慢而持久。但是影响药物作用时间,不仅取决于药物,同时与 α 受体合成的速度也有关。靶细胞表面 α 受体恢复至正常需若干天;在血管平滑肌尚有所谓"储备"受体存在,这些都会影响药物效应。

【临床应用】
1. 治疗外周血管血管痉挛性疾病。
2. 抗休克　主要用于感染性休克的治疗。
3. 用于肾上腺嗜铬细胞瘤术前准备或不能施行手术的患者　以控制过量儿茶酚胺释放引起的严重高血压。
4. 治疗良性前列腺增生　用于前列腺增生所引起的阻塞性排尿困难,可以显著改善症状。其作用可能与阻断前列腺、膀胱等部位 α_1 受体有关。

【不良反应】　常见有体位性低血压、心悸、心律失常、鼻塞等;口服可致恶心呕吐、思睡乏力、口干。静脉注射必须缓慢给药,严密监测血压等。

妥拉唑林(tolazoline)　与 phentolamine 相似,也属咪唑啉类、短效 α 受体阻断药。对 α_1、α_2 受体均有阻断作用,与 phentolamine 相似,但较弱。拟胆碱作用较强,能兴奋胃肠道平滑肌,可促进胃酸、肠液、唾液腺、泪腺、汗腺等分泌。其降压作用不稳定。妥拉唑林口服吸收较好,肌内注射吸收更为迅速。主要以原形经肾排出。有报道在新生儿的 $t_{1/2}$ 为 3~10 小时。

临床上主要用于血管痉挛性疾病,如肢端动脉痉挛、闭塞性血栓静脉炎等的治疗。不良反应与 phentolamine 相似,但发生率较高。

二、选择性 α_1 受体阻断药

选择性 α_1 受体阻断药具有哌嗪喹唑啉结构。对 α_1 受体亲和力大于对 α_2 受体的 1 000 倍以上。主要治疗高血压。现用于临床的药物有哌唑嗪(prazosin)、特拉唑嗪(terazosin),多沙唑嗪(doxazosin)等。

哌 唑 嗪

哌唑嗪(prazosin)是选择性 α_1 受体阻断药。

【药理作用】　通过阻断小动脉、静脉 α_1 受体,使血管扩张,外周阻力下降,回心血量减少。治疗剂量不阻断 α_2 受体,故不促进去甲肾上腺素释放。此外 prazosin 降低心脏前负荷,心排血量不增加。与其他扩血管药物不同,本药对心率影响较小。尚可松弛由 α_1 受体介导的膀胱颈部、前列腺囊和前列腺尿道平滑肌收缩,改善良性前列腺增生出现的排尿困难,膀胱底部 α_1 受体较少,故对膀胱收缩影响较小。有报道在前列腺部位主要是 α_{1A} 受体。

【体内过程】　口服吸收良好,生物利用度约 50%~70%,1~3 小时血浓达峰值。血浆蛋白结合率高,仅约 5% 以游离形式存在。在肝脏广泛代谢,5%~11% 以原形经肾排出。$t_{1/2}$ 约 2~3 小时。药物作用时间持续 4~6 小时。

【临床应用】　可用于治疗高血压。对良性前列肥大患者,可降低排尿阻力,缓解尿道阻塞症状。因能降低心脏前、后负荷,可用于抗慢性心功能不全。

【不良反应】　首次用药可致严重低血压、晕厥、心悸等,称为"首剂效应",多在首次用药 30~90 分钟发生。对伴有肝、肾功能不良及老龄患者更需谨慎。与利尿药或其他抗高血压药合用,可加剧本药的降压效果。其他不良反应有眩晕、嗜睡、头痛、乏力等,减量或持续用药,上述症状可减轻。

特拉唑嗪(terazosin)　化学结构与 prazosin 相似,作用较 prazosin 稍弱,主要区别在其药动学特点。其水溶性高,生物利用度 >90%,血药浓度达峰时间为 1 小时,消除 $t_{1/2}$ 约 12 小时,作用时间可持续 18 小时以上。临床应用与不良反应与 prazosin 相似。

多沙唑嗪(doxazosin)　化学结构与 prazosin 相似,对 α_1 受体也具有高度亲和力。口服后,约 2~3 小时血药浓度达峰值。生物利用度约 65%。主要经肝脏代谢,有肝肠循环。$t_{1/2}$ 约 10~20 小时,作用持续时间 36 小时。其血流动力学性质、临床应用与不良反应同 prazosin。

三、选择性 α_2 受体阻断药

育亨宾(yohimbine)　属吲哚烷基胺生物碱。对 α_2 受体有选择性、竞争性阻断作用。进入中枢神经系统后引起血压上升,心率加快,产生与 α_2 受体激动药可乐定相反的作用,yohimbine 也属 5-HT 阻断药。可用于治疗男性性功能障碍。

第二节 β肾上腺素受体阻断药

β受体阻断药拮抗去甲肾上腺素能神经递质或肾上腺素受体激动药对β受体的作用,产生β受体阻断效应。在临床上应用的β受体阻断药大都是竞争性的。临床上主要用以治疗高血压、心绞痛、心肌梗死、某些心律失常和青光眼,也可用于预防偏头痛等。普萘洛尔(propranolol)是这类药物的典型代表。

【β受体阻断药分类】 根据对受体的选择性,药物可分为:

1类 $β_1$、$β_2$受体阻断药(非选择性β受体阻断药)。

1A类 无内在拟交感活性的β受体阻断药,如普萘洛尔(propranolol)、噻吗洛尔(timolol)等。

1B类 有内在拟交感活性的β受体阻断药,如吲哚洛尔(pindolol)等。

2类 选择性$β_1$受体阻断药(心脏选择性β受体阻断药) 对心脏$β_1$受体选择性较高,对$β_2$受体的选择性较低。

2A类 无内在拟交感活性的$β_1$受体阻断药,如阿替洛尔(atenolol)、美托洛尔(metoprolol)等。

2B类 有内在拟交感活性的$β_1$受体阻断药,如醋丁洛尔(acebutolol)等。

3类 α、β受体阻断药,如拉贝洛尔(labetalol)等。

【药理作用】 β受体阻断药的主要药理作用都与其β受体阻断作用有关,部分药物尚有其他药理作用如内在拟交感活性、膜稳定作用和抑制血小板聚集作用等。

1. β受体阻断作用 是β受体阻断药的主要药理作用。本类药物对β受体有高度的亲和力,与β受体结合后,通过竞争性拮抗作用,阻断β受体对心血管、支气管平滑肌的效应。

(1) 心血管系统 阻断心血管系统的$β_1$受体,减弱或取消儿茶酚胺对$β_1$受体的激动作用,使心率减慢,心肌收缩力减弱,心输出量减少,血压稍有下降。此作用在机体交感神经张力比较高如运动、应激状态时更加明显。短期用药,心排血量降低,外周阻力增加,外周血管阻力反射性增高,这是因为阻断血管$β_2$受体以及代偿性交感神经反射,使血管α受体活性增加的结果。持续用药,总外周阻力降低,产生降压作用。

β受体阻断药可减慢窦房结节律,延缓心房和房室结的传导,延长房室结有效不应期。部分β受体阻断药有奎尼丁样作用(膜稳定作用),但在治疗剂量时这种作用不明显。因此这一作用与其抗心律失常的关系不大。

β受体阻断药使心率减慢,心肌收缩力减弱,使心肌耗氧量明显降低,但同时因抑制心肌收缩而增大心室容积,延长射血时间,又相对增加心肌耗氧量,净效应是改善心肌供氧与需氧之间的关系,使心绞痛患者运动耐量增加。

β受体阻断药对高血压患者有降压作用,其降压机制可能与其阻断肾小球旁器细胞$β_1$受体,抑制肾素释放有关。

(2) 收缩支气管平滑肌 β受体阻断药对正常人肺功能影响较小,而对支气管哮喘或慢性阻塞性肺部疾患者有较明显的作用。β受体阻断药阻断支气管平滑肌细胞膜上的$β_2$受体,使支气管平滑肌收缩,增加呼吸道阻力,常可诱发或加重哮喘的急性发作甚至产生哮喘持续状态,严重时可危及生命。选择性$β_1$受体阻断药或有内在拟交感活性的β受体阻断药增加气道阻力的作用比propranolol小,但用药仍需十分谨慎,并严密观察。

(3) 影响代谢 β受体阻断药可以影响机体的糖代谢和脂肪代谢。肝糖原分解与激动$α_1$和$β_2$受体有关。当β受体阻断药与α受体阻断药合用时,可拮抗肾上腺素的升高血糖作用。Propranolol不影响正常人的血糖水平,也不影响胰岛素降血糖作用,但能延缓用胰岛素后血糖水平的恢复,这可能由于其抑制了低血糖引起儿茶酚胺释放所致的糖原分解。

(4) 减少肾素分泌 β受体阻断药可以阻断肾小球球旁细胞的$β_1$,抑制肾素的分泌。肾素分泌的减少,使肾素-血管紧张素-醛固酮系统对机体的水盐电解质平衡和血压的调节作用减弱,这可能是β受体阻断药抗高血压的主要原因之一。

2. 内在拟交感活性 有些β受体阻断药具有部分激动药(partial agonists)的受体动力学特征。它们除有阻断β受体作用外,尚对β受体有部分激动作用,称为内在拟交感活性(intrinsic sympathomimetic activity,ISA)。通常情况下,ISA的作用较弱,常被强大的β受体阻断作用所掩盖。ISA作用较强的药物抑制心肌收缩力,减慢心率和收缩支气管作用较不具有ISA的药物为弱。

3. 膜稳定作用 较多的β受体阻断药可降低细胞膜对离子的通透性,具有奎尼丁(quinidine)和局麻药样的膜稳定作用(membrane-stabilizing activity),即具有奎尼丁样作用(guinidine-like effects)。由于这一作用常常在高浓度时产生,在常用剂量下其意义不大,故一般认为膜稳定作用与β受体阻断药的治疗作用基本无关。

4. 其他　某些β受体阻断药可减少儿茶酚胺引起的震颤,抗血小板聚集作用和减少房水形成而降低眼内压。

β受体阻断药的药效特性比较,见表10-1。

表10-1　β受体阻断药的药效特性的比较

药物	选择性	部分激动活性	作用强度[①]	膜稳定作用
Ⅰ类　β_1,β_2受体阻断药				
Ⅰa　无内在拟交感活性类				
普萘洛尔(propranolol　心得安)	－	－	1	＋
噻吗洛尔(timolol　噻吗心安)	－	－	6～100	－
纳多洛尔(nadolol　羟萘心安)	－	－	2～4	－
索他洛尔(sotalol　甲磺胺心定)	－	－	0.1～0.33	－
布拉洛尔(bupranolol　氯甲苯心安)	－	－	1	＋
Ⅰb　有内在拟交感活性类				
二氯异丙肾上腺素(dichloroisoprenaline)	－	＋＋＋	0.1	
吲哚洛尔(pindolol　心得静)	－	＋＋	6～15	＋
氧烯洛尔(oxprenolol　心得平)	－	＋	2	＋
阿普洛尔(alprenolol　心得舒)	－	＋	0.33	＋
莫普洛尔(moprolol　甲氧苯心安)	－	＋	1	
托利洛尔(toliprolol　甲苯心安)	－	＋	1	
卡波洛尔(carbonolol　喹诺酮心安)	－	＋	10	
硝苯洛尔(nifenalol　硝苯心定)	－	＋	0.04	
丙萘洛尔(pronethalol　萘心定)	－	＋	0.1	
Ⅱ类　β_1阻断药				
Ⅱa　无内在拟交感活性类				
阿替洛尔(atenolol　氨酰心安)	＋	－	0.5～1	－
美托洛尔(metoprolol　美多心安)	＋	－	1	
妥拉洛尔(tolamolol　胺甲苯心定)	＋	－	1	
倍他洛尔(betaxolol　倍他心安)	＋	－	4(人)	±
Ⅱb　有内在拟交感活性类				
普拉洛尔(practolol　心得宁)	＋	＋	0.5	－
醋丁洛尔(acebutolol　醋丁酰心安)	±	＋	0.5	＋
Ⅲ类　α,β阻断药				
拉贝洛尔(labetalol　柳胺苄心定)	－	±	0.25	±

① 在犬,对标准剂量异丙肾上腺素心率加速的拮抗作用比较。

【临床应用】

1. 心律失常　主要用于多种原因所引起的快速型室上性心律失常。Propranolol还可用于运动或情绪激动所引发的室性心律失常以及减少肥厚型心肌病所致的心律失常。

2. 高血压病　是治疗高血压的常用药物。能使高血压患者的血压明显下降,同时伴有心率减慢。根据病情可单独应用或与其他药物合用。

3. 心绞痛和心肌梗死　对心绞痛有良好疗效,能使心绞痛发作减少,运动耐量增加。急性心肌梗死早期静脉注射 β 受体阻断药 metoprolol、atenolol 可降低死亡率 10%。长期应用可以降低复发和猝死率。

4. 慢性心功能不全　传统的概念认为 β 受体阻断药可抑制心肌收缩力,因此禁用于慢性心力衰竭。目前研究表明本类药物可以改善慢性心力衰竭症状,提高射血分数,减轻左心室肥厚等。尤其在心肌状态严重恶化前,早期应用,可以显著改善某些充血性心衰的症状,改善预后。其机制与抗交感神经、降低心率等有关。

5. 其他　甲状腺功能亢进的辅助用药,可以缓解激动不安、心动过速等症状,propranolol 也可抑制甲状腺素(T_4)转变为三碘甲状腺原氨酸(T_3)。预防偏头痛、预防社交恐慌征引起的心动过速、肌肉震颤。减轻原发性震颤。Timolol 局部用药治疗青光眼,降低眼内压。

【不良反应】　主要由阻断 β 受体所致。

1. 心血管系统　对心功能不全、窦性心动过缓、房室传导阻滞患者,可使病情加剧,出现重度心功能不全、肺水肿,房室完全传导阻滞等。由于外周血管收缩,可引起四肢发冷,皮肤苍白或发绀,引起间歇性跛行、雷诺症等,严重者甚至可以引起脚趾溃烂和坏死。

2. 诱发或加剧支气管哮喘　由于阻断支气管平滑肌细胞膜上的 $β_2$ 受体,非选择性 $β_2$ 受体阻断药可以增加呼吸道阻力,从而诱发或加剧哮喘。而有内在拟交感活性或选择性 $β_1$ 受体阻断药抑制支气管平滑肌收缩作用则较弱,一般不会引起上述不良反应,但仍应尽量避免应用。

3. 反跳现象　长期应用 β 受体阻断药如突然停药,常使原来的病情加重,如血压上升、严重心律失常、心绞痛发作加剧等,增加猝死危险性。因此在长期用药者停药前应缓慢减量直至停药。

4. 中枢神经系统　出现疲劳,睡眠障碍(失眠、噩梦等)、精神抑郁。

5. 其他　恶心,轻度腹泻,偶见过敏性皮疹和血小板减少等。

【药物相互作用】　糖尿病患者应用胰岛素同时应用 β 受体阻断药,可加强降血糖作用,掩盖低血糖时出汗,心率加快的症状。与钙拮抗剂合用将进一步抑制心肌收缩力和房室传导阻滞。氢氧化铝、考来烯胺(消胆胺)、考来替泊(降胆宁)降低 β 受体阻断药的吸收。苯妥英钠、苯巴比妥、利福平等能加速 β 受体阻断药代谢速度,降低血药浓度。西咪替丁增加普萘洛尔生物利用度。吲哚美辛等甾体抗炎药能削弱普萘洛尔抗高血压作用。

一、$β_1$、$β_2$ 受体阻断药

普萘洛尔(propranalol)　对 $β_1$、$β_2$ 受体均有阻断作用,无内在拟交感活性,对 α 受体没有作用。

Propranalol 脂溶性高,口服吸收完全。有明显首过消除,生物利用率较低,仅约 30% 左右。到达体循环的药物个体差异较大,血药浓度差异可达 20 倍。普萘洛尔表观分布容积大,易通过血脑屏障。血浆蛋白结合率高,大于 90%,主要经肝脏代谢,代谢产物 4-羟普萘洛尔仍具有一些 β 受体阻断作用。血浆 $t_{1/2}$ 约 4 小时,但抗高血压作用时间长,可每日给药两次。临床用药需从小剂量开始,逐渐增加到适当剂量。β 受体阻断药主要药代动力学参数见表 10-2。

纳多洛尔(nadodol)　对 $β_1$、$β_2$ 受体亲和力大致相同,缺乏膜稳定作用和内在拟交感活性。口服吸收不完全,生物利用度约 35%。口服给药血浆药物浓度达峰时间 2~4 小时。个体差异较 propranalol 小。体内代谢不完全,主要以原形经肾排出。血浆 $t_{1/2}$ 约 20 小时。因作用时间长,可每日给药一次。肾功能不全者注意调整剂量。

噻吗洛尔(timolol)　为非选择性、强效 β 受体阻断药,无内在拟交感活性,无膜稳定性。药理作用与 propranalol 相似。口服吸收良好。生物利用度为 30%~75%,有中等程度的首过消除。肝脏代谢完全,少量以原形经肾排出。血浆 $t_{1/2}$ 约 4 小时。口服和滴眼都可以减少房水生成,降低眼内压。局部用药治疗青光眼时,对药物敏感的患者,也可以吸收而引起全身不良反应,如哮喘发作或充血性心衰竭。

二、选择性 $β_1$ 受体阻断药

美托洛尔(metoprolol)　为选择性阻断 $β_1$ 受体,无内在拟交感活性。口服吸收完全,有首过消除,生物利用度较低,约 40%。血药浓度个体差异可达 17 倍。主要经肝脏代谢,约 10% 以原形经肾排除,血浆 $t_{1/2}$ 约 3~4 小时。临床上用于治疗高血压,稳定型心绞痛。也用于急性心肌梗死早期治疗。

阿替洛尔(atenolol)　为选择性阻断 $β_1$ 受体,无内在拟交感活性。口服吸收不完全(约 50%)。血药浓度个体差异较小(约 4 倍)。大部分以原形经肾排出。血浆 $t_{1/2}$ 约 5~8 小时。肾功能不全者在体内有蓄积,肌酐清除<35 ml/min,需调整剂量,临床上治疗高血压。

表 10-2　β受体阻断药主要药代动力学参数

药　物	脂溶性（辛醇/水分配系数）	首过消除（%）	生物利用度（%）	血浆蛋白结合率（%）	$t_{1/2}$(h) IV	$t_{1/2}$(h) PO	血浆浓度个体差异（倍）
普萘洛尔	5.93	60～70	30	80～95	2.5	2.5～3.9	20
阿普洛尔	3.27	90	10	85～95	0.3～3.1	2～3	10～25
氧烯洛尔	0.43	40～70	24～60	80～90	1～2	1～4	10
醋丁洛尔	0.3；0.68	30	20～60	11～26		3～4	6～24
美托洛尔	0.18；0.98	25～60	40～75	12	3.2	3～4	5～20
噻吗洛尔	0.3；1.16	25～30	30～75	60		2～5	2～7
吲哚洛尔	0.12；0.82	10～20	87～95	40～60	3.6	2～5	4
索他洛尔	0.011；0.039	0	60～90	<0.5	5.2	7～18	2～4
倍他洛尔	0.95	<20	77～88	50	16～20	16.8	较低
阿替洛尔	<0.02	0～10	50～60	5		6～9	4
纳多洛尔	0.066	0	30～40	20～30		14～24	5～7
拉贝洛尔	11.5	60	18～33	50	3.4～4.5	5.5	

三、α、β受体阻断药

拉贝洛尔（labetolol） 有两个光学中心，含有四个相等的非对映体异构物，各异构体又具有不同的相对活性，故药理作用复杂。可选择性阻断 $α_1$ 受体，同时阻断 $β_1$、$β_2$ 受体，还有 $β_2$ 受体部分激动作用和抑制去甲肾上腺素重摄取过程。其阻断 β 受体作用较强，是 α 受体阻断作用的 5～10 倍。

Labetolol 的 $α_1$ 受体阻断引起动脉血管扩张，血压下降，直立性时降压作用更为显著；$β_1$ 受体阻断也与降压有关，同时也阻断反射性交感神经引起的心脏兴奋。由于拉贝洛尔的内在拟交感活性，可以通过激动 $β_2$ 受体或直接作用也参与其扩张血管作用，增加肾脏血流量。

胃肠道吸收良好，但有明显首过消除，口服生物利用度约 20%～40%。个体差异大，主要由肝脏代谢。$t_{1/2}$ 约 5～8 小时。

Labetolol 可用于中度至重度高血压的治疗，患者口服给药，高血压危象可采用静脉注射给药。Labetolol 对支气管平滑肌的收缩作用不强，但对有哮喘病史者仍应谨慎用药。

阿罗洛尔（arotinolol） 一种非选择性的 α、β 受体阻断药，与拉贝洛尔相比，其 α 受体阻断作用明显强于 β 受体阻断作用。Labetolol 可降低心肌的收缩力，减慢心率，降低心肌耗氧量，减少心输出量。其适度的 α 受体阻断作用，在不使末梢血管阻力升高的情况下，呈现 β 受体阻断效应而降低血压。

Arotinolol 口服后，在 2 小时可达血药峰值浓度，其 $t_{1/2}$ 约为 10 小时。连续给药没有明显蓄积性。经肝脏代谢后，部分代谢产物仍有一定药理活性，代谢产物大部经肾脏排泄。

可用于高血压、心绞痛和室上性心动过速的治疗，尤对高血压合并冠心病者疗效较好，可以提高生存率。本品还可以用于原发性震颤的治疗。

如长期应用本品应该定期监测心功能、肝肾功能。如有明显心动过缓或低血压应减少剂量直至停药。

思考题： 1. 简述 β 受体阻断药对血管和血压的影响。
　　　　2. 简述普萘洛尔的主要不良反应。
　　　　3. 临床应用普萘洛尔为何需要用药个体化？

（董　志）

第十一章 麻醉药

学习目标：1. 熟悉局部麻醉药的局麻作用、作用机制及不良反应。
2. 掌握常用局麻药的特点及应用。
3. 熟悉全麻药的分类和常用药物的特点。

Chapter 11 Anaesthetics

Local anesthetics(LAs) can reversibly block the propagation of action potentials in peripheral nerves and are clinically used to block local pain sensation for surgical intervention.

The mechanism of action of LAs is that they bind to the specific site near the intracellular end of voltage-gated Na^+ channels, resulting in the alteration of protein conformation and blockage of the channels.

LAs mainly include procaine, lidocaine, tetracaine and bupivacaine, and they are administered clinically for surface anesthesia, infiltration anesthesia, conduction anesthesia, subarachnoidal anesthesia and epidural anesthesia.

Overdose or toxicity of LAs may be associated with severe central nervous system suppression, respiratory depression, and cardiovascular collapse. The toxicity of LAs can be reduced and their action duration can be prolonged by using the LAs in combination with a small quantity of adrenaline.

General anesthetics, including inhalation and intravenous anesthetics, can markedly inhibit the central nervous system. They are used as an adjunct to surgical intervention, in order to render the patient unconscious, inhibit sensory and autonomic reflexes, and produce amnesia and skeletal muscle relaxation.

The modern practice of anesthesia commonly involves the use of a combination of drugs. Inhalation anesthetics are frequently used in combination with intravenous anesthetics and adjunctive drugs.

第一节 局部麻醉药

局部麻醉药(local anesthetics)简称局麻药，是一类局部应用于神经末梢或神经干周围，能暂时、完全和可逆性地阻断神经冲动的产生和传导，在意识清醒的条件下，使局部痛觉暂时消除的药物，局麻作用消失后神经功能可完全恢复，同时对各类组织也无病理性损伤。

最早的局麻药可卡因(cocaine)，1884年首先应用于眼科表面麻醉，但随着可卡因的应用广泛，也发现了可卡因的毒性和成瘾性。十多年后，科学家根据其化学结构，相继合成了以普鲁卡因(procaine，1905年)和利多卡因(lidocaine，1948年)等具临床意义的许多低毒的麻醉药。

【局麻作用及作用机制】

1. 局麻作用 局麻药可影响各类神经元如感觉和运动神经冲动的产生和传导。局麻药能提高神经冲动所需的阈电位、降低动作电位去极化速度、延长不应期，直至神经细胞兴奋性和传导性完全丧失。局麻药的作用的强弱和敏感性与神经细胞或纤维的直径大小以及神经组织的结构有关。一般来说，神经突触、神经节和神经末梢对局麻药最为敏感，细的神经纤维比粗的神经纤维更易被阻断，无髓鞘的神经纤维(交感、副交感神经节后纤维)较有髓鞘的神经纤维(感觉和运动神经纤维)对局麻药更为敏感。作用于混合神经时，首先痛觉消失，继之依次是冷觉、温觉、触觉、压觉，最后是运动功能丧失。神经冲动的传导恢复则按相反的顺序进行。

2. 作用机制 局麻药主要作用于神经细胞膜。神经细胞膜去极化有赖于 Na^+ 内流和 K^+ 外流,局麻药可阻滞细胞膜 Na^+ 通道,使 Na^+ 在其作用期间不能进入细胞。局麻药的作用机制的相关学说很多,目前公认的是局麻药作用于神经细胞膜上电压门控性 Na^+ 通道(voltage-gated Na^+ channels)内侧特殊的结合位点,改变 Na^+ 通道蛋白质构象,使 Na^+ 通道部分或全部关闭,阻滞 Na^+ 内流,从而产生局麻作用。亲脂、非解离型的局麻药,易透过细胞膜,局麻作用强。但局麻药的特异性结合位点带负电荷,透入神经细胞内的药物转化为解离型的阳离子后,与钠通道膜内侧的结合位点结合而产生效应。因此,局麻药的非解离型是透入细胞的主要形式,而解离型是与结合位点作用的必要形式。局麻药的作用,具有使用依赖性(use dependence)即频率依赖性,在静息状态及静息膜电位增加的情况下,局麻药作用较弱,增加电刺激频率,开放的钠通道数目多,则局麻药作用明显加强,原因可能是细胞内解离型的局麻药在 Na^+ 通道处于开放状态时才能进入其结合位点而产生 Na^+ 通道阻断作用。

【常用局麻药】 常用局麻药的化学结构中含一个亲水性胺基和一个亲脂性芳香基团,两者通过中间键(酯键或酰胺键)相互联结。故局麻药按化学结构可分为两类:一类为酯类,主要有普鲁卡因、丁卡因等;另一类为酰胺类,主要有利多卡因、布比卡因等。常用局麻药比较见表 11-1。

表 11-1 常用局麻药的比较

药名	维持时间(h)	相对强度	相对毒性	穿透力	主要用途
普鲁卡因	0.5～1	1	1	弱	除表面麻醉外的各种局麻
利多卡因	1～2	2	2	强	各种局麻
丁卡因	2～3	10	10～12	强	除浸润麻醉外的各种局麻
布比卡因	5～10	10	6.5	弱	浸润、传导、硬膜外麻

普鲁卡因(procaine) 又称奴佛卡因(novocaine),属短效脂类局麻药,亲脂性低,对黏膜的穿透力弱,需注射给药才能产生局麻作用。局部注射后 1～3 分钟起效,可维持 30～45 分钟,在药液中加入少量肾上腺素能使作用时间延长 20%(见第九章)。手指、足趾等末梢部位麻醉时,应禁止加入肾上腺素,避免引起局部组织坏死。本品一般不用于表面麻醉,主要注射用于浸润麻醉、蛛网膜下腔麻醉、硬膜外麻醉和传导麻醉。此外,procaine 还可用于损伤部位的封闭治疗。Procaine 在血浆中能被酯酶水解后转变为对氨基苯甲酸(PABA),能对抗磺胺类药物的抗菌作用。本药过量应用能引起中枢神经系统及心血管反应。出现过敏反应,有致死报道,故用前应做皮肤过敏试验,并同时备有抢救药物,但皮试阴性者仍可发生过敏反应。过敏者可用利多卡因和氯普鲁卡因替代。

利多卡因(lidocaine) 又称塞罗卡因(xylocaine),属酰胺类,是目前使用最多的麻醉药。其优点为起效快,作用强而持久,穿透力强,且安全范围较大,同时对血管无扩张作用,对组织无刺激性。作用持续时间约 1～2 小时,加用适量肾上腺素,维持时间可延长 33%。此药反复单用可产生快速耐受性。本药有"全能局麻药"之称,可用于各种局部麻醉,主要用于传导麻醉和硬膜外麻醉。其毒性大小与药液浓度呈正相关,浓度增加,毒性相应增加。此外,本药还可用于抗心律失常。对 procaine 过敏者,可选用此药。

丁卡因(tetracaine) 又称地卡因(dicaine),化学结构与 procaine 相似,同属于脂类,但其麻醉强度比 procaine 强 10 倍,毒性亦大 10～12 倍。黏膜穿透力强,作用迅速,1～3 分钟显效,可持续 2～3 小时。本药主要用于表面麻醉,也可用于腰麻、传导麻醉和硬膜外麻醉。因毒性大,一般不用于浸润麻醉。

布比卡因(bupivacaine) 又称麻卡因(marcaine),化学结构与 lidocaine 相似,属酰胺类。麻醉作用强,是 lidocaine 的 4～5 倍,作用持续时间长,可达 5～10 小时。本品主要用于浸润麻醉、硬膜外麻醉和传导麻醉。与等效剂量的 lidocaine 相比,本药可产生严重的心脏毒性。

罗派卡因(ropivacaine) 化学结构与 bupivacaine 相似,为新型长效类酰胺类局麻药。该药对痛觉的抑制作用较强,对运动的作用弱,对心脏毒性较 bupivacaine 小。本品有明显的血管收缩作用,故不需加用肾上腺素。主要用于浸润麻醉、硬膜外麻醉和臂丛阻滞。此外,它对子宫胎盘的血流无影响,故适用于产科麻醉。

【临床应用】

1. 表面麻醉(surface anesthesia) 是将穿透性较强的局麻药根据需要涂于黏膜表面,使黏膜下神经末梢麻醉。因药物经黏膜吸收快,常需分次给药。适用于口腔、咽喉、眼、鼻、食管、气管、泌尿生殖道等黏膜部位的浅表手术,常用 tetracaine 和 lidocaine。

2. 浸润麻醉(infiltration anesthesia) 将局麻药注入皮下或手术野周围,使局部的神经末梢被麻醉。根据需要可在溶液中加入少量肾上腺素(1:200 000)。常选用 lidocaine、procaine、bupivacaine。

3. 传导麻醉(conduction anaesthesia) 将局麻药注射到神经干附近,阻滞神经冲动传导,使该神经干所支配的区域产生麻醉。常用于四肢及口腔手术,可选用 lidocaine、procaine、bupivacaine。

4. 硬脊膜外麻醉(epidural anesthesia) 将局麻药注入硬脊膜外腔,麻醉药沿着神经鞘扩散,阻断神经根,使其支配的区域产生麻醉。由于硬脊膜外腔与颅腔不通,故不会影响脑组织,不会引起头痛或脑脊膜刺激现象,亦不易引起呼吸中枢麻痹。用药量比腰麻时大 5～10 倍,可适当加入肾上腺素。

5. 蛛网膜下腔麻醉(subarachnoidal anesthesia) 又称腰麻(spinal anesthesia)或脊髓麻醉:是将局麻药经腰椎间隙注入蛛网膜下腔,使该部位脊神经根麻醉。适用于腹部或下肢手术。常用的麻醉药有 lidocaine、tetracaine 和 procaine。药物在蛛网膜下腔内扩散受药量、溶液比重、患者体位、姿势和注射力量等因素的影响。procaine 溶液通常比脑脊液比重高。如用脑脊液或 10% 的葡萄糖溶液溶解药物,其比重高于脑脊液;用蒸馏水溶解时比重小于脑脊液。高比重液用于坐位或高位患者时,药液可扩散到硬脊膜腔的最低部位。反之,用低比重液有扩散到颅腔的危险。

腰麻的主要危险是呼吸麻痹和血压下降,后者主要是由于失去了神经支配后,静脉和小静脉显著扩张,使得静脉血流量增大,回心血量减少所致。因此,可取轻度的头低位或给予麻黄碱预防。

【吸收作用与不良反应】

1. 吸收作用 应用局麻药后,局麻药吸收入血并达到足够浓度,即可产生全身作用,即毒性反应,主要表现为中枢神经和心血管系统的毒性。局麻药剂量或浓度过高或误将药物注入血管是毒性反应的常见原因。

(1) 中枢神经系统 局麻药对中枢神经系统的作用是先兴奋后抑制,开始表现为眩晕、烦躁不安、肌肉震颤、多言、焦虑;甚至发生神志错乱和全身性强直-阵挛性惊厥,最后患者转入昏迷,呼吸麻痹。地西泮静脉注射可防治局麻药中毒所致的惊厥。中毒晚期应着重维持呼吸及循环功能。

(2) 心血管系统 局麻药具有膜稳定作用,可降低心肌细胞的兴奋性,使得心肌收缩性减弱、传导减慢和不应期延长等。多数局麻药可使小动脉扩张,血压下降,血药浓度过高时可引起心率减慢、血压下降、传导阻滞直至心搏停止,特别是药物误入血管更易发生。

2. 变态反应 较为少见,表现为荨麻疹、支气管痉挛、血压下降及喉头水肿等症状。多见于酯类局麻药,酰胺类药则很少发生,如普鲁卡因可引起过敏反应。因此,用药前要详细询问过敏史和家族史,必须做皮肤过敏试验,一旦发生过敏反应,应立即停药,进行抢救。

第二节 全身麻醉药

全身麻醉药(general anesthetics)简称全麻药,是一类作用于中枢神经系统,使机体功能受到广泛抑制,能可逆性的引起意识丧失、感觉(特别是痛觉)和反射消失,达到骨骼肌松弛,便于外科手术进行的药物。全身麻醉药分为吸入性麻醉药和静脉麻醉药两大类。

一、吸入性麻醉药

吸入性麻醉药(inhalational anesthetics)是一类挥发性的液体或气体,通过呼吸道和肺吸收入体内而产生麻醉作用的药物,氧化亚氮(nitrous oxide)自 1844 年开始应用,因麻醉效价强度低,目前已被麻醉性能较强、较安全、易控的含氟的液体类吸入麻醉药所代替,如氟烷(halothane)、异氟烷(isoflurane)、恩氟烷(enflurane)、七氟烷(sevoflurane)、地氟烷(desflurane)等。

【麻醉分期】 吸入性麻醉药对中枢神经系统各部位的抑制作用有一定的顺序,先抑制大脑皮层及脊髓下段,最后是延脑。麻醉剂量与麻醉深度有明显的量效关系。传统上根据麻醉乙醚(anesthetic ether)的作用特点人为的将麻醉过程分成四期。包括镇痛期、兴奋期、外科麻醉期和延髓麻醉期。临床上这四期其实难以区分。

【药理作用】

1. 抑制中枢神经系统 吸入性麻醉药的中枢抑制作用与脑内的药物浓度呈正相关。不同的中枢神经元和神经通路对药物敏感性亦有较大差异。

2. **抑制循环和呼吸系统** 含氟麻醉药均不同程度地抑制心肌收缩力、扩张外周血管、降低心肌耗氧量和降低血压,并降低压力感受器的敏感性,使得内脏血流量减少。地氟烷和七氟烷的心血管系统的抑制效应相对较小。本类药物还能扩张支气管和降低呼吸中枢对 CO_2 的敏感性,使呼吸加快、潮气量和每分钟通气量降低。并对呼吸道有一定的刺激性,其中以地氟烷刺激性最大而七氟烷最小。

3. **松弛骨骼肌和子宫平滑肌** 含氟麻醉药有不同程度的骨骼肌松弛作用,此与非除极型肌松药有协同。各药均明显地松弛子宫平滑肌,使产程延长和产后出血过多。

【**体内过程**】 吸入性麻醉药脂溶性高,很易通过生物膜。药物经肺泡进入血液后转运到中枢神经系统发挥麻醉作用。当中枢神经系统的麻醉药达到一定的浓度时,全麻状态即会产生,脑组织的药物浓度越高,麻醉越深。全麻药的吸收速率受多种因素影响,主要包括肺通气量,吸入气中的药物浓度,以及血/气分配系数(血中药物浓度与吸入气中药物浓度达平衡时的比值)和脑/血分配系数。此系数小的药物在血中的溶解度小,药物进入脑内并达到平衡浓度快,麻醉诱导期较短。药物进入脑组织的速率还与药物的脑/血分配系数密切相关,此系数大的药物易进入脑组织,麻醉作用发挥快。当达到麻醉稳定状态时,可用 50% 患者痛觉消失的最小肺泡药物浓度(minimal alveolar concentration,MAC)来表示麻醉药效价强度,MAC 值越小,其效价强度越高,麻醉效果越强。

药物在各组织中的分布快慢也取决于血流量。药物在血流量大的组织如脑、心、肺和肝则分布最快。

本类药物主要以原形经肺呼出而消除。血/气分配系数及脑/血分配系数小的药物消除快,苏醒时间短。

除氧化亚氮外,含氟吸入麻醉药部分可经肝代谢,但地氟烷和七氟烷经肝代谢极少。

常用吸入性麻醉药特性比较见表 11-2。

表 11-2 常用吸入性麻醉药的特性比较

	氧化亚氮	恩氟烷	异氟烷	氟烷	麻醉乙醚
刺激性	无	无	小	小	强
燃烧、爆炸	能助燃	不	不	不	易燃、易爆
血/气分配系数	0.47	1.8	1.4	2.3	12.1
脑/血分配系数	1.1	1.4	2.6	2.9	1.1
MAC(%)	101.00	1.70	1.30	0.77	1.90
诱导用吸入气浓度(%)	80	2~4	1.5~3	1~3	8~10
维持用吸入气浓度(%)	50~70	0.5~2	0.5~1.5	0.5~2	1~2
诱导及苏醒速度	快	快	快	快	很慢
横纹肌松弛	很差	好	好	差	很好

【**常用药物**】

氧化亚氮(nitrous oxide) 又名笑气,为无色、味甜无刺激性液态气体,性质稳定、不易燃爆。镇痛作用较强,诱导期短而苏醒快。麻醉效能很低,需与其他全麻药配伍方可达到良好的麻醉效果。不良反应较轻,对心脏抑制作用弱,对呼吸和肝、肾功能无不良影响。

氟烷(halothane) 不易燃爆,但化学性质不稳定。麻醉效价强度高,诱导期较短,苏醒快。但 halothane 肌肉松弛和镇痛作用较弱,一般需加用阿片类镇痛药或肌松药。本药能增加心肌对儿茶酚胺的敏感性,可诱发心律失常。反复应用偶致中毒性肝炎或肝坏死,松弛子宫平滑肌可致产后出血,故禁用于难产或剖宫产患者。

异氟烷(isoflurane)和恩氟烷(enflurane) 是同分异构体,其特点是诱导期短而平稳,苏醒也快,肌肉松弛良好。对心血管系统抑制作用较弱,反复使用对肝无明显作用。

地氟烷(desflurane)和七氟烷(sevoflurane) 为新型吸入性麻醉药。其特点是,MAC 较上述药物低,因此诱导期极短而苏醒快。

麻醉乙醚(anesthetic ether) 为易挥发的液体,有特异臭味,易燃易爆,易氧化生成过氧化物和乙醛,使毒性增加。麻醉浓度对呼吸和血压几无影响,对心、肝、肾毒性低。诱导期和苏醒期较长,易发生意外,现已少用。

二、静脉麻醉药

常见的静脉麻醉药(intravenous anesthetics)主要有硫喷妥钠(thiopental sodium)、氯胺酮(ketamine)、依托咪酯(etomtdate)、丙泊酚(propofol)等。

硫喷妥钠(thiopental sodium) 为超短效巴比妥类药物。脂溶性很高,静脉注射后迅速进入脑组织,麻醉作用迅速,无兴奋期。由于此药又迅速重新分布,从脑组织转运到脂肪和肌肉等组织,因此作用维持时间短。如要维持麻醉需持续给药或及时追加药物。临床主要用于诱导麻醉、基础麻醉和短时的小手术麻醉。主要缺点是对呼吸中枢有明显的抑制作用,新生儿和婴幼儿尤为敏感,故禁用;可引起喉头和支气管痉挛,故支气管哮喘者禁用。

氯胺酮(ketamine) 本品能特异性阻断中枢兴奋性递质谷氨酸受体,同时又能兴奋脑干及边缘系统。能产生明显的分离麻醉(dissociative anesthesia),即患者痛觉消失,而意识可能部分存在,出现镇静、镇痛、木僵和记忆缺失。氯胺酮诱导迅速,镇痛力强,尤其是体表镇痛作用明显,维持时间短,苏醒时间长。恢复期患者常有精神方面的不良反应,如幻觉和怪梦等,可持续数天至数周,在给药初期对心血管系统有兴奋作用。临床上主要用作短暂的尤其是体表小手术麻醉。

丙泊酚(propofol) 又称异丙酚,对中枢有抑制作用,有良好的镇静和催眠作用。麻醉诱导快,作用时间短而苏醒迅速,镇痛作用弱。本品对心血管系统有抑制,注射过快可导致血压下降和心动过缓等,能抑制咽喉反射,有利于插管。主要用作诱导麻醉或监护期患者的镇静。

依托咪酯(etomidate) 为强效、超短效非巴比妥类催眠药,静脉注射后几秒内意识丧失,苏醒迅速。无明显的镇痛作用,故诱导麻醉时需加用阿片类镇痛药。

三、复合麻醉

复合麻醉是指同时或先后应用两种以上麻醉药物或其他辅助药物进行麻醉,以取长补短,达到最佳麻醉效果和最小生理干扰。常用方式有以下几种:

1. 麻醉前给药(premedication) 指患者进入手术室前应用其他药物弥补全麻药的缺陷。手术前常用苯巴比妥或地西泮使患者紧张情绪消除;注射阿片类镇痛药,以增强麻醉效果;注射阿托品,使唾液及支气管分泌减少,以防发生吸入性肺炎,并防止麻醉引起的反射性心律失常。

2. 基础麻醉(basal anesthesia) 进手术室前给予大剂量镇静催眠药,如巴比妥类等,使进入浅麻醉状态,在此基础上进行麻醉,可使麻醉过程平稳并减少药量。常用于小儿。

3. 诱导麻醉(induction of anesthesia) 应用诱导期短的硫喷妥钠或氧化亚氮,缩短全麻诱导期,使患者迅速进入外科麻醉期,然后改用他药维持麻醉。

4. 合用肌松药 在麻醉的同时注射琥珀胆碱或筒箭毒碱类等骨骼肌松弛药,以满足手术对肌肉松弛的要求。

5. 低温麻醉(hypothermal anesthesia) 合并使用氯丙嗪,使体温在物理降温时下降至较低水平(28~30℃),降低心、脑等生命器官的耗能耗氧,以便于阻断血流,进行心脏直视手术。

6. 神经安定镇痛术(neuroleptanalgesia, NLA) 常用氟哌利多和芬太尼按50∶1制成的合剂做静脉注射,使患者达到意识朦胧,自主动作停止,痛觉消失。如在此基础上,配合使用氧化亚氮和肌松药则可达到满意的外科麻醉,称为神经安定麻醉(neuroleptanaesthesia)。

思考题:1. 普鲁卡因有何临床用途?应用时应注意哪些问题?
2. 在盐酸丁卡因溶液中加入肾上腺素是否合理?目的是什么?
3. 复合麻醉的方法有哪些?

(崔丽蓉)

第十二章
镇静催眠药

学习目标：1. 掌握地西泮的药理作用、作用机制、临床应用及其不良反应。
2. 熟悉巴比妥类药物的药理作用、临床应用及其不良反应。

Chapter 12 Sedative-hypnotics

Sedative-hypnotic drugs are drugs that can relieve anxiety and improve the state of sleep. Sedative-hypnotic drugs in this chapter are classified into three subcategories: ① benzodiazepines; ② barbiturates; ③ other agents.

Benzodiazepines are the most widely used antianxietic drugs. They have also largely replaced barbiturates for the treatment of insomnia because they have the following advantages: ① Therapeutic index is high, and large dosage does not induce anesthesia; ② Mild side effects, less tolerance and dependence; ③ The rebound is slight after withdrawal.

Benzodiazepines bind to a specific site (namely benzodiazepine receptor, BZ - R) on the $GABA_A$ receptor/chloride ion channel complex, which results in increased inhibitory effect of GABA.

Barbiturates are non-selective CNS depressants in a dose-dependent manner, progressively producing sedation, sleep, unconsciousness, anesthesia, coma, and ultimately, fatal depression of respiration and cardiovascular function. Certain barbiturates are now used to treat epilepsy and induce anesthesia.

Non-benzodiazeps in other agents, new sedative-hypnotics, have more selective in binding with BZ_1- R than benzodiazepines, being Short-acting hyponotic drugs with little rebound, tolerance and dependence.

镇静催眠药(sedative-hypnotics)是指能引起安静和近似生理性睡眠的药物。包括苯二氮䓬类、巴比妥类、新型镇静催眠药和其他类。该类药物对中枢神经系统的抑制作用具有明显的量效关系，剂量由小到大依次出现镇静、催眠、抗惊厥作用。巴比妥类药物剂量再增大还可产生麻醉作用，更大剂量时，易引起中毒，导致呼吸中枢麻痹而死亡。而苯二氮䓬类药物在低于镇静剂量时还具有明显的抗焦虑作用。

睡眠是重要的生理现象，正常生理性睡眠分为非快动眼睡眠(non-rapid-eye movement sleep, NREMS)和快动眼睡眠(rapid-eye movement sleep, REMS)两个时相。NREMS又可分为1、2、3、4期，其中3、4期合称为慢波睡眠(slow wave sleep, SWS)。SWS有利于消除疲劳和储备能量，夜惊或夜游症常发生在此时相内。REMS对智力发育和学习记忆有重要作用，梦境多在此时相中发生。正常生理状态下这两个时相应保持适当的比例。

失眠是临床上睡眠障碍最常见的症状之一，表现为入睡困难、睡眠片断化和早醒等。镇静催眠药可通过改善上述现象而产生良好的治疗效果。但大多数药物均可不同程度地缩短REMS时相，停药后导致该时相反跳性地延长，产生失眠、多梦、焦虑等副作用。该现象尤以巴比妥类药物最为明显，苯二氮䓬类药物较轻。与苯二氮䓬类药物相比，新型镇静催眠药具有较高的选择性和更小的不良反应，是一类具有良好发展前景的药物。

第一节 苯二氮䓬类

苯二氮䓬类(benzodiazepines, BZ或BDZ)药物为1,4-苯并二氮䓬的衍生物，临床上常用的约有20余种。它们药理作用相似，但因侧链取代基团的不同，在抗焦虑、镇静、催眠、抗惊厥、肌肉松弛作用方面则各有侧重。本节介绍主要用于镇静催眠的衍生物。根据药物和其活性代谢产物消除半衰期的长短，可将该类药物分为：长效类($t_{1/2}$ 24～72 h)：如地西泮、氟西泮、氯氮䓬等；中效类($t_{1/2}$ 10～20 h)：如硝西泮、氯硝西泮、艾司唑仑、劳拉西泮等;短效类($t_{1/2}$ 3~8 h):如三唑仑、奥沙西泮等。

地 西 泮

地西泮(diazepam)又称安定,为 BZ 类的代表药物,也是目前临床上常用的镇静、催眠及抗焦虑药。

【药理作用和临床应用】

1. 抗焦虑 焦虑是多种精神病的常见症状,患者多有恐惧、紧张、忧虑、失眠并伴有心悸、出汗、震颤等症状。Diazepam 的抗焦虑作用具有较高的选择性,低于镇静剂量时即可显著改善上述症状,对各种原因引起的焦虑有显著疗效,是治疗焦虑症的首选药之一。其抗焦虑作用可能与激动边缘系统的苯二氮䓬受体有关。

2. 镇静催眠 剂量加大后,地西泮可产生镇静、催眠作用,能明显缩短入睡潜伏期,延长睡眠时间,减少觉醒次数。可对睡眠时相产生一定影响:主要延长 NREMS 时相 2 期,明显缩短 SWS 期,故能减少夜惊或夜游症的发生;有较弱的缩短 REMS 时相作用,停药后多梦现象较巴比妥类轻,因而依赖性和戒断症状亦较轻。对呼吸和循环系统影响较小,安全范围较大;加大剂量也不会引起全身麻醉。苯二氮䓬类药物已几乎完全取代巴比妥类药物用于临床治疗各种原因引起的失眠。

3. 抗惊厥、抗癫痫 Diazepam 具有很强的抗惊厥、抗癫痫作用。临床上可用于破伤风、子痫、小儿高热、药物中毒性惊厥的辅助治疗。能够抑制癫痫病灶异常放电的扩散,故可终止和减轻癫痫发作时的惊厥症状,对癫痫持续状态疗效显著,静脉注射可用作癫痫持续状态的首选药。

4. 中枢性肌肉松弛作用 Diazepam 有较强的肌肉松弛作用。小剂量时抑制脑干网状结构下行激活系统对神经元的易化作用,较大剂量时增强脊髓神经元的突触前抑制,抑制多突触反射,引起肌肉松弛。临床上可用于脑血管意外、脊髓损伤等引起的中枢性肌肉强直,缓解局部关节病变、腰肌劳损及内镜检查所致的肌肉痉挛,以及加强全麻药的肌松作用。

【作用机制】 BZ 类药物是通过与 BZ 受体结合,增强 γ-氨基丁酸(GABA)能神经抑制功能而产生各种药理作用。脑内有地西泮特异性的结合位点——BZ 受体,其与 $GABA_A$ 受体密切相关,位于 $GABA_A$ 受体-Cl^- 通道大分子复合体的亚单位上(图 12-1)。$GABA_A$ 受体是 Cl^- 通道门控受体,目前发现它有 8 个亚家族,至少 19 个亚单位,分别为 $\alpha_{1\sim6}$、$\beta_{1\sim4}$、$\gamma_{1\sim3}$、δ、ε、π、θ 和 $\rho_{1\sim3}$。它们经不同排列组合形成各种类型的 $GABA_A$ 受体,每种 $GABA_A$ 受体均由 5 个亚单位构成,α、β、γ 亚单位是 BZ 类药物发挥作用所必需的。该大分子复合体的中心部位为 Cl^- 通道,在 Cl^- 通道周围有 5 个结合位点,分别结合 GABA、苯二氮䓬类、巴比妥类、印防己毒素和神经甾体化合物。GABA 作用于 $GABA_A$ 受体 β 亚单位上的受点,使细胞膜对 Cl^- 通透性增加,Cl^- 大量进入细胞膜内引起膜超极化,使神经元兴奋性降低。BZ 类与 $GABA_A$ 受体 α、γ 亚单位上的受点结合,诱导受体构象发生变化,促进 GABA 与

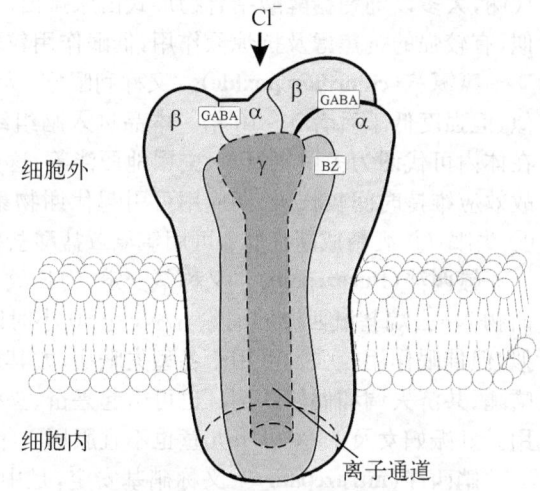

图 12-1 GABA 受体氯离子通道复合体模式图

$GABA_A$ 受体结合,增加 Cl^- 通道开放的频率,使 Cl^- 内流增加,增强 GABA 的突触后抑制效应。

不同的 α 亚单位与 BZ 类作用的关系见表 12-1。从表中可见,α_1 亚单位与镇静催眠有关,α_2 亚单位与抗焦虑有关,α_3 亚单位与肌肉松弛有关。BZ 类药物对亚单位的选择性差,如地西泮对 α_1、α_2、α_3、α_5 亚单位具有同等亲和力,因此同时具有镇静催眠、抗惊厥、抗焦虑、松弛肌肉等作用。而近年新上市的非 BZ 类药物(如唑吡坦)对亚单位的选择性高,不良反应少。

表 12-1 $GABA_A$ 受体 α 亚单位与苯二氮䓬受体激动剂作用的相关性*

相关作用	α_1	α_2	α_3	α_4	α_5	α_6
镇静、催眠	++	−	−	−	−	−
抗焦虑	−	++	(+)	−	−	−
肌肉松弛	+	++	+	−	−	−
抗惊厥	+	+	+	−	−	−
记忆障碍	+	−	−	−	−	−

*引自:金井裕彦,大川匡子:抗不安药、睡眠导入剂的开发动向与问题点.临床精神医学,2004;33(3):283-288.

【体内过程】 本药口服吸收快而完全,约 1 小时血药浓度达高峰。肌内注射时,吸收缓慢而不规则,临床上紧急应用时应静脉注射给药。静脉注射后可迅速进入脑组织,随后大量分布到脂肪组织中,脑内浓度迅速下降,故静脉注射后作用出现快而短暂。地西泮与血浆蛋白结合率为 99%。该药主要经肝药酶代谢,$t_{1/2}$ 约 44 小时,代谢产物去甲地西泮(desmethyldiazepam)、奥沙西泮(oxazepam)和替马西泮(temazepam)仍有较强的生物活性,$t_{1/2}$ 明显长于母体,故消除缓慢,肝功能不良患者慎用。代谢物最后形成葡萄糖醛酸结合物由尿排出。地西泮可通过胎盘,亦可自乳汁排出,故产前及哺乳妇女忌用这类药物。

【不良反应】

1. 毒性很小,一般不产生严重不良反应。连续用药可出现头昏、嗜睡、乏力等反应,大剂量偶致共济失调。静脉注射对心血管有抑制作用,口服则无此现象。

2. 长期应用可产生耐受性,需要增加剂量维持疗效。久服可引起精神依赖性和躯体依赖性,停药时出现反跳现象和戒断症状,如失眠、焦虑、激动、心动过速、呕吐、出汗、震颤,甚至惊厥,故不宜长期服用,并应避免突然停药。

3. 过量急性中毒可致昏迷和呼吸抑制,但安全范围大,发生严重后果者少。若同时应用吗啡、乙醇或其他中枢抑制药,可显著增强毒性。过量中毒时可用氟马西尼(flumazenil)进行鉴别诊断和抢救,后者为苯二氮䓬受体拮抗剂,能特异性地拮抗苯二氮䓬类药物与 $GABA_A$ 受体上的位点结合,起到催醒和改善呼吸抑制的作用,但对巴比妥类和其他中枢抑制药引起的中毒无效。

奥沙西泮(oxazepam) 又称去甲羟安定,为 diazepam 的活性代谢物,是短效 BZ 类镇静催眠药。口服吸收慢、不完全,3 小时血药浓度达高峰,与血浆蛋白结合率为 98%,能通过胎盘屏障,也可分泌进入乳汁。在肝脏代谢,大多以葡萄糖醛酸结合物形式由尿排出。消除 $t_{1/2}$ 为 5～10 小时。该药作用及不良反应与 diazepam 相似,有较强的抗焦虑及抗惊厥作用,催眠作用较弱。临床主要用于焦虑症,也用于癫痫和失眠的辅助治疗。

氯氮䓬(chlordiazepoxide) 又称利眠宁,为长效 BZ 类镇静催眠药。药理作用及不良反应与 diazepam 类似,但强度低于后者 5～10 倍。本品进入脑组织较慢,故起效慢。Chlordiazepoxide 的消除 $t_{1/2}$ 为 7～13 小时。在体内可代谢为去甲氯氮䓬、去甲地西泮等,这些代谢物均具有活性,且在体内代谢缓慢($t_{1/2}$ 为 80～93 小时),故效应维持时间较长,长期应用可引起代谢物聚积。原形及代谢物均由尿排出。本品主要用于:① 抗焦虑;② 失眠;③ 酒精戒断症状:可用氯氮䓬盐酸盐作深部肌内注射,必要时可以重复注射。

氟西泮(flurazepam) 又称氟安定,为长效 BZ 类镇静催眠药。口服易吸收,但首过消除明显。主要活性代谢物 N-去烷基氟西泮的消除 $t_{1/2}$ 长达 50 小时以上。代谢物及少量原形药经尿排出。本品作用与 diazepam 相似,但催眠作用较强。可用于各型失眠症,尤其适用于对其他催眠药不能耐受的患者。常见不良反应为眩晕、嗜睡、共济失调和偶然跌倒。也可引起兴奋、头痛、乏力等症状,偶可引起精神紊乱。肝、肾疾病和抑郁症者慎用。妊娠妇女及 15 岁以下儿童也不宜服用。年老、体弱者剂量应限于 15 mg 以内。

硝西泮(nitrazepam) 又称硝基安定,是中效 BZ 类镇静催眠药。口服吸收良好,2 小时达血药浓度高峰,但个体差异较大。与血浆蛋白结合率为 87%,能通过血脑屏障和胎盘屏障,可从乳汁分泌。在肝中代谢,代谢物几无活性,代谢物及少量原形药由尿排出。消除 $t_{1/2}$ 约 26 小时。本品具有镇静、催眠、抗惊厥、抗癫痫等作用。其催眠作用良好,服药后 15～30 分钟可入睡,维持 6～8 小时。引起近似生理性睡眠,醒后无明显后遗作用。对癫痫持续状态有显著疗效,与其他抗惊厥药合用有协同作用,可用于混合型癫痫,尤其适用于婴儿痉挛及阵发性肌痉挛。亦可用于麻醉前给药。不良反应轻,有倦怠、嗜睡、头痛、宿醉、共济失调等,个别患者有失眠、激动不安、幻觉等。老年人对本药较敏感,用量勿超过成年人的 1/2。肺功能不全者禁用。服药期间应禁酒,与乙醇合用有致死的报道。长期应用会产生依赖性。

艾司唑仑(estazolam) 又称舒乐安定,为新型 BZ 类药物,是中效 BZ 类镇静催眠药。具有较强的镇静催眠、抗惊厥、抗焦虑作用。肌肉松弛作用较弱。本品催眠作用比硝西泮强,服药后 20～60 分钟即可入睡,维持睡眠达 5～8 小时。对各型失眠症有良好疗效,也可用于癫痫、惊厥、焦虑症及麻醉前给药。用于催眠一般无后遗作用,个别患者有轻度乏力、嗜睡、口干、头胀等不适反应,减量可防止。

三唑仑(triazolam) 是短效 BZ 类镇静催眠药。其突出的特点是速效、半衰期很短和极少蓄积。口服吸收迅速,15～30 分钟即可生效,达峰时间约 1.3 小时,消除 $t_{1/2}$ 为 2～3 小时。血浆蛋白结合率约 90%。在肝内代谢,用药后极少蓄积。临床用于各种类型失眠症。常见不良反应为嗜睡、头晕和头痛,应用较大剂量时顺行性记忆缺失和异常行为发生率增高,长期用药可产生依赖性。

劳拉西泮(lorazepam) 又称氯羟安定,是中效 BZ 类镇静催眠药。与 oxazepam 作用相似,抗焦虑及抗惊厥作用较强,催眠作用较弱。口服易吸收,3小时血药浓度达高峰,消除$t_{1/2}$为14小时。在肝内可与葡萄糖醛酸结合,其代谢产物无活性。主要用于焦虑症,也可用于单纯性失眠。反复用药较易产生依赖性。

第二节 巴比妥类

巴比妥类(barbiturates)药物是巴比妥酸的衍生物,它们是后者C_5上的两个氢原子经不同取代基取代后形成的一系列化合物。取代基团的不同对巴比妥类药物的作用强度、起效时间和维持时间有很大影响。取代基长而有分支(如异戊巴比妥)或有双键(如司可巴比妥),则作用强,起效快,维持时间短;以苯环取代(如苯巴比妥),则起效慢,维持时间长,且有较强的抗惊厥和抗癫痫作用;C_2位的O被S取代(如硫喷妥钠),则脂溶性增高,起效更快,维持时间很短。

根据巴比妥类药物作用维持时间的长短,该类药物可分为长效类、中效类、短效类和超短效类(表12-2)。

表12-2 常用巴比妥类药物分类和用途

分 类	药 物	显效时间(h)	维持时间(h)	主要用途
长 效	苯巴比妥(phenobarbital,鲁米那)	0.5~1	6~8	抗惊厥、抗癫痫
	巴比妥(barbital)	0.5~1	6~8	镇静、催眠
中 效	戊巴比妥(pentobarbital)	0.25~0.5	3~6	抗惊厥
	异戊巴比妥(amobarbital)	0.25~0.5	3~6	镇静、催眠
短 效	司可巴比妥(secobarbital)	0.25	2~3	抗惊厥、镇静、催眠
超短效	硫喷妥钠(thiopental sodium)	iv立即起效	0.25	静脉麻醉

【药理作用和临床应用】 巴比妥类药物对中枢神经系统具有普遍抑制作用,随剂量增加相继出现镇静、催眠、抗惊厥、抗癫痫、麻醉等作用。

1. 镇静、催眠 本类药物小剂量可引起安静,缓解焦虑和烦躁不安状态;中等剂量可催眠,表现为入睡时间缩短,觉醒次数减少和睡眠时间延长。但这类药物可缩短REMS,改变正常的睡眠时相,长期应用停药后,REMS时相可"反跳性"地显著延长,伴有多梦,引起睡眠障碍,这可能是患者不愿停药乃至导致精神依赖性和躯体依赖性产生的重要原因,故临床已很少用于失眠的治疗。

2. 抗惊厥、抗癫痫 本类药物均有不同程度的抗惊厥作用,其中苯巴比妥作用较强,可用于小儿高热、破伤风、子痫、脑膜炎、脑炎及中枢兴奋药引起的惊厥。苯巴比妥尚有抗癫痫作用,可用于癫痫大发作和癫痫持续状态的治疗。

3. 静脉麻醉及麻醉前给药 静脉注射硫喷妥钠可作静脉麻醉和诱导麻醉。长效和中效巴比妥类可作麻醉前给药,以消除患者术前紧张的情绪,但效果不及BZ类,已逐渐被后者取代。

4. 增强中枢抑制药的作用 镇静剂量的巴比妥类可加强解热镇痛药的镇痛效果,故复方镇痛药中常含有巴比妥类。

【作用机制】 巴比妥类药物的作用机制与激活$GABA_A$受体有关。$GABA_A$受体上有巴比妥类结合位点,药物与之结合后,能增强$GABA_A$介导的Cl^-内流,但与BZ类增加Cl^-通道开放频率不同,巴比妥类是延长Cl^-通道开放时间,增加Cl^-内流,从而使细胞膜超极化,产生抑制效应;本类药物还可减弱或阻断谷氨酸介导的除极化,引起中枢抑制;麻醉剂量时,抑制电压依赖性Na^+通道和K^+通道,抑制神经元的放电,呈现拟似GABA作用,即在无GABA时也能增加Cl^-内流。

【体内过程】 巴比妥类药物口服或肌内注射均易吸收,迅速分布全身。其吸收速率和透过血脑屏障能力均与其脂溶性呈正相关。脂溶性高的药物,如硫喷妥钠,可迅速进入脑组织,并迅速再分布到其他组织(主要为脂肪和骨骼肌),起效快,作用维持时间也短;脂溶性低的药物,如苯巴比妥,进入脑组织和再分布都较慢,静脉注射后仍需要20分钟才被脑摄取,故起效慢,作用维持时间长。本类药物在体内消除方式有两种:在肝脏代谢和经肾脏排泄。脂溶性较高的药物如异戊巴比妥等主要经肝代谢失活,消除迅速;脂溶性低的药物如苯巴比妥只有少量经肝药酶代谢,大部分以原形经肾排泄,并可经肾小管重吸收,因此消除缓慢。尿液pH值对苯巴比妥的排泄影响较大,碱化尿液可使药物解离增多,经肾小管重吸收减少,排出增多。因此苯巴比妥中毒时可用碳酸氢钠碱化尿液促进排泄。

【不良反应】

1. 后遗效应　催眠剂量的巴比妥类可致次晨出现头晕、嗜睡、精细运动不协调及定向障碍等,也称宿醉(hangover)反应。驾驶员或从事高空作业人员服用本类药物后应警惕后遗效应。

2. 耐受性、依赖性　短期内反复应用本类药物可产生耐受性。其原因可能与巴比妥类诱导肝药酶加速自身代谢以及神经组织对药物产生适应性有关。长期连续服用本类药物,可使患者产生精神依赖性和躯体依赖性,一旦停药可出现烦躁、失眠、焦虑、震颤,甚至惊厥等戒断症状。其依赖性比 BZ 类强。

3. 对呼吸系统的影响　可抑制呼吸中枢,其强度与剂量呈正比,催眠剂量一般影响不明显,但若静脉注射速度过快,也可引起呼吸抑制。有明显肺功能不全和颅脑损伤所致呼吸抑制者禁用。大剂量巴比妥类可深度抑制呼吸,这是药物中毒致死的主要原因。

4. 过敏反应　少数人服用后可见荨麻疹、血管神经性水肿、多形性红斑及哮喘等过敏反应,偶可引起剥脱性皮炎。本类药物可透过胎盘并经乳汁分泌,故分娩期和哺乳期妇女慎用。

5. 急性中毒　主要表现为深度昏迷、高度呼吸抑制、血压下降、体温降低、反射减弱或消失,严重者可因呼吸停止和循环虚脱而死亡。急救的主要措施是维持呼吸和循环功能,应用碳酸氢钠加速药物的排泄。

【药物相互作用】　苯巴比妥是肝药酶诱导剂,可加速自身及其他药物代谢。如与香豆素类、糖皮质激素、性激素、口服避孕药、苯妥英钠、口服降糖药等合用时,可加速后者的代谢速度、减弱药效和缩短作用持续时间。

第三节　其他镇静催眠药

BZ 类药物与 BZ 受体结合没有选择性,起效快、作用强、毒性低,可小剂量、间断或短期治疗慢性失眠,但具有耐受性、依赖性、反跳性失眠、精神运动功能损害、后遗效应、记忆障碍等不良反应。本节药物中唑吡坦、扎来普隆、佐匹克隆是 20 世纪 80 年代中期上市的非苯二氮䓬(non-benzodiazepines,NBZ)类药物,作为一类新型催眠药,它们在作用的选择性和不良反应等方面都优于 BZ 类药物。

水合氯醛和甲丙氨酯为较早应用的催眠药,现已逐渐被 BZ 类取代。

唑吡坦(zolpidem)　又称思诺思,是第一个新一类的 NBZ 类短效型催眠药,属于咪唑吡啶类药物。

作用特点为:镇静催眠作用较强,而抗焦虑、抗惊厥及松弛肌肉作用较弱。与 BZ 类比较,治疗量唑吡坦对 SWS 和 REM 时相影响更小,几乎不改变睡眠节律。耐受性良好,无依赖性和成瘾性。适用于各种类型的失眠。唑吡坦上述作用特点与其选择性激动 BZ_1 受体有关。

不良反应与个体差异有关,偶有眩晕、头痛、恶心和呕吐。

扎来普隆(zaleplon)　也是选择性作用于 BZ_1 受体的短效催眠药,作用机制与 zolpidem 相似。与 zolpidem 不同的是镇静催眠作用稍弱,亦有抗焦虑、抗惊厥、肌肉松弛作用。本品能减少睡眠潜伏期,增加睡眠时间,提高睡眠质量,尤其对入睡困难者效果更佳。应用常规剂量清晨无后遗效应,不影响精神活动和记忆,很少产生耐受性、依赖性和反跳性失眠。主要用于成年人及老年人失眠的短效治疗。本品吸收迅速,主要被肝脏氧化酶代谢失活,代谢产物无药理活性,主要从尿和粪便中排泄,半衰期极短。常见副作用有嗜睡、头晕,剂量在超过 20 mg 时较易出现。较大剂量可出现精神活动受损、学习记忆力差。肝、肾功能不全者及孕妇慎用。

佐匹克隆(zopiclone,ZOP)　又称唑吡酮,为 NBZ 类的吡咯环酮类新型催眠药。与 BZ 类药物相比,ZOP 的疗效类似或优于 BZ 类。ZOP 通过激动 BZ 受体,增强 GABA 抑制作用。不仅能缩短入睡潜伏期,延长睡眠时间,还可提高睡眠质量。催眠时能延长 SWS 时相,REM 时相无明显变化,对记忆功能几乎没有影响。亦有抗焦虑、抗惊厥和肌肉松弛作用,但其肌松作用较 BZ 弱。适用于各种失眠,对精神分裂症患者的睡眠改善作用比 BZ 更好。本品经肝药酶代谢成活性较低的 N-氧化物和无活性的 N-脱甲基物。最常见的不良反应是口干、口苦、晨起嗜睡、眼花,少数患者可出现便秘、恶心等。长期用药后突然停药可能发生反跳现象。依赖性小于 BZ 类。

常用新型镇静催眠药的药动学参数见表 12-3。

表 12-3 新型镇静催眠药的药动学参数

药物名称	生物利用度(%)	起效时间(h)	达峰时间(h)	持续时间(h)	血浆蛋白结合率(%)	血浆峰浓度(ng/ml)	血浆 $t_{1/2}$(h)
唑吡坦	70~75	0.10~0.45	0.5~2.0	6~8	92.5	32~120	1.4~3.8
扎来普隆	30	0.35~0.50	0.9~1.5	6	45~75	29~43	0.9~1.1
佐匹克隆	75~80	0.25~0.50	0.5~2.0	8	45~50	64~86	3.5~6.0

水合氯醛(chloral hydrate) 是氯醛的水合物，在肝脏被还原成中枢抑制作用更强的三氯乙醇。口服吸收快，催眠作用强，用药 15 分钟起效，维持 6~8 小时。不影响 REM 时相，无后遗效应。用于顽固性失眠或用其他催眠药效果不佳的患者，也可用于子痫、破伤风以及小儿高热等惊厥。本药对胃有较明显的刺激性，需稀释（10%溶液）后口服，亦可采用直肠给药。久用产生耐受性和依赖性，戒断症状较严重，应防止滥用。

甲丙氨酯(meprobamate) 又称眠尔通，口服易吸收，有一定的抗焦虑、镇静、催眠和较弱的肌肉松弛作用。其中催眠效果较好。催眠剂量可缩短 REM 时相，停药后出现反跳现象。主要用于抗焦虑、镇静和催眠。副作用常见为嗜睡和运动失调，偶有荨麻疹等过敏反应。长期服用可引起耐受性与依赖性，停药出现戒断症状。能加剧癫痫大发作，有癫痫病史者禁用。对肝药酶有诱导作用，可影响其他药物的代谢。

思考题：1. 地西泮的镇静催眠作用机制是什么？
2. 为什么苯二氮䓬类药物会在镇静催眠作用方面替代巴比妥类？

（葛晓群）

第十三章
抗癫痫药及抗惊厥药

学习目标：1. 掌握苯妥英钠的药理作用、临床应用和不良反应。
2. 熟悉苯巴比妥、卡马西平、丙戊酸钠、乙琥胺的作用特点及临床应用。

Chapter 13 Antiepileptic and anticonvulsive drugs

Epilepsy is caused by abnormal high frequency discharge of some group of neurons, starting locally and spreading to a varying extent to affect other part of the brain.

Antiepileptic drugs act mainly by three main mechanisms: reducing electrical excitability of cell membranes through inhibiting sodium channel function, enhancing GABA-mediated synaptic inhibition and inhibiting T-type calcium channels.

The drug therapy is the most widely effective mode for the treatment of epilepsy. Primary drugs may include sodium phenytoin, carbamazepine, sodium valproate and ethosuximide. Secondary drugs include diazepam and phenobarbital which are used intravenously in the treatment of status epileptics.

Magnesium sulfate is a primary anticonvulsant which also exerts muscle relaxation by blocking Ca^{2+} influx in presynaptic nerve terminals.

第一节 抗癫痫药

癫痫(epilepsy)是一种反复发作的神经系统疾病，发作时大脑局部病灶神经元突发性的异常高频放电并向周围组织扩散，出现短暂的大脑功能失调。表现为突然发作性的短暂的运动、感觉、意识和自主神经功能异常，可伴有异常的脑电图。

临床上，根据癫痫发作时的症状不同，通常分为部分性发作和全身性发作两大类型（表13-1）。

表13-1 癫痫发作的临床分类及其治疗药物

发作类型	临床特征	有效药物
一、部分性发作		
1. 单纯部分性发作	多种临床表现，与发作时被激活的的皮质部位有关。主要特征是不影响意识，每次发作持续20～60 s	卡马西平、苯妥英钠、苯巴比妥、扑米酮、丙戊酸钠
2. 复合部分性发作（颞叶性、精神运动性发作）	发作时影响意识，常伴有无意识的活动，如唇抽动，摇头等。每次发作持续30 s～2 min	卡马西平、苯妥英钠、苯巴比妥、扑米酮、丙戊酸钠
二、全身性发作		
1. 失神性发作（小发作）	短暂的意识突然丧失，EEG呈3 Hz/s高幅左右对称的同步化棘波，持续30 s内	乙琥胺、氯硝西泮、丙戊酸钠、拉莫三嗪

续 表

发作类型	临床特征	有效药物
2. 肌阵挛性发作	一部分肌群或全身部分肌群发生短暂的（约1s）休克样抽动。EEG伴有短暂爆发的多棘波	氯硝西泮、丙戊酸钠
3. 强直至阵挛性发作（大发作）	突然意识丧失伴强烈的强直性痉挛后进入匀称的阵挛性抽搐，继之较长时间的中枢抑制	卡马西平、苯巴比妥、丙戊酸钠、苯妥英钠、扑米酮
4. 癫痫持续状态	指大发作持续状态，反复发作，发作间歇意识不恢复	地西泮、苯巴比妥静脉给药

目前临床上癫痫的治疗主要以药物为主，目的在于减少或防止发作，但不能有效的预防和根治，因此癫痫患者需长期甚至终身治疗。常用的抗癫痫药主要是抑制癫痫病灶神经元的过度放电，或作用于病灶周围正常神经元，抑制异常放电的扩散。抗癫痫药根据作用机制分为三大类：一类是增强 GABA 介导的突触抑制作用，另一类是通过阻滞电压依赖性钠通道，抑制 Na^+ 的内流而降低细胞膜的兴奋性。第三类是抑制电压依赖性的 T 型 Ca^{2+} 通道。

苯 妥 英 钠

苯妥英钠（sodium phenytoin）又称大仑丁（dilantin），为二苯乙内酰脲的钠盐，是 1938 年开始使用的非镇静催眠性抗癫痫药。

【体内过程】 苯妥英钠呈强碱性，刺激性大，不宜作肌内注射，治疗癫痫持续状态时宜静脉注射。口服吸收慢而不规则，个体差异大，连续服用须经 6~10 天才能达到有效血药浓度。其血浆蛋白结合率约为 90%，主要被肝药酶代谢为羟基苯基衍生物而失活，再与葡萄糖醛酸结合自肾排出。本药的消除速率与血药浓度密切相关，血药浓度低于 10 μg/ml 时，按一级动力学消除，$t_{1/2}$ 约 20 小时；高于此浓度时，则按零级动力学消除，$t_{1/2}$ 可延长至 60 小时。此外，羟化代谢能力受遗传基因影响，血药浓度的个体差异较大，应用时应注意剂量个体化，必要时在血药浓度监控下给药。

【作用机制】 研究证明，sodium phenytoin 不能抑制癫痫病灶神经元的高频放电，但可以阻止其向正常的脑组织扩散。这可能与其可以抑制突触传递的强直后增强（PTP）有关。PTP 是指反复高频电刺激（强直刺激）突触前神经纤维后，引起突触传递的易化，突触后纤维的反应增强的现象。在癫痫病灶异常放电的扩散过程中 PTP 也起易化作用。

Sodium phenytoin 的抗癫痫、治疗三叉神经痛等多种疼痛和抗心律失常药理作用基础是其对细胞膜有稳定作用。产生膜稳定作用的机制可以概括如下：

1. 阻断电压依赖性钠通道 降低细胞膜对 Na^+ 的通透性，抑制其内流，使其动作电位不易产生。
2. 阻断电压依赖性钙通道 治疗浓度的苯妥英钠能选择性阻断 L 和 N 型 Ca^{2+} 通道，但对哺乳动物丘脑神经元的 T 型 Ca^{2+} 通道无阻断作用，这可能是其对失神性发作无效的原因。
3. 抑制钙调素激酶的活性 影响突触传递功能。

【药理作用及临床应用】

1. 抗癫痫 是常用的抗癫痫药，是癫痫大发作和单纯部分性发作的首选药，对精神运动性发作亦有效，但对小发作（失神发作）无效，甚至加重病情。
2. 治疗外周神经痛 如三叉神经痛、舌咽神经痛和坐骨神经痛等。
3. 抗心律失常 见第二十章。

【不良反应】 长期应用，不良反应较多。

1. 局部刺激 本药呈强碱性，胃肠道刺激性较大，口服易引起厌食、恶心、呕吐和腹痛等症状，宜饭后服用。静脉注射可发生静脉炎。
2. 齿龈增生 长期应用约 20% 的患者出现齿龈增生，多见于儿童和青少年，这与部分药物自唾液排出刺激胶原组织增生有关。保持口腔卫生，防止齿龈炎，经常按摩齿龈可减轻，一般停药 3~6 个月后可恢复。

3. 神经系统反应　药量过大引起中毒,表现为眩晕、共济失调、眼球震颤、复视等。严重者可出现语言障碍、精神异常甚至昏睡、昏迷。

4. 血液系统反应　久服可致巨幼红细胞性贫血,本药长期使用可抑制叶酸的吸收并加速其代谢,且抑制二氢叶酸还原酶,导致机体叶酸缺乏。可用甲酰四氢叶酸防治。

5. 骨骼系统反应　本药是肝药酶的诱导剂,可加速维生素 D 的代谢,长期服用易致低钙血症以及骨软化症,儿童出现佝偻样病变。必要时可用维生素 D 进行防治。

6. 过敏反应　少数患者用药后会出现皮疹、血小板减少、粒细胞缺乏、再生障碍性贫血和肝坏死。

7. 其他反应　偶有男性乳房增大、女性多毛症、淋巴结肿大等。孕妇用本品可致畸胎,此外,久用骤停可使癫痫发作加剧,甚至诱发癫痫持续状态,使用时须注意。

【药物相互作用】　保泰松、磺胺类、水杨酸类和香豆素类等可与 sodium phenytoin 竞争结合血浆蛋白,使后者血中游离型浓度增加。通过诱导肝药酶而加速多种药物如避孕药的代谢,使其药效降低。氯霉素、异烟肼等通过抑制肝药酶而提高 sodium phenytoin 的血药浓度;苯巴比妥等通过诱导肝药酶而加速 sodium phenytoin 的代谢。

苯巴比妥(phenobarbital)　又称鲁米那(luminal),除镇静催眠作用外,是巴比妥类中最有效的一种抗癫痫药。它不仅能抑制癫痫病灶神经元的高频异常放电,也可以阻止其向正常脑组织扩散。其作用机制可能与其激动突触后膜上的 $GABA_A$ 受体以及阻断突触前膜对 Ca^{2+} 的摄取,减少 Ca^{2+} 依赖性神经递质(NA、ACh 和谷氨酸等)释放有关。此外,巴比妥类也抑制电压依赖性 Ca^{2+} 通道有关。苯巴比妥具有起效快、疗效好、毒性低和价格廉价等优点,可用于防治癫痫大发作和治疗癫痫持续状态,对单纯部分性发作和精神运动性发作亦有效,但对小发作效果差。

卡马西平(carbamazepine)　是一种高效的广谱抗癫痫药,对各类癫痫均有不同程度的疗效,其中对精神运动性发作疗效较好,对大发作和单纯部分性发作亦有效,对小发作效果差或无效。Carbamazepine 治疗三叉神经痛和舌咽神经痛疗效优于苯妥英钠。对躁狂症疗效也比锂盐好,副作用少,可用于锂盐无效的躁狂症患者。Carbamazepine 的作用机制尚不清楚,可能与阻滞钠通道和钙通道、降低神经细胞膜的通透性有关。此外,亦可能与增强 GABA 的突触后抑制有关。本药常见的不良反应有视力模糊、眩晕、恶心、呕吐,少数患者可有共济失调、粒细胞和血小板减少等。

扑米酮(primidone)　又称去氧苯比妥(desoxyphenobarbita),其化学结构类似 phenobarbital,口服后吸收迅速而完全,3 小时血药浓度达高峰。本品对癫痫大发作及部分性发作疗效较好,对小发作无效。与 phenobarbital 和 carbamazepine 合用有协同作用,不宜与 phenobarbital 合用。与 phenobarbital 相比,本药并无特殊优点,故只用于其他药物不能控制的患者。Primidone 可引起嗜睡、眩晕、共济失调、复视、眼球震颤等,偶可发生巨幼红细胞性贫血、白细胞减少和血小板减少。用药期间注意检查血象,严重肝肾功能不全者禁用。

乙琥胺(ethosuximide)　对小发作疗效虽不及氯硝西泮,但副作用及耐受性较少,故仍为小发作防治的首选药,对其他型癫痫无效。常见的副作用为胃肠道反应如厌食、呃逆、恶心、呕吐等;其次为中枢神经系统反应如头痛、头晕、嗜睡、欣快等;对有精神病史者可引起行为异常,表现为焦虑、抑郁、攻击行为、多动、幻听等,故慎用,偶见粒细胞缺乏症和再生障碍性贫血,故用药期间需勤查血象。

丙戊酸钠(sodium valproate)　为新型广谱抗癫痫药,对各类癫痫均有一定的疗效。对大发作的疗效不及 sodium phenytoin 和 phenobarbital,但上述药物无效时,可以使用本药;对小发作疗效优于 ethosuximide,但因其有肝毒性,故一般不作首选用药;对精神运动性发作疗效与 carbamazepine 相似。其抗癫痫作用与 GABA 有关。它能促进脑内 GABA 生成,使脑内 GABA 含量增高,并能提高突触后膜对 GABA 的反应性。Sodium valproate 常见不良反应有恶心、呕吐、食欲减退。中枢神经系统主要表现为嗜睡、平衡失调、乏力、震颤等。但这些不良反应较轻。严重毒性为肝功能损害,约 25% 的患者出现肝毒性。

附：苯二氮䓬类

静脉注射地西泮(diazepam)是治疗癫痫持续状态的首选药,显效快,较其他药物安全性高。但可抑制呼吸,故应缓慢静脉注射。硝西泮(nitrazepam,硝基安定)主要用于癫痫小发作,对肌阵挛性发作亦有效。氯硝西泮(clonazepam,氯硝安定)是苯二氮䓬类中抗癫痫谱较广的药物,对各型癫痫均有效,尤以癫痫小发作、肌阵挛性发作疗效为佳。本药对癫痫小发作疗效优于乙琥胺,但因其长久使用可产生耐受性,故亦不作首选药。

第二节 抗惊厥药

惊厥是由于中枢神经系统过度兴奋而引起的全身骨骼肌强直性或阵挛性抽搐,常见于高热、破伤风、子痫和中枢兴奋药中毒等引起的中枢神经过度兴奋。常用的抗惊厥药有巴比妥类、地西泮、水合氯醛以及硫酸镁。

硫 酸 镁

硫酸镁(magnesium sulfate)可因给药途径不同,产生完全不同的药理作用。口服给药有泻下和利胆作用,外用热敷可消炎去肿,而注射给药具有抗惊厥和降血压的作用。

Magnesium sulfate 抗惊厥的主要机制是因为 Mg^{2+} 能阻断神经肌肉接头的传递,产生筒箭毒样的肌松作用。运动神经末梢 ACh 释放需要 Ca^{2+} 的参与,Mg^{2+} 与 Ca^{2+} 化学性质相似,它竞争性地与 Ca^{2+} 受点结合,从而使运动神经末梢 ACh 释放减少,阻断神经肌肉接头的传递,产生肌肉松弛作用。Mg^{2+} 过量中毒可用 Ca^{2+} 来解救,亦是出于同样原理。

Magnesium sulfate 具有骨骼肌松弛、降压和中枢抑制作用,主要用于缓解子痫、破伤风等惊厥,也用于救治高血压危象。临床上常以肌内注射、静脉注射或滴注给药。

Magnesium sulfate 注射的安全范围窄,血镁过高可引起呼吸抑制、血压剧降和心脏骤停。腱反射消失是呼吸抑制的先兆表现,因此在用药过程中应经常检查腱反射。中毒时立即进行人工呼吸,并缓慢静脉注射氯化钙或葡萄糖酸钙予以抢救。

思考题:1. 比较苯妥英钠、卡马西平、丙戊酸钠、乙琥胺的抗癫痫作用特点。
2. 应用苯妥英钠治疗癫痫应注意哪些问题?

(崔丽蓉)

第十四章
抗中枢神经系统退行性疾病药

学习目标：1. 掌握左旋多巴的药理作用、作用机制和常见不良反应。
2. 了解其他抗帕金森病药的作用特点及临床应用。
3. 了解治疗阿尔茨海默病的药物。

Chapter 14　Drugs used for Neurodegenerative Diseases of CNS

Parkinson's disease (PD) is a kind of degenerative disease of CNS, a clinical syndrome pathologically characterized by lesions of the basal ganglia that produce abnormalities in motor activities. PD is caused by degeneration of dopaminergic neurons in the substantial nigra. Imbalance between the dopaminergic and the cholinergic activity in the striatum may play an important role in pathogenesis of PD; with diminished dopaminergic activity, a relative overactive cholinergic activity may contribute to the symptoms seen in PD patients. Thus, the strategy of treatment of PD is aimed at restoring dopaminergic/cholinergic balance. Two classes of drugs, dopaminergic agents and anticholinergic agents, are used for the treatment of PD. These drugs can not cure but greatly improve the quality of life of PD patients.

Levodopa is the precursor of dopamine and is primarily converted into dopamine by an aromatic amino acid decarboxylase (AAD) in the striatum. It is very effective on reducing all the signs and symptoms of PD.

Levodopa is almost always administered in combination with a peripherally acting inhibitor of AAD, such as carbidopa and benserazide, to reduce undesirable side effects.

Four dopamine receptor agonists, boromocriptine, pergolide, ropinirole and pramipexole, are also used to treat PD.

Monoamine oxidase (MAO) and catechol-O-methyl transferase (COMT) inhibitors block the breakdown of levodopa thus can be used in combination with levodopa/carbidopa.

Benzhexol, an antimuscarinic drug, may only improve the tremor of Parkinsonism but have little effect on rigidity and bradykinesia.

Alzheimer's disease (AD) is a kind of dement associated with a progressive decrease of cholinergic function in CNS. The deposition of amyloid protein and neurofibrillary tangles are the main characteristics of AD.

A major approach to the pharmacotherapy of AD is aimed at augmenting cholinergic function of the brain. One strategy is to use inhibitors of acetylcholinesterase(AChE), the hydrolytic enzyme for acetylcholine. These inhibitors include donepezil, galantamine and huperzine A.

Other drugs currently used for treatment of AD include muscannic agonist xanomeline.

第一节　抗帕金森病药

帕金森病(Parkinson's disease,PD)又称震颤麻痹,是锥体外系功能紊乱引起的一种慢性中枢神经系统退行性疾病。其临床症状表现为静止性震颤、肌肉僵直、运动迟缓和姿势平衡障碍,严重者伴有记忆障碍和痴呆症状。PD病情呈渐进性加重,患者晚期往往全身僵硬,生活无法自理,严重影响生活质量。

在黑质和纹状体，DA能神经系统和ACh能神经系统的平衡对于锥体外系运动功能的控制至关重要。正常时，DA和ACh两种递质处于动态平衡状态，共同参与机体运动功能的调节。PD患者由于黑质病变，DA合成减少，使纹状体内DA含量降低，造成黑质-纹状体通路DA能神经功能减弱，而胆碱能神经功能相对占优势，因而导致PD的肌张力增高等症状。

目前，治疗PD的药物主要有拟多巴胺类药和抗胆碱药两大类。它们只是对症治疗，缓解症状，并不能阻止病情的进展。延缓病情进展的药物尚在研究中，还无有效的药物供临床使用。

一、拟多巴胺类药

左旋多巴

左旋多巴(levodopa，L-DOPA)是多巴胺的前体物质，现已由人工合成得到。

【药理作用】 Levodopa对大多数PD患者具有显著疗效。主要表现为：

1. 显著改善运动障碍 服用levodopa后，可改善肌僵直、运动困难，其他运动功能如姿态、步态联合动作、面部表情、言语、书写、吞咽、呼吸均可改善。

2. 改善精神和情绪 可改善患者抑制和淡漠的症状，使情绪好转，精神活力增强，关心周围环境，思维清晰敏捷。但痴呆症状不易改善。

上述作用具有以下特点：① 起效慢，用药2～3周后才出现体征的改善，1～6个月后才获得最大疗效；② 对轻症及年轻患者疗效较好，而对重症及年老患者效果较差；③ 改善运动障碍、肌肉僵直效果明显，缓解肌肉震颤效果较差；④ 早期效果好，后期疗效不显著(3～5年后)。

Levodopa治疗PD的作用机制是在其脑内多巴脱羧酶的作用下转变成DA，补充纹状体中DA的不足，增强DA能神经的功能，从而恢复与胆碱能神经系统之间的平衡。Levodopa转变为DA后主要通过激动D_2受体发挥作用。

【临床应用】 Levodopa可广泛用于治疗各种类型PD患者，但对吩噻嗪类抗精神病药引起的帕金森综合征无效。因吩噻嗪类药物阻断中枢DA受体，使DA无法发挥作用。运动障碍症状不明显者一般不用。起病初期用药疗效显著，数年内可保持疗效稳定，几乎达到完全改善的程度，使生活质量提高。然而长期服药的效果有较大的个体差异，服药6年后，约半数患者失效，只有25%患者仍可获得良好效果。

【体内过程】 本药口服后主要在小肠经主动转运而迅速吸收，0.5～2小时血药浓度达高峰，$t_{1/2}$为1～3小时。吸收后的药物只有1%的原形药物能够通过血脑屏障到达脑内，约95%在外周氨基酸脱羧酶作用下转变为DA，DA不能透过血脑屏障，引起外周不良反应。外周脱羧酶抑制剂可显著增加原形药物进入脑内的量。Levodopa转变为DA后，经代谢为3,4-二羟基苯乙酸和高香草酸由尿排出。

【不良反应】 Levodopa的不良反应大多是由于在体内转变成DA所引起的。

1. 胃肠道反应 治疗早期出现，约80%的患者可见恶心、呕吐、食欲减退等症状，继续用药后可消失。这是由于在外周及中枢形成的DA分别刺激胃肠道及延髓催吐化学感受器D_2受体所致。

2. 心血管反应 治疗早期30%患者出现轻度直立性低血压，这可能与形成的DA作用于交感神经末梢而反馈性抑制去甲肾上腺素的释放，以及直接激动血管平滑肌上的DA受体使血管扩张有关。继续用药可产生耐受。另外，DA能激动β_1受体，引起心律失常。

3. 异动症 为长期用药引起的不随意运动。主要表现为面舌抽搐(口-舌-颊抽搐)、怪相、摇头等，也可累及躯体肌群引起摇摆运动，偶可引起不规则喘气或换气过度。

4. 症状波动 服药3～5年后，约40%～80%患者出现症状快速波动，重者出现"开-关"反应(on-off response)："开"时患者突然多动不安，"关"时出现肌肉僵直、运动不能，两种现象交替出现，严重影响患者的日常活动。合用DA受体激动药、或MAO-B抑制药、或COMT抑制药均可减轻症状。

5. 精神症状 出现失眠、焦虑、狂躁、妄想或抑郁等精神症状，可用选择性阻断中脑-边缘系统DA受体的药物缓解。

【药物相互作用】

1. 维生素B_6是多巴脱羧酶的辅酶，可增加levodopa在外周脱羧形成DA。
2. 吩噻嗪类等抗精神病药能阻断中枢DA受体，拮抗levodopa的中枢作用。
3. 利血平能耗竭中枢DA，使levodopa的疗效减弱。
4. 非选择性单胺氧化酶抑制药如异羧肼，阻碍DA在外周的降解，加重levodopa的副作用。

以上药物不能与 levodopa 合用。

卡比多巴(carbidopa) 为 α-甲基多巴肼的左旋体,是 levodopa 的增效药。本品具有较强的抑制氨基酸脱羧酶的作用,因不易通过血脑屏障,与 levodopa 合用时,仅能抑制外周多巴脱羧酶的活性,从而减少外周 DA 的生成。这一方面可使更多的 levodopa 进入中枢,提高脑内 DA 的浓度,增强 levodopa 的疗效,另一方面又能减轻其外周副作用。本品单用无治疗作用,与 levodopa 按 1∶10 制成复方制剂(心宁美,sinemet),可使 levodopa 的有效剂量减少,成为 levodopa 的重要辅助药物。

苄丝肼(benserazide) 作用与卡比多巴相似。与 levodopa 按 1∶4 制成复方制剂(美多巴,madopar)用于临床。

司来吉兰(selegiline) 是选择性 MAO-B 抑制剂,能抑制纹状体中 DA 的降解,提高脑内 DA 的浓度。体内的 MAO 有 A 型和 B 型两种,前者存在于肠道,后者主要在中枢,它们共同参与酪胺和 DA 的降解。小剂量 selegiline 对 MAO-B 有极高的选择性,不会影响外周 DA 和酪胺的代谢。本品尚有抗氧化作用,能够阻滞 DA 氧化应激过程中·OH 自由基的形成,延缓神经元的变性,从而保护黑质 DA 神经元,具有神经保护作用。本品与 levodopa 合用治疗 PD,可以增强疗效,减少 levodopa 剂量和外周副作用,并可使 levodopa 的"开-关"反应消失。

恩托卡朋(entacapone) 为选择性 COMT 抑制剂,主要抑制外周的 COMT,减少该酶对 levodopa 的代谢,使后者消除速度减慢,血药浓度维持时间延长,有更多的左旋多巴进入脑内,从而提高脑中 DA 的浓度。本品单用无效,须与复方 levodopa 合用,作为 levodopa 的辅助治疗,对伴有症状波动患者,可减少 levodopa 的剂量,增加"开"的时间。

溴隐亭(bromocriptine) 又称溴麦角隐亭,溴麦亭,为 D_2 类受体激动药,对 D_1 类受体具有部分拮抗作用,对 α 受体也有较弱的激动作用。大剂量的 bromocriptine 明显激动黑质-纹状体通路中的 D_2 受体,疗效与 levodopa 相似,但改善肌肉震颤效果较好,对重症患者的疗效好于轻症患者;与 levodopa 合用治疗 PD 有较好疗效,能减少症状波动。较小剂量时激动结节漏斗部的 D_2 受体,抑制催乳素和生长激素分泌,用于高催乳素血症、催乳素瘤、肢端肥大症等。不良反应与 levodopa 相似,有恶心、呕吐、直立性低血压、运动困难和精神症状等。

培高利特(pergolide) 本品是 D 受体激动剂,对 D_1 和 D_2 受体均有作用,抗 PD 作用强于溴隐亭,作用时间也长于后者,可维持 6 小时以上。与 levodopa 合用可使 PD 患者的症状波动明显减少,"开"期明显延长,"关"期显著缩短,可用于治疗早期 PD 患者。亦适用于对 levodopa 后期效果不好或不能耐受 levodopa 的患者。不良反应与溴隐亭相似,尤其在用药初期较常见。长期用药其疗效减弱,可能与 D 受体下调有关。

罗匹尼洛(ropinirole)与普拉克索(pramipexole) 二者为新型的选择性 D_2 类受体激动药,对 D_1 类受体几无作用。与 bromocriptine 相比,ropinirole 作用强,维持时间长,耐受性好。PD 患者早期单用 ropinirole,疗效类似 levodopa,而症状波动较少,缓解症状作用能持续 5 年以上。本品愈来愈多的用于帕金森病的早期治疗。Pramipexole 主要作为晚期 PD 患者 levodopa 的辅助治疗,与 levodopa 合用,可显著改善晚期 PD 患者少动、强直等症状,缩短"关"的时间,减少 levodopa 的剂量。

金刚烷胺(amantadine) 能改善 PD 患者强直、少动症状,此作用强于抗胆碱药,弱于 levodopa,改善震颤作用不及抗胆碱药。其作用机制可能是:① 促进黑质部位残存的神经元合成和释放 DA;② 抑制 DA 再摄取;③ 较弱的中枢抗胆碱作用。本品还能拮抗 N-甲基-D-天门冬氨酸(NMDA)受体,可能具有神经保护作用。单用因维持时间短,较适合于轻型早期患者,可与 levodopa、抗胆碱药合用,以提高疗效。不良反应较轻,主要为下肢网状青斑,可能是促使局部儿茶酚胺释放引起血管收缩导致。与抗胆碱药合用或患者原有精神病时,可出现幻觉、精神错乱、噩梦、失眠及眩晕等。

二、胆碱受体阻断药

抗胆碱药对轻症、认知情况尚好、以震颤为主的患者疗效肯定。与 levodopa 合用,可使半数以上患者的症状得到进一步改善。抗胆碱药对于抗精神病药引起的帕金森综合征也有效。

苯海索(benzhexol) 又称安坦,口服易从胃肠道吸收,通过阻断黑质-纹状体通路中 M 胆碱受体而减弱 ACh 的作用,抗震颤效果好,对僵直及运动迟缓的疗效较差。外周抗胆碱作用为阿托品的 1/3～1/10,不良反应与阿托品相似,但较轻。由于中枢抗胆碱作用可导致记忆力损害、加重痴呆、精神错乱、异动症等明显的副作用,而且仅对帕金森病的震颤有效,现已少用。闭角型青光眼、前列腺肥大者禁用。

第二节 治疗阿尔茨海默病药

阿尔茨海默病（Alzheimer's disease，AD）是在老年期发生的一种以记忆、认知、语言和行为障碍为主要表现的中枢神经系统退行性疾病，占老年性痴呆患者总数的70%左右。临床表现为持续性、进行性记忆减退和认知障碍。其特征性病理变化为弥漫性脑萎缩、老年斑（senile plaque，SP）的形成、神经纤维缠结（neurofibrillary tangle，NFT）以及选择性神经元死亡。大脑皮层、海马、基底前脑胆碱能系统为受影响的区域。

老年斑的核心成分为β-淀粉样蛋白（β-amyloid protein，Aβ），Aβ由细胞分泌，在细胞基质沉淀聚积后具有很强的神经毒性作用，是AD患者脑内老年斑周边神经元变性和死亡的主要原因。迄今，AD发病机制尚未完全阐明，可能与相应区域胆碱能神经系统损伤、炎症、激素水平降低、兴奋氨基酸毒性、氧化应激等密切相关。治疗阿尔茨海默病的各类药物均基于对发病机制的研究，目前尚没有十分有效的治疗方法，最常采用的制剂为胆碱酯酶抑制药。

一、胆碱酯酶抑制药

第一代AChE抑制剂他克林（tacrine）有肝脏毒性，现已少用。

多奈哌齐（donepezil） 又称安理申，是第二代可逆性AChE抑制药。对中枢神经系统的AChE有高度选择性，无外周作用，对心肌和小肠无作用，能提高中枢神经系统突触间隙的ACh浓度，改善AD患者的认知和全脑功能。本品抑制AChE活性持续时间长，耐受性好，无肝脏毒性。适用于大多数轻、中度AD患者的治疗。常见的不良反应有腹泻、肌肉痉挛、乏力、恶心、呕吐和失眠，反应轻微、短暂，连续服药后自行消失。

加兰他敏（galantamine） 为第二代可逆性AChE抑制药。对中枢神经系统AChE具有高度选择性。抑制神经元中AChE的能力比抑制血液中丁酰胆酯酶（BuchE）的能力强50倍。用药6~8周后疗效显著，可提高AD患者的认知能力，治疗轻、中度AD有效率为50%~60%。无心、肝、肾毒性，耐受性好，毒副作用较小，可长期服用，是一种很有前途的治疗AD的药物。主要不良反应为恶心、呕吐、腹泻等，继续用药可消失。

石杉碱甲（Huperzine A） 又称哈伯因、双益平，是中国学者从中药千层塔中分离得到的一种生物碱。为高选择性、可逆性AChE抑制剂。本品易通过血脑屏障，可显著改善记忆和认知功能。用于各型AD患者的治疗。不良反应一般不明显，剂量过大时可引起头晕、恶心、胃肠道不适、乏力等反应，一般可自行消失，反应明显时减量或停药后缓解、消失。

二、M受体激动药

随着AD病情的发展，胆碱能神经元不断减少，胆碱酯酶抑制药的疗效也逐渐减弱。研究发现，在AD的发病过程中，突触后M_1受体数目变化不大，提示M_1受体激动可用于AD的治疗。

占诺美林（xanomeline） 是M_1受体选择性激动药，对M_2、M_3、M_4受体作用很弱。易透过血脑屏障，大脑皮质和纹状体中分布较多。大剂量可明显改善AD患者的认知功能和行为能力。口服高剂量易引起胃肠和心血管方面的不良反应，现改为经皮肤给药。

思考题：1. 左旋多巴治疗帕金森病的机制、特点和不良反应有哪些？
2. 左旋多巴与卡比多巴、恩托卡朋合用的药理学依据是什么？
3. 目前治疗阿尔茨海默病药主要有哪些？

（葛晓群）

第十五章
抗精神失常药

学习目标：1. 掌握抗精神病药物作用机制、氯丙嗪药理作用、临床应用及不良反应。
2. 熟悉氯氮平、碳酸锂、丙米嗪和氟西汀的药理作用和临床应用特点。

Chapter 15 Psychotropic drugs

Psychotropic drugs are drugs that can influence the central nervous system function and alter mental activities. In terms of their clinical indications, the psychotropic drugs fall mainly into four classes: antipsychotic drugs, antimanic drugs, antidepressants and antianxiety drugs.

The dopamine (DA) overactivity hypothesis has led to the development of the first therapeutic class of antipsychotic agents, now referred to as typical or first-generation antipsychotic drugs such as phenothiazines, structurally similar thioxanthenes, butyrophenones and so on. These medications differ in potency, but share the common mechanism of significant DA D_2 blockade and associate risk for extrapyramidal side effects. Particular attention is paid to chlorpromazine, the prototype of the phenothiazines group of antipsychotic agents. Newer antipsychotics (e.g., clozapine, sultopride, and risperidone) are atypical in having less risk of extrapyramidal side effects, but these agents present their own spectrum of adverse effects, including hypotension, seizures, weight gain, and increased risk of type II diabetes mellitus and hyperlipidemia.

Lithium carbonate was introduced fortuitously in 1949 for the treatment of mania. While many classes of agents demonstrate efficacy in acute mania, including lithium, antipsychotic drugs, and certain anticonvulsants, no medication has surpassed lithium's efficacy for prophylaxis of future manic and depressive phases of bipolar disorder, and no other medication has demonstrated lithium's reduction in suicide among bipolar patients.

Most antidepressants exert important actions on the metabolism of monoamine neurotransmitters and their receptors, particularly norepinephrine and serotonin. Similarly, the first-generation drugs, which include monoamine oxidase inhibitors (MAOIs) and tricyclic antidepressants (TCAs), also enhance monoaminergic neurotransmission: the MAOIs by inhibiting monoamine metabolism and thereby enhancing neurotransmitter storage in secretory granules, the TCAs by inhibiting 5-HT and norepinephrine reuptake. These first-generation agents exhibit side effects, and drug and food have an interaction that limits their use compared to the newer drugs. The most commonly used medications, often referred to as second-generation antidepressants, are the selective serotonin reuptake inhibitors (SSRIs) and the serotonin-norepinephrine reuptake inhibitors (SNRIs), which have greater efficacy and safety compared to first-generation antidepressants. Relatively selective norepinephrine reuptake inhibitors also have been developed as antidepressants (e.g., maprotiline, reboxetine).

抗精神失常药也称为精神药物（psychotropic drugs），是指主要作用于中枢神经系统而影响精神活动的药物，根据其临床适应证主要分为抗精神病药物（antipsychotic drugs）、抗躁狂症药物（antimanic drugs）、抗抑郁症药物（antidepressants）和抗焦虑症药物（antianxiolytics）。此外，还有用于儿童注意缺陷和多动障碍的精神兴奋药（psychostimulants）以及改善脑循环和神经细胞代谢脑功能改善药。本章重点介绍前三类药，抗焦虑症药物见第十二章，精神兴奋药和脑功能改善药将在第十七章介绍。

第一节 抗精神病药

精神分裂症(schizophrenia)是一组病因未明,具有思维、情感、行为等多方面障碍,精神活动与环境不协调为主要特征的最常见的精神病。根据临床症状,将精神分裂症分为Ⅰ型和Ⅱ型,前者以阳性症状(幻觉和妄想)为主,后者则以阴性症状(如感情淡漠、思维贫乏、意志减退、主动性缺乏等)为主。抗精神病药是指具有治疗精神分裂症阳性症状如幻觉、妄想、思维及行为障碍以及阴性症状的药物,这类药物对其他精神病的躁狂症状也有效。

【药物分类】
1. 经典抗精神病药(第一代抗精神病药) 对阳性症状有效,但对阴性症状和抑郁症状疗效较差,并且都有锥体外系反应及催乳素水平升高等不良反应。
(1) 吩噻嗪类(phenothiazines) 氯丙嗪、奋乃静、氟奋乃静、三氟拉嗪、硫利达嗪等;
(2) 硫杂蒽类(thioxanthcnes) 氯普噻吨、氯哌噻吨、氟哌噻吨等;
(3) 丁酰苯类(butyrophenones) 氟哌啶醇、氟哌利多等。
2. 非典型抗精神病药(第二代抗精神病药) 疗效确切,作用广谱,不仅改善精神分裂患者阳性症状,对阴性症状也有效,还能改善患者的认知功能、情感症状等,较少引起锥体外系症状和催乳素水平升高。如氯氮平、利培酮、舒必利、五氟利多、硫必利、舒托必利、氨磺必利、奥氮平、喹硫平、齐拉西酮、阿立哌唑等。

【作用机制】 精神分裂症的病因至今未明,有很多假说,目前普遍接受的是中枢 DA 能神经元功能亢进和 5-羟色胺(5-hydroxytryptamine,5-HT)系统功能失衡学说,抗精神病药主要通过作用于这两类受体发挥作用。

(一)阻断中脑-边缘系统和中脑皮质系统 DA 受体

1. 中枢 DA 受体功能 近年来已证实中枢存在 5 种 DA 亚型受体(D_1、D_2、D_3、D_4 和 D_5),其中 D_1 和 D_5 亚型受体在药理学特征上相似,属于 D_1 样受体,而 D_2、D_3、D_4 受体则为 D_2 样受体。

中枢神经系统主要有四条 DA 通路:① 中脑-边缘系统,主要表达 D_2 样受体,与情绪和行为功能有关;② 中脑-皮质系统,表达的 DA 受体类型与中脑-边缘系统相同,与认知、思想、感觉、理解、推理能力和联想有关;③ 结节-漏斗系统,主要表达 D_2 样受体中的亚型,与 D_2 内分泌功能有关;④ 黑质-纹状体系统,D_1 样受体和 D_2 样受体均表达,与锥体外系功能有关。此外,延髓化学感受区也有 DA 受体分布。

2. 精神分裂症 DA 受体功能亢进学说 精神分裂症 DA 受体超敏学说有较多证据:① 精神分裂症患者纹状体尾核和壳核以及伏隔核部位 DA 受体数量显著增加;② 增强中枢 DA 活性的药物如左旋多巴和苯丙胺等可引起精神分裂症和加重精神分裂症的症状;③ 减少 DA 合成或贮存的药物,如 α-甲基酪氨酸能加强抗精神病药疗效;④ 目前临床使用的各种高效价抗精神病药大多是 DA 受体阻断药,其与 DA 受体的亲和力和其抗精神病的药理效应平行。

3. 抗精神病药作用机制 精神分裂症(尤其是Ⅰ型)是由于中脑-边缘系统和中脑-皮层系统的 D_2 样受体功能亢进所致。抗精神病药主要是通过阻断中脑边缘系统和中脑皮层系统的 D_2 样受体而发挥疗效。但是,由于其阻断 DA 受体的选择性和特异性不高,对这两个通路阻断的同时对结节-漏斗和黑质纹状体通路的 D_2 样受体也有阻断作用。因此,长期应用氯丙嗪的患者中,锥体外系反应和内分泌紊乱的发生率较高。

(二)阻断 5-HT 受体 5-HT 在精神分裂症中的可能作用一直受到人们关注。近年的研究表明,5-HT_2 受体拮抗剂可协同 D_2 受体阻断药对精神分裂症的治疗效应。5-HT_{2A} 受体可能与情感、行为控制及 DA 释放有关。5-HT_{2A} 受体激动剂可促进 DA 的合成和释放;而 5-HT_{2A} 受体拮抗剂则使 A_{10} DA 神经元放电减少,减少中脑-边缘系统和中脑-皮层系统的 DA 释放,这些可能是其抗精神病作用及减少锥体外系反应的机制。

目前临床常用的一些非典型抗精神病药如氯氮平、利培酮、奥氮平、阿立哌唑和齐拉西酮等均属 5-HT/DA 受体阻断药。这类药物不仅对精神分裂症的阳性症状有效,对阴性症状也有效,并且长期应用几乎不发生锥体外系反应。

一、经典抗精神病药

(一)吩噻嗪类

氯 丙 嗪

氯丙嗪(chlorpromazine)又名冬眠灵(wintermine),是吩噻嗪类抗精神病药物的典型代表,其选择性较低,药理作用广泛,长期应用可产生严重不良反应。但chlorpromazine作为第一个精神安定药及抗精神失常药,目前仍是临床常用药物之一。

【药理作用及机制】

1. 对中枢神经系统的作用

（1）对精神行为的影响和抗精神病作用　Chlorpromazine对正常人有镇静、安定作用。可使正常人活动减少、注意力下降、感情淡漠、思维迟缓和嗜睡,但易唤醒,醒后头脑清醒。该作用有耐受性,反复用药其作用逐渐减弱。

Chlorpromazine对D_2受体有强大的竞争性拮抗作用,通过阻断中脑-边缘系统和中脑-皮层系统的D_2样受体发挥抗精神病作用,能显著控制活动和躁狂状态而又不损伤感觉能力。大剂量连续用药能消除患者的幻觉和妄想等症状,减轻思维障碍,使患者恢复理智、情绪安定、生活自理。此作用起效较慢,但无耐受性,时间越长,疗效越好。但chlorpromazine对精神分裂症没有根治作用,要维持疗效必须长期服药。对阴性症状和抑郁症无效,甚至可以使之加剧。

（2）镇吐作用　Chlorpromazine有较强的镇吐作用。小剂量阻断了延脑第四脑室底部的催吐化学感受区的D_2样受体,对抗DA受体激动剂去水吗啡(apomorphine)引起的呕吐反应。大剂量直接抑制呕吐中枢,产生强大的镇吐作用。Chlorpromazine也能抑制位于延脑与催吐化学感受区旁的呃逆中枢调节部位,可抑制顽固性呃逆。

（3）对体温调节的作用　Chlorpromazine因抑制下丘脑体温调节中枢而对体温有影响。与解热镇痛药降温的作用不同,其对体温影响的特点有:① 不但降低发热机体的体温,也能降低正常体温;② 降温作用随外界环境温度而变化,环境温度愈低其降温作用愈明显;③ 在炎热天气,chlorpromazine可使机体体温随环境温度升高而升高。

2. 对自主神经系统的作用　Chlorpromazine能阻断α受体和M胆碱受体。阻断α受体可致血管扩张、血压下降,翻转肾上腺素的升压效应,故肾上腺素不适于治疗chlorpromazine引起的低血压,而宜用NA或间羟胺等药物对抗。阻断M胆碱受体作用较弱,大剂量可引起口干、便秘、视力模糊和排尿困难等。

3. 对内分泌系统的影响　Chlorpromazine可阻断结节-漏斗系统中D_2亚型受体,抑制下丘脑多种激素的分泌。抑制催乳素释放抑制因子,使催乳素的分泌增加;减少卵泡刺激素释放因子和黄体生成素释放因子分泌,抑制卵泡刺激素和黄体生成素释放;抑制促肾上腺皮质激素的分泌,使糖皮质激素分泌减少;轻度抑制垂体生长激素的分泌。

【体内过程】　本品口服吸收慢且不规则,到达血药浓度峰值的时间为2～4小时。肌注吸收迅速,分布于全身各组织,以脑内浓度为最高。主要在肝中代谢,由肾排泄。易蓄积在脂肪组织,停药后数周至半年后,尿中仍可检测到其代谢物。不同个体服用相同剂量chlorpromazine后血药浓度可相差10倍以上,故给药剂量应个体化。Chlorpromazine在体内的消除和代谢随年龄增长而递减,故老年患者需减量。

【临床应用】

1. 精神分裂症　Chlorpromazine主要用于Ⅰ型精神分裂症(精神运动性兴奋和幻觉妄想为主)的治疗,能够显著缓解精神分裂症患者进攻、亢进、妄想、幻觉等阳性症状,对冷漠等阴性症状效果不显著。Chlorpromazine对急性患者效果显著,但不能根治,需长期用药,甚至终身治疗。

Chlorpromazine对慢性精神分裂症患者疗效较差。对Ⅱ型精神分裂症患者无效甚至加重病情;Chlorpromazine对其他精神病伴有的兴奋、躁动、紧张、幻觉和妄想等症状也有显著疗效;对各种器质性精神病(如脑动脉硬化性精神病、感染中毒性精神病等)和症状性精神病的兴奋、幻觉和妄想症状也有效,但剂量要小,症状控制后须立即停药。

2. 呕吐和顽固性呃逆　Chlorpromazine对多种药物(如洋地黄、吗啡、四环素等)和疾病(如胃肠炎、尿毒症和恶性肿瘤等)引起的呕吐具有显著的镇吐作用。对顽固性呃逆也有显著疗效。对晕动病无效。

3. 低温麻醉与人工冬眠　Chlorpromazine配合冰袋、冰浴(物理降温)应用可降低患者体温,减少心、脑等重要器官的耗氧量,可用于较复杂的颅脑手术和心血管手术中的低温麻醉。

Chlorpromazine与其他中枢抑制药哌替啶、异丙嗪合用,组成冬眠合剂,可使自主神经传导阻滞及中枢神经系统反应性降低,使患者呈现深睡,体温、基础代谢及组织耗氧量均降低,这种状态称为"人工冬眠"。此时患者对缺氧的耐受力增强,对伤害性刺激的反应减轻,有利于其度过危险的缺氧缺能阶段,为进行其他有效的对因治疗争取时间。严重创伤、感染性休克、高热惊厥、中枢性高热及甲状腺危象等病症可采用此方法辅助治疗。

【不良反应】 由于 chlorpromazine 药理作用广泛,用药时间长,故不良反应较多。

1. 自主神经系统不良反应 M 胆碱受体阻断症状(视力模糊、鼻塞、心动过速、口干、便秘等)和 α 受体阻断症状(体位性低血压、反射性心动过速和射精延迟等)。此外,chlorpromazine 的局部刺激性较强,不宜作皮下注射。以生理盐水或葡萄糖溶液稀释后缓慢注射,可预防静脉注射引起的血栓性静脉炎。为防止体位性低血压,注射给药后立即卧床休息 1~2 小时左右,然后缓慢起立。

2. 锥体外系反应 与阻断黑质-纹状体通路的 D_2 样受体有关,有四种表现形式:

(1) 帕金森综合征(parkinsonism) 多见于老年人,用药后 5~30 天出现,表现为肌张力增高、面容呆板、动作迟缓、肌肉震颤、流涎等,需减量或换用非典型抗精神病药,必要时使用中枢抗胆碱药。

(2) 急性肌张力障碍(acute dystonia) 青少年多见,出现在用药后 1~5 天,主要表现为舌、面、颈及背部肌肉痉挛,患者可出现强迫性张口、伸舌、斜颈、呼吸运动障碍及吞咽困难,肌内注射中枢抗胆碱能药物可使症状得以控制。

(3) 静坐不能(akathisia) 用药后 5~60 天出现,表现为坐立不安、反复徘徊,β-肾上腺素能受体阻断药以及苯二氮䓬类药物可能有效,必要时停药或者减量。

(4) 迟发性运动障碍(tardive dyskincsia,TD) 见于部分长期(通常 1 年以上)服用患者,表现为口-面部不自主的刻板运动,广泛性舞蹈样手足徐动症,停药后仍长期不消失。其机制可能为 chlorpromazine 长期阻断 DA 受体,使其敏感性增加,或反馈性抑制减弱,使突触前 DA 释放增多。早期发现及时停药可能可以恢复,但也有的停药后仍很难恢复,老年患者应尽量避免使用这类药物。使用抗胆碱药反使症状加重,抗 DA 药可使此反应减轻。

3. 其他神经系统不良反应

(1) 神经阻滞剂恶性综合征(neuroleptic malignant syndrome, NMS) 是一种少见的较为严重的不良反应,常因剂量较大,或多种药物联用引起的体温调节紊乱。临床表现为持续性高热、肌强直、意识障碍和自主神经功能紊乱,死亡率较高。一旦确诊应及时停药,试用 DA 激动剂溴隐亭、肌松药丹曲林及补液、降温等支持疗法。

(2) 惊厥与癫痫 少数患者在使用 chlorpromazine 过程中可出现局部或全身抽搐,脑电图有癫痫样放电。有惊厥或癫痫史者更易发生,应慎用,必要时加用抗癫痫药物。

4. 内分泌与代谢不良反应 长期用药还会引起内分泌系统紊乱,如乳腺增大、泌乳、月经停止、性欲下降、性功能障碍和抑制儿童生长等。有些患者服药期间可引起体重增加,糖脂代谢紊乱,可能与阻断组胺受体有关。

5. 药源性精神异常 Chlorpromazine 可引起精神异常,如过度镇静、意识障碍、萎靡、淡漠、兴奋、躁动、消极、抑郁、幻觉、妄想等,应与原有疾病加以鉴别,一旦发生应立即减量或停药。

6. 过敏反应 常见症状有皮疹、接触性皮炎和光过敏反应性皮肤色素沉着,重者出现剥脱性皮炎,应及时处理。少数患者可出现粒细胞减少、溶血性贫血和再生障碍性贫血等。治疗期间患者如发热、咽喉疼痛、全身不适,应及时检查血象。

7. 急性中毒 一次吞服大剂量 chlorpromazine 后,可致急性中毒,临床表现为过度镇静、嗜睡、意识障碍、昏迷、呼吸抑制、血压下降、心肌损害(心动过速、心电图改变等),应立即清除毒物,同时对症并进行支持疗法。

8. 其他 可见心电图异常,如 Q-T 间期延长,S-T 段下移,T 波低平或倒置,多见于年老伴动脉硬化、高血压患者。该反应一般与剂量有关,减量或停药大多可恢复。部分患者也可表现为无黄疸性肝功能障碍,如谷丙转氨酶或乳酸脱氢酶升高,多为一过性并能自行恢复。胆汁淤积性黄疸现已少见,多在用药 1~2 个月内发现,与剂量无明显关系,应与急性病毒性肝炎鉴别。一旦发现,应停药并采用保肝疗法。

【禁忌证】 严重肝功能不全、有癫痫病史、骨髓造血功能不良、青光眼或乳腺增生症患者禁用。老年合并有心血管疾病者应慎用。

附:其他吩噻嗪类药物

其他吩噻嗪类药物包括奋乃静(perphenazine)、氟奋乃静(fluphenazine)及三氟拉嗪(trif-luoperazine)和硫利达嗪(甲硫达嗪,thioridazine)。

前三者均为强效抗精神病药,其抗精神病作用、镇吐作用强于 chlorpromazine,镇静、降压作用较弱,但更易致锥体外系反应。对行为退缩、情感淡漠等症状有较好疗效,临床用于治疗急、慢性精神分裂症。Thioridazine 有明显的镇静作用,抗幻觉妄想作用不如 chlorpromazine,锥体外系副作用小,老年人易耐受,作用缓和,抗精神病作用相似于 chlorpromazine。用于急性精神分裂症、躁狂症等，神经官能症的治疗，但要注意该药可能导致心电图 Q-T 间期延长、心律失常和精神分裂症患者猝死。各药特点见表 15-1。

表 15-1　吩噻嗪类抗精神病药作用比较

药　　名	抗精神病作用	镇　吐	锥体外系反应	镇　静	降　压
氯丙嗪	++	++	++	+++	+++
奋乃静	+++	+++	+++	++	+
氟奋乃静	++++	+++	+++	+	+
三氟拉嗪	+++	+++	+++	+	+
硫利达嗪	++	+	+	++	++

（二）硫杂蒽类

氯普噻吨(chlorprothixene)　也称泰尔登(tardan)，又名氯丙硫蒽，为该类药的代表药。其抗幻觉妄想作用不及 chlorpromazine，但镇静作用较强，有较弱的抗焦虑、抗抑郁作用。临床用于治疗伴有焦虑或抑郁症状的精神分裂症、情感性精神障碍、更年期精神障碍及焦虑性神经症。对自主神经系统作用较弱，不良反应较轻，锥体外系反应较少，偶见粒细胞减少及黄疸等。

氟哌噻吨(flupenthixol)　也称三氟噻吨，抗精神病作用与 chlorpromazine 相似，与后者不同的是有特殊的激动效应，镇静作用弱，低剂量具有一定的抗抑郁焦虑的效果。适用于急、慢性精神分裂症、抑郁症及忧郁性神经官能症，禁用于躁狂症患者。锥体外系反应常见，偶见皮疹、便秘、疲乏。也可引起不安、失眠或抑郁。

（三）丁酰苯类

氟哌啶醇(haloperidol)　也称氟哌丁苯(serenase)，是第一个合成的丁酰苯类药物，属高效价抗精神病药，可选择性阻断 D_2 样受体，抗精神病作用和镇吐作用比 chlorpromazine 强，具有良好的抗焦虑、抗幻觉、抗妄想和抗躁狂症作用；而镇静作用、α 受体和 M 受体阻断作用比较弱。临床用于各型精神分裂症、躁狂症、抽动秽语综合征、慢性舞蹈症、焦虑性神经症，也用于止吐及顽固性呃逆。易致锥体外系反应，有致畸作用，孕妇禁用。

氟哌利多(droperidol)　也称氟哌啶，药理作用与 haloperidol 相同，特点为体内代谢快，维持时间短。临床用于治疗精神分裂症的急性精神运动性兴奋躁狂状态。与镇痛药芬太尼一起静脉注射，可使患者精神恍惚、活动减少、痛觉消失但不进入睡眠，处于一种特殊麻醉状态（神经阻滞镇痛术）。常用于外科麻醉、某些小手术，烧伤大面积换药、各种内窥镜检查及造影等，具有较好的抗精神紧张、镇吐、抗休克等作用。Droperidol 可产生锥体外系反应，以肌张力异常为突出。

二、非典型抗精神病药

氯氮平(clozapine)　属二苯二氮䓬类，为新型抗精神病药。Clozapine 特异性阻断中脑-边缘系统和中脑-皮层系统的 DA D_4 亚型受体，对黑质-纹状体系统的 D_2 和 D_3 亚型受体几无亲和力，因此其锥体外系反应轻微而且是一过性的。近来也有报道氯氮平抗精神病的治疗机制涉及阻断 $5-HT_{2A}$、协调 5-HT 与 DA 系统的相互作用和平衡，也被称为 5-HT-DA 受体阻断剂(serotonin-dopamine antagonists, SDA)。

Clozapine 为广谱神经安定剂，抗精神病作用强，对精神分裂症的阴性和阳性症状都有治疗作用，起效迅速，多在一周内见效。适用于急性与慢性精神分裂症的各个亚型，对幻觉妄想型、青春型效果好，也用于其他抗精神病药无效或锥体外系反应过强的患者。

Clozapine 几乎无锥体外系反应和内分泌紊乱等不良反应，但因其具有抗胆碱作用、抗组胺作用、抗 α 肾上腺素能作用，常见的不良反应有流涎、便秘、视力模糊、嗜睡、体位性低血压、心动过速、体重增加和发热，起始剂量宜低。可诱发或加重癫痫样发作，可引起粒细胞减少，可导致严重者粒细胞缺乏（女性多于男性），部分国内外专家主张慎用氯氮平，用药前及用药期间须作白细胞计数检查。

奥氮平(olanzapine)　分子结构和药理作用与 clozapine 相似，但不引起粒细胞缺乏。其半衰期长，一日只用给药一次。对精神分裂症和其他严重阳性症状和（或）阴性症状的精神病急性期和维持期疗效较好，适用于典型抗精神病药治疗无效而又对 clozapine 有不良反应的患者。不良反应有头晕、嗜睡、便秘和体重增加等。

利培酮(risperidone)　又名维思通，是第二代非典型抗精神病药物，由于其有效剂量小、用药方便、见效快、锥外系统反应轻、且抗胆碱样作用及镇静作用弱等特点,已成为治疗精神分裂症的一线药物。Risperidone 可阻断 DA 和 5-HT 受体,对后者的阻断作用强于前者。该药治疗精神分裂症阳性症状如幻觉、妄想、思维障碍等以及阴性症状均有效。适于治疗首发急性患者和慢性患者,也可用于治疗精神分裂症的认知功能障碍和继发性抑郁。不良反应主要有:头晕、困倦、口干、恶心、失眠、静坐不能与震颤。也可致体位性低血压,与剂量过大或加药太快有关。

舒必利(sulpiride) 也称止呕灵(dogmatil),选择性阻断中脑边缘系统的 D_2 受体,对黑质纹状体 DA 受体亲和力较低。抗木僵、退缩、幻觉、妄想及精神错乱的作用较强,并有一定的抗抑郁作用,适用于精神分裂症单纯型、偏执型、紧张型及慢性精神分裂症的孤僻、退缩、淡漠症状,对抑郁症状有一定疗效。由于其还具有强止吐和抑制胃液分泌作用,亦可用于顽固性恶心、呕吐及胃十二指肠溃疡等。Sulpiride 锥体外系反应少,镇静和抗胆碱作用也低于其他抗精神病药物,可致迟发性运动障碍;少数人可产生兴奋和睡眠障碍或血压升高,故躁狂症和高血压患者慎用。

五氟利多(penfluridol) 为长效抗精神病药,每周用药一次即可维持疗效。其长效的原因可能与其贮存于脂肪组织,从而缓慢释放入血有关。Penfluridol 能阻断 D_2 样受体,有较强的抗精神病作用,亦可镇吐,镇静作用较弱,适用于急慢性精神分裂症,尤其适用于慢性患者,对幻觉、妄想、退缩均有较好疗效。不良反应有头晕、无力、失眠和锥体外系反应。

齐哌西酮(ziprasidone) 对 $5-HT_{2A}$ 受体阻滞作用大于 D_2 受体的 SDA,也具有与阿米替林相当的 5-HT/NA 再摄取抑制作用。临床研究显示 ziprasidone 治疗精神分裂症效果与 haloperidol 或 clozapine 相当,对于精神分裂症急性期伴有激越症状疗效优于 haloperidol。不良反应少,患者可有恶心、消化不良、头晕和短暂嗜睡等,能被患者较快适应。体重增加、体位性低血压和锥体外系反应少见。但已有报道发现 Q-T 间期延长,用药时应监测心电图。

阿立哌唑(aripiprazole) 可激动 D_1 受体和部分突触前膜 D_2 受体,而阻断突触后膜 D_2 受体。对精神分裂症阴性和阳性症状有效,可改善认知功能。同时 aripiprazole 还可部分激动 $5-HT_{1A}$ 受体,阻断 $5-HT_{2A}$ 受体,有抗焦虑和抑郁作用。有研究资料表明改善精神分裂症阴性和阳性症状疗效与 haloperidol 相当,语言重复记忆功能改善优于 clozapine。较少引起锥体外系反应,对体重影响不大。

第二节 抗躁狂症药

临床上躁狂患者可见躁狂或抑郁两者之一反复发作,或躁狂和抑郁两者交替发作。前述的氯丙嗪、氟哌啶醇、氯普噻吨、苯二氮䓬类等,均具有一定的抗躁狂作用,此外一些抗癫痫药如卡马西平(carbamazepine)和丙戊酸钠(sodium valproate)及钙通道阻滞药维拉帕米(verapamil)对躁狂症也有效。目前临床最常用的是碳酸锂(lithium carbonate),为躁狂症的首选药。

碳 酸 锂

【**药理作用与机制**】 碳酸锂(lithium carbonate)的治疗剂量对正常人的精神行为无明显影响,但对躁狂症和精神分裂症的躁狂、兴奋症状有显著疗效,使患者的行为和言谈恢复正常。

Lithium carbonate 通过锂离子发挥药理作用,其抗躁狂症的作用机制尚未完全阐明,可能通过抑制信号转导通路第二信使腺苷酸环化酶(cAMP)、三磷酸肌醇(IP3)和二酰基甘油(DG)的形成,进一步干扰脑内神经递质的功能,如使脑内神经递质 NA 和 DA 的释放减少,促进其再摄取,加速其转化和灭活,从而降低突触间隙中 NA 和 DA 的含量,产生抗躁狂症作用。

【**体内过程**】 Lithium carbonate 口服吸收快而完全,经 2~4 小时血药浓度达峰值。锂离子不与血浆蛋白结合,先分布于细胞外液,再向组织转移,通过血脑屏障进入脑组织的速度较慢,在脑组织中的浓度可达到血浆中的 40%~50%。锂离子在体内不被代谢,95% 经肾排泄,4% 经汗液排泄,极少量经粪便排出体外。80% 锂离子可经肾脏重吸收,故排泄速度较慢。$t_{1/2}$ 为 18~36 小时,应注意防止蓄积中毒。

【**临床应用**】 主要治疗躁狂症,对躁狂和抑郁交替发作的双相情感性精神障碍有很好的治疗和预防复发作用,对反复发作的抑郁症也有预防作用,也可用于治疗分裂-情感性精神病。

【**不良反应及用药注意事项**】 Lithium carbonate 不良反应较多,安全范围小,易致急性中毒。

1. 常见胃肠道刺激症状恶心、呕吐、腹泻,还可见乏力、手细微震颤和口渴多尿。长期用药还可引起非特异性T波改变、肾脏毒性、体重增加、甲状腺肿大或功能低下,减量或停药可恢复。

2. 锂盐安全范围较窄,有效浓度为0.75~1.2 mmol/L,如果超过2.0 mmol/L,即可发生中毒。早期毒性症状有恶心、呕吐、腹痛、腹泻、手震颤、共济失调和吐词不清等,进而出现谵妄、意识障碍、惊厥、抽搐至昏迷甚至死亡,发生中毒后主要采取对症处理和支持疗法。当血药浓度升至1.6 mmol/L时,应立即停药。

【禁忌证】 癫痫、帕金森病、心血管疾病、糖尿病、甲状腺功能低下、肾功能不全、脱水和低钠饮食者、孕妇及哺乳期妇女等禁用。老年患者慎用。

第三节 抗抑郁症药

抑郁症(depression)是一种最常见的情感障碍性精神病,其发病率有不断上升的趋势,研究表明部分发达国家发病率甚至可达到25%。抑郁症的病因和发病机制复杂,至今尚未完全阐明。单胺递质学说认为大脑突触间隙神经递质如5-HT、NA、DA、γ-氨基丁酸浓度相对不足或绝对不足,可导致机体精神活动和心理功能处于全面低下呈抑郁症状态。目前临床主要应用的抗抑郁症药就是通过抑制中枢神经系统对5-HT和NA的再摄取,使其浓度增加而发挥抗抑郁作用。

【药物分类】

1. 三环类抗抑郁药(tricyclic antidepressants,TCAs) 阿米替林、丙米嗪、多塞平、氯丙米嗪等。
2. 去甲肾上腺素再摄取抑制剂(norepinephrine reuptake inhibitors) 地昔帕明、马普替林、去甲替林、瑞波西汀。
3. 选择性5-羟色胺再摄取抑制剂(selective serotonin reuptake inhibitors,SSRIs) 氟西汀、帕罗西汀、舍曲林等。
4. 其他类 如5-HT及NA再摄取抑制剂(serotonin-norepinephrine reuptake inhibitors,SNRIs):文拉法辛、米那普仑、度洛西丁等;单胺氧化酶抑制剂(monoamine oxidase inhibitors,MAOIs):苯乙肼、苯环丙胺和吗氯贝胺等;其他作用机制的曲唑酮、米氮平、安非他酮和尼法唑酮等。

一、三环类抗抑郁药

该类药物结构中都有2个苯环和1个杂环,故统称为TCAs。TCAs主要通过非选择性阻断5-HT和NA的再摄取,使其在突触间隙浓度增高发挥抗抑郁作用,一般用药后2~3周起效。

丙 米 嗪

丙米嗪(imipramine)也称米帕明,是第一代单胺再摄取抑制剂,为治疗抑郁症的首选药物之一。

【药理作用与临床应用】

1. 中枢神经系统 通过抑制脑内神经突前膜对NA和5-HT的再摄取,提高突触间隙NA和5-HT的含量,降低突触前膜α₂受体敏感性,促进突触传递而发挥抗抑郁作用。

正常人服用imipramine后出现安静和嗜睡,甚至出现注意力不集中和思维能力下降。但抑郁症患者连续服药2~3周后开始起效,出现情绪提高、精神振奋现象,其运动抑制及自罪自责等抑郁症状明显改善。用于各型抑郁症,包括内源性抑郁症、反应性抑郁症、更年期抑郁症等。对精神分裂症伴有抑郁症也有一定疗效。此外,对伴有焦虑的抑郁症患者疗效明显,尚可用于强迫症和恐怖症的治疗。

2. 抗胆碱受体作用 治疗量imipramine可阻断M受体而致阿托品作用。Imipramine阻断膀胱逼尿肌M胆碱受体,扩大膀胱容量;刺激大脑皮层,使患儿容易唤醒而起床排尿,而对小儿遗尿症有效。

3. 心血管系统 治疗量imipramine可降低血压和防治心律失常。

【不良反应及禁忌证】 常见的不良反应有口干、扩瞳、视力模糊、便秘、排尿困难和心动过速等抗胆碱作用,还可出现疲倦、嗜睡、震颤、共济失调、头痛、肌肉抽动、癫痫等多种精神及神经症状,也可见体位性低血压、心电图T波倒置或低平等心血管症状。另外,部分患者也可见肝功能异常、粒细胞缺乏症等。

Imipramine对心肌有奎尼丁样直接抑制效应,故心血管病患者慎用。因抗抑郁药易致尿潴留和升高眼内压,故前列腺肥大及青光眼患者禁用。癫痫患者禁用。

阿米替林(amitriptyline)、氯丙米嗪(clomipramine)、多塞平(doxepin)

此三药抗抑郁、抗胆碱和镇静作用,临床应用和不良反应及禁忌证与imipramine类似。

Amitriptyline又名依拉维,是临床上常用的三环类抗抑郁药。与imipramine相比,amitriptyline对5-HT

再摄取的抑制作用明显强于对 NA 再摄取的抑制；镇静作用和抗胆碱作用也更强，主要用于治疗焦虑性或激越性抑郁症，用药期间不宜驾驶车辆、操作机械或高空作业。

Clomipramine 也称氯米帕明，是抑制 5-HT 再摄取最强的三环类抗抑郁药，但其体内代谢产物——去甲氯丙咪嗪是有效的 NA 再摄取抑制剂。与其他三环类抗抑郁药不同，clomipramine 对强迫症状也有效（不论是否合并重度抑郁）。

Doxepin 也称多虑平，抗忧郁作用较 imipramine 弱，抗焦虑作用较强。用于治疗抑郁症及焦虑性神经症。一般不用于儿童和孕妇，老年患者应适当减量。

二、NA 再摄取抑制剂

该类药物选择性抑制 NA 的再摄取，包括地昔帕明、马普替林、去甲替林、瑞波西汀，用于以脑内 NA 缺乏为主的抑郁症，尤其适用于尿检 NA 代谢物 3-甲基-4-羟苯乙二醇明显减少的患者。这类药物的特点是起效快，而镇静、抗胆碱和降压作用均比 TCAs 类弱。

地昔帕明（desipramine） 又名去甲丙咪嗪，为 imipramine 的代谢产物，为强 NA 再摄取抑制剂，对 DA 的再摄取亦有一定的抑制作用，抗抑郁作用强于 imipramine，desipramine 临床上对轻、中度的抑郁症疗效好。对 H_1 受体有强拮抗作用，对 α 受体和 M 受体拮抗作用较弱。有轻度镇静作用，缩短快动眼睡眠时间而延长深睡眠。与 imipramine 相比，不良反应较小，但对心脏影响与其相似。过量则导致血压降低、心律失常、震颤、惊厥、口干、便秘等。老年人应适当减量。

马普替林（maprotiline） 又称麦普替林，化学结构虽有四环，但作用类似三环类 amitriptyline 和 imipramine，为第二代抗抑郁药。主要阻滞 NA 在神经末梢的再摄取，其抗抑郁作用奏效较快（一般 5~7 天生效，少数人则需 2~3 周），此外还有显著的镇静、抗焦虑作用。主要用于治疗各型（内因性、反应性及更年期）抑郁症，亦可用于疾病或精神因素引起的焦虑、抑郁症的患者。此外，还可用于伴有抑郁、激越行为障碍的儿童及夜尿者。心血管反应和抗胆碱副作用均较轻，更适宜于老年患者应用。不良反应同 TCAs。

去甲替林（nortriptyline） 为阿米替林的代谢产物，药理作用与 amitriptyline 相似，但抑制 NA 再摄取远强于对 5-HT 的再摄取，用于治疗内源性抑郁症效果优于反应性抑郁症，显效快。与 amitriptyline 相比，其镇静、抗胆碱、降低血压作用及对心脏的影响和诱发惊厥作用均较弱。但仍要注意过量易引起心律失常，尤其是心肌梗死的恢复期、传导阻滞或原有心律失常的患者。双相抑郁症患者可引起躁狂症发作，应注意。本药也像 TCAs 一样，可降低惊厥发作阈，癫痫患者应慎用。

瑞波西汀（reboxetine） 是第一个完全意义上的选择性 NA 再摄取抑制剂，对 5-HT 递质几无影响。Reboxetine 有较弱的抗胆碱活性，对大脑中的其他受体几乎没有亲和力。研究表明 reboxetine 对抑郁症患者的社会功能改善比氟西汀好，能有效治疗抑郁症，对重症抑郁症的疗效明显，长期用药能有效控制抑郁症的复发，可作为 5-HT 再摄取抑制药物治疗困难病例时的辅助药物。患者对 reboxetine 的耐受性好，几乎不引起性功能障碍和体重增加的不良反应。常见的不良反应为口干、便秘、过度出汗、头疼、失眠、恶心、眩晕及心动过速等。患有前列腺增生的患者禁用。

三、选择性 5-HT 再摄取抑制剂（SSRIs）

该类药对 5-HT 再摄取的抑制作用选择性更强，对其他递质和受体作用小，既保留了与 TCAs 相似的疗效，也克服了其诸多不良反应。临床常用的包括氟西汀、帕罗西汀、西酞普兰、氟伏沙明和舍曲林等，兼有抗抑郁和抗焦虑双重作用，很少引起镇静作用，也不损害精神运动功能，对心血管和自主神经系统功能影响很小，主要适用于脑内 5-HT 不足引起的抑郁症或其他抑郁症药物疗效不佳者。

氟西汀（fluoxetine） 又名百忧解，是一种强效 SSRIs，对其他几乎没有亲和力。对抑郁症的疗效与 TCAs 相当，而不良反应少。此外该药还有厌食作用，临床上用于治疗抑郁症外，对临床常见的惊恐发作、强迫症、贪食症、经前焦虑障碍等也有较好疗效。

偶有胃肠道症状如恶心、呕吐、厌食、体重下降等和中枢神经系统症状如头痛、头晕、乏力、失眠、震颤、惊厥等。肝病者服后 $t_{1/2}$ 延长，需慎用。肾功能不全者，长期用药需减量，延长服药间隔时间。

Fluoxetine 与单胺氧化酶抑制剂合用时可显著升高脑内 5-HT 水平时，引起"5-HT 综合征"的发生，该综合征主要表现为精神状态异常如易激惹、激越、轻度躁狂、意识模糊、昏迷和神经系统症状如头疼、肌阵挛、强直、眼震颤、癫痫发作，以及高热、心律失常，严重者可致死。禁与单胺氧化酶抑制剂合用，心血管疾病、糖尿病者应慎用。

舍曲林(sertraline) 又名郁乐复,是一选择性抑制 5-HT 再摄取的抗抑郁药,可用于各类抑郁症的治疗,并对强迫症有效。主要不良反应为口干、恶心、腹泻、男性射精延迟、震颤、出汗等,不宜与单胺氧化酶抑制剂合用。

帕罗西汀(paroxetine) 为强效 5-HT 再摄取抑制剂,阻断 5-HT 再摄取作用比 fluoxetine 和 sertraline 均强,对抑郁症患者伴随的焦虑心境、躯体化症状、社交回避等症状有明显的改善,临床用于抑郁症、强迫症、惊恐障碍、社交焦虑障碍、创伤后应激障碍、广泛性焦虑症和经前期紧张症。常见不良反应为口干、便秘、视力模糊、震颤、头痛、恶心等,禁与单胺氧化酶抑制剂联用。

四、其他

文拉法辛(venlafaxine) 是一种全新的抗抑郁药,能有效地抑制 5-HT 和 NA 的再摄取,对 DA 的再摄取也有一定的抑制作用。临床应用于各种类型抑郁症,包括伴有焦虑的抑郁症及广泛性焦虑症。安全范围较大,常见不良反应有恶心、口干、出汗、乏力、焦虑、失眠、震颤、阳痿和射精障碍等。

吗氯贝胺(moclobemide) 通过可逆性抑制脑内 A 型单胺氧化酶,从而提高脑内 NA、DA 和 5-HT 的水平,发挥抗抑郁作用。主要用于治疗抑郁症和社交焦虑障碍,具有作用快,停药后单胺氧化酶活性恢复快的特点。该药治疗抑郁症的疗效相当于 imipramine,但其耐受性明显优于 TCAs。其不良反应明显少,主要为恶心、呕吐、便秘或腹泻、失眠、头痛、头晕、泌乳等。

曲唑酮(trazodone) 抗抑郁作用机制可能与抑制 5-HT 再摄取和阻断中枢 α_2 受体有关,对伴有失眠和焦虑的抑郁症效果好,具有镇静作用,适于夜间给药。无 M 受体阻断作用,也不影响 NA 的再摄取,对心血管系统无明显影响。不良反应偶有头昏、头痛、恶心、呕吐、口干、便秘、疲乏、体重减轻、心动过缓、体位性低血压、水肿、震颤、精神错乱和皮疹等;有的患者会出现阴茎异常勃起,应立即停药。

米氮平(mirtazapine) 又名瑞美隆,是近年开发的具有针对 NA 和 5-HT 双重作用机制的新型抗抑郁药。其主要作用机制为拮抗突触前 α_2 受体而增加 NA 的释放,间接提高 5-HT 的更新率而发挥抗抑郁的作用,抗抑郁效果与阿米替林相当,其抗胆碱样不良反应和 5-HT 样不良反应(恶心、头痛、性功能障碍)较轻。主要不良反应为嗜睡和食欲增加。

思考题:1. 抗精神病药物分类有哪些?
2. 氯丙嗪临床应用及不良反应有哪些?
3. 氯丙嗪抗精神病的作用机制是什么?
4. 抗抑郁药的分类有哪些?
5. 简述丙米嗪抗抑郁症作用机制。

(廖长秀)

第十六章

镇 痛 药

学习目标：1. 掌握阿片类镇痛药的作用及作用机制。
2. 掌握吗啡的作用、临床应用及不良反应；了解吗啡拮抗药的临床应用。
3. 掌握人工合成镇痛药的作用特点及临床应用。

Chapter 16 Analgesics

Pain is a complex subjective sensation and usually accompanies unpleasant emotional reactions such as anxiety, dread, discomfort and so on, associated with actual or potential tissue damage.

Analgesics which act on specific receptors in the CNS could relieve pain selectively, at the same time, improve the patient mood without affecting other sense perception and consciousness.

Classification of Analgesics: ① full agonist of opioid receptors; ② partial agonist of opioid receptors; ③ other analgesics.

Opioid agonists produce analgesia by binding to specific receptors, located primarily in brain and spinal cord regions involved in the transmission and modulation of pain. The major classes of opioid receptors are μ, δ, and κ. All are members of the G-protein-coupled family of receptors. Most of the actions of analgesics are mediated by the opioid μ receptor. Some actions are mediated through the δ and κ receptors.

Morphine is the prototype of analgesics. Its action includes analgesia, the euphoria, respiratory depression, cough suppression, nausea, miosis, constipation, etc. Its clinical application is moderate to severe acute pain from various causes, cardiac asthma, and diarrhea. Repeated use produces tolerance and physical dependence. Withdrawal produces a series of autonomic, motor and psychological responses.

Mechanism of action: by mimicking the function of the endogenous opioid peptides morphine inhibit sensory nerve ending to release SP, thus preventing transmission of pain impulses to CNS.

The action and application of other drugs of Analgesics is similar with morphine but weaker than morphine, and the addiction is also weaker than Morphine.

Naloxone, a competitive opioid receptor antagonist, can rapidly reverse the effects of morphine and other opioid agonists.

疼痛是由组织损伤或潜在组织损伤产生的痛苦感觉，是许多疾病常见的症状，常伴有不愉快的情绪反应，严重的可引起生理功能紊乱，甚至引发休克。疼痛是机体的一种保护性或防御性反应，疼痛性质、部位和严重程度不同，往往预示不同的临床疾病，有助于临床上对疾病的诊断和鉴别诊断，故应在明确疾病的基础上使用镇痛药。

广义的镇痛药应包括麻醉性和非麻醉性镇痛药，本章所介绍的镇痛药多为麻醉性镇痛药。

镇痛药反复多次使用后可产生依赖性（成瘾性），必须按照国家颁发的《麻醉药品管理条例》严加管理。

第一节 阿片生物碱类镇痛药

阿片是罂粟科植物罂粟未成熟蒴果浆汁的干燥物，内含20多种生物碱，morphine 为主要生物碱之一，在阿片中含量达 10%,是阿片镇痛的主要成分。Codeine、罂粟碱也是阿片中具有重要临床价值的生物碱,codeine 能产生阿片样作用,但镇痛作用较 morphine 弱。罂粟碱具有松弛平滑肌、舒张血管作用。

阿片生物碱类镇痛药的药理效应多与阿片受体有关。我国学者邹刚、张昌绍等于 1962 年证实 morphine 镇痛作用部位在中枢第三脑室周围灰质。1973 年,Snyder 及其同事发现了阿片类药物能被特异性受体识别的直接证据。其后的药理学研究结果证实至少有三类阿片受体存在,即 μ(包括 μ_1、μ_2)受体、δ(包括 δ_1、δ_2)受体、κ(包括 κ_1、κ_2、κ_3)受体。Morphine 的镇痛、镇静、呼吸抑制、缩瞳等药理效应和欣快感、依赖性等主要由 μ 受体介导。阿片受体亚型分布及主要功能见表 16-1。

表 16-1 阿片受体亚型及主要功能

功能	阿片受体亚型		
	μ	δ	κ
镇痛	脊髓以上	脊髓水平	脊髓水平
镇静	强	强	弱
呼吸抑制	强	强	弱
缩瞳	强	弱	无影响
胃肠活动	减少	减少	无影响
欣快症	强	强	烦躁不安
依赖性	强	强	弱

阿片受体主要分布于下丘脑、中脑导水管周围灰质、蓝斑核和脊髓背角区,强烈提示机体内可能存在内源性的阿片样物质。1975 年,英国学者 Hughes 和 Kosterlitz 成功地从脑内分离出两种五肽,即甲硫氨酸脑啡肽(met-enkephalin)、亮氨酸脑啡肽(leu-enkephalin),并证明它们能与吗啡类药物竞争受体产生吗啡样药理作用,这为深入研究阿片类镇痛药作用机制奠定了基础。此后,又陆续发现了 β-内啡肽(β-endorphin)、强啡肽 A 和 B(dynorphin A、B)以及内吗啡肽 Ⅰ 和 Ⅱ(endomorphin Ⅰ、Ⅱ)等约 20 种与阿片类药物作用相似的肽,统称为内源性阿片肽(endogenous opioid peptides)。阿片肽在体内主要分布于中枢神经系统,在自主神经节、肾上腺、消化道等组织和器官也有分布。在脑内,阿片肽的分布与阿片受体分布相一致,广泛分布于纹状体、杏仁核、下丘脑、中脑导水管周围灰质、低位脑干、脊髓胶质区等区域。

阿片肽起着神经递质或神经调质(调节神经递质释放)或神经激素的作用,对痛觉感受、神经内分泌、心血管活动和免疫反应等起重要调节作用。阿片肽与阿片受体特异性结合可产生吗啡样作用,其效应可被阿片受体拮抗药纳洛酮所阻断。

吗 啡

吗啡(morphine)为菲类生物碱,由德国学者 Sertürner 于 1803 年首次从阿片中分离提取。

【药理作用】

1. 中枢神经系统

(1) 镇痛作用 Morphine 有强大的镇痛作用,对各种疼痛均有效,对持续性慢性钝痛的作用大于间断性锐痛及绞痛,镇痛时意识清醒,其他感觉不受影响。皮下注射 5～10 mg 即可产生明显的镇痛作用,一次给药作用可持续 4～6 小时。

(2) 镇静、致欣快作用 Morphine 能改善由疼痛所引起的焦虑、紧张、恐惧等情绪反应,产生镇静作用,若外界环境安静,可使患者入睡,但易被唤醒。Morphine 还可引起欣快感,这也是 morphine 产生良好镇痛效果的重要因素,同时也是造成强迫用药的重要原因。

(3) 抑制呼吸 治疗量即可抑制呼吸,使呼吸频率减慢,潮气量降低。中毒量可致呼吸明显抑制,出现不规则的潮式呼吸,甚至呼吸停止,这是 morphine 中毒致死的主要原因。

(4) 镇咳 Morphine 能抑制咳嗽中枢产生镇咳作用。

(5) 其他 Morphine 具有缩瞳作用,针尖样瞳孔为吗啡中毒的特征性表现之一。Morphine 也可引起恶心、呕吐。

2. 消化系统 Morphine 具有止泻及致便秘作用,与 morphine 兴奋胃肠平滑肌、增加胃肠张力、减慢胃排空及推进性肠蠕动有关,也与 morphine 抑制消化液分泌及抑制中枢使便意迟钝有关。Morphine 兴奋胆管奥狄氏括约肌可致胆管排空受阻,胆管和胆囊内压力增高,诱发或加重胆绞痛,可用阿托品缓解。

3. 心血管系统　　Morphine 可致中枢交感张力降低,外周小动脉、小静脉扩张,引起体位性低血压。Morphine 抑制呼吸,致体内 CO_2 蓄积,可使脑血管扩张,颅内压增高。

4. 其他　　Morphine 能提高膀胱括约肌张力,促进垂体后叶释放抗利尿激素,导致尿潴留;大剂量 Morphine 能收缩支气管,诱发或加重哮喘。

5. 免疫系统　　Morphine 激动 μ 受体可产生免疫抑制作用,可抑制淋巴细胞增殖、减少细胞因子分泌;还可抑制人类免疫缺陷病毒(HIV)蛋白诱导的免疫反应。

【作用机制】　机体存在内源性抗痛系统,机体可合成释放内源性阿片肽并作用于中枢神经系统特定部位的阿片受体,从而对痛觉传导及感受进行调控。伤害性刺激作用于传入神经末梢,后者释放谷氨酸、SP 等递质可作用于下一级神经元,将痛觉冲动传入中枢。内源性阿片肽由特定神经元释放后,激动脊髓感觉神经突出前、后膜上的阿片受体,通过 G-蛋白耦联机制,抑制腺苷酸环化酶(adenylate cyclase,AC),促进 K^+ 外流,减少 Ca^{2+} 内流,抑制突触前膜递质释放,使突触后膜超极化,最终阻滞或减弱痛觉信号的传递,产生镇痛作用。内源性阿片肽还可增强中枢神经下行抑制系统对脊髓背角感觉神经元的抑制作用,增强对痛觉的调控。

Morphine 通过激动脊髓胶质区、丘脑内侧、脑室及导水管周围灰质等部位的阿片受体,主要是 μ 阿片受体,模拟内源性阿片肽对痛觉的调控而产生镇痛作用。其对情绪的影响和致欣快作用与激活中脑边缘系统及蓝斑核的阿片受体,影响多巴胺能神经功能有关。见图 16-1。

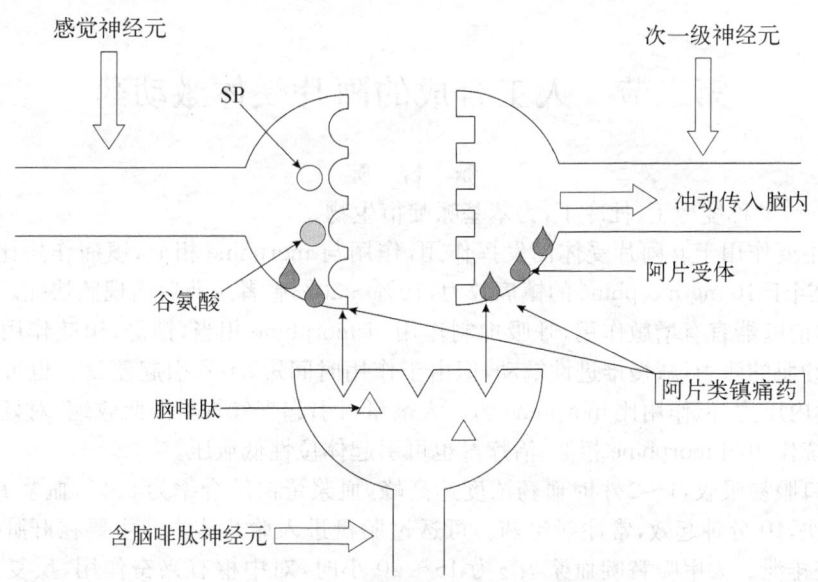

图 16-1　阿片类镇痛药作用机制示意图

【体内过程】　口服易吸收,但首过效应强,生物利用度低。常注射给药,吸收后分布全身,仅少量进入脑组织,但已足以发挥作用。主要在肝内与葡萄糖醛酸结合,代谢产物由肾脏排泄,因代谢产物吗啡-6-葡萄糖醛酸仍具药理活性,且镇痛强度大于 morphine,肾功能不全和老年患者排泄减慢,易致蓄积。Morphine 可透过胎盘进入胎儿体内,小量经乳腺排泄。$t_{1/2}$ 为 2~3 小时。

【临床应用】

1. 疼痛　　Morphine 对各种疼痛均有效,如严重创伤、烧伤、手术和晚期癌性疼痛等;对血压正常的心肌梗死患者,morphine 能缓解剧痛,减轻心脏负荷;对内脏平滑肌引起的绞痛如胆绞痛和肾绞痛需加用解痉药如阿托品等;对神经压迫性疼痛疗效较差。

2. 心源性哮喘　　心源性哮喘是由于左心衰竭和急性肺水肿等引起的发作性气喘和窒息感,临床上常需采取强心、利尿、扩张血管等综合性治疗措施。Morphine 扩张外周血管,减少回心血量,可减轻心脏负荷,有利于缓解左心衰竭和消除肺水肿;morphine 可降低呼吸中枢对 CO_2 的敏感性,使呼吸由浅快变得深慢;morphine 的镇静作用有利于迅速缓解患者的紧张、焦虑和恐惧情绪。因此,morphine 可用于治疗心源性哮喘,但对伴有休克、昏迷、严重肺功能不全者应禁用。

3. 腹泻　Morphine 可用于止泻,适于急、慢性消耗性腹泻。可选用含少量 morphine 的阿片酊或复方樟脑酊。

【不良反应】
1. 一般反应　治疗量的 morphine 可引起恶心、呕吐、呼吸抑制、嗜睡、眩晕、便秘、排尿困难等。
2. 耐受性及依赖性　在连续反复多次应用后易产生耐受性和药物依赖性(包括精神依赖和躯体依赖),一旦停药可出现戒断症状,表现为兴奋、失眠、流泪、流涕、出汗、震颤、呕吐、腹泻、甚至虚脱、意识丧失等,若再给予 morphine 症状立即消失。成瘾者为避免戒断症状的痛苦并获得用药后产生的欣快感,常常不择手段,称为"强迫性觅药行为",危害极大,所以应严格控制使用。
3. 急性中毒　表现为昏迷、呼吸高度抑制、针尖样瞳孔、发绀、血压降低,甚至休克。呼吸麻痹是致死的主要原因,中毒时需采用 morphine 拮抗药、人工呼吸、吸氧等措施抢救。

【禁忌证】　Morphine 能通过胎盘进入胎儿体内,也可经乳汁分泌,抑制新生儿呼吸,并能对抗缩宫素对子宫的兴奋作用而延长产程,故禁用于分娩止痛和哺乳期妇女止痛;因抑制呼吸及收缩支气管,支气管哮喘及肺心病患者禁用;因可导致颅内压增高,颅脑损伤的患者禁用;肝功能严重减退患者禁用。

可待因(codeine)　又称甲基吗啡,在阿片中的含量约 0.5%,口服易吸收,主要在肝内代谢,约有 10% 的可待因脱甲基转变为吗啡。Codeine 的镇痛作用仅为 morphine 的 1/12,镇咳作用为 morphine 的 1/4,对呼吸中枢的抑制作用弱,无明显镇静作用。欣快症及成瘾性也弱。无明显致便秘、尿潴留及致体位性低血压的副作用。临床上镇痛主要适于中等程度的疼痛,镇咳适于伴有疼痛的刺激性干咳。

第二节　人工合成的阿片受体激动药

哌 替 啶

哌替啶(pethidine)又称度冷丁、杜冷丁,为苯基哌啶衍生物。

【药理作用】　主要作用于 μ 阿片受体而发挥作用,作用与 morphine 相似,镇痛作用比 morphine 弱,80~100 mg pethidine 相当于 10 mg morphine 的镇痛效力,10%~20% 患者用药后出现欣快症。对延脑催吐化学感受区有兴奋作用,对前庭器官有增敏作用,呼吸抑制作用与 morphine 相当,镇静、镇咳作用较弱。可中度提高胃肠道平滑肌及括约肌的张力,减慢推进性蠕动,但由于作用时间短,不致引起便秘。也可引起胆管括约肌痉挛,升高胆道和胆囊内压力,但作用比 morphine 弱。大剂量可引起支气管平滑肌收缩,对妊娠期子宫平滑肌无影响。对心血管系统作用与 morphine 相似,治疗量也可引起体位性低血压。

【体内过程】　口服易吸收,1~2 小时血药浓度达高峰,血浆蛋白结合率为 60%,血浆 $t_{1/2}$ 为 3 小时。皮下或肌内注射吸收更快,10 分钟起效,常注射给药。可透过胎盘进入胎儿体内。主要在肝脏代谢为哌替啶酸和去甲哌替啶,由肾脏排泄。去甲哌替啶血浆 $t_{1/2}$ 为 15~20 小时,对中枢有兴奋作用,反复大量使用可引起其蓄积。

【临床应用】
1. 镇痛　由于成瘾性比 morphine 弱,临床上常常用于取代 morphine,对各种剧痛如创伤性疼痛、术后止痛、晚期癌痛等均有效,对内脏绞痛需与阿托品合用。对分娩止痛也有效,但因新生儿对哌替啶的呼吸抑制作用极为敏感,产妇临产前 2~4 小时内不宜使用。
2. 心源性哮喘　Pethidine 可替代 morphine 用于心源性哮喘的辅助治疗。
3. 麻醉前给药及人工冬眠　麻醉前给药可消除患者术前紧张情绪及恐惧心理,使患者安静,减少麻醉药用量。哌替啶常与氯丙嗪、异丙嗪组成冬眠合剂,降低患者的基础代谢率。

【不良反应】　不良反应与 morphine 相似,可致眩晕、恶心、呕吐、出汗、口干、心悸、体位性低血压等,大剂量可明显抑制呼吸。久用可产生耐受性及依赖性。禁忌证与 morphine 相同。偶致肌震颤、抽搐,甚至痉挛。

【药物相互作用】　与单胺氧化酶抑制剂合用可引起高热、多汗、谵妄、惊厥、严重呼吸抑制、昏迷,甚至死亡。与氯丙嗪、异丙嗪及抗抑郁药合用可加重对呼吸的抑制作用。与双香豆素合用可增强抗凝血作用。

美 沙 酮

美沙酮(methadone)结构为消旋体,镇痛作用主要为左旋体。

【药理作用】　激动 μ 阿片受体,镇痛作用与 morphine 相似,但作用持续时间较长,镇静、呼吸抑制等作用比 morphine 弱,耐受性及成瘾性发生较慢,戒断症状轻。服用 methadone 后再注射 morphine 不引起欣快感,停用 morphine 也不引起戒断症状或戒断症状轻微,因此,可采用 methadone 替代维持治疗,帮助阿片类药物成瘾者戒除毒品。

【体内过程】 口服易吸收,但起效慢,维持时间长,服用后 30 分钟起效,4 小时达血药高峰,血浆蛋白结合率为 90%,血浆 $t_{1/2}$ 为 15～40 小时。主要在肝脏代谢,在肾脏及胆管排泄。反复给药有组织蓄积作用。

【临床应用】 适用于手术、创伤及晚期癌症所致剧痛。也用于吗啡、海洛因等成瘾者的脱毒治疗。

【不良反应】 可有头痛、眩晕、恶心、出汗、嗜睡及性功能减退等。长期应用应注意组织蓄积中毒及药物依赖性产生。禁用于孕妇及分娩止痛,以免抑制胎儿呼吸;不宜作静脉注射;忌作麻醉前和麻醉中用药;过量中毒的主要原因是肺水肿,故呼吸功能不全者禁用,methadone 过量中毒时可应用纳络酮注射剂抢救。

芬 太 尼

芬太尼(fentanyl)属强效、短效镇痛药。

【药理作用】 可激动 μ 受体,作用与 morphine 相似,镇痛效力约为 morphine 的 100 倍,起效快,维持时间短。呼吸抑制作用比 morphine 弱。

【体内过程】 静脉给药后 1 分钟起效,5 分钟作用达高峰,维持约 10 分钟;肌内注射 15 分钟起效,作用维持 1～2 小时。血浆蛋白结合率为 84%,主要在肝脏代谢,$t_{1/2}$ 为 3～4 小时。

【临床应用】 可用于各种剧痛,也可用于外科、妇科手术止痛。可与麻醉药合用作为麻醉辅助用药,与氟哌利多合用制成"安定镇痛剂"适于外科小手术。

【不良反应】 不良反应比 morphine 少,可有恶心、呕吐、眩晕。大剂量可致肌肉强直,静脉给药过快可产生呼吸抑制。支气管哮喘、重症肌无力、颅内肿瘤及脑外伤患者禁用。本药有弱成瘾性,反复应用可产生依赖性。

阿芬太尼(alfentanil) 为速效、超短效镇痛药,作用与 fentanyl 相似,镇痛作用比 fentanyl 弱,静脉注射给药起效快,1 分钟达作用高峰,维持时间短,约 10 分钟。血浆蛋白结合率为 90%,$t_{1/2}$ 为 1～2 小时,主要在肝脏代谢,经肾脏排泄。对心血管系统影响小,常用于心血管手术麻醉过程中的镇静、镇痛。过量可引起呼吸抑制和严重低血压。

舒芬太尼(sufentanil) 作用及体内过程与 alfentanil 相似,但镇痛作用比 fentanyl 强 5～7 倍,安全范围大,适于心血管手术麻醉的辅助镇痛。

曲马朵(tramadol) 为人工合成的可待因类药物,有较弱的 μ 受体激动作用,但其作用不能被纳洛酮完全拮抗,提示有其他作用机制参与。镇痛作用为 codeine 的 1/2,治疗量不抑制呼吸,也不影响心血管功能,对胃肠道无影响,不产生便秘等副作用。口服后 1 小时起效,2～3 小时达血药峰值,生物利用度为 68%,作用维持 6 小时,主要经肝脏代谢,经肾脏排泄。主要用于中、重度急慢性疼痛及外科手术止痛。不良反应有恶心、呕吐、口干、头晕、多汗、乏力等,偶可诱发癫痫。长期应用可产生依赖性。不宜与单胺氧化酶抑制药合用。

布桂嗪(bucinnazine) 又名强痛定(fortanodyn),镇痛作用为 morphine 的 1/3,呼吸抑制及胃肠道作用较弱,有一定的成瘾性。口服 10～30 分钟起效,作用维持 3～6 小时。也可皮下注射给药。多用于偏头痛、三叉神经痛、关节痛、炎症性疼痛、外伤性疼痛、痛经及癌症疼痛等。偶有恶心、头晕、乏力等不良反应。

喷 他 佐 辛

喷他佐辛(pentazocine)又称镇痛新,为阿片受体部分激动药。

【药理作用】 主要激动 κ、δ 受体,但拮抗 μ 受体。镇痛效力为 morphine 的 1/3,呼吸抑制作用为 morphine 的 1/2,对胃肠道的兴奋作用比 morphine 弱,对心血管系统的作用与 morphine 不同,可加快心率、升高血压。成瘾性很小,在药政管理上已列入非麻醉品。

【体内过程】 口服易吸收,但首过消除明显。口服后 1～3 小时、皮下或肌内注射后 15 分钟至 1 小时作用达高峰,血浆蛋白结合率为 60%,$t_{1/2}$ 为 4～5 小时,可透过胎盘屏障进入胎儿体内。主要经肝脏代谢,经肾脏排泄,代谢速率个体差异较大。

【临床应用】 适用于各种慢性疼痛。

【不良反应】 可有嗜睡、眩晕、出汗、头痛等,剂量增大可致烦躁不安、幻觉、噩梦、血压增高、心率加快、思维及发音障碍。局部反复注射可致局部产生无菌性脓肿,甚至形成溃疡及瘢痕。长期应用可产生依赖性,但戒断症状较轻,需停药时应逐渐减量。

布 托 啡 诺

布托啡诺(butorphanol)为阿片受体部分激动药。

【药理作用】 可激动 κ 受体,对 μ 受体有弱的拮抗作用。镇痛作用和呼吸抑制作用为 morphine 的 3～7 倍,对胃肠道的兴奋作用较 morphine 弱,可增加肺血管阻力及外周血管阻力。

【体内过程】 口服吸收后首过消除明显,生物利用度低,肌内注射吸收迅速而完全,10 分钟起效,30～60 分钟达血药峰值,血浆蛋白结合率为 80%,作用维持 4～6 小时,$t_{1/2}$ 为 4～5 小时。主要经肝脏代谢,经肾脏排泄。

【临床应用】 主要用于缓解中、重度疼痛,如手术后疼痛、外伤及癌症疼痛,也可用于肾绞痛及胆绞痛,也可用于麻醉前给药。

【不良反应】 可有镇静、嗜睡、乏力、出汗、头痛、眩晕等,偶有精神异常。久用可产生依赖性。

丁丙诺啡(buprenorphine) 为半合成、高脂溶性阿片受体部分激动药。可激动 μ 受体、κ 受体,对 δ 受体有拮抗作用。镇痛效力为 morphine 的 25 倍,易引起呼吸抑制,临床应用与布托啡诺相同。成瘾性比 morphine 小,对海洛因成瘾者能较好地发挥控制毒瘾的作用,也用于 morphine 或海洛因成瘾的脱毒治疗。

纳布啡(nalbuphine) 对 μ 受体的拮抗作用强于 butorphanol,对 κ 受体的激动作用相对较弱。镇痛作用比 morphine 弱,呼吸抑制作用也弱,不增加心脏负担,成瘾性小,戒断症状轻。临床应用同 butorphanol,可用于心肌梗死及心绞痛患者的止痛。

延胡索乙素(tetrahydropalmatine)与罗通定(rotundine) Tetrahydropalmatine 是从中药延胡索中提取的生物碱,即消旋体四氢巴马汀,有效成分罗通定(rotundine)为其左旋体。Rotundine 镇痛作用与阿片受体无关,与阻断脑内多巴胺受体及增加脑内内啡肽、脑啡肽释放有关。镇痛作用比 pethidine 弱,但较解热镇痛药强,对慢性持续性钝痛效果好;有镇静催眠作用和中枢性肌肉松弛作用;无成瘾性。口服吸收后,10～30 分钟起效,作用维持 2～5 小时。

第三节 阿片受体拮抗药

纳 洛 酮

【药理作用】 纳洛酮(naloxone)对各型阿片受体均有竞争性抑制作用,对各型阿片受体的作用强度依次为:μ 受体＞κ 受体＞δ 受体。

【体内过程】 口服易吸收,因首过消除影响,常静脉给药,静注 2 分钟后起效,作用维持 30～60 分钟。血浆半衰期为 40～55 分钟。主要在肝脏代谢失活。

【临床应用】

1. 用于吗啡类镇痛药急性中毒的解救。可迅速改善 morphine 急性中毒者的呼吸抑制及其他中枢抑制症状,使昏迷患者迅速苏醒。

2. 阿片类药物用于静脉复合麻醉或麻醉辅助用药时,如呼吸抑制明显,可用 naloxone 改善呼吸,但应注意控制剂量和给药速度。

3. Naloxone 对 morphine 等阿片类药物依赖者可迅速诱发戒断症状,可用于对吸毒成瘾者的诊断。但鉴别诊断试验阴性者,不能排除药物依赖性的产生。

4. 对各种应急状态下内源性阿片系统激活所产生的休克、呼吸抑制、循环衰竭等有明显逆转作用,适用于各种休克、急性乙醇中毒、中风等的救治。

5. 作为研究镇痛药及阿片受体的重要工具药。

【不良反应】 不良反应少,偶见轻度烦躁不安。

纳曲酮(naltrexone) 为 naloxone 的同类药,对各型阿片受体均有抑制作用,对 κ 受体的拮抗作用强于 naloxone。口服生物利用度 30%,作用维持时间长,临床应用与 naloxone 相同。

思考题:1. 试述吗啡的药理作用、作用机制与临床应用。

2. 简述吗啡治疗心源性哮喘的机制。

3. 简述哌替啶药理作用特点。

4. 吗啡急性中毒如何解救?

(宋晓亮)

第十七章 中枢兴奋药

学习目标：1. 掌握大脑皮质兴奋药及脑功能改善药药理作用、临床应用、不良反应及禁忌证。
2. 熟悉呼吸中枢兴奋药的药理作用、临床应用及不良反应。

Chapter 17 Central stimulants

Central stimulants are drugs that can improve the functional activity of the central nervous system. In terms of their selective central parts of the excitatory effect, central stimulants approved for clinical use fall mainly into three classes: cortical stimulants, respiratory center stimulants, and drugs improving brain function.

Cortical stimulants are drugs enhancing cortical excitability, including caffeine, methylphenidate, pemoline, and so on. They are mainly used for coma following traumatic brain injury and conscious disturbance caused by antidepressants, and attention-deficit hyperactivity disorder.

Nikethamide, dimefline, doxapram, lobeline, bemegride are respiratory center stimulants, and mainly used for acute respiratory failure caused by various diseases.

Drugs improving brain function include piracetam, aniracetam, meclofenoxate etc. These drugs are widely used in stroke, cerebral arterial insufficiency, craniocerebral trauma, Alzheimer's disease, drug and alcohol poisoning, and intelligence retardation in children or other brain disorders.

中枢兴奋药(central stimulants)能选择性兴奋中枢神经系统,提高其功能活动。根据其对中枢各部位兴奋作用的选择性不同分为三类:① 大脑皮质兴奋药,包括咖啡因、哌甲酯、匹莫林等;② 呼吸中枢兴奋药,包括尼可刹米、二甲弗林、多沙普仑、贝美格、洛贝林、阿米三嗪等;③ 脑功能改善药,包括吡拉西坦、茴拉西坦、甲氯芬酯等。这种分类是相对的,随着剂量的增加,上述药物均可对中枢产生广泛兴奋作用,引起惊厥发生,过度兴奋又可导致抑制,甚至致死。

第一节 大脑皮质兴奋药

大脑皮质兴奋药是一类在临床治疗剂量下选择性兴奋大脑皮质,并提高其功能活动的药物。临床用于颅脑外伤后昏迷、中枢抑制药中毒等所致意识障碍。此外,该类药还能改善注意力、减少攻击行为,也用于治疗儿童精神迟钝、儿童注意缺陷多动障碍(attention-deficit hyperactivity disorder)。

咖 啡 因

咖啡因(caffeine)是从咖啡豆或茶叶中提取的生物碱,现已能人工合成。

【药理作用及机制】

1. 中枢兴奋作用 小剂量(50~200 mg)就能选择性兴奋大脑皮质,使精神振奋,思维敏捷,工作效率提高。较大剂量(200~500 mg)能直接兴奋延髓呼吸中枢,提高呼吸中枢对CO_2的敏感性,使呼吸加深加快,在呼吸中枢受抑制时,尤为明显。目前认为caffeine通过竞争性阻断腺苷受体,使中枢抑制性递质腺苷与受体结合减少,进而兴奋大脑皮质;亦可通过抑制磷酸二酯酶,使cAMP的降解减少,提高cAMP的含量而产生兴奋作用。

2. 对心肌和平滑肌作用 Caffeine对心血管系统具有双重作用。一方面,caffeine可兴奋迷走中枢和血管运动中枢,使心率减慢,血管收缩,血压升高;另一方面,可直接松弛血管平滑肌,使血管如冠状血管、肺血管、肾血管等舒张。对心血管系统的这种双重作用,使心率、血压无明显变化。但当心血管功能低下时,caffeine 具有强心、升压和改善微循环作用。caffeine 还可收缩脑动脉,减少其搏动程度。对支气管平滑肌和胃肠道及胆管平滑肌具有松弛作用。

3. 其他作用 Caffeine 可抑制肾小管对 Na^+ 的重吸收,扩张肾血管和增加心排量,使肾血流量增加,提高肾小球滤过率,产生利尿作用。还可促使胃酸和胃蛋白酶分泌。

【临床应用】
1. 解除中枢抑制状态 如麻醉药、镇痛药、催眠药或抗组胺药引起的轻度中枢抑制,或严重传染病所致的呼吸衰竭和呼吸抑制,可肌内注射苯甲酸钠咖啡因。
2. 与其他药物合用 可增强疗效,减少不良反应,如与麦角胺合用治疗偏头痛;与阿司匹林或对乙酰氨基酚合用治疗一般性头痛、感冒等;与可待因合用加强镇痛作用;与溴化物合用,使大脑皮质兴奋抑制过程恢复平衡,治疗神经官能症等。

【不良反应】 较轻,安全范围大,可出现激动、不安、失眠等;剂量过大也可引起反射亢进、心动过速、呼吸加快,更大剂量可引起惊厥。婴儿高热时易发生惊厥,不宜用含 caffeine 的复方解热制剂。因增加胃酸分泌,消化性溃疡患者不宜久用。

哌 甲 酯

哌甲酯(methylphenidate)又名哌醋甲酯、利他林(ritalin),为苯丙胺的衍生物。口服易吸收,但首关消除明显。2 小时血浆药物浓度达峰值,脑内浓度超过血浆浓度,作用维持 4 小时。药物 $t_{1/2}$ 为 2 小时,在体内代谢为哌醋甲酯酸从尿中排出。

【药理作用及机制】 促进大脑皮质、脑干网状结构上行激活系统内 NA、5-HT、DA 等递质的释放,亦能抑制单胺氧化酶的活性。对皮质和皮质下中枢有兴奋作用,作用较温和,可振奋精神、缓解抑郁状态、减轻疲乏感,也可产生轻度欣快感和食欲缺乏。对呼吸中枢有较弱的兴奋作用,中毒量可引起惊厥。

【临床应用】 Methylphenidate 是国内治疗儿童注意缺陷多动障碍的主要药物,约对 70%~80% 患者有效,可使其注意力集中,学习能力提高。可用于治疗小儿遗尿症,可能因其兴奋大脑皮层,使患儿易于被尿意唤醒。还可用于治疗发作性睡眠、抑郁症和中枢抑制药中毒,如巴比妥类药物引起的嗜睡、倦怠以及麻醉过深的呼吸抑制。

【不良反应】 常见食欲减退,紧张激动、不易入睡。还引起血压升高、心率增快、精神病恶化、双向精神障碍/躁狂症发作、儿童和青少年攻击行为、癫痫发作、视觉异常等。长期应用可产生耐受性和依赖性,并抑制儿童生长发育,故 methylphenidate 属精神管制药品。孕妇、癫痫、高血压、青光眼、严重焦虑或过度兴奋者及 6 岁以下儿童禁用。

匹莫林(pemoline) 中枢兴奋作用温和,约相当于 caffeine 的 5 倍。口服后约 20~30 分钟出现作用,2~4 小时血药浓度达高峰。$t_{1/2}$ 约为 12 小时,主要经肾排出。Pemoline 可能提高中枢 NA 的含量,补充 NA 不足而用于治疗儿童注意缺陷多动障碍,疗效弱于 methylphenidate。Pemoline 也可用于轻度抑郁症和发作性睡眠病。常见不良反应为失眠、厌食、体重减轻。少数患者可见头晕、恶心、胃痛、萎靡、抑郁、易激惹和皮疹等。禁用于肝肾功能明显损害者、癫痫患者、6 岁以下儿童。孕妇慎用。

第二节 呼吸中枢兴奋药

呼吸中枢兴奋药是指主要兴奋呼吸中枢,用于解除或改善呼吸抑制状态的药物。该类药物作用时间短,需要反复用药才能维持疗效。对于中枢性呼吸衰竭,临床主要采用人工呼吸、吸氧等综合措施长时间维持患者的呼吸,呼吸中枢兴奋药作为综合措施之一。

尼可刹米(nikethamide) 又名可拉明(coramine),能直接兴奋延髓呼吸中枢,也能通过刺激颈动脉体和主动脉体化学感受器反射性兴奋呼吸中枢,提高呼吸中枢对 CO_2 的敏感性,使呼吸加深加快。对大脑皮质、血管运动中枢、延髓也有较弱的兴奋作用。用于治疗各种原因所致的中枢性呼吸抑制,对吗啡中毒所致的呼吸抑制较好。但作用短暂,一次给药仅能维持 5~10 分钟。本药治疗量应用不良反应少见,大剂量可引起血压升高,心悸、心律不齐、高热、肌震颤或强直等,严重可引起惊厥,随之昏迷,惊厥发作可静注苯二氮䓬类或硫喷妥钠加以控制。对小儿高热而无呼吸衰竭时不宜使用。

二甲弗林（dimefline） 也称回苏林，对呼吸中枢有直接兴奋作用，作用较 nikethamide 强。用于各种原因引起的中枢性呼吸衰竭或呼吸抑制。对肺性脑病复醒率可达 90%～95%。不良反应常见恶心、呕吐和皮肤烧灼感。安全范围小，大剂量可引起肌肉抽搐和惊厥，禁用于有惊厥史、癫痫史、肝肾功能降低的患者和孕妇。

洛贝林（lobeline） 也称山梗菜碱，通过兴奋颈动脉体和主动脉体化学感受器，反射性地兴奋呼吸中枢，使呼吸加深加快，作用持续时间短暂（数分钟）。常用于治疗新生儿窒息、小儿感染性疾病引起的呼吸衰竭和一氧化碳、阿片等中毒引起的呼吸抑制。不良反应可见恶心、呕吐、呛咳、头痛、心悸等。大剂量可引起心动过缓、传导阻滞、血压下降及呼吸抑制。

贝美格（bemegride） 也称美解眠（megimide），可直接兴奋呼吸中枢及血管运动中枢，使呼吸加深加快，血压微升。作用较迅速但维持时间短（10～20 分钟）。主要用于解除巴比妥类及其他催眠药所致的呼吸抑制，亦可用于减少硫喷妥钠麻醉的深度，以加速其恢复。剂量过大或给药速度过快可致呕吐、反射亢进、肌震颤甚至惊厥等，可立即用戊巴比妥钠注射液静脉注射或水合氯醛灌肠。

第三节 脑功能改善药

脑功能改善药大多作用靶点不明确，作用机制复杂，包括：① 促进脑组织对氧、葡萄糖、氨基酸和磷脂的利用，增加蛋白质的合成，改善脑代谢；② 促进大脑皮质及海马 ACh 功能；③ 增加脑血流，保护神经细胞膜等。临床用于治疗多种急、慢性脑功能障碍，如脑卒中、椎基底动脉供血不足、脑外伤、老年痴呆症、药物及乙醇中毒、儿童智力发育迟缓等。

甲氯芬酯（meclofenoxate） 也称氯酯醒（clophenoxine），能兴奋大脑皮质，可促进抑制状态的中枢神经恢复正常功能活动，为有效的精神刺激和抑制疲倦的药物。可在缺氧条件下，促进神经细胞的氧化还原代谢，增加其对糖类的利用，调节神经细胞新陈代谢，改善大脑的功能。用于治疗脑出血、脑手术、脑外伤和脑动脉硬化等引起的意识障碍或昏迷。亦可用于老年性痴呆、慢性记忆障碍、抑郁症、一氧化碳或酒精中毒、新生儿缺氧症、小儿智力发育障碍及儿童遗尿症等。不良反应偶见有胃部不适、失眠、血压升高等。精神过度兴奋、锥体外系症状患者禁用。长期失眠、易激动者、高血压慎用。

吡拉西坦（piracetam） 也称脑复康，为 γ-氨基丁酸的衍生物，具有激活、修复和保护脑细胞的作用。可促进神经细胞对氧、葡萄糖、氨基酸和磷脂的利用，促进蛋白质合成，提高脑内 ATP/ADP 比值；还可促进中枢 ACh 合成，改善胆碱能神经兴奋性传递功能。此外，还可以增加 DA 的释放。因此，piracetam 对缺氧所致的逆行性健忘有改进作用，可增强记忆、提高学习能力。用于治疗急、慢性脑血管病，脑外伤，各种中毒性脑病等多种原因所致的记忆减退及轻、中度脑功能障碍，也可用于儿童智能发育迟缓等。不良反应偶有口干、恶心、呕吐、食欲减退、头晕、头痛、易激动、失眠及荨麻疹等，偶见轻度肝功能损害。禁用于锥体外系疾病、Huntington 舞蹈症者。

胞磷胆碱（citicoline） 也称尼可林、胞二磷胆碱，是胞嘧啶核苷酸衍生物，可作为辅酶使胆碱与甘油二酯结合，促进卵磷脂的合成，修复受损的神经细胞膜，利于神经细胞再生。还可降低脑血管阻力，从而改善脑血循环。增强上行网状结构激活系统的功能，促进苏醒。用于急性颅脑外伤和脑手术术后意识障碍及脑卒中所致的偏瘫患者，也可用于脑梗死、药物急性中毒、严重感染所致的意识障碍。不良反应少，偶有一过性血压下降、失眠、兴奋及给药后发热等，停药后即可消失。脑内出血急性期不宜使用大剂量。

思考题：1. 简述中枢兴奋药的主要作用部位与分类，各自的代表药物是什么？
2. 简述咖啡因、哌甲酯、尼可刹米、洛贝林、甲氯芬酯、吡拉西坦的主要临床应用和不良反应。

（廖长秀）

第十八章

解热镇痛抗炎药及抗痛风药

学习目标：1. 掌握解热镇痛药的作用及作用机制。
2. 掌握阿司匹林的作用、临床应用及不良反应。
3. 了解其他解热镇痛药的作用特点。
4. 了解常用抗痛风药的作用特点。

Chapter 18　Antipyretic-analgesic and anti-inflammatory drugs

Antipyretic-analgesic and anti-inflammatory drugs, also called non-steroidal anti-inflammatory drugs (NSAIDS), are a group of chemically dissimilar agents that differ in their antipyretic, analgesic and anti-inflammatory activities. The mechanism of action of NSAIDS is to inhibit cyclooxygenase (COX) and the synthesis of prostaglandin (PG). Aspirin is the prototype of these drugs in clinic widely used for common cold headache, neuralgia, arthralgia, acute and chronic rheumatalgia, etc.

Antipyretic action: NSAIDS reduces elevated body temperature by inhibiting the endogenous synthesis of PG in hypothalamus temperature regulation center, whereas normal body temperature is not affected.

Analgestic action: NSAIDS is most effective in reducing pain of mild to moderate intensity. It acts peripherally through its effects on inflammation but probably also inhibits pain stimuli at a subcortical site.

Anti-inflammatory effects: The anti-inflammatory property of NSAIDS is responsible for treating various kinds of inflammation including acute rheumatic fever, rheumatoid and other types of arthrilis.

Effect on platelets: Some NSAIDS also have anti-thrombotic actions. Low doses of aspirin can inhibit platelet aggregation and produce a slightly prolonged bleeding time by irreversible inhibition of platelet COX.

Nonselective COX inhibitors include aspirin, acetaminophen, indomethacin, ibuprofen, phenylbutazone, etc.

Selective COX2 inhibitors include rofecoxib, celecoxib, nimesulide, etc.

Drugs employed in the treatment of gout involve lowering the uric acid level below the saturation point, thus preventing the deposition of urate crystals. This can be accomplished by the following ways: interfering with uric acid synthesis with allopurinol, increasing uric acid excretion with probenecid or sulfinpyrazone, inhibiting leukocyte entry into the affected joint with colchicine, or administration of NSAIDS.

解热镇痛抗炎药(antipyretic-analgesic and anti-inflammatory drugs)是一类具有解热、镇痛,且大多数还有抗炎、抗风湿作用的药物。因其抗炎作用与糖皮质激素不同,又称为非甾体抗炎药(non-steroidal anti-inflammatory, NSAIDs)。阿司匹林是这类药物的代表。根据化学结构的不同,通常将这类药物分为水杨酸类、苯胺类、吡唑酮类、吲哚类、异丁芬酸类、芳基乙酸类、芳基丙酸类、烯醇酸类、烷酮类等。它们共同作用的基础是抑制环氧化酶(cycloxygenase, COX)活性,减少体内前列腺素(prostaglandin, PG)的生物合成。因此,这类药物虽然结构不同,却具有相似的药理作用、作用机制和不良反应。根据其对COX作用的选择性又可分为非选择性COX抑制药和选择性的COX-2抑制药。

【药理作用与机制】

PG广泛存在于机体各种重要组织和体液中,参与体内多种功能的调节,当机体在细菌或毒素作用下发生炎症时,PG合成和释放增多,参与一系列炎症反应,可使局部组织血管扩张,通透性增加,引起充血、水肿和疼痛;可致体温调定点升高,体温升高;同时,PG本身也有一定的致痛作用,还能显著地提高痛觉神经末梢对致痛物质的敏感性。细胞膜磷脂代谢过程中的各种产物均参与细胞的炎症反应,解热镇痛抗炎药通过抑制膜磷脂代谢的中间环节、减少PG合成发挥药理作用。细胞膜磷脂代谢产物、作用及抗炎药作用部位见图18-1。

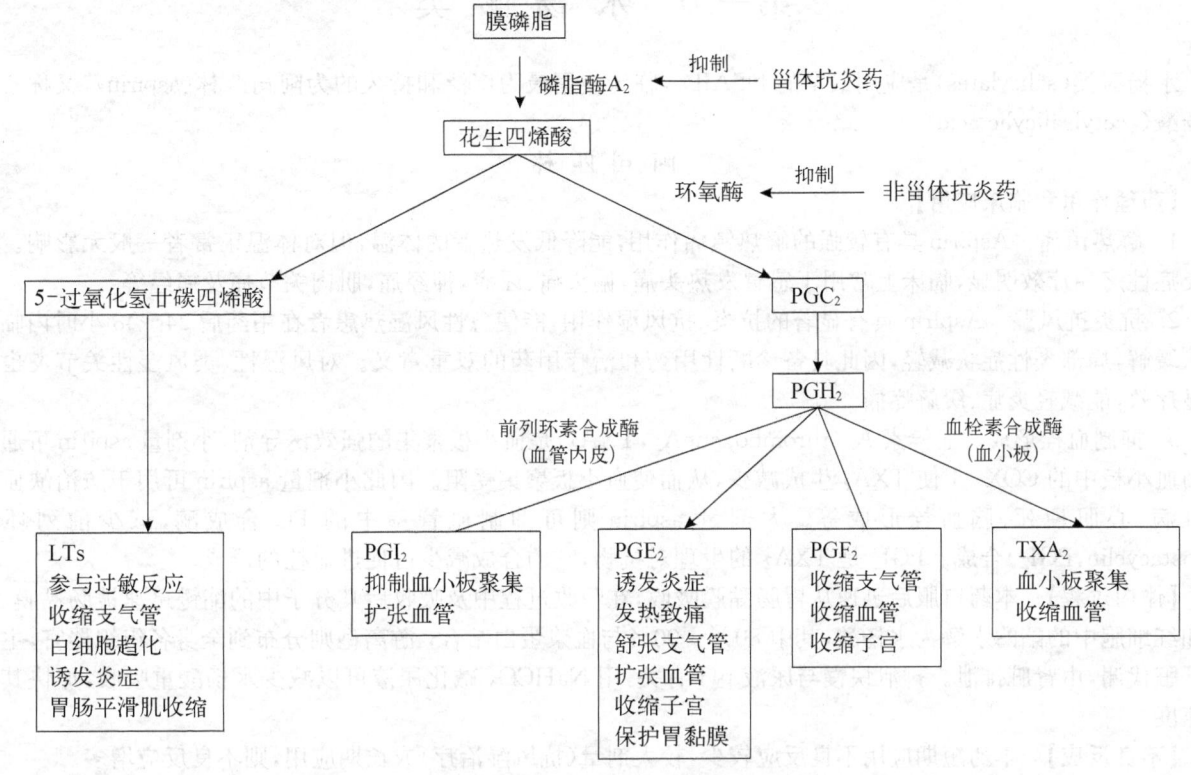

图18-1 膜磷脂代谢产物作用

1. **抗炎作用** 本类药物绝大多数都具有抗炎作用,对缓解风湿性及类风湿性关节炎的症状疗效肯定,但不能根治,也不能阻止疾病的发展及合并症的发生。作用机制为抑制体内COX的生物合成。COX有两种同工酶,即COX-1和COX-2。COX-1参与机体生理功能的调节,如外周血管阻力、血小板聚集、胃肠功能及肾功能等的调节。COX-2参与机体病理生理过程,与红、肿、热、痛等炎症反应相关。各种化学、物理、生物等因素可激活磷脂酶A_2(phospholipase A_2,PLA_2),PLA_2水解细胞膜磷脂,生成花生四烯酸,后者在COX-2的作用下生成前列腺素。多种细胞因子如IL-1、IL-6、IL-8、TNF等也参与炎症反应,并进一步诱导COX-2表达,增加PG合成。PG可与缓激肽等产生协同作用,使局部组织血管扩张、炎细胞浸润、组织水肿。目前认为,NSAIDs抑制COX-2是其药理作用的基础,抑制COX-1是其不良反应发生的原因。

2. **镇痛作用** NSAIDs对各种慢性钝痛如头痛、牙痛、关节痛、痛经等效果较好,对各种创伤性剧痛及内脏绞痛无效。因不产生欣快感与成瘾性,故临床应用广泛。在组织损伤或炎症时,局部组织产生和释放缓激肽、PG等致痛物质,作用于痛觉感受器引起疼痛。同时,PG还可提高痛觉感受器对缓激肽等致痛物质的敏感性,对炎性疼痛起到放大作用。NSAIDs抑制PG合成是其镇痛的主要机制。部分药物可发挥中枢性镇痛作用,与阻断中枢神经系统PG合成有关。本类药物与阿片类药物合用能增强术后镇痛效果,并能减少阿片类药物的用量。

3. **解热作用** NSAIDs对正常体温无明显影响,但能降低发热者的体温。在炎症反应中,细菌内毒素作用于中性粒细胞、巨噬细胞,促进IL-1β、IL-6、IFN-α、TNF-α等细胞因子释放,这些细胞因子作用于下丘脑使PGE_2合成增加,PGE_2是最强的致热物质,可作用于下丘脑体温调节中枢使产热增加、散热减少,引起体温升高。NSAIDs主要通过抑制下丘脑COX活性,减少PG合成而发挥解热作用。发热是机体的一种防御反应,而且热型对诊断疾病也具有重要意义,因此,对一般发热患者不能随意使用解热药。但持续高热可引起头痛、失眠、谵妄、昏迷,小儿高热易致惊厥,严重者甚至危及生命,这时应用解热药可降低体温、减少并发症。解热为对症治疗,必须同时重视病因治疗。

4. 其他　NSAIDs通过抑制COX活性,对血小板聚集具有强大的抑制作用。NSAIDs对肿瘤的发生发展及转移也有抑制作用。

第一节　水杨酸类

水杨酸类(salicylates)是应用最早的NSAIDs,临床使用最为广泛和持久的为阿司匹林(aspirin),又称乙酰水杨酸(acetylsalicylic acid)。

阿司匹林

【药理作用和临床应用】

1. 解热镇痛　Aspirin具有较强的解热镇痛作用,能降低发热者的体温,但对体温正常者一般无影响。其对炎症性疼痛疗效明显,临床上常用于感冒发热头痛、偏头痛、牙痛、神经痛、肌肉关节痛及痛经等。

2. 抗炎抗风湿　Aspirin具有显著的抗炎、抗风湿作用,能使急性风湿热患者在用药后24~48小时内临床症状缓解,局部炎性症状减轻,因此具备诊断性用药和治疗用药的双重意义。对风湿性、类风湿性关节炎也有明显疗效,能减轻炎症、缓解疼痛。

3. 抑制血栓形成　血栓素A_2(thromboxane A_2,TXA_2)是血小板聚集的强效诱导剂,小剂量aspirin可通过抑制血小板中的COX-1使TXA_2生成减少,从而使血小板聚集受阻。因此小剂量aspirin可用于防治缺血性心脏病、心肌梗死、脑血栓形成等。大剂量aspirin则可抑制血管壁中的PG合成酶,减少前列环素(prostacyclin,PGI_2)合成。PGI_2是TXA_2的生理对抗物,它的合成减少可促进血栓的形成。

【体内过程】　本药口服后迅速从胃肠黏膜吸收,在吸收过程中及吸收后其分子中的酯键迅速被肠黏膜、肝脏和红细胞中的酯酶水解为水杨酸,其中80%~90%与血浆蛋白结合,游离型则分布到全身各组织器官,主要经肝脏代谢,由肾脏排泄。排泄快慢与尿液pH有关,用$NaHCO_3$碱化尿液可以减少水杨酸重吸收,加快其排泄速度。

【不良反应】　本药短期应用不良反应较少,较大剂量(抗风湿治疗)或长期应用,则不良反应增多。

1. 胃肠道反应　本药对胃黏膜有直接刺激作用,也可兴奋延髓催吐化学感受区导致恶心、呕吐、上腹不适。同时因抑制胃肠黏膜上的COX-1,干扰PG(主要为PGE_2)形成,可影响后者对胃肠黏膜的保护作用。长期或大量服用可损伤胃黏膜,甚至诱发或加重溃疡。饭后服用可减轻胃肠道反应。

2. 过敏反应　少数患者可出现荨麻疹和血管神经性水肿等皮肤黏膜过敏反应,偶发过敏性休克和"阿司匹林哮喘"。"阿司匹林哮喘"与本药抑制PG合成有关,PG对支气管平滑肌有松弛作用并能对抗组胺所引起的支气管收缩。此外,PG合成受阻,脂氧酶活性相对增高,白三烯合成增加,也是致哮喘发生的重要因素。宜用糖皮质激素和抗组胺药治疗。

3. 凝血障碍　本药可抑制血小板聚集,一般治疗量长期使用可致出血时间延长。大剂量或长期使用可抑制PGI_2合成和肝脏合成凝血酶原,造成凝血障碍。严重肝损害、维生素K缺乏及低凝血酶原血症应禁用。

4. 水杨酸反应　为药物过量时出现的中毒反应,表现为头痛、头晕、恶心、呕吐、出汗、耳鸣、视力和听力下降、精神恍惚等,严重者甚至出现惊厥和昏迷。应立即停药,并静脉滴注碳酸氢钠碱化尿液,加快药物从尿中排出。

5. 瑞氏综合征(Reye's syndrome)　患病毒感染伴有发热的儿童或青少年服用aspirin后有发生瑞夷综合征的危险,表现为肝衰竭合并脑病,虽少见,但可致死,宜慎用。

【药物相互作用】　Aspirin可与某些药物竞争血浆蛋白结合部位,增高后者血药浓度。与香豆素类抗凝药合用,抗凝作用增强,易致出血;与磺酰脲类降糖药合用,易致低血糖反应;与糖皮质激素合用,易诱发溃疡。阿司匹林因妨碍甲氨蝶呤从肾小管分泌而增强其毒性。与呋塞米合用,可竞争肾小管分泌而使水杨酸排泄减少,可造成蓄积中毒。

第二节　苯胺类

苯胺类(anilines)衍生物中,以非那西汀(phenacetin)使用最早,但因毒性大,目前已被其活性代谢产物对乙酰氨基酚(acetaminophen)取代,对乙酰氨基酚是目前应用量最大的解热镇痛药物之一。

对乙酰氨基酚

对乙酰氨基酚(acetaminophen)又名扑热息痛(paracetamol)。

【药理作用及临床应用】 本药抑制中枢神经系统 PG 合成的作用强度与 aspirin 相似,但抑制外周 PG 合成的作用弱。因此,解热镇痛作用较强而抗炎作用极弱。临床上主要用于解热和镇痛。因胃肠刺激作用小,也适用于不能耐受或不宜使用 aspirin 的头痛、发热患者。

【体内过程】 口服易吸收,吸收后 0.5～1 小时达到血药浓度高峰。治疗量时,绝大部分药物在肝脏与葡萄糖醛酸或硫酸结合为无活性的代谢产物,$t_{1/2}$ 为 2～4 小时。较大剂量时,若上述反应的代谢酶饱和,药物可经肝药酶代谢为有毒的中间体对乙酰苯醌亚胺。后者可以共价键形式与肝、肾中重要的酶和蛋白分子不可逆结合,引起肝、肾损害。

【不良反应与注意事项】 不良反应少,可引起恶心、呕吐、出汗、腹痛等。偶见过敏反应,可致皮疹、药热、粒细胞缺乏症、贫血等。长期大量使用可致肝、肾损害,如肾乳头坏死、慢性间质性肾炎、急性或慢性肾衰竭等。过量误服可致急性中毒性肝坏死。应避免与肝药酶诱导剂巴比妥类等合用,以防毒性增强。乙醇中毒、肝肾功能不全者慎用。

第三节 吡唑酮类

本类药物有保泰松(phenylbutazone)、羟基保泰松(oxyphenbutazone)等。

【药理作用及临床应用】 抗炎抗风湿作用强,解热作用较弱,对炎性疼痛效果较好。有促进尿酸排泄作用。主要用于风湿性、类风湿性关节炎,强直性脊柱炎及急性痛风的治疗。

【体内过程】 Phenylbutazone 口服吸收完全,血药浓度 2 小时达高峰,血浆蛋白结合率为 90%,血浆 $t_{1/2}$ 为 50～65 小时。主要在肝内代谢,代谢物经肾脏排泄。代谢产物 oxyphenbutazone 仍具有药物活性,长期应用可致蓄积中毒。

【不良反应与注意事项】 不良反应发生率 10%～20%。胃肠刺激性较大,可出现恶心、呕吐、腹痛、便秘等,重者可致消化道溃疡;可抑制骨髓造血功能,引起粒细胞减少、再生障碍性贫血等,用药一般不超过一周;能引起钠水潴留,加重心脏负担;也可致肝损害。肝功能不全患者慎用。高血压、水肿、心衰患者以及孕妇、儿童禁用。

第四节 其他抗炎有机酸类

一、吲哚类

吲哚美辛

吲哚美辛(indomethacin)又称消炎痛,为人工合成的吲哚衍生物,属非选择性环氧酶抑制剂。

【药理作用及临床应用】 Indomethacin 抗炎、镇痛和解热作用强大,为最强的 PG 合成酶抑制剂之一,其抗炎作用比 aspirin 强 10～40 倍。因不良反应多且严重,目前临床主要用于其他药物不能耐受或疗效不明显的病例,如急性风湿性、类风湿性关节炎,滑液囊炎,腱鞘炎,强直性脊椎炎,骨关节炎等。对痛经也有较好疗效。也用于癌性发热或其他药物不能控制的发热。

【体内过程】 口服吸收快而完全,吸收后 3 小时血药浓度达峰值,90% 与血浆蛋白结合。主要在肝脏代谢为去甲基化物和去氯苯甲酰化物,由肾脏或肠道排泄。血浆 $t_{1/2}$ 为 2～3 小时。

【不良反应与注意事项】 治疗量不良反应发生率高达 30%～50%,约 20% 的患者必须停药。中枢神经系统不良反应发生率最高,常见眩晕、前额痛等,偶有精神障碍;胃肠反应发生率也较高,常见厌食、恶心、腹痛等,可诱发或加重胃和十二指肠溃疡,严重者可致穿孔、出血;也可出现皮疹、哮喘等过敏反应,与阿司匹林有交叉过敏性,对阿司匹林过敏者不宜使用本药;对造血系统可致中性粒细胞和血小板减少,偶有再生障碍性贫血发生;还可致视觉障碍,表现为瞳孔散大、畏光、视物模糊、中毒性弱视等。孕妇、从事危险或精细工作人员、精神病、癫痫、支气管哮喘、活动性胃十二指肠溃疡患者禁用。

二、异丁芬酸类

舒林酸(sulindac) 为吲哚乙酸类衍生物,具有亚砜样结构,本身活性极小,在体内转变成硫化物而发挥解热、镇痛、抗炎作用。活性代谢物 $t_{1/2}$ 为 18 小时。作用与 indomethacin 相似但较弱,适用于各种慢性关节炎、各种原因引起的疼痛如牙痛、外伤和手术后疼痛、痛经等。胃肠反应发生率较低,肾毒性和中枢神经系统不良反应发生率也低于 indomethacin。

三、芳基乙酸类

双氯芬酸

双氯芬酸(diclofenac)为邻氨基苯甲酸类衍生物。

【药理作用及临床应用】 本药解热、镇痛、抗炎作用较 indomethacin 强,适用于类风湿关节炎、粘连性脊椎炎、红斑狼疮等引起的疼痛,对各种中等程度疼痛如神经痛、手术及创伤后疼痛、癌症疼痛也有效。

【体内过程】 口服吸收快而完全,因有首过效应,生物利用度约为 50%,吸收后 1～2 小时血药浓度达峰值,血浆蛋白结合率 99%,$t_{1/2}$ 为 1～2 小时,主要在肝脏代谢,代谢物经肾脏或肠道排泄。

【不良反应】 不良反应少,偶见胃肠道反应、中枢神经系统反应、白细胞减少及肝、肾损害。长期服用应监测肝、肾功能。

四、芳基丙酸类

布 洛 芬

布洛芬(ibuprofen)是第一个应用到临床的丙酸类解热镇痛抗炎药。同类药物有萘普生(naproxen)、非诺洛芬(fenoprofen)、酮洛芬(ketoprofen)、芬布芬(fenbufen)、氟比洛芬(flurbiprofen)和奥沙普秦(oxaprozin)等。

【药理作用与临床应用】 本药解热、镇痛、抗炎作用与 aspirin 相似,主要用于风湿性、类风湿性关节炎,骨关节炎,强直性关节炎,急性肌腱炎等,在患者不能耐受 aspirin 时可选用。

【体内过程】 本药口服易吸收,吸收后血药浓度 1～2 小时达峰值,血浆蛋白结合率 99%,$t_{1/2}$ 约为 2 小时,主要经肝脏代谢,肾脏排泄。

【不良反应】 胃肠道反应比 aspirin 少,一般不必停药,继续服用可耐受。中枢神经系统症状可有头痛、嗜睡、眩晕、耳鸣等。偶有皮疹、下肢水肿、支气管哮喘、白细胞减少、肝肾损害等不良反应。对 aspirin 或其他非甾体抗炎药过敏者禁用。

五、烯醇酸类

吡 罗 昔 康

【药理作用与临床应用】 吡罗昔康(piroxicam)为一长效解热镇痛抗炎药,主要用于治疗风湿性及类风湿性关节炎,具有明显的抗炎、镇痛及消肿作用,疗效与 indomethacin、ibuprofen 相似。对腰肌劳损、肩周炎、急性痛风等也有一定疗效。

【体内过程】 本药口服吸收完全,吸收后血药浓度 2～4 小时达峰值,血浆蛋白结合率 90%,$t_{1/2}$ 约为 50 小时。主要经肝脏代谢,代谢物经肾脏或肠道排泄。

【不良反应】 胃肠道反应发生率约为 20%,可有恶心、胃痛、纳差、消化不良等,剂量过大可致胃溃疡,甚至出血、穿孔。偶见粒细胞减少、血小板减少、再生障碍性贫血、高血压、低血糖、精神抑郁等,停药后一般可自行消失。不宜长期用药,用药期间应注意监测血象和肝肾功能。

美洛昔康(meloxicam) 可选择性抑制环氧化酶-2(COX-2),对环氧化酶-1(COX-1)的抑制作用弱,适用于风湿性、类风湿关节炎、骨关节炎等的治疗。口服易吸收,血浆蛋白结合率为 99%,$t_{1/2}$ 为 20 小时。不良反应较 piroxicam 少,偶见肝肾损害。

氯诺昔康(lornoxicam) 也是选择性 COX-2 抑制药,作用与 meloxicam 相似,有较强的抗炎、镇痛作用,解热作用弱。作用特点为本药可激活中枢性镇痛系统,促进体内强啡肽和 β-内啡肽的释放,发挥中枢性镇痛作用。可代替阿片类药物用于急性或慢性疼痛,如术后疼痛、急性坐骨神经痛、急性或慢性腰痛等,不产生镇静、呼吸抑制及成瘾性等不良反应。也用于风湿性、类风湿关节炎,强直性脊柱炎的治疗。口服吸收较慢,24 小时达血药峰值,食物可明显延缓其吸收,血浆蛋白结合率 99%,$t_{1/2}$ 为 3～5 小时。不良反应有腹痛、腹泻、眩晕、头痛、肝功能异常等,偶见失眠、嗜睡、脱发、耳鸣、水肿、血压升高或降低。肝肾功能不全及有溃疡病史的患者慎用,长期用药应注意检查血象和肝肾功能。

六、烷酮类

萘丁美酮(nabumetone) 是一种非酸性前体药物,口服吸收后在体内转化为具有活性的6-甲氧基-2-萘基乙酸(6-MNA),后者抑制PG合成,发挥抗炎、镇痛和解热作用。主要用于类风湿关节炎、运动性软组织损伤等的治疗。也用于镇痛如术后疼痛、牙痛、痛经等。6-MNA血浆蛋白结合率为99%,$t_{1/2}$为24小时。不良反应少,可有胃肠道反应、皮疹、头痛、头晕、失眠、耳鸣、多汗、水肿等。

七、选择性COX-2抑制药

塞来昔布(celecoxib) 为选择性COX-2抑制药,对COX-2的抑制作用较COX-1大375倍,主要用于风湿性、类风湿性关节炎及骨关节炎的治疗,也用于手术后疼痛、牙痛、痛经等。口服易吸收,3小时血药浓度达峰值,血浆蛋白结合率高,$t_{1/2}$为11小时,主要在肝脏代谢,在肾脏和肠道排泄。不良反应较其他非甾体抗炎药少,有血栓形成倾向的患者慎用,对磺胺类药物过敏的患者禁用。

罗非昔布(rofecoxib) 对COX-2有高选择性抑制作用,解热、镇痛、抗炎作用与其他非甾体抗炎药相似,但不影响血小板聚集。主要用于治疗骨关节炎。应注意心血管系统不良反应,高血压、冠心病患者慎用。

尼美舒利(rofecoxib) 为非甾体抗炎药,对COX-2有选择性抑制作用,解热、镇痛、抗炎作用强。口服易吸收,1~2小时血药浓度达峰值,血浆蛋白结合率为99%,$t_{1/2}$为2~3小时。主要用于类风湿关节炎和骨关节炎、手术后疼痛、痛经等。不良反应少而轻。禁用于严重肝功能不全、肾功能不全患者。

第五节　解热镇痛药的复方配伍

解热镇痛药常配伍咖啡因、抗组胺药、抗病毒药、人工牛黄等组成复方制剂,用于感冒、发热、头痛等,以提高疗效、缓解症状。

常用解热镇痛药复方配伍情况如下:复方阿司匹林含阿司匹林、非那西丁、咖啡因;复方扑尔敏含阿司匹林、非那西丁、咖啡因、马来酸氯苯那敏;去痛片含非那西丁、氨基比林、咖啡因、苯巴比妥;感冒清含扑热息痛、马来酸氯苯那敏及中药成分;速效伤风胶囊含扑热息痛、扑尔敏、咖啡因、人造牛黄;感冒通含双氯灭痛、马来酸氯苯那敏、人工牛黄;复方氨酚烷胺含扑热息痛、金刚烷胺、人工牛黄、咖啡因、马来酸氯苯那敏。

附：抗痛风药

痛风是由体内嘌呤代谢紊乱,尿酸产生过多或排泄减少,导致血中尿酸增高,尿酸盐结晶在关节、肾脏、结缔组织等处析出沉积所引起的疾病。临床上表现为高尿酸血症、急性关节炎反复发作、痛风石形成等,若不及时治疗则可发展为慢性痛风性关节炎或痛风性肾实质病变。目前,痛风的治疗主要通过减少尿酸生成、促进尿酸排泄、纠正高尿酸血症、减少局部尿酸盐结晶沉积、控制局部炎性反应等途径实现。

别嘌醇(allopurinol) 又称别嘌呤醇,本药及其代谢产物氧嘌呤醇能抑制黄嘌呤氧化酶,使次黄嘌呤及黄嘌呤不能转化为尿酸,尿酸合成减少,血尿酸浓度降低,尿酸盐在关节、肾脏等处的沉积减少。同时,组织内的尿酸结晶可重新溶解,从而缓解痛风症状。临床上主要用于慢性原发性或继发性痛风、痛风性肾病的治疗。不良反应少,偶见皮疹、腹泻、粒细胞减少、转氨酶升高。服药期间应多饮水以促进尿酸排泄,碱化尿液可加速尿酸排出。肝功能不良及老年人慎用。

丙磺舒(probenecid) 通过竞争性抑制肾小管对尿酸的主动重吸收,增加尿酸排泄而降低血中尿酸浓度。因无抗炎、镇痛作用,主要用于慢性痛风的治疗。口服吸收迅速而完全,血浆蛋白结合率85%~95%,2~4小时血药浓度达峰值,$t_{1/2}$取决于用药剂量,一般治疗量$t_{1/2}$为6~12小时。主要在肝脏代谢、经肾脏排泄。可竞争性抑制青霉素、头孢菌素在肾小管的分泌,使这些抗生素血药浓度增加、作用时间延长。不良反应可有胃肠道反应、皮疹、发热等,偶见白细胞减少、肝肾损害等。对磺胺药类过敏及肾功能不全者禁用。

苯磺吡酮(sulfinpyrazone) 又称硫氧唑酮,苯磺唑酮,苯磺保泰松,为保泰松衍生物,作用与probenecid相似,可竞争性抑制肾小管对尿酸的主动重吸收,促进尿酸排泄。还可抑制血小板聚集,并有微弱的抗炎、镇痛作用。主要用于治疗慢性痛风,预防或延缓痛风结节的形成。常见恶心、呕吐、腹痛等胃肠刺激反应,溃疡病患者慎用。

苯溴马隆(benzbromarone) 又称苯溴香豆素,为强效促尿酸排泄药,可抑制肾小管对尿酸的重吸收。适用于反复发作的痛风性关节炎及高尿酸血症。口服易吸收,在肝内去溴离子后从胆汁排出,代谢产物仍具药理活性。不良反应少,可有胃肠道反应,偶见粒细胞减少。

秋水仙碱(benzbromarone) 不影响尿酸的生成与排泄,不影响血中尿酸浓度,主要通过其选择性抗炎作用发挥疗效,作用与下列因素有关:抑制中性粒细胞的趋化、粘附及吞噬;抑制磷脂酶 A_2,减少 PG 及白三烯的释放;抑制 IL-6 等细胞因子的释放。因此,能缓解痛风患者关节局部红、肿、热、痛等炎性症状。主要用于预防和治疗痛风性关节炎的急性发作。口服吸收迅速,血浆蛋白结合率低,服药后 0.5~2 小时血药浓度达高峰,主要在肝脏代谢,代谢物经肾脏或肠道排泄。不良反应与剂量明显相关,胃肠道反应常见,如恶心、呕吐、腹痛、腹泻,严重者可致脱水、休克及电解质紊乱。对肾脏功能及骨髓造血机能也有损害,应避免静脉给药或长期用药,肝肾功能不全、骨髓造血机能低下、孕妇及 2 岁以下儿童禁用。

思考题:1. 简述解热镇痛抗炎药与阿片类镇痛药的作用特点。
2. 试述解热镇痛抗炎药的作用机制。
3. 试述阿司匹林的用途及不良反应。

(宋晓亮)

第十九章

钙通道阻滞药

学习目标： 1. 了解钙通道和钙通道阻滞药功能，掌握钙通道阻滞药的分类及药名。
2. 掌握选择性钙通道阻滞药的药理作用、临床应用和主要不良反应。

Chapter 19 Calcium Channel Blockers

In the 1960s, Fleckenstein, Godfraind, and their colleagues led to the concept that drugs can alter cardiac and smooth muscle contraction by blocking the entry of Ca^{2+} into myocytes. Godfraind and associates showed that the ability of the diphenylpiperazine analogs cinnarizine and lidoflazine to prevent vascular smooth muscle contraction induced by some agonists could be overcome by raising the concentration of Ca^{2+} in the extracellular medium; they used the term "calcium antagonist" to describe these agents.

Hass and Hartfelder reported in 1962 that verapamil, a putative coronary vasodilator, possessed negative inotropic and chronotropic effects that were not seen in other vasodilatory agents, such as nitroglycerin. In 1967, Fleckenstein suggested that the negative inotropic effect resulted from inhibition of excitation-contraction coupling and that the mechanism involved reduction of the movement of Ca^{2+} into cardiac myocytes. A derivative of verapamil, gallopamil, and other compounds, such as nifedipine, also was shown to block the movement of Ca^{2+} through the cardiac myocyte Ca^{2+} channel, or the slow channel, and thereby to alter the plateau phase of the cardiac action potential. Subsequently, many drugs in several chemical classes have been shown to alter cardiac and smooth muscle contraction by blocking or "antagonizing" the entry of Ca^{2+} through channels in the myocyte membrane.

钙通道阻滞药(calcium channel blockers)，又称钙拮抗药(calcium antagonists)，是指选择性地抑制钙离子经电压依赖性钙通道进入细胞内的药物。钙通道阻滞药是一类发展迅速的药物，广泛用于各种心血管疾病，如心律失常、高血压及心绞痛等的治疗。

第一节　钙通道及钙通道阻滞药的分类

电压依赖性钙通道目前已克隆出6种亚型，L型、N型、T型、P型、Q型、R型。在心血管系统中，主要为L型和T型，并以L型钙通道最为重要，是参与心肌、平滑肌收缩，窦房结起搏和房室结传导的主要通道。本章讲述的钙通道阻滞药即为抑制L型钙通道的药物。

1987年WHO根据药物化学结构及其选择性，将钙通道阻滞药分为以下几类。

1. 选择性钙通道阻滞药
(1) 苯烷胺类　维拉帕米(verapamil)、加洛帕米(galloparnil)。
(2) 二氢吡啶类　硝苯地平(nifedipine)、尼卡地平(nicardipine)、尼莫地平(nimodipine)、尼群地平(nitrendipine)、尼索地平(nisoldipine)、非洛地平(felodipine)、拉西地平(lacidipine)、氨氯地平(amlodipine)、依拉地平(isradipine)、尼伐地平(nivaldipine)。
(3) 地尔硫䓬类　地尔硫䓬(diltiazem)。

2. 非选择性钙通道阻滞药
(1) 氟桂嗪类　氟桂嗪(funarizine)、桂利嗪(cinnarizine)。

(2) 普尼拉明类　普尼拉明(prenylamine)。
(3) 其他类　哌克昔林(perhexiline)、粉防己碱(tetnandrine)。

近年 Toyo-Oka 和 Nayler 根据药物化学结构及药物对动脉和心脏的亲和力将钙通道阻滞药分为三大亚类,每一亚类又根据药物代谢动力学和药物效应动力学特征分为三代,此种分类框架更为清晰,获得广泛认同。见表19-1。

表 19-1　钙通道阻滞药的分类

化学结构 (组织选择性)	第一代	第 二 代		第三代
		新剂型Ⅱ[a]	新化合物Ⅱ[b]	
二氢吡啶类 (dihydropyridine)(动脉＞心脏)	硝苯地平、尼卡地平	硝苯地平[a]、非洛地平[b]	贝尼地平、依拉地平、尼卡地平[a]、尼伐地平、尼莫地平、尼索地平、尼群地平	氨氯地平、拉西地平、马尼地平
地尔硫䓬类 (benzothiazepine)(动脉＝心脏)	地尔硫䓬	地尔硫䓬[a]		
苯烷胺类 (phenylalkylamine)(动脉≤心脏)	维拉帕米	维拉帕米[a]	加洛帕米	

与第一代钙通道阻滞药相比,第二代具有更多优点,如作用时间延长,血管扩张所致的副作用少,Ⅱ[b]类对房室传导影响小,负性肌力、负性传导作用轻。第三代又优于前两代,作用时间明显长。

第二节　钙通道阻滞药的药理作用及临床应用

【药理作用】　因为钙离子在体内参与广泛的生理及病理生理学过程,所以钙通道阻滞药的作用表现也很复杂,但主要以心血管系统作用为主。

(一) 对平滑肌的作用

1. 血管平滑肌　血管收缩时所需要的 Ca^{2+} 主要来自细胞外,故血管平滑肌对钙通道阻滞药的作用很敏感。三代典型的钙通道阻滞药均可松弛血管平滑肌,以二氢吡啶类舒张血管作用最强,其舒张血管作用有以下特点:

(1) 对小动脉的舒张作用强,而对静脉的舒张作用弱,故可降低外周阻力,以降低后负荷为主,对前负荷多无明显影响。

(2) 对痉挛性收缩的血管舒张作用更强,因此以 nifedipine 治疗冠脉痉挛所引起的变异性心绞痛的效果好。

(3) 对缺血区的冠状血管也有舒张作用,因此,能增加冠脉血流和心肌供氧。

(4) 对脑血管也较敏感,nimodipine、funarizine 舒张脑血管作用较强,能增加脑血流量。

钙通道阻滞药除能舒张血管外,还能抑制血管因长期受异常血流动力学的影响所引起的顺应性降低和重构(remodeling)。

2. 其他平滑肌　除了血管平滑肌外,钙通道阻滞药对呼吸道、消化道、泌尿道以及子宫平滑肌等亦有一定的舒张作用。

(二) 对心脏的作用

1. 负性肌力作用　钙通道阻滞药可阻滞 Ca^{2+} 内流降低心肌细胞内的游离 Ca^{2+} 浓度,使心肌兴奋收缩脱耦联,呈现负性肌力作用,也因此降低心肌耗氧量。Verapamil 和 diltiazem 的负性肌力作用较强,nifedipine 较弱。

2. 负性频率和负性传导作用　抑制 Ca^{2+} 内流,可使窦房结细胞和房室结细胞去极化速率降低,降低窦房结自律性并抑制房室传导。Verapamil 和 diltiazem 的负性频率和负性传导作用最强，而 nifedipine 对窦房结和房室结的作用弱，扩张血管作用强，还能反射性加快心率。三类代表性钙通道阻滞药的心血管效应见表19-2。

表 19-2 硝苯地平、维拉帕米和地尔硫䓬的心血管效应比较

效 应	硝苯地平	维拉帕米	地尔硫䓬
外周扩直管作用	+++	++	++
反射性交感兴奋作用	++	+	+
负性肌力作用	+	++	+
负性传导作用	0	++	+
房室传导减慢作用	0	+	+
房室结不应期延长作用	0	+	+

0：无作用；+：作用较弱；++：作用中等；+++：作用强。

3. 保护心肌细胞作用　钙通道阻滞药能缓解心肌缺血再灌注所引起的可逆性心功能损害，因为这一病理过程与钙超载密切相关。

最近研究还证明，二氢吡啶类药物可通过抑制血管紧张素Ⅱ、去甲肾上腺素、内皮素等内源性物质通过 Ca^{2+} 介导的促生长作用，防止和逆转左心室肥厚，但这需要比较长时间用药才能达到。

（三）抗动脉粥样硬化作用　钙在动脉硬化形成中起重要作用。钙通道阻滞药能明显减轻家兔动脉硬化模型的动脉硬化性损害，并能延缓或防止动脉粥样硬化斑块的形成过程。可能与以下因素有关：减轻了 Ca^{2+} 超载所造成的动脉壁损害；降低总胆固醇和低密度脂蛋白并增加高密度脂蛋白；减少脂质在血管壁的沉积；抑制平滑肌细胞移行和增殖等。

（四）改善组织血流作用　Ca^{2+} 在血小板的激活过程中起着重要的作用。钙通道阻滞药可因抑制 Ca^{2+} 内流而抑制血小板聚集。另外，钙通道阻滞药还可增加红细胞变形能力，降低血液黏滞度。

【体内过程】钙通道阻滞药口服吸收迅速而完全，吸收率都在90%以上。但因首关效应，生物利用度都较低。钙通道阻滞药中，以 amlodipine 生物利用率为最高，其次为 nifedipine＞diltiazem＞verapamil 及其他新的第二代二氢吡啶类。几乎所有的钙通道阻滞药都在肝脏被氧化代谢为无活性或活性明显降低的产物，经肾脏排出。肝功能障碍的患者应考虑减少用量。Nifedipine、diltiazem、verapamil 的 $t_{1/2}$ 较短，约为4小时，但其缓释制剂和新第二、三代二氢吡啶类药物如 felodipine、lacidipine、isradipine、nivaldipine 等的 $t_{1/2}$ 较长，药效可保持24小时。因此，每日一次给药即可。这类药物血药浓度上升平缓，因而可减少颜面潮红、眩晕、头痛以及心动过缓等不良反应。

表 19-3 几种钙通道阻滞剂的药物代谢动力学参数

	维拉帕米	地尔硫䓬	硝苯地平	氨氯地平
口服吸收率(%)	＞90	＞90	＞90	＞90
生物利用度(%)	10～20	45	40～70	60～65
蛋白结合率(%)	90	85	90	97.5
治疗血药浓度(ng/ml)	30～300	50～200	25～100	2～12
分布容积(L/he)	6.1	5.3	1.3	21
峰时间(h)	3～5	0.5	1～2	6～12
半衰期(h)	8	5	3	35～40
血浆清除率(L/h)	58	49	32	28
活性代谢产物	去甲维拉帕米	去乙酰地尔硫䓬	无	无
肾排泄率(%)	70	30	90	60

【临床应用】

1. 心绞痛　钙通道阻滞药对各型心绞痛都有不同程度的疗效,其治疗效果与心绞痛的类型和药物种类有关。

(1) 变异型心绞痛(variant angina)　常在休息时(如夜间或早晨)发作,由冠状动脉痉挛所致。钙通道阻滞药可扩张冠状动脉,增加冠状动脉血流量,改善心绞痛症状。nifedipine疗效最佳。

(2) 劳累型心绞痛(exertional angina)　也称稳定型心绞痛(stable angina),主要由于冠状动脉粥样硬化引起冠状动脉狭窄,冠脉血流不能满足运动、劳累或情绪激动时心肌代谢的需要,导致心肌缺血缺氧,引发心绞痛症状。钙通道阻滞药通过舒张冠脉、减慢心率、降低血压及心肌收缩力而发挥治疗效果。三代钙通道阻断药均可使用。但在某些患者,nifedipine因降压同时反射性加快心率,增加心肌氧耗,扩张非缺血区冠状动脉,引起冠状动脉"窃流",使缺血心肌氧供减少,反而可能诱发心绞痛。

(3) 不稳定型心绞痛(unstable angina)　较为严重,昼夜均可发作,由动脉粥样硬化斑块形成或破裂及冠脉张力增高所引起。Diltiazem和verapamil疗效较好,nifedipine宜与β受体阻断药合用,以抵销nifedipine反射性加快心率的作用。

2. 高血压　钙通道阻滞药治疗高血压效果明显。其中,二氢吡啶类药物如nifedipine、nicardipine、nimodipine等扩张外周血管作用较强。Diltiazem和verapamil也有降压作用,可用于轻度及中度高血压。对兼有冠心病的患者,以选用nifedipine为宜;伴有脑血管病的当用nimodipine;伴有快速心律失常者最好选用verapamil。这些药物可以单用,也可以与其他药物合用。

3. 心律失常　钙通道阻滞药通过减慢房室传导和延长不应期,取消折返激动。治疗室上性心动过速及后去极触发活动所致的心律失常有良好的效果。Verapamil是治疗房室结折返激动所引起的阵发性室上性心动过速的首选药物。Verapamil对强心苷中毒所引起的心律失常也有效。Diltiazem也可用于治疗室上性心动过速,但作用较verapami弱。Nifedipine因反射性加快心率,故不用于治疗心律失常。

4. 肥厚性心肌病　肥厚性心肌病时,心脏舒张功能下降,心肌细胞内Ca^{2+}超载。Verapamil疗效确切,可减少细胞内Ca^{2+}超载,改善运动耐量及舒张功能,减轻心肌缺血和左心室流出道狭窄。

5. 脑动脉痉挛和脑卒中　脑动脉痉挛与细胞内游离Ca^{2+}浓度增加有关。钙通道阻滞药可因减少细胞内Ca^{2+}而起作用。在现有的钙通道阻滞药中,nimodipine因其脂溶性较高,易通过血脑屏障,有较强的扩张脑血管的作用,因此对脑血管痉挛有治疗作用,既能缓解神经症状,也能降低病死率。

6. 外周血管痉挛性疾患　这类药物可因扩张外周阻力血管,增加组织器官的血流量,改善由血管痉挛引起的缺血症状,如间歇性跛行、雷诺氏病或雷诺氏综合征等。常用药有nifedipine、funarizine、cinnarizine以及利多氟嗪等。

7. 其他　钙通道阻滞药还可试用于治疗支气管哮喘、偏头痛、肺动脉高压、慢性阻塞性肺疾病、青光眼、子痫、充血性心力衰竭等,但疗效尚待进一步肯定。

【不良反应】　钙通道阻滞药相对较安全,但因作用广泛,选择性相对较低。不良反应与其所致血管扩张、心肌抑制等作用有关。常见不良反应有颜面潮红、头痛、眩晕、恶心、便秘、脚踝水肿等。严重不良反应有低血压、心动过缓或心脏停搏、心功能抑制等。基础血压偏低、左心室收缩功能减弱、病窦综合征和房室结传导阻滞患者需慎用。

第三节　常用钙通道阻滞药

本类药物发展较快,尤其是二氢吡啶类药物就多达十几种。以下列举常用的三类药物中的主要代表药物。

维拉帕米(verapamil)　又名异搏定(isoptin),对心脏作用强,可降低窦性频率、减慢房室传导、终止房室结的折返激动。Verapamil能舒张冠状血管及外周血管,增加心肌冠脉流量,降低血压。Verapamil必须在钙通道开放时,经钙通道进入细胞内发挥作用,因而其作用具有频率依赖性,即通道开放次数越多,阻滞作用越强。Verapamil是治疗阵发性室上性心动过速的首选药。本药口服吸收迅速、完全,口服后30分钟起效,3～5小时血药浓度达峰值,由于首关效应强,生物利用度仅10%～20%。消除半衰期6小时。口服可出现便秘、腹胀、腹泻、头痛等;静脉注射可致低血压,房室传导阻滞,心肌收缩性下降。禁用于严重心衰及中、重度传导阻滞患者。

硝苯地平(nifedipine)　对血管作用强于对心脏的作用,能舒张冠脉,特别对痉挛的冠脉敏感,小剂量扩张冠状动脉时并不影响血压。Nifedipine 也舒张外周小动脉,降低外周血管阻力,用于抗高血压时,没有一般血管扩张药常有的水钠潴留和浮肿等不良反应。Nifedipine 作用于细胞膜外侧,抑制失活状态的钙通道,频率依赖性较弱。主要用于心绞痛、高血压、肺动脉高压的治疗。本药口服吸收良好,$t_{1/2}$ 4 小时,生物利用度为 40%～70%,肝中代谢为无活性产物,经肾排泄。常见不良反应有眩晕、头痛、心悸、低血压等,低血压患者慎用。

地尔硫䓬(diltiazem) 其心脏作用类似维拉帕米,可抑制窦房结自律性,减慢房室结传导,适用于阵发性室上性心动过速。其血管作用类似硝苯地平,可增加冠脉流量,降低血压,适用于心绞痛、高血压的治疗。该药口服吸收迅速完全,$t_{1/2}$ 约 3～4 小时,生物利用度为 40%～65%。不良反应有皮疹、头痛、面部潮红、房室阻滞等。禁忌证同维拉帕米。

思考题:1. 简述钙通道阻滞药的分类及其代表药。
2. 钙通道阻滞药的药理作用和临床应用有哪些?

(毛新民)

第二十章
抗心律失常药

学习目标：1. 掌握 普鲁卡因胺、利多卡因、苯妥英钠、普萘洛尔、胺碘酮、维拉帕米的药理作用、体内过程、临床用途、不良反应。
2. 熟悉 心律失常的电生理机制，抗心律失常药物的分类及其他药物的选用。
3. 了解 正常心肌电生理，抗心律失常药的致心律失常作用。

Chapter 20 Antiarrhythmic Agents

Cardiac arrhythmias are a common problem in clinical practice, occurring in up to 25% of patients treated with digitalis, 50% of anesthetized patients, and over 80% of patients with acute myocardial infarction. Arrhythmias may require treatment because rhythms that are too rapid, too slow, or asynchronous can reduce cardiac output. Some arrhythmias can precipitate more serious or even lethal rhythm disturbances; for example, early premature ventricular depolarizations can precipitate ventricular fibrillation. For such patients, antiarrhythmic drugs may be lifesaving. On the other hand, the hazards of antiarrhythmic drugs—and in particular the fact that they can precipitate lethal arrhythmias in some patients—have led to a reevaluation of their relative risks and benefits. In general, treatment of asymptomatic or minimally symptomatic arrhythmias should be avoided for this reason.

Arrhythmias can be treated with the drugs discussed in this chapter and with nonpharmacologic therapies such as pacemakers, cardioversion, catheter ablation, and surgery.

心律失常（cardiac arrhythmia）是指心脏冲动的节律、频率、起源部位、传导速度或激动次序发生异常，导致心脏射血功能发生障碍，影响全身器官的供血，是一类严重的心脏疾病。心律失常按其发生原理，可分为冲动形成异常和冲动传导异常两大类；根据心率快慢可分为缓慢型心律失常和快速型心律失常两大类，前者包括窦性心动过缓、房室传导阻滞等，用异丙肾上腺素或阿托品治疗；后者包括窦性心动过速、室上性心律失常（如房性早搏、室上性心动过速、心房扑动、心房颤动）及室性心律失常（室性早搏、室性心动过速、心室扑动和心室颤动）等，用本章介绍的抗心律失常药物治疗。

第一节 心律失常的电生理学基础

一、正常心肌电生理

心脏实现其射血功能是以心肌的收缩和舒张为基础，其正常功能的维持归根结底都是由心肌细胞动作电位的规律性发生和扩布而引起的。

（一）心肌细胞膜电位 不同部位的心肌细胞动作电位特征并不完全相同，可分为快反应细胞和慢反应细胞。快反应细胞包括心房肌细胞、心室肌细胞和希-浦细胞，动作电位0相除极由Na^+介导，速度快，振幅大。慢反应细胞包括窦房结和房室结细胞，动作电位0相除极由Ca^{2+}介导，速度慢，振幅小。

静息时心肌细胞内外Na^+、K^+、Ca^{2+}浓度分布呈极化状态。膜内负于膜外，窦房结细胞为-60 mV，心房肌和心室肌细胞为-90 mV。快反应心肌细胞兴奋时发生除极和复极，形成动作电位分为5相，0相为除极，是Na^+快速内流所致。1相为快速复极初期，由K^+短暂外流引起。2相为平台期复极缓慢，由Ca^{2+}及少量Na^+

内流与 K⁺ 外流有关。3 相为快速复极末期,由 K⁺ 外流所致。4 相为静息电位,非自律细胞(心房肌和心室肌)膜电位维持在静息水平;而自律细胞(窦房结、房室结和浦氏纤维)则可自发性舒张期除极化,由 Na⁺ 内流所致。除极达到阈电位就能重新激发动作电位。

(二) 传导速度和膜反应性　一般膜电位大,0 相上升速度快,振幅大,传导速度就快;反之,则传导减慢。膜反应性是指膜电位水平与其所激发 0 相上升最大速率之间的关系,是决定传导速度的重要因素。

(三) 不应期　分为有效不应期(effective refractory period, ERP)和相对不应期(relative refractory period, RRP)。前者指从动作电位 0 相开始到能够再一次产生动作电位的时间,这时心肌对任何强度的刺激都不起反应;后者指有效不应期后的一段时间,心肌仅对阈上刺激起反应,可能产生一次动作电位。

二、心律失常发生的电生理学机制

(一) 冲动形成异常

1. 自律性增高　窦房结、房室结和浦氏纤维都具有自律性,自律细胞 4 相舒张期自动除极速率加快、最大舒张电位减小或阈电位下移,均可致冲动形成增多,导致快速型心律失常。此外,自律和非自律细胞膜电位减小到 -60 mV 或更小,就引起 4 相自动除极而发放冲动,即异常自律性,如心肌细胞缺血缺氧时发生。

2. 后除极与触发活动　后除极(afterdepolarization)是在一个动作电位中继 0 相除极后所发生的一个提前的除极,其频率快,振幅小,呈振荡性波动,膜电位不稳定。易引起异常冲动发放,此称为触发活动(triggered activity)。触发活动可引起心肌的反复激动,它不是一种自律性的形式,但能引起持续的快速型心律失常。后除极分早后除极(early after depolarization, EAD)与迟后除极(delayed after depolarization, DAD)。早后除极发生在完全复极之前的后除极,通常发生在 2 或 3 相复极中,主要由 Ca^{2+} 内流增多引起。迟后除极发生在完全复极之后的 4 相中,是细胞内超载 shirt,激活钠钙交换电流,诱发 Na^+ 内流,引起膜除极所致(图 20-1)。

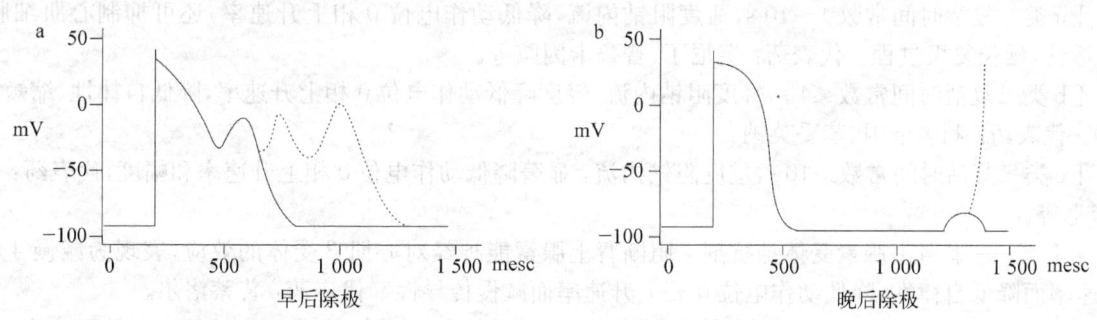

图 20-1　早后除极、晚后除极与触发活动

(二) 冲动传导异常

1. 单纯性传导障碍　包括传导减慢、传导阻滞、单相传导阻滞等。后者发生可能与邻近细胞不应期长短不一或病变引起的传导减慢有关。

2. 折返(reentry)　指一次冲动下传后经一环形传导通路折回原处再次激动原已兴奋的心肌而发生反复激动的现象。如图 20-2 所示。折返激动是所有的快速性心律失常最常见的发生机制。

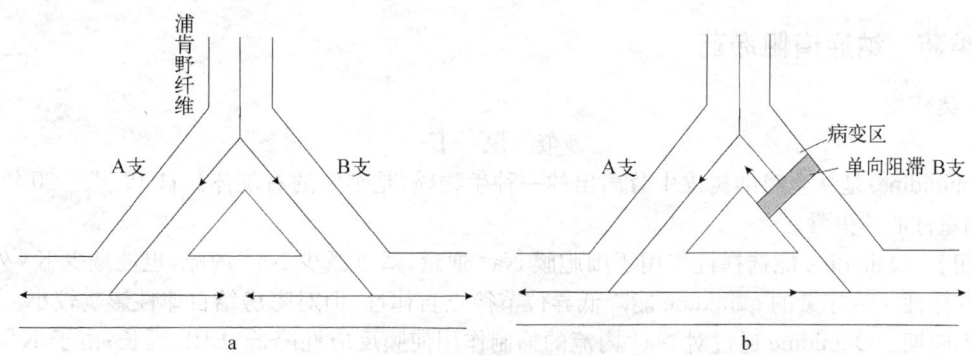

图 20-2　浦肯野纤维末梢的正常冲动传导(a),单向阻滞及折返形成(b)

b 图 B 支发生病变,传导发生阻滞,但来自 A 支的冲动可通过心室肌逆向返回浦氏纤维,从而反复激动心肌形成折返激动。

第二节 抗心律失常药的基本电生理作用及药物分类

一、抗心律失常药的基本电生理作用

（一）降低自律性　能抑制窦房结、房室结细胞 4 相 Ca^{2+} 内流，抑制房室束、浦氏纤维等异位自律点 4 相 Na^+ 内流的药，均可降低自律性。此外，促 K^+ 外流，使最大舒张电位负值增大，远离阈电位，也能降低自律性。

（二）减少后除极与触发活动　后除极和触发活动与 Ca^{2+} 内流增加及短暂的 Na^+ 内流有关，因此，钙拮抗剂和钠通道阻滞药对之有效。

（三）消除折返

1. 改变传导性　加快或减慢传导都能取消折返激动。促 K^+ 外流增加最大舒张电位的药物如苯妥英钠能改善传导。奎尼丁阻止 Na^+ 内流而减慢传导，使单相传导阻滞变为双相阻滞，折返激动即停止。

2. 延长 ERP　一般认为 ERP 与 APD 的比值（ERP/APD）在抗心律失常中有一定的意义，比值增大，冲动更易落在 ERP 中，折返易被取消。奎尼丁延长 APD 和 ERP，但延长 ERP 更明显，称为绝对延长 ERP。而利多卡因则能缩短 APD 和 ERP，但以缩短 APD 更显著，ERP 相对延长，比值仍大，同样能消除折返，发挥抗心律失常作用。

二、抗心律失常药物分类

根据抗心律失常药物的电生理效应与作用机制，此类药可分为四类，其中Ⅰ类药又分Ⅰa、Ⅰb、Ⅰc三个亚类。

（一）Ⅰ类——钠通道阻滞药　从药物对通道产生阻滞作用到阻滞作用解除的时间用复活时间常数（$\tau_{recovery}$）表示。根据复活时间常数的长短，本类药物又分为Ⅰa、Ⅰb、Ⅰc三个亚类。

1. Ⅰa类　复活时间常数 1～10 s，适度阻钠内流，降低动作电位 0 相上升速率，还可抑制心肌细胞 K^+、Ca^{2+} 通透性，延长复极过程。代表药：奎尼丁、普鲁卡因胺等。

2. Ⅰb类　复活时间常数 <1 s，轻度阻钠内流，轻度降低动作电位 0 相上升速率，降低自律性，缩短或不影响 APD。代表药：利多卡因、苯妥英钠。

3. Ⅰc类　复活时间常数 >10 s，重度阻钠内流，显著降低动作电位 0 相上升速率和幅度，代表药：普罗帕酮、氟卡尼等。

（二）Ⅱ类——β肾上腺素受体拮抗剂　阻断肾上腺素能神经对心肌β受体的效应，表现为减慢 4 相舒张期除极速率而降低自律性，降低动作电位 0 相上升速率而减慢传导性。代表药：普萘洛尔。

（三）Ⅲ类——延长动作电位时程药　抑制多种钾电流（外流），延长动作电位时程和有效不应期，但对动作电位幅度和去极化速率影响很小。代表药：胺碘酮。

（四）Ⅳ类——钙通道阻滞药　抑制 $I_{ca(L)}$，降低窦房结自律性，减慢房室结传导性。代表药：维拉帕米。

第三节 常用抗心律失常药物

一、Ⅰ类药　钠通道阻滞药

（一）Ⅰa类药物

奎尼丁

奎尼丁（quinidine）是从金鸡纳树皮中分离出的一种生物碱，是奎宁的右旋体。自 19 世纪 20 年代起就被用于治疗房性和室性心律失常。

【药理作用】　Quinidine 能选择性作用于细胞膜 Na^+ 通道，适度减少 Na^+ 内流，也能减少 K^+ 外流。

1. 降低自律性　治疗量的 quinidine 能降低异位节律点自律性，但对窦房结自律性影响较小。

2. 延长不应期　Quinidine 通过对 Na^+ 内流的抑制作用使膜反应性降低，ERP 延长；由于 K^+ 外流抑制作用使膜的复极化延缓，其中延长 ERP 较 APD 明显，因此利于消除折返。

3. 减慢传导　因为抑制 Na^+ 内流，可使动作电位 0 相上升速度减慢，膜反应性降低，所以传导减慢。使折

返激动的单相传导阻滞变为双相阻滞而消除折返。

4. 其他　本药对窦房结和房室结有直接抑制作用,但其抗胆碱作用和α受体阻断作用可使心率加快。

【体内过程】　口服吸收快、安全、生物利用度70%～80%,心肌中药物浓度为血浆的10～20倍,与血浆结合率为80%,$t_{1/2}$为5～7小时。主要通过肝脏代谢,10%～20%原形由肾排出。

【临床应用】　Quinidine是广谱抗心律失常药,用于房性、室性、房室结性心律失常。对心房纤颤及心房扑动,现多采用电复律术,但复律术前使用本药可提高电复律成功率和安全性;在电复律术后使用,可巩固疗效,防止心律失常发生。

【不良反应】

1. 心血管反应　Quinidine抑制心脏并可阻断α-受体使血管扩张,引起低血压。浓度过高时,对心脏抑制作用增强,可出现窦性心动过缓和心脏停搏、传导阻滞等。由于个体差异,有人可出现窦性心动过速,这可能是奎尼丁的抗胆碱作用强于其心脏抑制作用的结果。Quinidine晕厥是严重的毒性反应,患者有心动过速、室颤等。目前认为室颤原因是在心室内多处发生折返运动。由于弥漫性的传导障碍及复极不均,心排血功能下降,心输出量减少,脑部缺血,可致神志不清、四肢抽搐、呼吸停止,严重时可发生猝死。

2. 金鸡纳反应　是金鸡纳树皮提取物的共有反应。患者有恶心、呕吐、腹泻、耳鸣、视力减退等。一般与剂量有关。

3. 过敏反应　如药热、白细胞减少、溶血性贫血、荨麻疹、呼吸困难、发绀等。

【禁忌证】　心律失常、低血压、严重肝肾功能不良及老年人慎用;重度房室传导阻滞、强心苷中毒、血小板减少症及高血钾禁用。

【药物相互作用】　Quinidine能把地高辛从血浆蛋白上置换下来,使地高辛的血药浓度增高,引起地高辛毒性反应。普萘洛尔能明显降低肝血流量,减少奎尼丁在肝中代谢,使其血药浓度增高。肝药酶诱导剂苯巴比妥可加速奎尼丁代谢而减弱其作用,quinidine与扩血管药或降压药合用有协同降压作用,可引起严重的低血压。

普鲁卡因胺

【药理作用】　普鲁卡因胺(procainamind)抗心律失常作用与quinidine相似但较弱;而对心室部位作用较强。有微弱的抗胆碱作用,无α-受体阻断作用。

【体内过程】　口服吸收迅速完全(80%～100%),经45～90分钟达峰浓度,维持1～2小时。生物利用度约75%～80%,血浆蛋白结合率为15%～20%,体内分布广,除脑以外,可进入多数组织,表观分布容积为1.5～2.5 L/kg。$t_{1/2}$约为2.5～4小时。

【临床应用】　主要治疗室性心律失常,如室性早搏、阵发性室性心动过速,但不首选。本品作用时间短,不良反应多,不能用于慢性心律失常的长期治疗,多用于静脉注射抢救危重病例。

【不良反应】

1. 红斑狼疮样综合征　常在用药半年至数年后发生,发生率为20%～40%,可能与患者血中出现抗核抗体有关。停药后可自行消失。

2. 胃肠道反应　可引起恶心、呕吐、厌食、腹泻等。

3. 其他反应　① 过敏反应:如皮疹、药热、白细胞减少等;② 中枢症状:失眠、幻觉等;③ 心血管反应:房室传导阻滞、各种心律失常及血压明显下降。

【禁忌证】　与quinidine相似,红斑狼疮患者禁用本品。

【药物相互作用】　能增强降压药、普萘洛尔的作用;并能降低磺胺药的抗菌作用。与普鲁卡因有交叉过敏反应。

(二) Ⅰb类药物

利 多 卡 因

利多卡因(lidocaine)为局麻药,也为Ⅰb类抗心律失常的代表药。

【药理作用】　能促K^+外流,轻度抑Na^+内流,对希浦氏纤维有明显选择作用。

1. 降低自律性　利多卡因能抑制Na^+内流,增加膜对K^+的通透性,使浦氏纤维4相除极速率下降,自律性降低。

2. 相对延长不应期　本药能缩短浦氏纤维及心室肌的APD和ERP,以缩短APD更显著,因此相对延长不应期,利于消除折返。

3. 对传导速度影响　治疗量时对心肌传导速度无明显影响。在心肌缺血部位,由于K^+外流,细胞外K^+

浓度升高,静息电位变小,加以 lidocaine 阻 Na^+ 内流,传导速度减慢,单相传导阻滞变为双向,利于折返消除。Lidocaine 促进 K^+ 外流,可使某些受损心肌的最大舒张电位接近正常值,而使受损心肌细胞的传导速度加快,也可以消除折返激动,产生良好的抗心律失常作用。

【体内过程】 口服由于有明显的首关消除,不能达到有效血药浓度,故常采用静脉注射。静脉注射后 15~30 秒显效,但作用仅维持 20 分钟左右。一般在心律控制后静脉滴注,以维持疗效。静脉注射后迅速分布到心、脑、肺、肝等组织,约 70% 与血浆蛋白结合。主要在肝脏代谢,仅 10% 以原形从肾排出。$t_{1/2}$ 约 2 小时。

【临床应用】 主要用于室性心律失常,对室性早搏、室性心动过速、心室纤颤等有效。特别适用于严重的室性心律失常的紧急处理,是防治急性心肌梗死时室性心律失常的首选药物。也用于防治洋地黄中毒、心导管术、全身麻醉、电转律后等引起的室性心律失常。

【不良反应】 发生率约 63%,多与剂量过大有关。
1. 心血管系统 剂量过大可引起心脏抑制,心率减慢甚至于停搏,血压下降明显。
2. 神经系统 可有嗜睡、头昏、语言障碍、感觉异常、肌震颤、出汗、视力模糊、惊厥等。
3. 其他 偶有过敏反应,呼吸抑制等。

【禁忌证】 有癫痫史、严重的房室传导阻滞、对酰胺类过敏者禁用。孕妇和小儿一般不用。

【药物相互作用】
1. 肝药酶抑制剂氯霉素和异烟肼与其合用,易致本药蓄积中毒。巴比妥类药物诱导肝药酶可加速利多卡因的代谢。
2. β 受体阻断剂减少肝血流,合用时可降低 lidocaine 在肝内代谢,使不良反应增多。
3. 抗惊厥药能增强 lidocaine 心脏抑制,可引起心跳骤停。

苯妥英钠(phenytoin sodium) 又称大仑丁,为抗癫痫药,兼有抗心律失常作用。属 I b 类药物,其作用机制与疗效稍弱。

本药能解除过多的强心苷分子与心肌细胞膜上 $Na^+ - K^+ - ATP$ 酶的结合,恢复 Na^+ 泵的正常功能。与 lidocaine 相同,主要治疗室性心律失常,疗效不如利多卡因。但为强心苷中毒时快速型心律失常的首选药。

美西律(mexiletine) 又称慢心律,属 I b 类抗心律失常药,对心肌电生理影响同 lidocaine。其特点是对希浦氏纤维的选择作用更好,对心脏抑制作用更小。并具有口服有效,作用时间长的优点。主要治疗慢性室性心律失常,不良反应有恶心、呕吐、震颤及心血管毒性等。禁忌证与 lidocaine 相似,肝病慎用。

妥卡尼(tocainide) 又称室安卡因、妥卡胺,为 I b 类抗心律失常药,作用和机制与 lidocaine 相似但较弱。口服有效,作用持久,副作用少。适用于防治各种室性心律失常。不良反应与 lidocaine 相似。

(三) I c 类药物

普罗帕酮

普罗帕酮(propafenone)又称心律平,丙苯酮。

【药理作用】 Propafenone 可阻 Na^+ 内流,减慢心肌兴奋冲动的传导,降低浦氏纤维自律性,降低动作电位最大上升速度;延长 APD 和 ERP;还可阻断 β-受体,利于抗心律失常。

【体内过程】 口服几乎完全从胃肠道吸收,但由于有首关消除,生物利用度约 20%。约 2~3 小时达血药峰浓度,97% 与血浆蛋白结合。几乎完全在肝脏代谢。血浆 $t_{1/2}$,快代谢者为 5~6 小时,慢代谢者为 17 小时,因此应注意剂量个体化。

【临床应用】 为广谱抗心律失常药,用于室性早搏、室上性和室性心动过速。

【不良反应】 较轻,有恶心、呕吐、头痛、头晕、口唇麻木及味觉丧失等反应。也可出现低血压、心功能不全、房室传导阻滞等心血管反应。偶见粒细胞减少、红斑狼疮样综合征。

【禁忌证】 心力衰竭、休克、Ⅱ 或 Ⅲ 度房室传导阻滞、窦房结病变及支气管哮喘者禁用。早孕及哺乳期妇女慎用。

【药物相互作用】 与 quinidine、propranolol、胺碘酮、维拉帕米合用,能加重不良反应。

氟卡尼(flecainide) 属 I c 类新的抗心律失常药。能明显阻 Na^+ 内流,降低动作电位 0 相上升速度和幅度,抑制传导,降低心肌和心房肌的自律性,有一定的负性肌力作用,对心率影响较小。均具有局麻作用。可治疗室性心律失常。不良反应有头昏、恶心、心律失常等。

二、Ⅱ类药 β 肾上腺素受体拮抗药

此类药主要通过阻断 β-受体而发挥作用,并具有与 I a、I b 类药物相似的作用。大剂量有直接的膜稳定

作用,使窦房结和异位起搏点的自律性降低,传导减慢,有些药还能相对或绝对延长 ERP。常用药物有普萘洛尔、阿替洛尔、美托洛尔、吲哚洛尔、醋丁洛尔等。

普萘洛尔

普萘洛尔(propranolol)又称心得安,是典型的 β-受体阻断药。能降低房室结、窦房结和浦氏纤维的自律性,高浓度时能明显减慢传导,明显延长房室结的 ERP。治疗浓度缩短其 APD 和 ERP。口服吸收完全,首过效应强,生物利用度约为 30%,口服后 2 小时血药浓度达峰值,但个体差异大。血浆蛋白结合率达 93%。主要在肝脏代谢,$t_{1/2}$ 为 3~4 小时。90% 以上经肾排泄。

适用于交感神经功能亢进相关的各种心律失常。

1. 室上性心律失常　对室上性心律失常如心房纤颤、心房扑动和阵发性室上性心动过速效果较好。为窦性心动过速首选药。
2. 室性心律失常　对室性早搏有效,对室性心动过速尤其是与交感神经兴奋有关的室速效果较好。
3. 对焦虑、甲状腺功能亢进、嗜铬细胞瘤、缺血性心脏病及情绪激动等引起的室上性和室性心律失常也有效。

阿替洛尔(atenolol)　又称氨酰心安,为选择性 $β_1$-受体阻断药,对血管和支气管 $β_2$-受体影响较小,抗心律失常作用与普萘洛尔相似。

美托洛尔(metoprolol)　又称美多心安,对 $β_1$-受体有选择作用,但较大量对血管及支气管平滑肌的 $β_2$-受体也有作用。

各种 β 受体阻断剂抗心律失常效果基本相似,选用何种药物主要取决于是否容易投用、可能出现的不良反应、该药特性如内在活性、对 $β_1$-受体选择性及医生对此药的熟悉程度。

三、Ⅲ类药　延长动作电位时程药

胺碘酮

胺碘酮(amiodarone)又称乙胺碘呋酮,早期用于缓解心绞痛,是一种广谱抗心律失常药。

【药理作用】　本品属于延长 APD 的药,兼有 Ⅰ 类和 Ⅳ 类抗心律失常药特性,还有 α、β 受体阻断作用。通过延长心房肌、心室肌、房室结和浦氏纤维的 APD 和 ERP,减慢心房肌和浦氏纤维的传导速度,从而发挥抗心律失常的作用。

【体内过程】　口服吸收慢而少,生物利用度约 50%,个体差异大。口服后 6~8 小时达血药浓度峰值。

【临床应用】　口服适用于多种室上性和室性心律失常,对房性早搏、室性早搏、阵发性室上性心动过速、心房纤颤、心房扑动、室上性心动过速及室颤均有效,能防止反复发作。静脉注射适用于阵发性室上性心动过速和利多卡因治疗无效的室性心动过速。

【不良反应】

1. 心血管反应　静脉注射可引起低血压,过量易致窦性心动过缓、房室传导阻滞。
2. 神经系统反应　头痛、失眠、周围神经炎。
3. 久用可致甲状腺功能紊乱,此与本药一个分子含两个碘原子有关,体内大量碘化物干扰甲状腺正常功能,表现为亢进或低下。
4. 其他　易引起光敏性皮炎。

【禁忌证】　房室传导阻滞、室内传导阻滞、碘过敏、甲状腺功能异常、病态窦房结综合征者禁用。

溴苄铵(bretylium)　能延长浦氏纤维和心室肌的 APD 和 ERP;并能通过抑制交感神经末梢释放去甲肾上腺素提高室颤阈;通过增加心肌对血中儿茶酚胺敏感性加强心肌收缩力。此外还兼有抗高血压作用。主要用于其他抗心律失常药治疗无效的室性心动过速和室颤。本品禁与强心苷、quinidine、procainamind 合用,本药能促进强心苷引起的心律失常发生;与后两者合用可加重传导阻滞、协同降压。

四、Ⅳ类药　钙通道阻滞药

维拉帕米

维拉帕米(verapamil)又称戊脉安,异搏定。

【药理作用】　Verapamil 能阻断心肌细胞膜的 Ca^{2+} 通道,抑制 Ca^{2+} 内流,从而降低了窦房结和房室结的自律性,减慢传导,延长 ERP,利于消除折返引起的室上性心动过速。还能减慢心率,但这一作用易被交感神经的反射性兴奋作用所掩盖。本品对快 Na^+ 通道无明显作用。

【临床应用】 用于室上性快速型心律失常,是治疗阵发性室上性心动过速的首选药物。静脉注射后数分钟可终止发作,恢复窦性心律。对房扑、房颤可减慢心室率。对室性心律失常疗效差。

【不良反应】 偶有恶心、头晕、头痛等;静脉注射过快可致低血压。剂量过大可加重心功能不全,偶致窦性心动过缓和房室传导阻滞。

【禁忌证】 老年人慎用;低血压、重度房室传导阻滞、病窦综合征、严重心衰和心源性休克者禁用。

【药物相互作用】 与β受体阻断剂、quinidine、procainamind 等合用,能加重负性肌力、负性频率、负性传导作用,引起心脏停搏,故不宜合用。

五、其他类药

腺苷(adenosine) 为内源性嘌呤核苷酸,作用于 G-蛋白耦联的腺苷受体,激活心房、房室结、心室的乙酰胆碱敏感的 K^+ 通道,缩短 APD,降低自律性。静脉注射后迅速起效,$t_{1/2}$ 约10秒。本药可被体内大多数组织细胞摄取,并被腺苷脱氨酶灭活,使用时需静脉快速注射给药。临床主要用于迅速终止折返性室上性心律失常。静脉注射速度过快可致短暂心脏停搏。治疗剂量时,多数患者会出现胸闷、呼吸困难。

第四节 抗心律失常药物的合理用药

治疗心律失常的药物,尤其是临床常用的而又有良好效果的抗心律失常药,如 quinidine、lidocaine 以及β受体阻滞剂 propranolol 等,这些药均存在潜在的致心律失常的可能。因此,临床常用抗心律失常药,鉴于心律失常的临床症状,要求合理应用抗心律失常药。

一、正确选择抗心律失常药

给予心律失常患者长期药物治疗之前,应先了解心律失常发生的原因、基础心脏病变及其严重程度和有无可纠正的诱因,如心肌缺血、电解质紊乱、甲状腺功能异常或抗心律失常药物的致心律失常作用。然后,掌握抗心律失常药物的适应证,正确选择抗心律失常的药物,如室性心律失常首选 lidocaine,阵发性室上性心动过速首选 verapamil,房颤首选地高辛或 quinidine,窦性心动过速首选 propranolol,强心苷中毒引起的快速型心律失常首选 phenytoin sodium 等。

二、注意剂量个体化及药物不良反应

1. 因心律失常类型、发病程度不同,在用药前应尽力配合电生理检测确定适应证和禁忌证,要尽可能查清心律失常的发生机制,有针对性选择药物,并且用药注意剂量的个体化。

2. 应注意抗心律失常药物的不良反应,包括对心功能的影响,致心律失常作用和对全身其他脏器与系统的不良作用。同时,用药中疑为药物致心律失常的患者应迅速确认,并予相应处理。

三、联合用药要谨慎

联合用药只针对顽固性或急重的心律失常,药物作用应协同,避免拮抗或增加不良反应。对作用机制相同的药物联用时,应减少各自的用量;对作用机制不同的药物联用时,应"取长补短"。

思考题:1. 简述心律失常发生机制和抗心律失常药物作用机制。
2. 简述维拉帕米的抗心律失常作用机制和不良反应。
3. 试述利多卡因的抗心律失常作用特点及临床应用。
4. 胺碘酮的药动学有何特点?临床应用如何?

(刘 浩)

第二十一章 抗高血压药

学习目标：1. 掌握常用抗高血压药物利尿药、钙通道阻滞药、血管紧张素转换酶抑制药、血管紧张素受体阻断药、β受体阻断药的药理作用、作用机制、临床用途及不良反应。
2. 熟悉高血压药物治疗的原则，高血压药物的选用。
3. 了解抗高血压药物分类和代表药物。

Chapter 21　Antihypertensive drugs

Hypertension is a disease defined as an elevated systolic blood pressure over 18.7 kPa (140 mmHg) or a sustained diastolic pressure greater than 12.0 kPa (90 mmHg). Sustained hypertension will damage blood vessels in the important organs and lead to increase incidence of coronary disease, cardiac failure, renal failure, and stroke. Effective lowering of BP has been shown to prevent damage of blood vessels and substantially reduce morbidity and mortality rates.

Arterial pressure is the product of cardiac output and peripheral vascular resistance. Antihypertensive agents lower blood pressure by actions on either peripheral vascular resistance or cardiac output, or both. According to their site or mechanisms of action, antihypertensive agents can be classified as diuretics, adrenergic receptors antagonists, Ca^{2+} channel blockers, angiotensin-converting enzyme inhibitors, Ang II receptors antagonists, and vasodilator.

The anti-hypertensive effects of diuretics mainly come from reduction of vascular resistance, which caused by a persistent and small reduction of body natrium including fall of Na^+ in the interstitial fluid and blood vessel smooth muscles. Thiazides are often used alone or in combination with other drugs in an anti-hypertensive schedule. Among them hydrochlorothiazide is first chosen at the dose less than 25 mg daily.

β - receptor antagonists decrease the cardiac output, inhibit rennin release, decrease the sympathetic efferent impulse and inhibit the release of noradrenaline by blocking the β receptor. They are used as alone or in combination with other drugs for treatment of hypertension, especially the patients with fast heart rate and angina pectoris. They hardly cause postural hypotension.

Among the all calcium channel blockers, dihydropyridine agents, such as amlodipine and nifedipine, are most often used to treat hypertension, because they have less cardiac depressant effects than verapamil and diltiazem. Dihydropyridine calcium channel blockers produce significant vessel dilatation and decrease the peripheral vascular resistance through inhibition of calcium influx into arterial smooth muscles. Calcium channel blockers are used in treatment of patients with mild and moderate hypertension.

Angiotensin converting enzyme inhibitors (ACEI) inhibit the activity of ACE and decrease the production of angiotensin II and destruction of bradykinin. As a result, they suppress a series of the pathological processes caused by angiotensin II, decrease the peripheral vascular resistance, lower blood pressure without significant influences on the cardiac output and heart rate, and improve the remodeling of cardiac tissue and vascular smooth muscle. So ACEIs are not only suitable for treatment of hypertension, but also extremely useful in treatment of diabetic nephropathy, congestive heart failure, and treatment after myocardial infarction.

Angiotensin receptor blockers (ARB) block AT_1 - receptor. They have been approved for treatment of hypertension. AT_1 receptor blockers have similar effects on ACEIs, but have no influence on the metabolism of bradykinin. So, they do not cause dry cough and seldom cause angioedema.

抗高血压药(antihypertensive drugs)是指能降低血压,临床主要用于治疗高血压的药物。高血压是一种以动脉血压持续升高为特征的进行性心血管损害的疾病,是最常见的慢性病,也是心脑血管病最主要的危险因素。当非同日三次测量收缩压≥140 mmHg 和(或)舒张压≥90 mmHg 时即可诊断为高血压。根据病因高血压分为原发性高血压和继发性高血压。大多数高血压患者(90%)病因不明,称为原发性高血压;部分患者(5%~10%)继发于肾脏疾病、妊娠、药物等,为继发性高血压。高血压是可以控制的疾病,抗高血压药能有效降低高血压患者的血压水平,明显减少脑卒中及心脏病事件,显著改善患者的生存质量。

第一节 抗高血压药物的分类

根据抗高血压药物的作用部位及机制可将抗高血压药物作以下分类:
1. 利尿药 氢氯噻嗪等。
2. 钙通道阻滞药 硝苯地平、氨氯地平等。
3. 肾素-血管紧张素-醛固酮系统抑制药
(1) 血管紧张素转化酶抑制药(ACEI) 卡托普利、依那普利等。
(2) 血管紧张素Ⅱ受体阻断药 氯沙坦、缬沙坦等。
(3) 肾素抑制药 阿利吉仑、雷米克林等。
4. 交感神经抑制药
(1) 中枢性降压药 可乐定、莫索尼定等。
(2) 神经节阻断药 樟磺咪芬等。
(3) 去甲肾上腺素能神经末梢阻断药 利血平、胍乙啶等。
(4) 肾上腺素受体阻断药 ① β 受体阻断药:普萘洛尔、美托洛尔等;② α 受体阻断药:哌唑嗪、特拉唑嗪等;③ α 和 β 受体阻断药:拉贝洛尔等。
5. 血管扩张药
(1) 直接扩张血管药 硝普钠等。
(2) 钾通道开放药 米诺地尔等。

第二节 常用抗高血压药物

一、利尿药

利尿药除具有利尿作用外,单用也具有良好的降压作用,并增强其他降压药的疗效,是治疗高血压的基础药物。用于控制血压的利尿药主要是噻嗪类利尿药。

利尿药降低血压的机制目前尚不完全清楚。其可能的机制是利尿药通过排钠利尿,持续性地降低体内 Na^+ 浓度,因此在用药初期即可使血容量减少,心输出量降低,血压下降;长期用药可降低血管平滑肌细胞内 Na^+ 水平,导致细胞 Na^+-Ca^{2+} 交换减少,细胞内 Ca^{2+} 浓度降低;也可促进缓激肽、前列环素等扩血管物质生成。从而降低血管平滑肌对缩血管物质的反应性,使血管阻力下降。

氢氯噻嗪(hydrochlorothiazide) 在我国是利尿降压药中最常用的药物,降压起效平稳、缓慢,持续时间相对较长,长期用药很少产生耐受性,但可引起肾素分泌增加。大多数患者用药 2~4 周可以达到最大疗效。可单用于轻度高血压,也可与其他抗高血压药物合用治疗中、重度高血压。尤其适用于老年和高龄老年高血压、单独收缩期高血压、伴心力衰竭的高血压,也是难治性高血压的基础药物之一。

其不良反应与剂量密切相关,小剂量 hydrochlorothiazide(6.25~25 mg)对代谢影响很小,与其他降压药(尤其 ACEI 或 ARB)合用可显著增加后者的降压作用。长期使用可引起低血钾、高尿酸血症、高血脂、高血糖。痛风者禁用;对高尿酸血症,以及明显肾功能不全者慎用。

吲达帕胺（indapamide） 属于非噻嗪类利尿药，利尿作用强度与 hydrochlorothiazide 相等，具有钙拮抗作用，降压疗效确切，对血糖和血脂代谢影响小，不良反应少，适用于伴有高脂血症或糖尿病的高血压患者。

袢利尿药具有较强的排钠利尿作用，并可扩张血管，增加肾血流量，一般不作为轻、中度高血压的一线治疗药物，主要用于高血压危象、伴有慢性肾功能不全的高血压患者。

保钾利尿药如阿米洛利、依普利酮和螺内酯（后两者为醛固酮受体拮抗剂）等有时也可用于控制血压。在利钠排水的同时不增加钾的排出，在与其他具有保钾作用的降压药如 ACEI 或 ARB 合用时需注意发生高钾血症的危险。

二、钙通道阻滞药

钙通道阻滞药（calcium channel blockers）主要通过阻断血管平滑肌细胞上的钙离子通道，使进入细胞内的 Ca^{2+} 减少，导致小动脉平滑肌松弛，血管扩张，血压下降。

硝苯地平

硝苯地平（nifedipine）为二氢吡啶类钙拮抗药，作用于血管平滑肌和心肌细胞膜 L-型钙通道，抑制钙离子内流，从而使细胞内钙离子浓度降低。

【药理作用】
1. 扩张血管　舒张外周血管和冠状动脉，使总外周阻力下降，血压降低。对外周小动脉和冠状动脉的扩张作用强，降压起效迅速，降压幅度较大，但作用时间较短。增加冠脉血流量，能对抗去甲肾上腺素等引起的冠状动脉痉挛。
2. 对心脏的影响　治疗量对窦房结和房室结钙通道的抑制作用较弱，常被反射性交感神经兴奋对心脏的影响所抵消。
3. 抗血小板聚集　具有一定的抑制 ADP 和胶原诱导的血小板聚集作用。

【临床应用】　Nifedipine 可用于轻、中、重度高血压的治疗，与其他类型降压药联合应用能明显增强降压作用。尤其适用于老年高血压、单纯收缩期高血压、变异型心绞痛及周围血管病患者。

【不良反应】　常见副作用为血管扩张导致的反射性交感神经激活（心跳加快、肾素分泌增加）、面部潮红、脚踝部水肿，牙龈增生等。

氨氯地平（amlodipine）　为第二代二氢吡啶类钙通道阻滞药，药理作用与 nifedipine 相似，降压作用起效慢，平稳，作用时间长。每日服药一次，降压作用能平稳持续 24 小时。口服 1~2 周内出现明显降压效应，6~8 周达最大降压效果。临床用于高血压和变异型心绞痛治疗。一般不会引起明显反射性交感神经兴奋。不良反应较轻，主要为踝部水肿和使用初期的面部轻度潮红。

尼群地平（nitrendipine）　药理作用与 nifedipine 相似，但舒张血管作用较 nifedipine 强，降压作用慢而持久。临床用于各型高血压和心绞痛治疗。不良反应类似硝苯地平，但反射性心率加快等交感神经兴奋症状较少。肝功能不良患者慎用或减量。

拉西地平（lacidipine）　对血管的选择性高，降压作用起效慢，持续时间长。适用于轻、中度高血压。不良反应较轻，不易引起反射性心率加快等交感神经兴奋症状。

三、肾上腺素受体阻断药

α 和 β 肾上腺素受体广泛分布于中枢神经和心血管组织中，在血压调节中发挥着重要作用。β 受体阻断药、α 受体阻断药、兼有 α 和 β 受体阻断作用的药物均可用于高血压的治疗。

（一）β 受体阻断药　β 受体阻断药可分为选择性、非选择性和兼有 α 受体阻断作用的 β 受体阻断药三类。

β 受体阻断药的降压作用继发于其对 β 受体的阻断，可能与下列机制有关：① 阻断心脏 $β_1$ 受体，降低心排血量；② 阻断肾小球旁器的 $β_1$ 受体，减少肾素分泌，从而抑制肾素-血管紧张素-醛固酮系统活性；③ 阻断中枢 β 受体，使外周交感神经活性降低；④ 阻断外周去甲肾上腺素能神经突触前膜 $β_2$ 受体，减少去甲肾上腺素的释放；⑤ 促进前列环素生成。

常用于抗高血压的 β 受体阻断药包括普奈洛尔、美托洛尔、比索洛尔、卡维地洛等。美托洛尔、比索洛尔对 $β_1$ 受体有较高选择性，对 $β_2$ 受体影响小，不仅可降低血压，对靶器官还具有保护作用，能降低心血管事件风险。该类药物尤其适用于伴快速型心律失常、交感神经活性增高、冠心病心绞痛、慢性心力衰竭、以及高动力状态如甲状腺功能亢进的高血压患者，以及焦虑紧张等精神压力增加、围手术期的高血压患者。

长期应用β受体阻断药者突然停药可发生反跳现象，出现血压反跳性升高，伴头痛、焦虑等，称之为撤药综合征。高度心脏传导阻滞、哮喘患者禁用。慢性阻塞型肺病、运动员、周围血管病或糖耐量异常者慎用。

普萘洛尔(propranolol) 为非选择性β受体阻断药，无内在拟交感活性。脂溶性高，口服易吸收。降压作用缓慢、温和、持久，通常口服2~3周后降压作用才达到高峰。用于各种程度的高血压治疗。可单用，也可与其他抗高血压药物合用。

美托洛尔(metoprolol) 对$β_1$受体有较高选择性阻断作用，对$β_2$受体阻断作用弱，无内在拟交感活性。因此，增加呼吸道阻力作用较轻，对糖、脂代谢的影响、以及对外周血管的影响相对较小，长期用药的不良反应较少。用于各种程度的高血压治疗，可单用，也可与其他抗高血压药物合用。美托洛尔50~100 mg，每天1~2次，有效降低血压。

比索洛尔(bisoprolol) 与阿替洛尔和metoprolol比较具有更强的选择性$β_1$受体阻断作用，无内在拟交感活性，在一般剂量范围也无膜稳定作用。适用于轻、中度高血压，以及稳定型心绞痛的治疗。对室性早搏、房性早搏和窦性心动过速均有一定疗效，特别适用于甲亢患者的症状治疗。

拉贝洛尔(labetalol) 对α和β受体均有阻断作用，但对β受体的阻断作用较对$α_1$受体的阻断作用强4~8倍，有内在拟交感活性。由于对α受体的阻断及对$β_2$受体的内在拟交感活性，可使血管舒张，增加肾血流量。临床用于中、重度高血压，心绞痛。静脉注射用于高血压危象。大剂量可致直立性低血压。

卡维地洛(carvedilol) 是第三代β受体阻断药，在治疗剂量范围内，同时具有$α_1$、$β_1$和$β_2$受体阻断作用，无内在拟交感活性。该药还具有抗氧化作用。其对$α_1$和β受体阻断作用的比率为1∶10。由于阻滞突触后膜$α_1$受体，从而扩张外周血管，降低外周阻力。对冠脉血管、肾血管和肺血管均有扩张作用。Carvedilol降压迅速，降压作用可维持24小时。临床用于轻、中度高血压或伴有肾功能不全、糖尿病的高血压以及充血性心力衰竭的治疗。

（二）α受体阻断药 用于抗高血压治疗的α受体阻断药主要为具有$α_1$受体阻断作用而对$α_2$受体无影响的药物。通过突触后膜$α_1$受体阻断作用可使阻力血管和容量血管扩张，外周阻力下降，回心血量减少，血压下降。该类药物不易引起反射性心率加快，对肾血流量和肾小球滤过率无影响，不增加血浆肾素活性，对代谢没有明显不良影响，并能改善血脂代谢紊乱。

目前α受体阻断药不作为一般高血压治疗的首选药，主要适用于高血压伴前列腺增生、伴高血脂的患者，也用于难治性高血压患者的治疗。主要不良反应为首剂现象（低血压），开始用药应在入睡前，以防直立性低血压发生。

本类药物有哌唑嗪(prazosin)、特拉唑嗪(terazosin)、多沙唑嗪(doxazosin)。

哌唑嗪(prazosin) 降压作用中等偏强，降低立位血压更显著。可高度选择性阻断小动脉、小静脉上$α_1$受体，使阻力和容量血管扩张，血压下降。对$α_1$受体的亲和力比对$α_2$受体强1 000倍，因而几乎不影响突触前膜$α_2$受体对去甲肾上腺素释放的负反馈调节，故降压的同时不引起心率加快及肾素分泌增加，也不影响肾血流量和肾小球滤过率。本药可显著降低血中甘油三酯、低密度脂蛋白、极低密度脂蛋白，升高高密度脂蛋白，有利于减少心血管疾病的危险因素。对糖耐量无影响。口服后降压作用可持续6~8小时。适用于治疗轻、中度原发性高血压或肾性高血压。对重度高血压常与β受体阻断药等其他降压药合用以增强疗效。因能降低心脏前、后负荷，可用于强心苷、利尿药治疗效差的慢性心功能不全。首次用药可致严重低血压、晕厥、心悸等，称为"首剂效应"，多在首次用药30~90分钟发生。对伴有肝、肾功能不良及老龄患者更需谨慎。其他不良反应有眩晕、嗜睡、头痛、乏力等，减量或持续用药，上述症状可减轻。

特拉唑嗪(terazosin) 降压作用与哌唑嗪相似。生物利用度>90%，血浆$t_{1/2}$较长，约12小时，作用时间可持续18小时以上。临床应用与不良反应与prazosin相似。

四、肾素-血管紧张素系统抑制药

肾素-血管紧张素-醛固酮系统(renin-angiotensin-aldosterone system, RAS)由肾素(renin)、血管紧张素原(angiotensinogen)、血管紧张素Ⅰ(angiotensinⅠ, AngⅠ)、血管紧张素转换酶(angiotensin-converting enzyme, ACE)、血管紧张素Ⅱ(angiotensinⅡ, AngⅡ)及血管紧张素受体(angiotensin receptor, AT)等六大部分组成。RAS在心血管系统正常的生理功能调节，高血压的形成和发展、心肌肥大及充血性心力衰竭等病理过程中具有重要的作用，其中生成的AngⅡ为最主要的生物活性物质。

血管紧张素原主要由肝脏合成和释放，在肾素作用下转化为10肽结构，即AngⅠ。AngⅠ一般无特殊活性,在 ACE 作用下转化为具有活性的 8 肽的 AngⅡ。

AngⅡ主要通过其特定受体而发挥作用,由于药理学特性、受体蛋白结构等的不同,现已鉴别清楚的 AngⅡ受体主要有 4 种,即 AT_1、AT_2、AT_3 和 AT_4。其分布存在种系差异与组织差异。AngⅡ所产生的绝大多数作用都是通过其 AT_1 受体介导的。

AngⅡ经 AT_1 受体介导升高血压的机制为:① 兴奋血管平滑肌的 AT_1,直接收缩血管;② 兴奋外周交感神经末梢突触前膜的 AT_1,促进去甲肾上腺素的释放并抑制再摄取;③ 兴奋肾上腺髓质的 AT_1,促进儿茶酚胺释放;④ 激活肾上腺皮质的 AT_1/AT_2,促进醛固酮的释放,增加水钠潴留和血容量;⑤ 增加中枢神经交感冲动的发放。

根据阻断 RAS 的环节不同,将肾素-血管紧张素系统抑制药分为抗血管紧张素原的基因治疗、肾素抑制药、血管紧张素转换酶抑制药(angiotensin converting enzyme inhibitors,ACEI)、血管紧张素Ⅱ受体阻断药(angiotensin receptor-blocker,ARB)等,目前应用到临床的主要是后两类药物(图 21-1)。

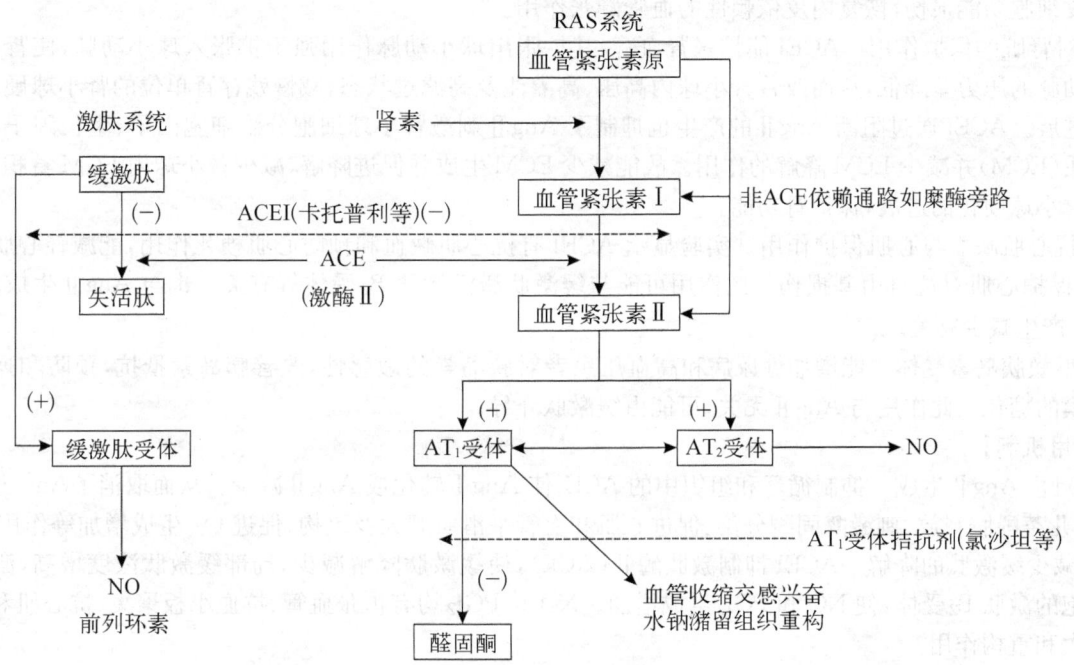

图 21-1　RAS 的构成及 ACEI 和 ARB 的作用部位

(一)血管紧张素转化酶抑制药(ACEI)　ACE 抑制药已成为临床上治疗高血压、充血性心力衰竭等心血管疾病的重要药物。ACEI 通过抑制 ACE 活性,有效地抑制 AngⅠ向 AngⅡ转化,AngⅡ的生成减少;同时也抑制缓激肽降解,使缓激肽水平增高。不同的 ACEI 有共同的药理作用,但由于化学结构的差异,它们在药代动力学、作用效能和临床应用方面有所不同。

【体内过程】　不同的 ACEI 因化学结构不同,药物的体内过程存在较大的差异(表 21-1)。大多数 ACEI 为前体药如依那普利,须在体内转化后才具有活性。

表 21-1　常用 ACEI 的体内过程

药物	前体药	血药峰浓度时间(h)	血浆半衰期(h)	作用持续时间(h)	代谢器官	血浆蛋白结合率(%)	绝对生物利用度(%)
卡托普利	非	1	2.3	6~12	肝	30	70
依那普利	是	1	11	12~24	肝	50	40
喹那普利	是	2	1	24	肾	97	10~12
培哚普利	是	1	24	40	肾	30	65~70
雷米普利	是	1	9~18	>24	肾	36	50~60
福辛普利	是	1	11.5	>24	肝肾	95	36

【药理作用】

1. 降压作用　ACEI对高血压患者及实验性高血压动物均有明显的降压作用。在降压的同时不引起反射性心率加快。长期应用不出现水钠潴留,也不易产生耐受性。多数ACEI作用维持时间较长,能够平稳降压。

2. 对血流动力学的影响　由于抑制了AngⅡ的生成和缓激肽的降解,ACEI对动脉和静脉均有扩张作用,使外周阻力降低。同时醛固酮分泌减少,水钠潴留减轻,血容量降低。对慢性心功能不全患者因为心脏收缩的前后负荷降低,心功能得以改善。ACEI能扩张冠状动脉和脑部大血管,增加心、脑血流量。

3. 抑制和逆转心血管重构　长期应用ACEI能抑制和逆转心血管重构。减轻左心室肥大,改善心肌硬度及心脏的收缩和舒张功能,增加冠脉血流量;抑制动脉壁血管平滑肌增生肥厚,使动脉壁中层/管腔直径比率下降,从而增加动脉的顺应性和改善组织的血流动力学。

4. 保护血管内皮细胞　ACEI对血管内皮细胞具有保护作用,能逆转高血压、动脉粥样硬化与高血脂等引起的内皮细胞功能损伤,恢复内皮依赖性的血管舒张作用。

5. 对肾脏的保护作用　ACEI能扩张肾血管,其扩张出球小动脉作用强于扩张入球小动脉,使肾小球出、入球小动脉的压力差降低,从而改善肾小球内高压、高灌注及高滤过状态,减慢残存肾单位的肾小球硬化,延缓肾损害进展。ACEI通过阻断AngⅡ的产生也抑制了AngⅡ刺激肾小球细胞分泌细胞因子、生长因子、合成细胞外基质(ECM)并减少ECM降解的作用。故能减少ECM生成并促进降解,减少肾小球内ECM蓄积,从而减慢残存肾小球硬化的进展,保护肾功能。

6. 抗心肌缺血与心肌保护作用　实验显示ACEI有抗心肌缺血和预防心肌梗死作用,能减轻心肌再灌注损伤,并保护心肌对抗自由基损伤。此作用可能与缓激肽激活激肽B_2受体等有关。也与AngⅡ生成减少,从而使O_2^-产生减少有关。

7. 增敏胰岛素受体　能增加糖尿病和高血压患者对胰岛素的敏感性,改善胰岛素抵抗,预防和逆转肾小球基底膜的糖化。此作用与AngⅡ无关,可能由缓激肽介导。

【作用机制】

1. 阻止AngⅡ生成　抑制循环和组织中的ACE,使AngⅠ转化成AngⅡ减少。从而取消了AngⅡ收缩血管、促进儿茶酚胺释放、刺激醛固酮分泌、促进心肌和血管平滑肌肥大及重构、促进O_2^-生成增加等作用。

2. 减少缓激肽的降解　ACEI抑制激肽酶Ⅱ(ACE),使缓激肽降解减少,局部缓激肽浓度增高,激活血管内皮细胞的激肽B_2受体,使NO和PGI_2生成增加。NO和PGI_2均有扩张血管、抗血小板聚集、抗心肌和血管平滑肌肥大和重构作用。

【临床应用】

1. 高血压　ACEI降压疗效确切,对心脑肾器官有保护作用。可单用于轻、中度高血压患者,也可与其他药物联合用于各型高血压。对高肾素型高血压疗效更好。

2. 充血性心力衰竭　ACEI通过对血流动力学的改善、神经内分泌的影响及对器官的保护作用,能明显提高充血性心力衰竭患者的生存质量,改善预后,降低死亡率,疗效明显好于其他扩血管药物和强心药物,为近代心力衰竭治疗的一大进步。

3. 急性心肌梗死　ACEI能降低心肌梗死并发心衰的死亡率,能改善血流动力学和器官灌流,保护心肌对抗自由基损伤。

4. 糖尿病肾病及其他肾病　ACEI对1型或2型糖尿病,无论有无高血压均能改善或阻止肾功能的恶化。对高血压肾病、间质性肾炎、肾小球肾病等也有一定疗效,能降低血压及减少尿蛋白。但对肾动脉阻塞或肾动脉硬化造成的双侧肾血管病变,ACEI能加重肾功能损伤。

5. 预防心脑血管意外　临床资料显示预防性应用ACEI可减少脑卒中的发生。

【不良反应】　ACEI的不良反应轻微,患者一般耐受良好。主要的不良反应如下:

1. 首剂低血压　口服吸收快、生物利用度高的ACEI如卡托普利,首剂低血压现象多见。

2. 咳嗽　无痰干咳是ACEI较常见的不良反应。西方报道发生率为6%～12%。东方女性、不吸烟者与老年人更高,是被迫停药的主要原因。偶尔出现支气管痉挛性呼吸困难。其机制可能与ACEI使缓激肽、前列腺素、P物质等在肺内蓄积有关。不同ACEI引起咳嗽有交叉性,但发生率有所不同,依那普利发生率较高,而福辛普利发生率较低。

3. 高血钾与低血糖　ACEI使依赖AngⅡ的醛固酮分泌减少,因此钾排泄减少,血钾可以升高,在肾功能降低的患者与同时服用保钾利尿药的患者更易出现。由于ACEI能增强对胰岛素的敏感性,在1型和2型糖尿病患者均伴有降低血糖作用。

4. **肾功能损伤**　在肾动脉阻塞或肾动脉硬化造成的双侧肾血管病患者，ACEI加重肾功能损伤。其原因为Ang Ⅱ通过收缩肾小球出球小动脉维持肾灌注压，保持滤过率。ACEI减少Ang Ⅱ的生成，舒张出球小动脉，降低肾灌注压，导致肾小球滤过率显著降低而致肾功能损伤，甚至肾衰竭，停药常可恢复。

5. **血管神经性水肿**　表现为咽喉、口腔、唇、鼻等部位出现急性水肿，偶见发生于喉头，威胁生命。常发生在用药后最初几小时内，停药后症状会迅速减轻或消失。缓激肽或其代谢产物与此有关。必要时可用肾上腺素、抗组胺药、糖皮质激素治疗。

6. **妊娠与哺乳**　ACEI可引起胎儿畸形、胎儿发育不良甚至死胎，一旦证实妊娠应立即停药。亲脂性强的药物如雷米普利和福辛普利能从乳汁中分泌，故哺乳妇女忌用。

7. **含—SH结构的特有反应**　含—SH结构的卡托普利可产生味觉缺失、皮疹、白细胞减少或缺乏等与其他含—SH的药物相似的反应，但都比较短暂，可自行消失。白细胞缺乏症仅见于肾功能障碍者。

【分类】　ACE的活性部位有两个结合位点，其中一个是含Zn^{2+}的结合位点，该位点是ACEI有效基团必须结合的位点，一旦结合，ACE的活性消失。根据ACEI与ACE活性部位Zn^{2+}结合的活性基团不同，ACEI分为三类：

1. 含有巯基(—SH)类，如卡托普利、阿拉普利。
2. 含有羧基(—COOH)类，如依那普利、赖诺普利、雷米普利、培哚普利、贝那普利等，无巯基类味觉异常之缺点。
3. 含有次膦酸基(—POOR)类，如福辛普利，具有肝肾双重消除途径，适用于肝肾功能不全及老年性高血压患者。

一般来说，含羧基的ACEI较其他两类与Zn^{2+}结合更牢固，故作用也较强和持久。ACEI中许多药物为前体药(prodrug)如依那普利、福辛普利，它们必须在体内转化为依那普利酸或福辛普利酸才具有活性。

卡 托 普 利

卡托普利(captopril)又称巯甲丙脯酸，含有—SH基团，能直接抑制ACE的活性。

【药理作用】　具有轻、中度降压作用。降压作用起效快，口服后30分钟开始降压，1小时达高峰。降压效果与患者的RAS活性状态有关，肾素水平高、低盐饮食或服用利尿药者，降压持续时间约8～12小时。长期应用卡托普利能保护血管内皮细胞并抑制和逆转心血管重构。因含—SH，具有明显的自由基清除作用，对与自由基有关的心血管损伤有防治作用。能改善肾小球内高压、高灌注及高滤过状态，并能减少肾小球内细胞外基质(ECM)蓄积，从而延缓肾损害进展。增加糖尿病和高血压患者对胰岛素的敏感性。

【临床应用】

1. **高血压**　为目前抗高血压治疗的一线药物之一，适用于各型高血压。可单用或与其他抗高血压药物合用。尤其适用于合并有糖尿病及胰岛素抵抗、左心室肥厚、急性心肌梗死、充血性心力衰竭的高血压患者，可明显改善生活质量而无耐受性。

2. **充血性心力衰竭**　Captopril治疗充血性心力衰竭安全、有效，能提高患者的生存质量，改善预后(见第二十二章　抗慢性心功能不全药)

3. **心肌梗死**　Captopril对缺血心肌有保护作用，能减轻心肌的缺血再灌注损伤及由此引起的心律失常。心肌梗死患者在心肌梗死后早期应用captopril，能改善心功能和降低死亡率。

4. **糖尿病肾病**　Captopril是FDA批准的唯一用于该疾病治疗的ACEI。大量临床研究已肯定此疗效。

【不良反应】　Captopril毒性小，不良反应较少，主要为长期用药后出现频繁干咳。可出现首剂低血压，应予注意。因含有—SH，可出现含—SH的特有反应如味觉改变、皮疹等，少数患者出现中性粒细胞减少。当肾有实质性病变时易发生蛋白尿。双侧肾动脉狭窄患者、孕妇禁用。

依那普利(enalapril)　口服后在肝酯酶作用下，生成二羧酸活性代谢物依那普利酸(enalaprilat, MK422)，后者对ACE的抑制作用比captopril强约10倍。降压作用强大而持久，但作用出现较缓慢。口服后4～6小时作用达高峰，作用持续时间可达24小时以上。主要用于高血压及充血性心力衰竭的治疗。不良反应较少，常见不良反应的发生率低于10%，频繁干咳常见，可出现低血压、血管神经性水肿等。禁忌证同captopril。

福辛普利(fosinopril)　是含有膦酸基的前药。口服后70%～80%在肝脏与肠黏膜水解为含—POOH活性基团的福辛普利酸而起效。血药浓度峰值与降压作用均在3～6小时达到高峰，作用持续时间超过24小时。对心脑ACE抑制作用强而持久，对肾脏ACE抑制作用弱而短暂。由肝肾双通道排泄，在肾功能不全患者不易引起蓄积。尤其适用于肝肾功能不全及老年性高血压患者。在乳汁中有分泌,哺乳妇女忌用。禁忌证同 captopril。

(二) 血管紧张素Ⅱ受体(AT_1受体)拮抗剂　AngⅡ受体拮抗剂在受体水平直接拮抗 AngⅡ作用,无论哪种来源、哪种途径产生的 AngⅡ均可被其抑制,因此 Ang 受体拮抗剂(angiotensin receptor-blocker,ARB)具有更大优势。

ARB 目前只有 AT_1 受体阻断药上市,可分为 3 大类:
1. 二苯四咪唑类　如氯沙坦、厄贝沙坦、坎地沙坦等。
2. 非二苯四咪唑类　如依普沙坦、替米沙坦等。
3. 非杂环类　如缬沙坦等。

氯 沙 坦

氯沙坦(losartan)是第一个用于临床的非肽类 AT_1 阻断药。

【药理作用】　Losartan 可选择性阻断 AT_1 受体,对 AT_1 受体的亲和力比对 AT_2 受体的亲和力高约 20 000~30 000 倍。其主要的代谢产物 EXP3174 拮抗 AT_1 受体作用比氯沙坦强 10~40 倍。对其他受体或心血管中重要的离子通道没有影响,也不影响 ACE、Ang 及缓激肽的代谢过程。Losartan 的降压作用强大而持久,口服后 3~6 小时作用达高峰,作用持续时间可达 24 小时。长期应用 losartan 能抑制左心室心肌肥厚和血管壁增厚。

Losartan 对肾脏血流动力学的影响与 ACEI 相似,能拮抗 AngⅡ对肾小球入球、出球小动脉的收缩作用,对高血压、糖尿病合并肾功能不全患者有保护作用。能促进尿酸的排泄。

【临床应用】
1. 高血压　可用于各种类型高血压的治疗。若用药 3~6 周后血压控制仍不理想,可加用利尿药。
2. 充血性心力衰竭　用于不能耐受 ACEI 的心力衰竭患者。(见第二十二章 抗慢性心功能不全药)

【不良反应】　Losartan 不良反应较少。一般不会出现咳嗽、血管神经性水肿。由于阻断 AngⅡ的作用,可引起低血压。少数患者用药后可出现眩晕。禁用于孕妇、哺乳妇女及双侧肾动脉狭窄患者。低血压及严重肾功能不全、肝病患者慎用。应避免与补钾或留钾利尿药合用。

缬沙坦(valsartan)　能高选择性地阻断 AT_1 受体,对 AT_1 的亲和力比对 AT_2 的亲和力高 24 000 倍,从而间接地增加 AT_2 的生理作用,对其他受体无影响。该药不需经生物转化就可实现其药理活性,起效迅速。原发性高血压患者口服 valsartan 80 mg 后 4~6 小时获最大降压效果,降压作用可持续 24 小时。口服后从胃肠道迅速吸收,生物利用度约 25%,食物不影响吸收。血浆蛋白结合率 85%~99%,清除半衰期为 6~8 小时,以原形经胆汁和肾脏排泄。可单用或与其他抗高血压药物合用治疗高血压,也可用于充血性心力衰竭的治疗。长期给药也能逆转左心室肥厚和血管壁增厚,对肾脏有保护作用。不良反应发生率较低,主要为头痛、头晕、疲乏等。低钠或血容量不足、肾动脉狭窄、严重肾功能不全、胆管梗阻或胆汁性肝硬化患者,服用 valsartan 可引起低血压。禁忌证同 losartan。

坎替沙坦(candesartan)　是坎替沙坦酯(candesartan cilexetil)的活性代谢物,对 AT_1 的作用具有强效、长效、选择性高等特点。对 AT_1 的亲和力比 losartan 强 50~80 倍。口服生物利用度为 42%,食物不影响吸收。血浆蛋白结合率为 99.5%。candesartan cilexetil 口服后在体内迅速水解为 candesartan,后者的血浆 $t_{1/2}$ 为 3~11 小时。Candesartan 经肾及胆汁排出体外。可单用或与其他抗高血压药物合用治疗高血压,也可用于充血性心力衰竭的治疗。长期给药能逆转左心室肥厚和血管壁增厚,对肾脏有保护作用。不良反应发生率较低,禁忌证同其他 AT_1 受体阻断药。

(三) **肾素抑制药**　为一类新型降压药,其代表药为阿利吉仑,可显著降低高血压患者的血压水平,但对心脑血管事件的影响尚待大规模临床试验的评估。

肾素是 RAS 上游的关键酶,肾素抑制剂能有效的、高度选择性的抑制 RAS 系统,并具有抗交感作用,因而可避免由于血管扩张引起的反射性心动过速,能改善心衰患者的血流动力学,对肾脏的保护作用强于 ACEI 和 AT_1 拮抗剂,且副作用小。

阿 利 吉 仑

阿利吉仑(aliskiren)是新一代非肽类肾素抑制药,2007 年美国 FDA 批准上市用于高血压的治疗。它能在第一环节阻断 RAS 系统,降低肾素活性,减少 AngⅡ和醛固酮的生成,不影响缓激肽和前列腺素的代谢,起到降血压和治疗心血管疾病的作用。

Aliskiren 对肾素的选择性高、降压作用强、维持时间长,口服有效。该药可以阻断噻嗪类利尿药、血管紧张素转换酶抑制药和血管紧张素受体阻断药导致的肾素反应性升高。

Aliskiren 主要用于轻、中度高血压患者的治疗,其降压程度与剂量相关,不引起心率的明显改变。它与降压利尿药、β受体阻滞剂、ACEI、ARB 联合使用能增强降压疗效。Aliskiren 可能对肾病、心力衰竭、动脉粥样硬化等治疗亦有效。最常见的不良反应为乏力、胃肠道反应或头痛,偶见胸痛。罕见的血管性水肿是其严重的不良反应。可引起急性肾功能衰竭,肾动脉狭窄患者禁用。

第三节 其他抗高血压药

一、交感神经抑制药

(一) 中枢性抗高血压药 中枢性降压药有可乐定、甲基多巴、莫索尼定、利美尼定、胍法辛和胍那苄等。该类药物通过作用于延髓孤束核 α_2 肾上腺素受体或延髓嘴端腹外侧区的咪唑啉受体(I_1 受体)产生降压作用,这两种核团的两种受体之间有协同作用。

可 乐 定

可乐定(clonidine)为咪唑啉衍生物二氯苯胺咪唑啉。

【体内过程】 口服易吸收,服后 1.5～3 小时血药浓度达峰值,血浆 $t_{1/2}$ 为 5.2～13 小时。口服生物利用度为 71%～82%,血浆蛋白结合率为 20%,约 50% 药物以原形从尿中排出。脂溶性高,能透过血脑屏障。

【药理作用】 降压作用中等偏强。对中枢神经系统和交感神经活性均有抑制作用,降压时伴有心率减慢及心输出量减少。并可抑制胃肠分泌及运动,对血脂代谢无明显影响。

Clonidine 的降压机制主要为兴奋延髓孤束核突触后膜 α_2 肾上腺素受体和延髓嘴端腹外侧区的咪唑啉(I_1)受体,从而降低外周交感神经活性,使外周血管阻力降低,产生降压作用;也能激动外周交感神经末梢突触前膜的 α_2 受体,引起负反馈,使去甲肾上腺素释放减少。此外,降压作用可能与内源性阿片肽释放有关。过大剂量的 clonidine 可兴奋外周血管平滑肌上的 α_2 受体,引起血管收缩,外周阻力增高,使降压作用减弱。Clonidine 引起的嗜睡等中枢抑制症状主要由 α_2 受体介导。该药尚有消除吗啡成瘾、降低眼内压和预防偏头痛等作用。

【临床应用】 适用于中度高血压的治疗,尤其伴有消化性溃疡的高血压患者。由于不影响肾血流量和肾小球滤过率,因此可用于肾性高血压或高血压的长期治疗。与利尿药合用有协同作用,可用于重度高血压的治疗。此外,可作为治疗吗啡类镇痛药成瘾者的戒毒药,口服也用于预防偏头痛,溶液滴眼用于治疗开角型青光眼。

【不良反应】 常见不良反应为口干和便秘,继续服用数周后可消失。其他有嗜睡、抑郁、眩晕、血管性水肿、腮腺肿痛、恶心、食欲不振、心动过缓等。久用可致水钠潴留,合用利尿药能避免。少数患者在突然停药时可出现交感神经亢进现象,表现为心动过速、血压升高、出汗等,恢复用可乐定或用 α 阻断药酚妥拉明可消除。可乐定不宜用于高空作业或驾驶机动车辆的人员,以免精力不集中、嗜睡导致事故发生。

【药物相互作用】 Clonidine 能加强其他中枢抑制药的作用,合用时应慎重。三环类化合物如丙米嗪等在中枢与可乐定存在竞争性拮抗作用,取消 clonidine 的降压作用,故不宜合用。

莫索尼定(moxonidine) 为第二代中枢性降压药,作用与 clonidine 相似。主要通过激动延髓嘴端腹外侧区的咪唑啉受体(I_1 受体)产生降压作用,对 α_2 受体作用较弱。降压效能略低于可乐定。因与咪唑啉受体结合牢固,生物半衰期较长,可一日给药一次。适用于轻、中度高血压的治疗。由于对咪唑啉受体的选择性高,所以莫索尼定不良反应较少,无显著的镇静作用,也无停药反跳现象。长期用药也有良好的降压效果,并能逆转高血压患者的心肌肥厚。

甲基多巴(methyldopa) 与 clonidine 相似,降压作用中等偏强。主要通过激动延髓孤束核 α_2 肾上腺素受体产生降压作用。在显著降低外周血管阻力时,对肾血管阻力的降低尤为明显,但不减少肾血流量和肾小球滤过率。降压时也伴有心率减慢、心排出量减少。用于中度高血压的治疗,特别是适用于肾功能不良的高血压患者。

(二) 神经节阻断药 神经节阻断药能选择性阻断神经节 N_n 受体,从而阻断神经冲动在交感神经节和副交感神经节中的传递。本类药物阻断交感神经节,引起动脉(特别是小动脉)和静脉血管扩张,总外周阻力下降,回心血量减少和心输出量降低,产生显著的降压作用;阻断副交感神经节,导致口干、便秘、尿潴留、扩瞳等。由于本类药物副作用较多,降压作用过强过快,现仅用于高血压危象、主动脉夹层动脉瘤、外科手术中的控制性降压等特殊情况。

本类药物有:樟磺咪芬(trimethaphan camsylate)、美卡拉明(mecamylamine)、六甲溴铵(hexamethonium bromide)等。

（三）去甲肾上腺素能神经末梢阻滞药　利血平(reserpine)与胍乙啶(guanethidine)为此类药物中的代表药，它们主要通过影响儿茶酚胺的贮存及释放产生降压作用。因不良反应多，现已少用。但在传统的复方制剂中仍含有利血平。

二、血管扩张药

（一）直接扩张血管药　本类药物通过直接扩张血管平滑肌，降低外周阻力，产生降压作用。降压同时可反射性引起交感神经兴奋和肾素-血管紧张素系统激活，导致心率加快、心输出量增加、醛固酮分泌增多、水钠潴留，从而部分对抗其降压作用。本类药物易出现心悸、诱发心绞痛、增加高血压患者的心肌肥厚程度等不良反应。由于不良反应较多，一般不单独用于高血压治疗，仅在利尿药、β受体阻断药等一线抗高血压药无效时才加用该类药物。

硝 普 钠

硝普钠(sodium nitroprusside)属于非选择性血管扩张药。

【体内过程】　口服不吸收，需要静脉滴注给药。静脉滴注30秒内起效，2分钟内获最大降压效应，停药后5分钟内血压恢复至原水平。其代谢物硫氰酸盐几乎全部从尿排出，肾功能不良者排泄延缓。

【药理作用】　Sodium nitroprusside可直接扩张小动脉、小静脉和微静脉。降压作用强、起效快、维持时间短。作用机制与硝酸甘油相似，即在血管平滑肌内代谢产生NO，NO激活鸟苷酸环化酶，增加血管平滑肌内cGMP，产生扩张血管作用。

【临床应用】　主要用于高血压危象、高血压脑病、伴有心力衰竭的高血压，也用于难治性心力衰竭及外科手术麻醉时控制性降压。

【不良反应】　过度降压引起呕吐、出汗、心悸、头痛等不良反应。连续大剂量应用，可因代谢产物硫氰酸盐在血中浓度过高而发生中毒。可引起甲状腺功能减退。肝肾功能不全者禁用。

肼屈嗪(hydralazine)　直接扩张小动脉，降低外周阻力而降压。降压作用中等、不良反应多，现已少用。

（二）钾通道开放药　是一类新型舒张血管平滑肌药物，目前主要用于高血压的治疗。其作用机制为促进血管平滑肌细胞膜钾通道开放，细胞内钾离子外流增加，使细胞膜超极化而致电压依赖性钙离子通道不能开放，钙内流减少，血管平滑肌舒张，血压下降。扩张血管作用具有选择性，主要扩张冠状动脉、胃肠道血管和脑血管，对肾血管和皮肤血管几乎没有扩张作用。这类药物多数是通过激活ATP敏感的K^+通道而发挥降压作用的，在降压时常伴有反射性心动过速和心输出量增加。

此类药物有：米诺地尔(minoxidil)、吡那地尔(pinacidil)、二氮嗪(diazoxide)等。

米诺地尔(minoxidil)　能舒张小动脉而对静脉几无影响。舒张血管作用强、作用持久。降压机制为：激活ATP敏感的K^+通道，促进平滑肌细胞K^+外流，使细胞膜超极化，Ca^{2+}内流减少，平滑肌松弛，血管扩张，血压下降。降压时能反射性兴奋交感神经。口服吸收完全，一次给药作用可维持24小时以上。临床上主要用于治疗其他降压药疗效不佳的严重高血压，与β受体阻滞剂或利尿剂合用可增强疗效。不良反应有水钠潴留、心悸、多毛症。可治疗男性脱发。

三、其他降压药物

作用机制与上述药物不同，具有明显抗高血压作用的药物还有：$5-HT_2$受体阻断药酮色林(ketanserin)、前列环素合成促进剂西氯他宁(cicletanine)、非选择性内皮素受体阻断药波生坦(bosentan)等，这些药物目前尚较少应用。

第四节　抗高血压药物的应用原则

一、高血压患者实施降压药物治疗的目的

降压药物治疗的目的是通过降低血压，有效预防或延迟脑卒中、心肌梗死、心力衰竭、肾功能不全等心脑血管并发症发生；有效控制高血压的疾病进程，预防高血压急症、亚急症等重症高血压发生；最大程度地降低死亡

的总体危险。

二、抗高血压药物应用的基本原则

抗高血压药物应用应遵循以下4项原则：

1. **小剂量开始** 初始治疗时通常应采用较小的有效治疗剂量，并根据需要，逐步增加剂量。由于降压药物需要长期或终身应用，因此药物的安全性和患者的耐受性非常重要，药物剂量小可减少不良反应的发生。

2. **优先选择长效制剂** 尽可能使用一天一次给药而有持续24小时降压作用的长效药物，以保持降压作用的平稳，使夜间血压与晨峰血压得到有效控制，更有效地预防心脑血管并发症的发生。如使用中、短效制剂，则需每天2~3次用药，以达到平稳控制血压。

3. **联合用药** 联合用药可产生协同降压作用，而不增加不良反应。在低剂量单药治疗疗效不满意时，可以采用两种或多种降压药物联合治疗。2级以上高血压为达到目标血压常需联合治疗。对血压≥160/100 mmHg或中危及以上患者，起始即可采用小剂量两种药联合治疗，或用小剂量固定复方制剂。

4. **个体化用药** 应根据患者具体情况和耐受性及个人意愿或长期承受能力，选择适合患者的降压药物。

三、联合用药方案

（一）**两种药物合用** 我国临床主要推荐应用的优化联合治疗方案见表21-2。

表21-2 联合治疗方案推荐参考

优 先 推 荐	一 般 推 荐	不常规推荐
D-CCB+ARB	利尿剂+β受体阻滞剂	ACEI+β受体阻滞剂
D-CCB+ACEI	α受体阻滞剂+β受体阻滞剂	ARB+β受体阻滞剂
ARB+噻嗪类利尿剂	D-CCB+保钾利尿剂	ACEI+ARB
ACEI+噻嗪类利尿剂	噻嗪类利尿剂+保钾利尿剂	中枢作用药+β受体阻滞剂
D-CCB+噻嗪类利尿剂		
D-CCB+β受体阻滞剂		

D-CCB：二氢吡啶类钙通道阻滞剂；ACEI：血管紧张素转换酶抑制剂；ARB：血管紧张素受体拮抗剂。

（二）**多种药物的合用**

1. **三药联合的方案** 在上述各种两药联合方式中加上另一种降压药物便构成三药联合方案，其中二氢吡啶类钙通道阻滞剂+ACEI（或ARB）+噻嗪类利尿剂组成的联合方案最为常用。

2. **四药联合的方案** 主要适用于难治性高血压患者，可以在上述三药联合基础上加用第四种药物如β受体阻滞剂、螺内酯、可乐定或α受体阻断剂。

思考题： 1. 常用抗高血压药物有哪几类？各列举一代表药物。
2. 试述ACEI抗高血压的作用机制。
3. 试述钙通道阻滞药和β受体阻断药合用治疗高血压的药理学依据。

（刘颖菊）

第二十二章
抗慢性心功能不全药

学习目标：1. 掌握强心苷的药理作用与作用机制，地高辛的体内过程、临床应用、不良反应和防治。
2. 掌握 ACE 抑制药、利尿药和 β 受体阻断药抗慢性心功能不全的作用机制、临床应用、主要不良反应。
3. 了解其他抗慢性心功能不全药物的作用特点与应用。

Chapter 22 Anti-heart Failure Drugs

Chronic heart failure (CHF) is a condition in which the heart can no longer pump enough blood to meet the demands of the body for oxygen consumption during exercise or at rest. The treatment of CHF is targeted toward decreasing cardiac workload, controlling excess fluid, and enhancing myocardial contractility. The therapeutic medicines could be categorized into: cardiac glycosides, diuretics, β - blockers, renin-angiotensin-aldosterone system inhibitors, non-glycoside positive inotropic agents, vasodilators, etc.

Cardiac glycosides, such as digoxin and digitoxin, are primary and often used drugs in the treatment of CHF. Clinically, digoxin is the most commonly used glycoside. The pharmacological effects of cardiac glycosides are positive inotropic action, negative chronotropic action, the increase of autorhythmicity and diuretic effect, but have no influence on morbidity and mortality. Cardiac glycosides act by inhibiting Na^+/K^+ ATPase, thus inceeasing $[Na^+]_I$. This causes secondary rise of $[Ca^{2+}]_I$. Adverse effects of cardiac glycosides are nausea, vomiting, cardiac arrhythmias and confusion.

Recent years, the main mechanism of CHF is seen as the activation of various neuroendocrine systems. The utilities of β - blockers, ACE inhibitors are due to targeting on modifying these counterproductive neuroendocrine system and slowing myocardial maladaptation. β - blockers can up-regulate adrenergic receptor functions, increase the production of β receptors and sensitivities of myocardial cells, decrease pre-load and after-load of heart, reverse cardiac remodeling, reduce morbidity and mortality to improve clinical outcomes. ACE inhibitors block the conversion of angiotensin Ⅰ to angiotensin Ⅱ, both of which are potent vasoconstrictors and increase the production of bradykinin. Therefore, Clinical studies show that ACE inhibitors could lessen the symptoms, improve life quality, and reduce morbidity and mortality of chronic cardiac insufficiency.

Thaizide diuretics are used in mild disease or in combination with a loop diuretic for resistant edema. Loop diuretics and potassium-sparing diuretics are typically used in moderate or severe heart failure. Vasodilators, reduce pre-load by venodilation while lower after-load by arteriolar dilation. The selective use of vasodilators is depended on the causes of CHF and symptoms of CHF patients. In severe heart failure, sympathomimetic amines (such as dopamine, dobutamine), and non-glycoside positive inotropic agents (such as milrinone, amrinone) can be used, but they are only administered intravenously. Therefore, they are reserved for short-term use in hospitalized patients, especially, acute heart failure.

慢性心功能不全(chronic cardiac insufficiency)是由多种病因所致的心脏射血功能降低，以致在安静或一般轻微活动的情况下，不能有效地将静脉回流的血液充分排出，以满足全身组织代谢需要的一种病理生理状态及临床综合征。慢性心功能不全，常伴有显著的静脉系统充血状态，故也称为充血性心力衰竭(congestive heart failure, CHF)。

慢性心功能不全不仅心肌功能发生变化，心脏结构也发生显著改变。内源性神经内分泌系统的激活在心室重构以至心衰的进展过程中发挥重要的作用。神经内分泌、细胞因子系统的激活，是机体的代偿机制，又是导致心室重构以及心功能失代偿和恶化的重要原因，主要表现在：① 交感神经肾上腺系统（sympathicoadrenal system，SAS）激活；② 肾素-血管紧张素-醛固酮系统（renin-angiotensin-aldosterone system，RAAS）激活；③ 精氨酸加压素（arginine vasopressin，AVP）增多；④ 血液及心肌组织中内皮素（endothelin，ET）增多；⑤ 肿瘤坏死因子（tumor necrosis factor，TNF）、白介素（interleukins，ILs）增多；⑥ 钠利尿肽类作用增强。

慢性心功能不全目前药物治疗仍是主要手段。根据药物的作用及作用机制，治疗慢性心功能不全的药物可分为以下几类：

1. 强心苷类药　地高辛等。
2. 肾素-血管紧张素-醛固酮系统抑制药
（1）血管紧张素Ⅰ转化酶抑制药　卡托普利等。
（2）血管紧张素Ⅱ受体（AT1）拮抗药　氯沙坦等。
（3）醛固酮拮抗药　螺内酯。
3. 利尿药　氢氯噻嗪、呋塞米等。
4. β受体阻断药　美托洛尔、卡维地洛等。
5. 扩血管药　硝普钠、硝酸异山梨酯、肼屈嗪、哌唑嗪等。
6. 非苷类正性肌力药　米力农、维司力农等。

第一节　强心苷类

强心苷类（cardiac glycosides）是一类选择性作用于心脏，以增加心肌收缩力为主要作用的苷类药物，主要用于治疗慢性心功能不全和某些心律失常。

强心苷主要来源于植物，是由特异苷元和糖结合而成的化合物。其苷元由甾核和一个不饱和内酯环构成，其糖的部分由洋地黄毒糖、葡萄糖等组成（图22-1）。强心苷的药理活性主要来源于苷元，各药甾核上极性基团羟基的多少直接影响其脂溶性和药动学特点。糖的部分能增加苷元的水溶性，增强苷元与心肌的亲和力，延长苷元的作用时间等。强心苷类虽已有130多年的应用历史，但至今仍被公认为治疗心功能不全的一线药物。目前我国临床常用的有地高辛（digoxin）、洋地黄毒苷（digitoxin）、毛花苷C（cedilanide）、去乙酰毛花苷（deslanoside）和毒毛花苷K（strophantin K）等，以digxin最为常用。

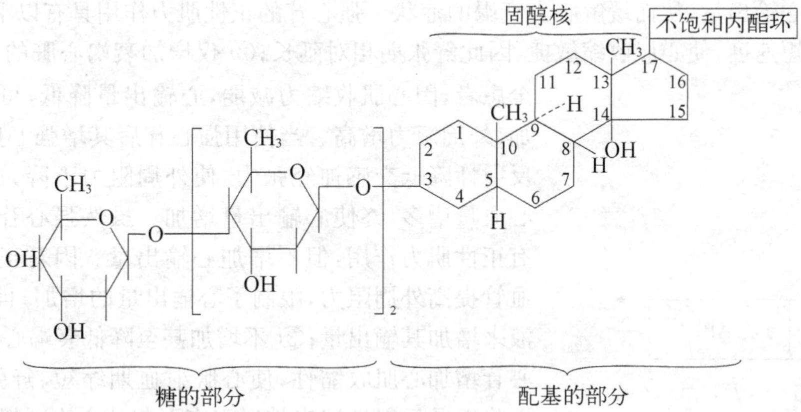

图22-1　强心苷的化学结构

【体内过程】　各种强心苷的化学结构相似，药理作用性质相同，但由于侧链的不同，导致它们药动学的不同，表现为作用快慢、维持时间长短上的差异。体内过程的不同主要源于各药甾核上极性基团羟基的多少。甾核羟基少者极性低，脂溶性高，口服吸收好，血浆蛋白结合率和肝脏代谢率高，如digitoxin。而羟基多者，如strophantin K，极性高而脂溶性低则口服吸收差。常用强心苷类药动学特征见表22-1。

表 22-1 常用强心苷的药动学特点

分类	强心苷	消化道吸收率(%)	起效时间(min)	达峰时间(h)	血浆蛋白结合率(%)	肝肠循环(%)	半衰期(h)	作用持续时间(d)	消除途径
长效	洋地黄毒苷	90~100	iv15~30 po>120	6~12	90~97	26	140	20	肝,少量肾
中效	地高辛	50~80	iv15~30 po>60	2~5	25	7	40	6	肾,少量肝
短效	毛花苷C	40~60	iv10~30 po>60	1~2	—	—	18	3~6	肾
短效	去乙酰毛花苷丙	不良	iv10~30	1~2	—	—	33	3~6	肾
短效	毒毛花苷K	不良	iv5~10	0.5~2	—	—	21	1	肾

1. **吸收** 各种强心苷口服吸收率个体差异很大。Digitoxin 口服吸收稳定完全。Digoxin 的生物利用度变动在 50%~80% 之间,个体差异显著,且易受胃排空与肠内食物的影响。不同患者对不同药厂生产的 digoxin 片剂吸收率差异更大,可变动在 20%~80% 之间。Deslanoside 和 strophantin K 很少由胃肠吸收,故不宜口服。强心苷口服吸收后,部分经胆管排泄入肠被再次吸收,形成肝肠循环。Digitoxin 约有 26%,digoxin 约有 7% 进入肝肠循环。

2. **分布** 不同强心苷在血液中与血浆蛋白的结合程度不同。强心苷在心、肝、肾和骨骼肌中分布较多。此外,digoxin 易通过胎盘屏障,胎儿的血药浓度几乎与母体相同。强心苷在乳汁中也有分布。

3. **代谢** Digitoxin 在肝中代谢率较高,主要 CYP 氧化脱糖成苷元,并进一步转化为 digitoxin 元而失活,少量的 digitoxin 在 12 位碳原子上被羟化成仍具活性的 digoxin。肝药酶诱导剂能促进 digitoxin 的代谢,合用时宜酌情增加 digitoxin 的剂量。digoxin 在体内代谢较少,代谢部分主要是与葡萄糖醛酸结合而失效。cedilanide 和 strophantin K 在体内代谢最少,基本是以原形经肾排泄。

4. **排泄** digitoxin 主要以代谢产物的形式经肾排出。一小部分经胆汁排出,约有 26% 进入肝肠循环,少量经粪便排出。digoxin 约 60%~90% 以原形经肾排出;cedilanide 和 strophantin K 因极性大,水溶性高,几乎全部以原形经肾排出;老年人及肾功能不全者血药浓度升高,易致中毒。

【药理作用与作用机制】

(一) 对心脏的作用

1. **正性肌力作用(positive inotropic action)** 在治疗剂量下,强心苷能选择性地作用于心脏,显著加强衰竭心脏的收缩力,增加心输出量,从而缓解心力衰竭的症状。强心苷的正性肌力作用具有以下特点:① 延长舒张期,加快心肌纤维缩短速度,使心肌收缩敏捷,因此舒张期相对延长;② 仅增加衰竭心脏的心输出量,心功能不全患者,因心肌收缩力减弱,心输出量降低,可致交感神经张力增加,外周阻力增高。当使用强心苷后其增强心肌收缩力的作用,能反射性降低交感神经张力,使外周阻力下降,加上舒张期延长,回心血量增多,终使心输出量增加。虽然强心苷对正常人心脏也具有正性肌力作用,但不增加心输出量。因对正常人强心苷能收缩血管提高外周阻力,限制了心输出量的增加,且没有更多的回心血液来增加其输出量;③ 不增加甚至降低衰竭心脏的耗氧量,这与强心苷增加心肌收缩性,使心脏射血期缩短、舒张期延长、室壁张力下降以及反射性迷走神经兴奋引起的心率减慢等有关。

治疗量强心苷能增加心肌兴奋时细胞内 Ca^{2+} 的含量。强心苷与心肌细胞膜上的强心苷受体 Na^+-K^+-ATP 酶结合并抑制其活性,使细胞内 Na^+ 量增加,K^+ 量减少。细胞内 Na^+ 量增多后,通过 Na^+-Ca^{2+} 双向交换机制,使 Na^+ 外流增加,Ca^{2+} 内流增加;或使 Na^+ 内流减少,Ca^{2+} 外流减少,最终导致心肌细胞内 Ca^{2+}

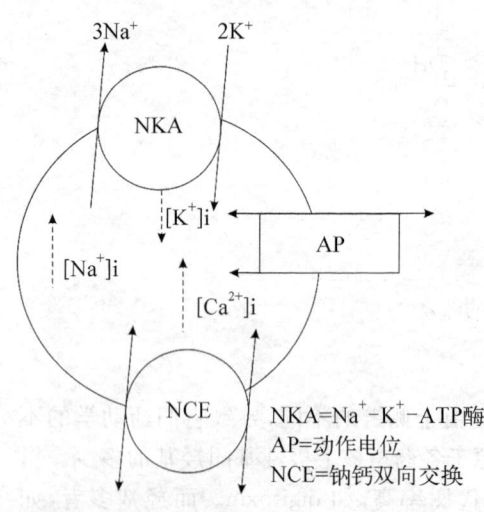

NKA=Na^+-K^+-ATP酶
AP=动作电位
NCE=钠钙双向交换

图 22-2 强心苷作用机制示意图

增加,使心肌的收缩力加强(图 22-2)。

2. 减慢心率作用(负性频率作用,negative chronotropic action)　强心苷减慢心率作用主要表现在心功能不全而频率加快的患者中。心功能不全时,心收缩性减弱,心搏出量减少,通过压力感受器反射性提高交感神经张力,心率加快。这是一种代偿性反应,以适应机体对血氧的需求。但心率加快超过一定限度时,则舒张期过短,回心血量减少,反而限制心输出量的增加。强心苷加强心肌收缩力,增加心输出量,使压力感受器的反射减弱或消失,而迷走神经张力增强,从而使心率减慢。此外,强心苷还能直接增敏窦弓压力感受器和心内压力感受器,以及增强窦房结对 ACh 的敏感性等也有利于减慢心率。强心苷减慢心率是其治疗心功能不全的又一药效学基础。因心率减慢可延长舒张期,增加静脉回流,有利于提高心输出量,也使得心脏更加充分休息并获得更多的冠脉供血。

3. 对传导组织和心肌电生理特性的影响　强心苷对传导组织和心肌电生理特性的影响比较复杂,随用药剂量、心肌部位、心肌状态等情况的不同而有所差异(见表 22-2)。

表 22-2　强心苷对心肌电生理特性的影响

电生理特性	窦房结	心房	房室结	浦肯野纤维
自律性	↓			↑
传导性		↑	↓	↓
有效不应期		↓		↓

治疗剂量下,缩短心房和心室的动作电位时程和有效不应期;强心苷因反射性兴奋迷走神经及对迷走神经中枢的兴奋作用,可降低窦房结自律性、减慢房室传导;强心苷可因兴奋迷走神经,促进 K^+ 外流,使心房肌细胞静息电位加大,加快心房的传导速度。

高浓度的强心苷可过度抑制 Na^+-K^+-ATP 酶,使细胞失 K^+,最大舒张电位减小(负值减小),离阈电位的距离缩短,使自律性提高。最大舒张电位负值的减小,易使钠通道失活而钙通道激活,Ca^{2+} 内流增加触发迟后除极,也容易导致自律性增高;加之中毒剂量的强心苷可增强中枢交感活动,发生各种快速型心律失常,以室性早搏、室性心动过速多见。

4. 对心电图的影响　治疗量强心苷对心肌电生理的影响反映在心电图上,表现为 T 波幅度变小,甚至倒置,S-T 段降低呈鱼钩状,这与动作电位 2 相缩短相一致,可作为临床判断患者是否使用强心苷类药物的一个指标。随后出现 P-R 间期延长,反映房室传导的减慢;Q-T 间期缩短,反映浦肯野纤维和心室的有效不应期和动作电位时程缩短;P-P 间期延长则反映窦性心率减慢。中毒量强心苷引起的各类心律失常,在心电图上会出现相应的改变。

(二) 对神经和内分泌系统的作用　中毒剂量的强心苷可兴奋延脑极后区催吐化学感受区而引起呕吐,还可兴奋交感神经中枢,明显地增加交感神经冲动发放,而引起快速型心律失常。强心苷的减慢心率和抑制房室传导作用也与其兴奋脑干副交感神经中枢有关。

强心苷还能降低心衰患者血浆肾素活性,进而减少血管紧张素Ⅱ及醛固酮含量,对心功能不全时过度激活的 RAAS 产生拮抗作用。

(三) 利尿作用　强心苷对心功能不全患者有明显的利尿作用。主要是心功能改善后增加了肾血流量和肾小球的滤过功能。此外,强心苷可直接抑制肾小管 Na^+-K^+-ATP 酶,减少肾小管对 Na^+ 的重吸收,促进钠和水排出,发挥利尿作用。

(四) 对血管的作用　强心苷能直接收缩血管平滑肌,使外周阻力升高,这一作用与交感神经系统及心排血量的变化无关。但心力衰竭患者用药后,因交感神经活性降低的作用超过直接收缩血管的效应,因此血管阻力下降、心输血量及组织灌流增加、动脉压不变或略升。

【临床应用】

1. 慢性心功能不全　强心苷由于增强心肌收缩力,使心输出量增加,从而改善动脉系统缺血状况;由于心排空完全,舒张期延长,使回心血量增多,静脉压下降,从而解除静脉系统淤血症状。强心苷对不同原因引起的心功能不全疗效差异较大。

(1) 对心瓣膜病、先天性心脏病、动脉硬化及高血压引起的心功能不全效果良好,对伴有心房颤动或心室率过快者疗效最好。

(2) 对继发于甲状腺功能亢进、重症贫血及维生素 B_1 缺乏等疾病的心功能不全,因心肌能量代谢障碍,疗效较差。

(3) 对肺源性心脏病、严重心肌损伤或活动性心肌炎(如风湿活动期)等,疗效不佳,且心肌对强心苷的敏感性提高。因此时心肌缺氧,能量产生障碍,且缺氧又使血中儿茶酚胺增多和细胞进一步缺钾,这些因素都易引起强心苷中毒。

(4) 对伴有机械性阻塞的心功能不全,如缩窄性心包炎、严重二尖瓣狭窄等疗效不佳或无效,因心室舒张和充盈受阻,药物难以使之改善。

2. 某些心律失常

(1) 心房纤颤 即心房肌发生细弱而不规则纤维性颤动,每分钟可达 400～600 次。其主要危险在于心房过多的冲动传到心室,引起心室率过快,妨碍心室泵血功能,导致严重循环障碍。强心苷减慢房室传导的作用,阻止过多冲动传到心室,从而减慢心室率,改善心室泵血功能,缓解临床症状,但对多数患者并不能消除房颤。

(2) 心房扑动 系快速而规则的心房异位节律,每分钟 250～300 次。频率虽比房颤少,因冲动较强而规则,较易传入心室,引起难以控制的心室率加快。强心苷能缩短心房不应期,使扑动变为颤动。强心苷对心房颤动者较易控制心室率。部分患者在转为心房纤颤后停用强心苷可恢复窦性节律。因为停用了强心苷,相当于取消了缩短不应期的作用,即延长了不应期,从而终止折返,使房颤停止。

(3) 阵发性室上性心动过速 强心苷通过增强迷走神经兴奋性,降低心房自律细胞的自律性而终止室上性心动过速的发作。对室性心动过速不宜用强心苷,因可引起心室纤颤。

【不良反应及其防治】 强心苷的安全范围小,一般治疗量已接近中毒量的 60%,且对强心苷的敏感性个体差异大,影响因素多,低血钾、高血钙、低血镁、心肌缺血、缺氧、肾功能不全、酸血症及合并用药不当等都可诱发或加重强心苷中毒。中毒症状与心功能不全的症状易混淆,给中毒的鉴别增加了困难。为保证用药安全,应检测血药浓度和病理状态,做到剂量个体化。digoxin 血药浓度超过 3 ng/ml,可确认为中毒。

1. 毒性反应

(1) 胃肠道反应 为较常见的早期反应,可表现为厌食、恶心、呕吐、腹泻。这是强心苷兴奋延髓催吐化学感受区的结果,应注意与用药量不足、疾病未得到控制所致的反应相区别。剧烈呕吐可失钾而加重中毒反应。

(2) 中枢神经系统反应 可有眩晕、头痛、疲倦、失眠、谵妄等;还有视觉障碍,如黄视、绿视、视物模糊等,这可能与强心苷在视网膜分布较多有关。视觉障碍为中毒的先兆表现。

(3) 心脏反应 这是强心苷最严重、最危险的毒性反应,约有 50% 的病例发生各种类型心律失常。常有以下类型:① 快速型心律失常:可有室性期前收缩、二联律、三联律以及由异位节律点自律性增高所致的房性、房室结性或室性心动过速,甚至发展为室颤。其中室性期前收缩出现最早、最多,约占心脏毒性反应的 1/3。室性心动过速最为严重,应立即停药并抢救,以免发展为致死性的室颤;② 房室传导阻滞:引起不同程度的传导阻滞,严重者可出现完全阻滞;③ 窦性心动过缓:可减低窦房结自律性,引起窦性心动过缓,但窦性停搏少见。心率降至 60 次/分以下,应作为停药指征之一。强心苷引起的心脏毒性主要与 Na^+-K^+-ATP 酶的高度抑制和随之引起的细胞严重失钾有关。

2. 中毒的防治 根据患者年龄、体重、心功能状况、肾功能状态及临床合并症,制定个体化用药方案是预防强心苷中毒的关键。及早发现并消除中毒促发因素,并根据实测血药浓度合理调整用药剂量,是有效的预防措施。

(1) 对强心苷中毒引起的快速型心律失常,应及时补钾。K^+ 能与强心苷竞争心肌细胞膜的 Na^+-K^+-ATP 酶,减少强心苷与酶的结合,从而减轻或阻止中毒的发展。轻度中毒可口服氯化钾,3～6 g/d,分 3～4 次服用;重度中毒可用 1.5～3 g 氯化钾溶于 5% 葡萄糖注射液 500 ml 中,缓慢静脉滴注。肾功能不全、高钾血症及严重房室传导阻滞者不宜用钾盐。

(2) 重症快速型心律失常,常用苯妥英钠救治。该药能使强心苷从 Na^+-K^+-ATP 酶复合物中解离,恢复酶的活性,对频发的室性早搏、室性心动过速等有明显疗效,并且不减慢房室传导。利多卡因可用来治疗强心苷引起的严重室性心动过速和心室纤颤。

(3) 对强心苷引起的房室传导阻滞、窦性心动过缓、窦性停搏等,可采用阿托品静脉注射治疗。

(4) 地高辛抗体的 Fab 片段对强心苷有高度选择性和强大亲和力,能使强心苷自 Na^+-K^+-ATP 酶复合物中解离出来,使酶活性恢复,对防治强心苷的严重中毒有明显效果。

第二节 抑制肾素-血管紧张素-醛固酮系统药物

肾素-血管紧张素-醛固酮系统（renin-angiotensin-aldosterone system，RAAS）是由肾素、血管紧张素、醛固酮及其受体构成的重要调节系统，在调节心血管系统的正常生理功能与高血压、心肌肥大、慢性心功能不全等的病理过程中具有重要作用。阻断或抑制 RAAS 的过度激活，是缓解心力衰竭症状、提高生活质量、逆转心室重构、改善心力衰竭预后、降低病死率的重要措施。

一、血管紧张素 I 转化酶抑制药

临床常用于治疗慢性心功能不全的血管紧张素 I 转化酶（ACE）抑制药（ACEI）有卡托普利（captopril）、依那普利（enalapril）、西拉普利（cilazapril）、贝那普利（benazapril）、培哚普利（perindopril）、雷米普利（ramipril）及福辛普利（fosinopril）等，其药理作用、临床应用、不良反应等基本相似。

【治疗慢性心功能不全的作用机制】

1. 降低外周血管阻力，降低心脏后负荷　ACEI 可抑制体循环及局部组织中 Ang I 向 Ang II 的转化，使血液及组织中 Ang II 含量降低，从而减弱了 Ang II 的收缩血管作用，ACEI 还能抑制缓激肽的降解，使血中缓激肽含量增加，缓激肽可促进 NO 和 PGI_2 生成，发挥扩血管、降低心脏后负荷作用。

2. 减少醛固酮生成　减轻钠水潴留，降低心脏前负荷。

3. 抑制心肌及血管重构　Ang II 及醛固酮是促进心肌细胞增生、胶原含量增加、心肌间质纤维化，导致心肌及血管重构的主要因素。用不影响血压的小量 ACEI 即可减少 Ang II 及醛固酮的形成，因此能防止和逆转心肌与血管重构，改善心血管功能。

4. 对血流动力学的影响　ACEI 降低全身血管阻力，增加心搏出量，并能降低左心室充盈压、左心室舒张末压，降低室壁张力、改善心脏的舒张功能；降低肾血管阻力，增加肾血流量。

5. 降低交感神经活性　Ang II 通过作用于交感神经突触前膜血管紧张素受体（AT_1 受体）促进去甲肾上腺素释放，并可促进交感神经节的神经传递功能。Ang II 尚可作用于中枢神经系统的 AT_1 受体，促进中枢交感神经的冲动传递，进一步加重心肌负荷及心肌损伤。ACEI 通过其抗交感作用进一步改善心功能：ACEI 能恢复下调的 β 受体的数量，并增加 G_s 蛋白量而增强腺苷酸环化酶活性，直接或间接降低血中儿茶酚胺和精氨酸加压素的含量，提高副交感神经张力。

【临床应用】 ACEI 对各阶段心功能不全者均有有益作用，既能消除或缓解心力衰竭症状、提高运动耐力、改进生活质量、防止和逆转心肌肥厚，还可延缓尚未出现症状的早期心功能不全者的进展，延缓心力衰竭的发生，是心力衰竭治疗历史中第一类能降低死亡率、改善预后的药物。临床常与强心苷、利尿药合用，作为治疗心功能不全的的基础用药。ACEI 其他临床应用和不良反应详见第二十一章。

二、AT_1 受体拮抗药

血管紧张素 II（angiotensin II，Ang II）受体包括 AT_1 和 AT_2 两个亚型，Ang II 的缩血管、促进醛固酮释放、交感神经兴奋、促进心肌血管平滑肌增生等主要生物学活性是通过结合于 AT_1 受体实现的。AT_1 受体拮抗药在受体水平阻断 RAAS，与 ACEI 比较具有作用专一的特点。AT_1 受体拮抗药对 ACE 途径及非 ACE 途径（心血管组织中的糜酶旁路）产生的 Ang II 都有拮抗作用，从而抑制 Ang II 导致的缩血管、心肌肥厚、促生长和相关原癌基因表达的作用。

此类药物常用的有氯沙坦（losartan）、缬沙坦（valsartan）及厄贝沙坦（irbesartan）等，本类药物对 CHF 的作用与 ACEI 相似，不良反应较少，因沙坦类药物不影响缓激肽代谢，无咳嗽副作用，耐受性好，因此 AT_1 受体拮抗药在心力衰竭治疗中的作用受到广泛关注。目前，常作为对 ACEI 不耐受者的替代品使用。

三、抗醛固酮药

心功能不全时血中醛固酮的浓度可明显增高达 20 倍以上，大量的醛固酮除了保钠排钾外，尚有明显的促生长作用，特别是促进成纤维细胞的增殖，刺激蛋白质与胶原蛋白的合成，引起心房、心室、大血管的重构，加速心力衰竭恶化。此外，它还可阻止心肌摄取去甲肾上腺素，使去甲肾上腺素的游离浓度增加而诱发冠状动脉痉挛和心律失常，增加心力衰竭时室性心律失常和猝死的可能性。

临床研究证明,在常规治疗的基础上,加用螺内酯(spironolactone)可明显降低 CHF 病死率,防止左心室肥厚时心肌间质纤维化,改善血流动力学和临床症状。CHF 时单用螺内酯仅发挥较弱的作用,但与 ACEI 合用则可同时降低 AngⅡ及醛固酮水平,既能进一步减少患者的病死率,又能降低室性心律失常的发生率,效果更佳。

第三节 利尿药和血管扩张药

利尿药和血管扩张药治疗慢性心功能不全的基本作用是减轻衰竭心脏的前后负荷,从而缓解症状、改进血流动力学变化、提高运动耐量和生活质量、改善心功能,是慢性心功能不全治疗的综合措施之一。

一、利尿药

利尿药(diuretics)能减轻心脏负荷,缓解症状和改善心功能,是治疗慢性心功能不全的常规辅助用药。

心脏前负荷过高,致使心室舒张末期容量和压力过高时,则可加重心功能不全;随着心功能的恶化,钠水潴留将更为显著,所以,心功能不全与体内钠水潴留之间构成了恶性循环。利尿药促进体内潴留的钠水排出,减少血容量和回心血量,减轻心脏前负荷,则有利于改善心脏功能,增加心输出量。

心功能不全时也因钠水潴留致使血管壁 Na^+ 含量增高,通过 Na^+/Ca^{2+} 交换升高血管平滑肌细胞内 Ca^{2+} 水平,并使血管对血管活性物质的反应性提高,从而增加心脏后负荷。利尿剂可增加 Na^+ 的排出,降低血管壁中的 Na^+ 含量,减少 Na^+/Ca^{2+} 交换,降低血管张力和收缩性,因而减轻心脏后负荷,改善心脏泵血功能。

对轻度心功能不全,可单独使用噻嗪类利尿药;中度患者,可口服袢利尿药或与噻嗪类和留钾利尿药合用;重度心功能不全、慢性急性发作、急性肺水肿或全身水肿者,噻嗪类利尿药一般无效,应静脉注射呋塞米。保钾性利尿药作用弱,多与其他利尿药如袢利尿药等合用,既能增强利尿效果及防治失钾,又能有效拮抗 RAAS 激活所致的高醛固酮水平,抑制心肌细胞胶原增生和防止纤维化。

利尿药宜小剂量给药,并同时合用强心苷、ACEI 或 AT_1 受体拮抗药及 β 受体阻断药。因为长期大剂量的使用可减少有效循环血容量,降低心输出量,加重心力衰竭。同时,反射性兴奋交感神经,降低肾血流量,减少组织器官灌注,加重肝肾功能障碍,恶化心力衰竭。长期大剂量应用利尿剂还可导致心律失常、糖代谢紊乱、高血脂症。临床上使用应密切关注电解质指标,必要时纠正电解质平衡紊乱。

各种利尿药的特点及选择见第二十五章。

二、血管扩张药

血管扩张药是治疗心功能不全的辅助药物,主要用于对强心苷类和利尿药治疗无效的难治病例。

血管扩张药治疗心功能不全的机制为:扩张静脉,使静脉回心血量减少,降低心脏的前负荷,进而降低肺楔压、左心室舒张末压(LVEDP)等,缓解肺部淤血症状;扩张小动脉,降低外周阻力,降低心脏后负荷,增加心排出量,增加动脉供血,缓解组织缺血症状。

对肺静脉压明显升高,肺淤血症状显著的患者,宜选择扩张静脉为主的硝酸酯类,如硝酸甘油(nitroglycerin)和硝酸异山梨醇酯(isosorbide dinitrate)等,以降低心脏前负荷。另外,硝酸酯类对小动脉也有较弱的舒张作用,故也能轻度降低后负荷。

对外周阻力升高,心输出量明显减少的患者,宜选用扩张小动脉为主的肼屈嗪(hydralazine)等。本类药物能明显降低外周阻力,减轻后负荷,增加心输出量,增加动脉供血,缓解组织缺血症状。

对肺静脉压和外周阻力均升高,心输出量明显降低者,宜选用对动、静脉均衡扩张作用的硝普钠(nitroprusside sodium)、哌唑嗪(prazosin)等,或合用硝酸酯类与肼屈嗪。

传统的血管扩张药作用特点、临床应用等请参照相关章节。

奈西立肽(nesiritide) Nesiritide 是利用基因重组技术制得的内源性脑利钠肽(brain natriuretic peptide,BNP)的人工代用品。该制剂除有利尿作用外,还能与血管内皮细胞、平滑肌细胞表面的鸟苷酸环化酶受体结合,增加细胞内 cGMP 含量,进而使细胞内钙减少,血管平滑肌松弛,降低动、静脉张力,抑制去甲肾上腺素释放,抑制肾素释放,拮抗醛固酮等作用。因其半衰期只有 18 分钟,临床上先静脉注射后再静脉点滴维持疗效。

第四节 β受体阻断药

β受体阻断药用于慢性心功能不全的治疗是抗心力衰竭药物治疗的重要进展之一。由于人们以往认为交感神经兴奋是心力衰竭后机体的重要代偿机制之一,不应加以抑制;β受体阻断药对心肌具有负性肌力作用,可能促使心功能的失代偿或恶化。所以β受体阻断药曾被列为慢性心功能不全的禁忌药物。但自20世纪70年代末ACEI用于治疗心力衰竭以来,认识到心功能不全时RAAS激活作为代偿机制具有两面性,长期的RAAS过度激活对于衰竭的心脏是不利的,应予以干预。因受到ACEI应用的启示,而且认识到持久的交感神经兴奋性过度增强对心血管的危害,自20世纪80年代中期始β受体阻断药用于治疗慢性心功能不全,目前已被医学界确认为治疗慢性心衰的基本药物之一。

【机制与临床应用】 β受体阻断药治疗心功能不全的作用基础可能与下列因素有关:

1. 对神经内分泌的作用　心力衰竭患者交感神经系统活性增高,过多释放儿茶酚胺使心肌β受体下调,心脏对正性肌力药反应性减弱。β受体阻断药具有阻断心脏β受体、拮抗交感神经作用;抑制AngⅡ对心肌细胞的增生作用,与ACEI有协同作用;并能防止过多释放的儿茶酚胺导致的Ca^{2+}内流,降低心肌耗氧量,减少乳酸生成,抑制心肌细胞的坏死;可上调β受体,增加心肌对β受体激动剂的敏感性。

2. 对血流动力学的作用　β受体阻断作用可通过抑制RAAS,使血管扩张,外周阻力降低,减轻水钠潴留,减少心肌做功,减轻心脏前、后负荷。

3. 对心功能及预后的改善　β受体阻断作用可通过改善心室功能,纠正由于交感神经支配不均造成的室壁局部异常运动。减慢心率,降低心肌耗氧量;延长舒张期充盈,延长冠状动脉舒张期灌注时间,从而增加心肌有效血流量,改善心室收缩及舒张功能等。改善心肌缺血,对降低心律失常引起的病死率和猝死率很有意义。

目前,经过循证医学证实有效的临床用于慢性心功能不全的药物为第二代的选择性$β_1$受体阻断药,如美托洛尔(metoprolol)、比索洛尔(bisoprolol)及第三代α、β受体阻断药卡维地洛(carvedilol)。第一代β受体阻断药普萘洛尔等因明显抑制心肌收缩力,对$β_1$、$β_2$受体无选择性,增加心脏后负荷等,不宜使用。

【注意事项】 β受体阻断药治疗心功能不全时,应注意下列情况:

1. 正确选择适应证　以扩张型心肌病引起的CHF疗效最好。
2. 长期应用　一般心功能改善的平均奏效时间为3个月,心功能改善与治疗时间成正相关。
3. 应从小剂量开始,剂量个体化　应逐渐增加至患者既能够耐受又不加重病情的剂量,如开始时剂量偏大必然导致病情的加重。
4. 联合用药　临床研究表明,使用强心苷、利尿剂、ACEI等药治疗后,心功能相对稳定后再加用β受体阻断药,待心功能好转后再逐渐减少或停用原有治疗用药。
5. 避免骤然停药　β受体阻断药持续长期使用,使β受体数目增加,对β受体激动药敏感性增加。若骤然停用β受体阻断药,会出现"反跳现象",即会产生病情恶化或心血管事件。特殊情况下,应缓慢逐渐减量至停药。

对于有严重心动过缓、严重左心室功能减退、明显房室传导阻滞、低血压及支气管哮喘者慎用或禁用β受体阻断药。

第五节 其他治疗慢性心功能不全的药物

一、β受体激动药

β受体参与维持正常心脏功能。但是,心功能不全时交感神经处于激活状态,内源性儿茶酚胺的长期影响使心肌细胞β受体,尤其是$β_1$受体向下调节,β受体与Gs蛋白脱耦联;心肌细胞中Gs与Gi蛋白平衡失调,对儿茶酚胺类药物及β受体激动药的敏感性下降。在后期活性过高的交感神经系统更是病情恶化的主要因素之一,而且易引起心率加快和心律失常。因此β受体激动药不宜常规使用,主要是用于强心苷反应不佳或禁忌者,尤其适用于伴有心率减慢或传导阻滞的心力衰竭患者。

多巴胺(dopamine) 小剂量时激动 D_1、D_2 受体,扩张肾、肠系膜及冠状血管,增加肾血流量和肾小球滤过率,促进排钠。稍大剂量激动 β 受体,并促进去甲肾上腺素释放,抑制其摄取,故能增加外周血管阻力、加强心肌收缩性、增加心输出量。大剂量时激动 α 受体,致血管收缩,心脏后负荷增高。小剂量 dopamine 多用于急性心力衰竭,常作静脉滴注。

多巴酚丁胺(dobutamine) 主要激动心脏 $β_1$ 受体,能明显增强心肌收缩性,降低血管阻力,提高衰竭心脏的心脏指数,增加心输出量,但对心率影响不明显。对血管的 $β_2$ 受体也有一定的激动作用,能降低外周阻力,减轻心脏后负荷,有助于提高心输出量。

主要用于对强心苷反应不佳的严重左心室功能不全和心肌梗死后心功能不全者,但血压明显下降者不宜使用。

异布帕明(ibopamine) 作用与多巴胺相似,激动 D_1、D_2、β 和 $α_1$ 受体。可口服,能加强心肌收缩性,减低外周血管阻力,增加心输出量,并有显著的利尿和改善肾功能的作用。故能改善心力衰竭症状,提高运动耐力。早期应用可减缓病情恶化。

扎莫特罗(xamoterol) 为 $β_1$ 受体部分激动剂。静息时基础交感神经张力较低,本品对心脏有正性肌力和正性变时作用;而在交感张力升高时则有负性作用。该药引起的心率加快仅为异丙肾上腺素的 43%,而对血管平滑肌无直接作用。主要用于轻度慢性心功能不全患者。Xamoterol 口服吸收率低,仅为 9%。不良反应有胃肠道反应、头痛、心悸、低血压、肌痛、支气管痉挛等。

二、磷酸二酯酶抑制药

磷酸二酯酶抑制药(phosphodiesterase inhibitor,PDEI)通过抑制 PDEⅢ 而明显提高心肌细胞内 cAMP 含量,增加细胞内钙浓度,发挥正性肌力和血管舒张双重作用,缓解心力衰竭症状,属正性肌力扩血管药(inodilating drugs)。主要用于心力衰竭时作短时间的支持疗法,尤其是对强心苷、利尿药及血管扩张药反应不佳的患者。

米力农(milrinone)和氨力农(amrinone) Milrinone 又称甲氰吡酮,amrinone 又称氨吡酮,为双吡啶类衍生物。Amrinone 的不良反应较严重,常见的有恶心、呕吐、血小板减少、肝损害、快速型心律失常等。Milrinone 为 amrinone 的替代品,抑酶作用较 amrinone 强 20~30 倍,不良反应较 amrinone 少,但仍有室上性及室性心律失常、低血压、心绞痛样疼痛及头痛等。与其他类药物相比较,二者口服制剂长期应用,不良反应发生率高,并可能增加病死率。目前仅供短期静脉给药治疗急性心力衰竭。

维司力农(vesnarinone) 是口服有效的正性肌力药,并兼有中等程度的扩血管作用。其作用机制较复杂,能选择性地抑制 PDEⅢ,但对 PDEⅢ 的抑制作用比双吡啶类弱。除抑制 PDEⅢ 外,还能激活 Na^+ 通道,促进 Na^+ 内流;抑制 K^+ 通道,延长动作电位时程;因 cAMP 的增加而促进 Ca^{2+} 内流,使细胞内 Ca^{2+} 量增加,并可增加心肌收缩成分对 Ca^{2+} 的敏感性;抑制 TNF-α 和干扰素-γ 等细胞因子的产生和释放。临床应用可缓解心力衰竭患者的症状,提高生活质量。

匹莫苯(pimobendan) 是苯并咪唑类衍生物。该药除抑制 PDEⅢ 外,还能明显提高心肌收缩成分对细胞内 Ca^{2+} 的敏感性,使心肌收缩力加强。该作用机制可在不增加 Ca^{2+} 量的前提下,就能提高心肌收缩性,避免因细胞内 Ca^{2+} 过多所引起的心律失常和细胞损伤甚至死亡,属于"钙增敏药",是开发正性肌力药物的新方向。临床试验表明,pimobendan 增加患者运动耐力,减轻心力衰竭症状,减少发作次数,对中度和重度心力衰竭患者有效。该药不良反应低于双吡啶类药物。

思考题:1. 试述强心苷正性肌力作用的机制、特点及意义。
2. 抑制 RAAS 药物包括哪几类?列出其代表药,并简述其抗慢性心功能不全的可能机制。
3. 简述 β 受体阻断药抗慢性心功能不全的可能机制以及用药注意事项。

(王德才)

第二十三章 抗心绞痛药

学习目标：1. 掌握硝酸甘油、普萘洛尔、硝苯地平的药理作用、机制、体内过程、临床应用，联合用药，不良反应及耐受性等。
2. 熟悉心绞痛的概念、发病机制、临床分型；及抗心绞痛药分类。
3. 了解硝酸异山梨酯的药理作用；单硝酸异山梨酯的用途。

Chapter 23 Anti-angina pectoris drugs

Angina pectoris is a common symptom of coronary artery disease caused by transient episodes of myocardial ischemia in the absence of symptoms. Angina pectoris results from an imbalance between oxygen supply-demand relationships in ischemic regions of the myocardium. Key factors for oxygen demand include: myocardial wall tension, intraventricular pressure, ventricular volume, wall thickness, heart rate, contractility. Oxygen supply includes coronary blood flow, blood pressure, duration of diastole, coronary vascular bed resistance. Angina pectoris may usually occur in the condition of atherosclerotic narrowing of an epicardial coronary artery, focal or diffuse coronary vasospasm, rupture of an atherosclerotic plaques, and thrombus with consequent platelet adhesion and aggregation.

The oxygen demand is usually calculated with the product of heart rate and systolic blood pressure (e.g., HR×BPs).

According to the WHO's denomination and diagnostic standard, angina pectoris patterns are divided into: Stable anginas (angina of effort)-adrenergic breceptor blockers Ca^{2+} channel blockers.

Other drugs for treatment of angina pectoris, anticoagulant drugs, thrombolytics, and antiplatelet agents, are described in about Chapters.

心绞痛(angina pectoris)是因冠状动脉供血不足，心肌急剧的、暂时的缺血缺氧所引起的临床综合征，是冠状动脉粥样硬化性心脏病(冠心病)最常见的症状，临床表现为胸骨后或左心前区出现阵发性绞痛或闷痛压缩感，可放射到左肩、左上肢等部位，持续3～5分钟，重度发作可持续10～15分钟。心绞痛主要病理生理机制是由于心肌需氧和供氧的平衡失调，致心肌暂时性缺血、缺氧，局部代谢产物(乳酸、丙酮酸、组胺等)增多，刺激心肌自主神经传入纤维末梢所致。

临床上将心绞痛分为三种类型：① 劳累性心绞痛；② 自发性心绞痛；③ 混合性心绞痛。

心肌耗氧与心室壁张力，每分射血时间和心肌收缩力有关。

目前临床常用的抗心绞痛药分为三类：① 硝酸酯类；② β肾上腺素受体拮抗剂；③ 钙通道阻滞剂。

第一节 硝酸酯类

本类药有硝酸甘油、硝酸异山梨醇等。

硝酸甘油

硝酸甘油(nitroglycerin)是硝酸酯类的代表药，见效快、疗效好、应用方便、廉价、患者易于接受，是目前防治心绞痛的首选药物。

【体内过程】 Nitroglycerin脂溶性高,从黏膜、肺、皮肤都可吸收。口服,胃肠道易吸收,肝脏首关消除明显,生物利用度仅8%,故不宜口服给药。舌下给药,1~2分钟就可生效,3~10分钟作用达高峰,持续20~30分钟,$t_{1/2}$约2~4分钟,吸收后迅速离开血液并在各组织中分解。皮肤吸收,药物缓慢释放,在肝失活前达靶器官,30~60分钟起效,2%软膏持续8~12小时。静脉注射,1~2分钟起效,维持3~5分钟。吸收后药物在肝中可被谷胱甘肽、有机硝酸酯还原酶系统代谢,代谢物二硝酸甘油扩张血管作用仅为硝酸甘油的1/10,$t_{1/2}$约40分钟。

【药理作用】 Nitroglycerin基本作用是松弛平滑肌,尤其是血管平滑肌作用最明显。一般通过以下几方面防治心绞痛:

1. 降低心肌耗氧量 Nitroglycerin对动、静脉有强大的扩张作用,特别是扩张毛细血管后静脉(容量血管)回心血量随之减少,心室容积减小,舒张末期压力下降,心室壁张力降低,心脏前负荷减轻。其也可以舒张外周小动脉,使外周阻力下降,心脏的射血阻力减少,后负荷减轻,均可导致心肌耗氧减轻。

2. 扩张冠状动脉,增加冠脉流量,增加缺血区血液供应 Nitroglycerin是通过扩张较大的心外膜血管、输送血管及其侧枝循环血管,缓解冠脉痉挛实现的,而对阻力血管的舒张作用较弱。当冠状动脉因粥样硬化或痉挛而发生狭窄时,缺血区的阻力血管已因缺氧、代谢产物堆积而处于舒张状态,此时,非缺血区阻力比缺血区大,用药后输送血管和侧枝血管扩张,血液顺压力差流向缺血区,增加缺血区的供血供氧。

3. 降低左心室充盈压,增加心内膜供血,改善左心室顺应性 冠状动脉通过垂直走行于心肌内的穿壁血管供应心内膜血液,当心绞痛发作时,因心肌组织缺血缺氧,左心室舒张末压增高,降低了心外膜血流与心内膜血流的压力差,心内膜下缺血更加严重。Nitroglycerin可扩张静脉,减少回心血量,降低心室内压;扩张动脉,降低心室壁张力,促进心肌血液重新分布,增加心外膜向心内膜的供血。

4. 保护缺血的心肌细胞,减轻缺血损伤 Nitroglycerin释放NO,促进内源性PGI_2、降钙素基因相关肽等物质生成与释放,可对心肌产生直接的保护作用,减轻缺血损伤。

【作用机制】 Nitroglycerin作为内源性血管内皮舒张因子(endothelium derived relaxing factor, EDRF, 即NO)的供体,其作用机制为松弛平滑肌而又不依赖于血管内皮细胞。因此,在内皮有病变的血管仍可发挥作用。Nitroglycerin在平滑肌细胞内经谷胱甘肽转移酶的催化释放出NO。NO与可溶性鸟苷酸环化酶活性中心的Fe^{2+}结合后可激活鸟苷酸环化酶,增加细胞内cGMP的含量,进而激活cGMP依赖性蛋白激酶,减少细胞内Ca^{2+}释放和外Ca^{2+}内流,细胞内Ca^{2+}减少使肌球蛋白轻链去磷酸化,而松弛血管平滑肌。Nitroglycerin扩血管作用中还有PGI_2和细胞膜超极化的机制参与。此外,Nitroglycerin通过产生NO而抑制血小板聚集、粘附,也有利于心绞痛的治疗。

【临床应用】

1. 防治心绞痛 在有发作先兆或诱发心绞痛因素存在时,应及时应用,可避免发作。舌下含化0.3mg足以减轻发作时疼痛症状,能在短时间内迅速中止或缓解心绞痛,对各型心绞痛有效。重症还可静脉滴注。

2. 治疗急性心肌梗死 能缩小梗死面积,降低心肌耗氧量,改善心肌供血。

3. 治疗充血性心力衰竭 此与硝酸甘油减轻心肌前后负荷,减少心肌耗氧量有关。

【不良反应】 常见不良反应与扩血管有关,表现为面部潮红、搏动性头痛、眼压升高等。大剂量还可引起体位性低血压。连用2~3周可出现耐受性,停用1~2周可恢复。宜采用间歇疗法,或从小剂量用起可避免。

硝酸异山梨酯(isosorbide dinitrate) 药理作用与nitroglycerin相似,较弱,维持时间较久,舌下含化用于缓解心绞痛发作。口服可用于预防心绞痛发作。

第二节 β肾上腺素受体拮抗剂

该类药物较多,临床常用于抗心绞痛药物有普萘洛尔、阿替洛尔、美托洛尔等。以普萘洛尔为例介绍如下:

【抗心绞痛作用】

1. 降低心肌耗氧量 β受体阻断剂阻断$β_1$受体,使心肌收缩力减弱,心率减慢、传导减慢,耗氧减少。

2. 改善缺血区供血 ① 减慢心率,可相对延长舒张期,延长冠脉灌流时间利于血流从心外膜流向心内膜,使心内膜下缺血区血供得到改善;② 阻断冠脉的$β_2$受体,使非缺血区的冠脉阻力增加,冠脉血流量减少,由于缺血区冠脉仍处于扩张状态,迫使血液流向缺血区,缺血得到改善。

3. 其他　此类药物可抑制脂肪分解酶,减少游离脂肪酸的生成,减少氧消耗。另外,还能促进氧与血红蛋白分离,增加组织对氧的摄取、利用,缓解心肌供氧不足。

【临床应用】　主要用于稳定型心绞痛,对伴有心律失常或高血压的患者更适用,可减少发作次数,提高运动耐量。对心肌梗死的患者也适用,可缩小梗死面积。对冠状动脉痉挛诱发的变异型心绞痛不宜应用,因为β受体被阻断,α受体相对占优势,易致冠状动脉收缩。常主张与硝酸甘油合用可取长补短,增强疗效,纠正不良反应。

【不良反应】
1. 消化道反应如恶心、呕吐或轻度腹泻较为常见。
2. 久用骤停会引起反跳性心动过速、心绞痛发作加剧、心律失常,甚至诱发心肌梗死。停药前两周渐减量可避免。

【禁忌证】　支气管哮喘、窦性心动过缓、房室传导阻滞、低血压、重度心力衰竭患者及孕妇禁用。

第三节　钙通道阻滞药

钙通道阻滞药是预防和治疗心绞痛的常用药,有广泛的心血管效应,特别是对变异型心绞痛疗效最佳。治疗心绞痛常用药物有硝苯地平(nifedipine,心痛定)和维拉帕米(verapamil,异搏定)等。

【抗心绞痛作用】　通过阻断 L 型钙通道,减少钙内流,使心肌、血管平滑肌内钙含量减少而产生以下作用:

1. 降低心肌耗氧量　钙通道阻滞药能使心肌收缩力减弱,心率减慢,血管平滑肌松弛,血压下降,心脏负荷减轻,使心肌耗氧量减少。

2. 舒张冠脉血管　舒张冠脉血管,增加冠脉流量,改善缺血区血供,特别是对痉挛收缩的冠脉血管具有明显的解除痉挛的作用。

3. 保护缺血的心肌细胞　心肌缺血时,细胞膜对 Ca^{2+} 的通透性增加,使细胞内 Ca^{2+} 聚集,特别是线粒体内的 Ca^{2+} 超负荷,失去氧化磷酸化能力,促使心肌细胞死亡。钙通道阻滞药可阻滞钙离子内流,减轻缺血心肌细胞的 Ca^{2+} 超负荷,保护缺血的心肌细胞。

4. 抑制血小板聚集　不稳定型心绞痛与血小板粘附和聚集、冠状动脉血流减少有关,大多数急性心肌梗死也是由动脉粥样硬化斑块破裂,局部形成血栓突然阻塞冠状动脉所致。钙通道阻滞药阻滞 Ca^{2+} 内流,降低血小板内 Ca^{2+} 浓度,抑制血小板聚集。

【临床应用】　适用于冠脉痉挛和变异型心绞痛,也可用于稳定型及不稳定型心绞痛。钙通道阻滞药治疗心绞痛有如下优点:① 钙通道阻滞药有强大的扩张冠状动脉作用,变异型心绞痛是最佳适应证;② 钙通道阻滞药因有松弛支气管平滑肌作用,故更适合心肌缺血伴支气管哮喘者;③ 钙通道阻滞药抑制心肌作用较弱,特别是硝苯地平还具有较强的扩张外周血管、降低外周阻力作用且血压下降后反射性加强心肌收缩力,可部分抵消对心肌的抑制作用,因而较少诱发心力衰竭;④ 心肌缺血伴外周血管痉挛性疾病患者禁用β受体拮抗药,而钙通道阻滞剂因扩张外周血管恰好适用于此类患者的治疗。由于钙通道阻滞药有显著解除冠状动脉痉挛的作用,因此对变异型心绞痛疗效显著,对稳定型心绞痛及急性心肌梗死等也有效。

第四节　抗心绞痛药物联合应用

心绞痛是一种常见的心脏疾病,其常见病因为冠状动脉粥样硬化,当心绞痛患者确诊后,多数患者使用单一药物不能满意控制心绞痛,因此,临床上倾向于选择联合用药,以增强抗心绞痛的疗效。合理联合用药可使抗心绞痛药物的药理学作用方式互相补充,同时,还可以相互抵抗药物的副作用。

一、硝酸酯类和普萘洛尔联合应用

临床上常用作用时间相近的药物合用,如普萘洛尔与 isosorbide dinitrate 合用。合用优点:① 能减少各自的使用剂量;② 两药合用能提高抗心绞痛的疗效,如两药都有增加心肌供氧,并降低心肌做功耗氧量,从而减少心绞痛发作次数;③ 能抵消各自所产生的不良反应,如硝酸酯类通过扩张外周血管减少回心血量能缩小普萘洛尔所引起的心室容积增大和心室射血时间延长;普萘洛尔通过阻断 β 受体能对抗硝酸酯类所引起的心率增快和心肌收缩力增强(见表23-1)。但由于两药都可降低血压,如血压下降过多,冠脉流量减少,对心绞痛治疗不利,因此,应注意从小剂量开始逐渐增加剂量。

表23-1 硝酸酯类与 β 受体阻断药合用治疗心绞痛的效应

作　用	硝酸酯类	β受体阻断药
心率	↑(反射性)	↓
心肌收缩力	↑(反射性)	↓
射血时间	缩短	延长
舒张期灌流时间	缩短	延长
左心室舒张末压	↓	↑
心脏容积	↓	↑
动脉压	↓	↓

二、其他联合用药

1. 硝酸酯类和钙通道阻滞药联合应用　扩血管作用增加,硝酸酯类主要作用于静脉,钙通道阻滞药主要扩张小动脉,且又有较强的扩张冠脉作用。

2. 钙通道阻滞药与 β 受体拮抗药联合应用　特别是硝苯地平与 β 受体拮抗药合用更为安全,二者合用对降低心肌耗氧量起协同作用,β 受体拮抗药可消除钙通道阻滞药引起的反射性心动过速,后者可抵消前者收缩血管作用。临床证明对心绞痛伴高血压及运动时心率显著加快者最适宜。

思考题:1. 为什么临床上用钙通道阻滞药或 β 受体阻断药与硝酸酯类合用治疗心肌缺血?
　　　　2. 硝酸酯类抗心肌缺血的药理机制是什么?
　　　　3. β 受体阻断药的主要不良反应是什么?

(刘　浩)

第二十四章 抗动脉粥样硬化药

学习目标：1. 掌握洛伐他汀、非诺贝特、考来烯胺的药理作用、作用机制、临床应用及主要不良反应。
2. 熟悉烟酸、普罗布考的药理作用和临床应用。
3. 了解其他抗动脉粥样硬化药的作用特点及临床应用。

Chapter 24 Antiatherosclerotic Drugs

Atherosclerosis is a condition in which fatty material collects along the walls of arteries. This fatty material thickens, hardens (forms calcium deposits), and may eventually block the arteries. Certain plasma lipoproteins play an essential role in atherogenesis. Hyperlipidemia is characterized by elevated plasma cholesterol and triglyceride. Hyperlipidemia is a major and primary cause of atherosclerosis and atherosclerosis-associated conditions, such as coronary heart disease, ischemic cerebrovascular disease, and peripheral vascular disease. These conditions account for most morbidity and mortality among middle-aged and older adults. Drugs that reduce the concentration of plasma lipoproteins generally decrease the levels of cholesterol and triglyceride. They affect either the circulation levels of LDL or VLDL. The commonly used drugs for reduction of plasma TC and LDL are "Statins", the competitive inhibitors of 3 - hydroxy - 3 - methylglutaryl-coenzyme A (HMG - CoA) reductase, like lovastatin and atorvastatin, and bile acid binding resins such as cholestyramine. The drugs mainly used for reduction of plasma triglycerides and VLDL are fibrates such as gemfibrazil and fenofibrate. Nicotinic acid can decrease VLDL and LDL levels in the plasma of patients with a variety of hyperlipidemias. Other drugs used in the prevention and treatment of atherosclerosis are antioxidants such as probucol, n - 3 polyenoic fatty acids, n - 6 polyenoic fatty acids, mucopolysaccharides and polysaccharides.

动脉粥样硬化（atherosclerosis）是动脉硬化的最常见类型，病变主要发生在大、中动脉，特别是主动脉、冠状动脉和脑动脉，是心脑血管疾病的主要病理学基础。动脉病变从内膜开始，首先是脂质沉着和积聚，而后是纤维组织增生以及钙质沉着等，最后形成泡沫细胞、脂纹及纤维斑块，进而引起血管壁硬化增厚，弹性减弱，管腔变窄，从而影响所支配器官的血液供应，引发缺血性病变。

动脉粥样硬化的发病机制尚未完全阐明，有诸多因素参与该病的发生，如脂代谢紊乱、高血压、糖尿病、吸烟、肥胖等。一般认为本病的发生与脂质代谢紊乱和高脂血症的关系甚为密切。

目前，抗动脉粥样硬化的药物，根据其作用机制的不同主要分为调血脂药、抗氧化剂、多烯脂肪酸类、黏多糖和多糖类等。

第一节 调血脂药

血脂是血浆或血清中所含有的脂类的统称，包括甘油三酯（triglyceride, TG）、胆固醇（cholesterol, CH）、磷脂（phospholipid, PL）和游离脂肪酸（free fatty acid, FFA）等。CH 又分为胆固醇酯（cholesteryl ester, CE）和游离胆固醇（free cholesterol, FC），两者之和为总胆固醇（total cholesterol, TC）。

血浆中的脂类与水溶性的载脂蛋白（apoprotein, apo）结合成为脂蛋白（lipoprotein, LP），脂蛋白能溶于血浆，是脂类在血液中存在、转运和代谢的形式。采用超速离心或电泳技术，可将血浆中的脂蛋白分为：乳糜微粒(chylomicron，CM)、极低密度脂蛋白(very low density lipoprotein，VLDL)、中间密度脂蛋白(intermediate density lipoprotein，IDL，是 VLDL 在血浆中的代谢产物)、低密度脂蛋白(low density lipoprotein，LDL)、高密度脂蛋白(high density lipoprotein，HDL)。HDL 是血浆中颗粒最小的脂蛋白，主要功能是将外周的胆固醇转给 LDL 或 IDL，而后被肝脏利用，担负着将内源性胆固醇从组织往肝脏的逆向转运，具有保护血管，抗动脉粥样硬化的作用。另外，血浆中还有一种特殊的脂蛋白(a)[lipoprotein(a)，LP(a)]，生理作用尚不清楚。

Apo 主要有 A、B、C、D、E 五类，各类又分为若干亚组分，不同的脂蛋白含不同的 apo。apo 不仅在结合、转运脂质和稳定脂蛋白结构上发挥重要作用，并且还可以调节脂蛋白代谢中关键酶的活性，参与脂蛋白受体的识别，介导血浆脂蛋白与细胞表面受体结合。

血浆中各种脂蛋白的浓度基本恒定，并维持彼此间的平衡，若比例失调则表明脂代谢异常或紊乱。血脂或脂蛋白高于正常水平者称为高脂血症，又称高脂蛋白血症。1970 年世界卫生组织(WHO)将高脂蛋白血症分为五型六类，各型特点见表 24-1。

表 24-1 高脂蛋白血症的分型及特征

类　型	升高的脂蛋白	TC	TG	致动脉粥样硬化的作用
Ⅰ	CM	+	+++	—
Ⅱa	LDL	++	—	高度
Ⅱb	LDL、VLDL	++	++	高度
Ⅲ	IDL	++	++	中度
Ⅳ	VLDL	+	++	中度
Ⅴ	CM、VLDL	+	++	—

注："+"表示轻度升高；"++"表示中度升高；"+++"表示重度升高；"—"表示变化不明显。

一、主要降低 TC 和 LDL 的药物

(一) 他汀类　人体内的 CH 约 1/3 来源于外源性饮食，大部分内源性的 CH 则由肝脏合成。羟甲基戊二酰辅酶 A(3-hydroxy-3-methylglutaryl CoA，HMG-CoA)还原酶是肝细胞合成 CH 过程中的限速酶，催化 HMG-CoA 生成羟甲戊酸(mevalonic acid，MVA)，进一步经鲨烯生成 CH。MVA 为内源性合成 CH 中的关键环节，抑制 HMG-CoA 还原酶则减少内源性 CH 的合成。

目前临床常用的他汀类药物包括：洛伐他汀(lovastatin)、辛伐他汀(simvastatin)、普伐他汀(pravastatin)、氟伐他汀(fluvastatin)、阿伐他汀(atorvastatin)、西立伐他汀(cerivastatin)等。

【体内过程】　他汀类药物均能被胃肠道吸收，lovastatin 和 simvastatin 是无活性的内酯环，口服后被代谢成具有活性的羟酸型。Simvastatin 是 lovastatin 的甲基化衍生物，亲脂性提高，口服吸收率高于洛伐他汀。Fluvastatin 和 atorvastatin 为含氟原子具有活性的人工合成品。口服后，fluvastatin 几乎被完全吸收，其余他汀类的吸收率介于 40%～75%之间。目前所有的他汀类药物均有较高的首关效应。大多数药物在肝脏代谢，经胆汁由肠道排出，约 5%～20%由肾排出。

【药理作用】

1. 调血脂的作用及机制　他汀类药物有明显的调血脂作用。在治疗量下，对 LDL-C 的降低作用最强，TC 次之，降 TG 作用相对较弱。调血脂作用呈剂量依赖性，用药 2 周后出现明显疗效，而 HDL-C 则稍有升高。常用他汀类调血脂药的作用特点见表 24-2。

表 24-2 常用他汀类调血脂药的作用特点

药物及剂量(mg/d)	血脂及脂蛋白变化(%)			
	TC	LDL-C	HDL-C	TG
洛伐他汀(10)	-30.0	-37.9	+3.0	-20.1
辛伐他汀(10)	-27.4	-35.5	+4.2	-18.3

续表

药物及剂量(mg/d)	血脂及脂蛋白变化(%)			
	TC	LDL-C	HDL-C	TG
普伐他汀(20)	−23.7	−31.5	+3.1	−12.0
氟伐他汀(40)	−21.4	−30.1	+11.2	−7.3
阿伐他汀(20)	−34.5	−44.3	+12.1	−33.2

注：1. 通常各种脂蛋白含量用其中所含的 CH 代表，如 LDL-C；
2. "+"升高；"−"降低。

HMG-CoA 还原酶是在体内合成 CH 的限速酶。他汀类药物因其本身或其代谢物的化学结构与 HMG-CoA 相似，与 HMG-CoA 还原酶的亲和力高出 HMG-CoA 数千倍，对该酶可产生竞争性抑制作用，使 MVA 形成受阻，进而妨碍内源性 CH 合成。由于肝细胞合成 CH 减少，阻碍了 VLDL 合成与释放；另一方面，通过自身负反馈调节，还能代偿性升高肝细胞膜上的 LDL 受体数目和活性，致使血中大量 LDL 被摄取利用，经 LDL 受体途径代谢为胆汁酸排出体外，进一步降低血浆中的 TC、LDL-C 和 VLDL-C 水平。由于各种他汀类药物与 HMG-CoA 还原酶的亲和力不同，故调脂效应亦有所差异。此外，研究还发现有些他汀类还能抑制 CH 的酯化、LDL 的氧化和巨噬细胞对 ox-LDL 的摄取。

2. 其他作用 近年来研究发现，他汀类药物还具有调血脂以外的多种药理作用。这些作用既有直接作用，亦有调血脂所产生的间接作用。这些作用均有助于抗动脉粥样硬化。

（1）调节血管内皮功能。在高胆固醇血症中，乙酰胆碱诱导的冠脉扩张作用被抑制，而他汀类药物则可提高冠脉血管内皮对乙酰胆碱等扩血管活性物质的反应性，改善血液供应。

（2）抑制血管平滑肌细胞(vascular smooth muscle cell，VSMC)的增殖和迁移，促进 VSMC 的凋亡，阻抑动脉内膜的增厚及泡沫细胞的形成，使动脉粥样硬化的斑块稳定和缩小。

（3）抑制单核细胞粘附于内皮细胞上，降低单核-巨噬细胞的分泌功能以及血浆 C 反应蛋白，减轻动脉粥样硬化形成过程中的炎症反应。

（4）抑制血小板聚集，提高纤溶活性，防止血栓形成等。

【临床应用】

1. 调节血脂 他汀类药物主要用于饮食疗法效果不佳的原发性和继发性高胆固醇血症，特别是杂合体家族性和非家族性Ⅱa、Ⅱb 和Ⅲ型高脂蛋白血症。也可用于 2 型糖尿病和肾病综合征引起的高 CH 血症。但对纯合体家族性高 CH 血症的患者疗效较差（它们不能合成 LDL 受体），即无降低 LDL 的作用。atorvastatain 对此类患者可能有一定的疗效。

2. 肾病综合征 本类药物对肾功能有保护和改善作用。其与本品的调血脂作用有关外，还可能与他汀类药物抑制肾小球膜细胞的增殖、延缓肾动脉硬化有关。

3. 预防心脑血管急性事件 他汀类药物有一定提高动脉粥样硬化斑块的稳定性和缩小斑块作用，可减少稳定型和不稳定型心绞痛发作、致死性和非致死性心肌梗死以及缺血性脑卒中的发生。

此外，他汀类药物也试用于缓解器官移植后的排异反应和治疗骨质疏松症等。

【不良反应】 他汀类药物有较好的耐受性和安全性。不良反应较少且轻，发生率为 2%～9%。少见有胃肠道反应、眩晕、头痛、皮疹；偶有无症状性转氨酶升高、肝炎以及横纹肌溶解症，表现为肌痛、无力、肌酸磷酸激酶升高等。孕妇及有活动性肝病者禁用，原有肝病史者应慎用。

【药物相互作用】 他汀类与胆汁酸结合树脂类联合应用，可增强降低血清 TC 及 LDL-C 的效应；与贝特类或烟酸联合应用可增强降低 TG 的效应，但也将提高肌病的发生率；与环孢素或大环内酯类抗生素等伍用，也能增加肌病的危险性；与香豆素类抗凝药同时应用，有可能使凝血酶原时间延长，应注意检测凝血酶原时间，及时调整抗凝血药的剂量。

洛伐他汀(lovastatin) 是从红曲霉中提取的霉菌代谢物，是第一个应用于临床的 HMG-CoA 还原酶抑制剂。Lovastatin 为无活性的内酯环结构，可很快水解为开环羟酸而呈现药理活性。调血脂作用稳定、可靠，呈剂量依赖性，一般用药 2 周出现明显效应，4～6 周可达最佳治疗效果。

辛伐他汀(simvastatin) 为 lovastatin 的甲基衍生物，亦为无活性的内酯。调血脂作用较 lovastatin 强。临床证实,长期应用辛伐他汀能有效降低胆固醇,同时能延缓动脉粥样硬化病变的进展和恶化,减少心脏事件和不稳定型心绞痛的发生。

普伐他汀(pravastatin) 为开环活性结构,口服吸收快,亲水性强。本药除稳定、安全的降脂作用外,还有非降脂作用如抗炎作用、抑制单核巨噬细胞向内皮的聚集和粘附等作用。对急性冠脉综合征患者,早期应用pravastatin能迅速改善内皮功能,减少冠脉再狭窄和心血管病的发生。

氟伐他汀(fluvastatin) 是第一个人工合成的含氟苯吲哚环的甲羟内酯衍生物,能同时阻断HMG-CoA和中间产物MVA而发挥调血脂作用。口服吸收迅速而完全,但首过消除明显。是他汀类药物中与其他药互相作用最少、引起肌病最低的药物。

阿伐他汀(atorvastatin) 又称阿托伐他汀,口服吸收快,1~2小时血药浓度达高峰。其作用特性和适应证与氟伐他汀相似,但降TG的作用较强,大剂量对纯合子家族性高CH血症也有效。

(二) 胆汁酸结合树脂 此类药物常用的有考来烯胺(cholestyramine,消胆胺)和考来替泊(colestipol,降胆宁),均为碱性阴离子交换树脂,不溶于水,口服不吸收,与胆汁酸牢固结合阻滞胆汁酸的肝肠循环和反复利用,并减少外源性CH吸收,从而大量消耗体内CH,降低血浆TC和LDL-C水平。

【药理作用与作用机制】 该类药物能显著降低TC和LDL-C,其强度呈剂量依赖性,apoB也相应降低,但HDL变化不明显,对TG和VLDL的影响也较小。

肝内CH经7-α羟化酶的作用转化为胆汁酸,是CH在体内代谢的主要去路,胆汁酸又能反馈性抑制7-α羟化酶的活性,调节胆汁酸的合成量。正常情况下随胆汁排入肠腔的胆汁酸,95%可在空肠和回肠被重吸收。Cholestyramine或考来替泊在肠道通过离子交换与胆汁酸结合后可发生一系列的作用:① 被结合的胆汁酸失去活性,减少食物中包括CH在内的脂类物质吸收;② 阻滞胆汁酸在肠道的重吸收,导致胆汁酸大量丢失;③ 胆汁酸反馈性抑制7-α羟化酶的作用减弱,加速CH向胆汁酸的转化,降低肝脏中CH含量;④ 肝内CH减少,导致肝细胞表面LDL受体数量增加或活性提高,从而使血浆中TC和LDL-C水平降低;⑤ HMG-CoA还原酶的活性继发性增强,使CH的合成增加,但不能补偿CH的减少,因此,本类药物与他汀类合用,可增强其降脂作用。

【临床应用】 适用于Ⅱa、Ⅱb及杂合子家族性高脂血症,对纯合子家族性高脂血症无效。对Ⅱb型高脂血症,宜与降TG和VLDL的药物配伍使用。

临床上主要与其他调血脂药联合应用,如与他汀类合用可发挥协同作用;与普罗布考合用,既有协同降脂作用,又可减少不良反应。

【不良反应及注意事项】 本类药物由于应用剂量较大,不良反应较多,以胃肠道不适、便秘、腹胀、嗳气、食欲减退等胃肠道反应为主,在两周后可消失,若便秘过久,应停药。偶可出现短时的转氨酶升高、高氯血症或脂肪痢等。长期应用可能干扰脂溶性维生素的吸收。因本类药物在肠腔内与氯噻嗪、地高辛、保泰松、口服抗凝血药、叶酸、铁剂等结合而影响这些药物的吸收,应尽量避免伍用,必要时在给予本类药物前1小时或4小时后服用上述药物。

(三) 胆固醇吸收抑制剂

依折麦布(ezetimibe) 是第一个上市的胆固醇吸收抑制剂。口服吸收完全,T_{max}为4~12小时,$t_{1/2}$为22小时。Ezetimibe吸收后进入肝肠循环并被糖脂化,ezetimibe及其糖脂化物作用于小肠细胞刷状缘,通过抑制影响胆固醇吸收的NPC1L1(Niemann-Pick C1-like 1 protein)转运蛋白活性,选择性抑制饮食和胆汁中的胆固醇跨小肠壁转运到肝脏中,持久地抑制胆固醇吸收,从而使肝脏胆固醇减少,导致肝脏LDL受体增加,LDL代谢加快,使血浆中TC和LDL-C水平降低。此外,ezetimibe也可降低高脂血症患者apoB和TG水平,并增加HDL-C水平。与他汀类联合应用分别从胆固醇的内源性、外源性途径对血脂水平进行调节,能更有效地纠正脂代谢紊乱。Ezetimibe主要适用于原发性(杂合子家族性和非家族性)高CH血症、纯合子家族性高CH血症。不良反应较少,偶见疼痛、痉挛和无力的肌肉失调症状以及血清肌酸激酶、转氨酶升高、血小板减少等。

(四) 酰基辅酶A胆固醇酰基转移酶抑制剂

甲亚油酰胺(melinamide) 酰基辅酶A胆固醇酰基转移酶(acyl-coenzyme A cholesterol acyltransferase,ACAT)能使肝细胞内胆固醇(CH)转化为胆固醇酯(CE),促进肝细胞VLDL的组成和释放;促进小肠CH的吸收、血管壁CE的蓄积和泡沫细胞的形成,从而增进动脉粥样硬化病变的形成过程。Melinamide通过抑制ACAT活性,可阻滞肝细胞CH转化为CE,减少外源性CH吸收,抑制CH在肝内形成VLDL,抑制外周组织CE的蓄积和泡沫细胞的形成,以利于CH的逆化转运,使血浆和组织中的CH降低。

Melinamide 主要用于Ⅱa、Ⅱb型高脂蛋白血症。有较轻的胃肠道反应,如食欲减退或腹泻等。

二、主要降低 TG 和 VLDL 的药物

（一）贝特类　贝特类又称苯氧酸类,20世纪60年代上市的氯贝丁酯(clofibrate)是第一个应用于临床的贝特类药物,能明显降低 TG 和 VLDL,曾被广泛应用,因其不良反应较多,特别是胆管系统并发症,且不降低冠心病的死亡率,现已少用。近年来开发的新型贝特类,包括非诺贝特(fenofibrate)、吉非贝齐(gemfibrozil)、苯扎贝特(bezafibrate)、环丙贝特(ciprofibrate)等调脂作用增强而不良反应减少。根据国际上对此类药物治疗后受益与风险的评价,认为除非患者有严重的高 TG 血症又禁用他汀类或不能耐受他汀类,否则贝特类不应作为一线治疗药物。

【体内过程】　贝特类药物口服吸收快且完全,与血浆蛋白结合率达到92%～96%,不易分布到外周组织,各个药物的 $t_{1/2}$ 不完全相同,gemfibrozil 和 bezafibrate,吸收后起效快,作用时间短,$t_{1/2}$ 为1.5～2小时;fenofibrate 为20小时,ciprofibrate 为17～42小时,最后大部分在肝与葡萄糖醛酸结合经尿排出。

【药理作用】

1. 调血脂作用　贝特类可以引起明显的循环 VLDL 降低,因而降低 TG,适度降低 TC、LDL-C,升高 HDL-C(约10%)。但是各种贝特类的作用强度不同,fenofibrate、gemfibrozil、bezafibrate 的作用较强。

2. 非调血脂作用　贝特类具有降低某些凝血因子的活性和加强纤维蛋白溶解,从而具有抗凝血、抗血栓形成作用,另外尚具有抗炎和降血糖等作用,与其调血脂作用一起共同发挥抗动脉粥样硬化的效应。

【临床应用】　用于原发性高 TG 血症,对Ⅲ型高脂血症和混合型高脂血症有较好的疗效,亦可用于伴2型糖尿病的高脂血症。

【不良反应及注意事项】　一般耐受良好,不良反应主要为胃肠道反应,如食欲不振、恶心、腹胀等。其次为头痛、失眠、乏力、皮疹、阳痿等。偶有转氨酶升高、尿素氮增加、肌痛等,停药后可恢复。clofibrate 不良反应较多且严重,可致心律失常、胆囊炎和胆石症及增加胃肠道肿瘤的发病率。肝胆疾病患者、孕妇、儿童及肾功能不全者禁用。贝特类增强口服抗凝药的抗凝活性。与他汀类药联合应用,可能增加肌病的发生。

非诺贝特(fenofibrate)　为第二代苯氧酸类化合物,口服吸收快,大部分被吸收,血浆蛋白结合率99%,$t_{1/2}$ 约为20小时,约60%与葡萄糖醛酸结合随尿排泄,约25%随粪便排出。严重肾功能不全、肝功能不全、原发性胆汁性肝硬化、胆石症患者、儿童及孕妇禁用。除具有调血脂作用外,还可以明显改善内皮功能、减轻炎症反应,同时能明显降低血浆纤维蛋白原和血尿酸水平,降低血浆黏稠度,改善血流动力学。并能增加胰岛素敏感性及减少微量白蛋白尿,有助于减少糖尿病并发症,尤其适用于伴有脂代谢紊乱的2型糖尿病患者。

吉非贝齐(gemfibrazil)　口服吸收迅速而完全,起效快,作用时间短,$t_{1/2}$ 为1.5～2小时,66%经尿排出,6%经粪便排出,孕妇慎用,肝肾功能不全者禁用。既可减少 VLDL 及 TG 合成,又激活 LPL 而加速其在血中清除,对血浆 TG 明显增高伴有 HDL-C 降低或 LDL-C 升高类型的高脂血症疗效最好。长期应用可明显降低冠心病的死亡率。

苯扎贝特(benzafibrate)　体内过程、作用及应用与 gemfibrazil 近似。除调血脂作用外还能降低空腹血糖、降低糖化血红蛋白,尤其适用于伴有血脂升高的2型糖尿病患者。另外苯扎贝特能降低血浆 FFA 和纤维蛋白原,抑制血小板聚集,长期应用可使血浆 LP(a)水平降低。

（二）烟酸类

烟　酸

烟酸(nicotinic acid)是一种水溶性维生素,参与许多重要的代谢过程。大剂量应用时具有良好的调血脂作用。

【体内过程】　口服吸收迅速而完全,约30～60分钟达到血药峰浓度,$t_{1/2}$ 为60分钟。血浆蛋白结合率低,迅速被肝、肾和脂肪组织摄取,代谢物及原形经肾排出。

【药理作用与作用机制】　大剂量的 nicotinic acid 通过抑制肝 TG 的合成和 VLDL 的分泌而降低 TG、LDL-C 和 LP(a)水平,同时升高 HDL-C 水平。Nicotinic acid 降低 TG 和 VLDL 的作用,显效快,服后1～4小时生效;降低 LDL 的作用慢而弱,用药5～7天生效,3～5周达 E_{max};Nicotinic acid 能升高 HDL,降低 LP(a),是为数不多的降低 LP(a)的药物之一。

Nicotinic acid 的调血脂和抗动脉粥样硬化作用与维生素的作用无关,转化为烟酰胺后则无效,如将 nicotinic acid 与其他物质结合成酯,服用后在体内释放出 nicotinic acid 仍然有效。

【临床应用】 属广谱调血脂药,对Ⅱb和Ⅳ型高脂血症疗效最好。适用于混合型高脂血症、高TG血症、低HDL血症和高LP(a)血症。与他汀类或贝特类联合应用,可提高疗效。

【不良反应及注意事项】 因所用剂量较大,开始常有皮肤潮红、瘙痒等,这与前列腺素介导的扩血管作用有关,若与阿司匹林伍用,可减轻此反应,并能延长nicotinic acid半衰期,防止nicotinic acid所致的血尿酸升高。另外,nicotinic acid刺激胃黏膜,加重或引发消化道溃疡,饭后用药可减轻。偶有肝功能异常、血尿酸增加、糖耐量降低等。溃疡病、糖尿病、痛风及肝功能异常者禁用。

(三)烟酸酯类 由烟酸与其他物质结合而成的酯类化合物,在体内分解,缓慢释放出烟酸而发挥药效,可部分减轻烟酸不良反应,但通常此类药物调脂作用较弱。常见的有烟酸肌醇酯(inositol hexanicotinate)、烟酸戊四醇酯(niceritrol)、尼可莫尔(nicomol)、烟酸生育酚酯(tocopheryl nicotinate)等。

阿昔莫司(acipimox) 是1980年问世的烟酸异构体,口服吸收快而完全,$t_{1/2}$为2小时,原形由尿排出。药理作用和临床应用与烟酸类似,适用于Ⅱb、Ⅲ和Ⅳ型高脂血症,也适用于高LP(a)血症和2型糖尿病伴高脂血症患者。不良反应较少而轻。对本品过敏以及消化性溃疡、孕妇、哺乳期妇女禁用。

第二节 抗氧化药

氧自由基(oxygen free radical,OFR)是体内氧化代谢产物,有极强的氧化作用,在动脉粥样硬化的发生和发展中发挥重要作用。研究发现OFR可损伤血管内膜,致使血管内皮细胞功能障碍;同时氧化修饰脂蛋白,尤其是ox-LDL是促进动脉粥样硬化病变发生和发展的重要因素,在单核细胞向内皮的粘附和转移、巨噬细胞的形成和积聚、血管平滑肌细胞(VSMC)增殖和迁移、泡沫细胞的形成、血小板衍化生长因子(PDGF)的释放等多个环节中发挥重要作用。LP(a)和VLDL也可以被氧化,增强致动脉粥样硬化的作用;具抗动脉粥样硬化效应的HDL被氧化修饰后则转化为致动脉粥样硬化因素。因此,阻止OFR的形成和脂蛋白的氧化修饰,已成为抗动脉粥样硬化的重要措施。

普罗布考

普罗布考(probucol)又称丙丁酚,原为调血脂药,但因其降低HDL-C而未受重视。近年来发现该药具有较强的抗氧化作用,呈良好的抗动脉粥样硬化效应。

【体内过程】 口服吸收较少,低于10%,且不规则,餐后用药吸收增加。具显著的亲脂性,吸收后主要积聚在脂肪组织内,其含量约为血药浓度的100倍。血清中的probucol 95%分布于脂蛋白的疏水核。消除缓慢,半衰期长,T_{max}为24小时,服用3~4个月方能达到稳态。主要以原形经胆管排泄,仅有2%经尿排泄。

【药理作用与作用机制】

1. 抗氧化作用 Probucol为脂溶性抗氧化剂,抗氧化作用强。血浆中的probucol主要分布于各脂蛋白,抑制脂蛋白的氧化修饰,阻止ox-LDL等的生成以及由此引发的各种病变过程,如内皮细胞损伤、泡沫细胞形成、VSMC增殖和迁移等。动物实验表明,该药既能防止动脉粥样硬化病变的发展,又能促进动脉粥样硬化的消退,且其效应与血脂改变无直接关系,可能与其抗氧化作用有关。

2. 调血脂作用 可使血浆TC和LDL-C下降,而HDL-C及apoA1同时也明显下降,对血浆TG和VLDL一般无影响。若与他汀类或胆汁酸结合树脂伍用,可增强调血脂作用。Probucol的调脂作用可能与其竞争性抑制HMG-CoA还原酶和抑制apoB合成有关。Probucol虽然降低HDL-C水平,但通过提高CE转移蛋白和apoE的浓度,使HDL颗粒中CH减少,HDL颗粒变小,提高HDL数量和活性,增加HDL的转运效率,使CH逆转运清除加快。

【临床应用】 主要与其他调血脂药合用治疗高CH血症。有报道probucol可预防经皮冠状动脉腔内成形术(percutaneous tranluminal coronary angioplasty,PTCA)后的再狭窄。

【不良反应】 一般较轻微,以胃肠道反应为主,如恶心、呕吐、腹泻、腹痛等。偶有头痛、头晕、肝功能异常、血小板减少、肌病、感觉异常等。因该药使部分患者心电图Q-T间期延长,故服药期间需注意心电图的变化。近期有心肌损伤者禁用。儿童、妊娠期和哺乳期妇女慎用。

维生素E

维生素E(viamin E,VE)最初源于植物油分离出的与生殖有关的成分,故又称为生育酚。根据其苯环上甲基的不同分为α、β、γ、δ四种,其中α-生育酚活性最强。

VE 口服易吸收,主要分布于细胞膜及脂蛋白,可被氧化成生育醌后再与葡萄糖醛酸结合随胆汁排出。

VE 具有很强的抗氧化作用,为典型的生物抗氧化剂。其化学结构中苯环上的羟基容易将电子或 H^+ 给予自由基,降低脂质过氧化物;或抑制磷脂酶 A_2 和脂氧酶,以清除 OFR 和减少 OFR 的生成。VE 本身所形成的生育醌,则可被维生素 C 或氧化还原系统复原继续发挥作用。VE 可防止脂蛋白的氧化及其所引起的一系列的病理过程,如保护膜结构,减轻对血管内皮的损伤,抑制血小板粘附、聚集和释放,阻止血栓形成等。主要用于冠心病、脂代谢异常的辅助治疗。

其他抗氧化剂还有维生素 C、β-胡萝卜素、辅酶 Q_{10}、超氧化物岐化酶、异黄酮类和亚硒酸钠等。

第三节 多烯脂肪酸类

多烯脂肪酸是指有 2 个或 2 个以上不饱和键结构的脂肪酸,又称多不饱和脂肪酸(polyunsaturated fatty acids,PUFAs)。根据不饱和键在脂肪酸链中开始出现的位置,分为 n-3(或 ω-3)型及 n-6(或 ω-6)型多烯脂肪酸。

一、n-3 型多烯脂肪酸

n-3 型 PUFAs 除 α-亚麻油酸外,主要有二十碳五烯酸(eicosapentaenoic acid,EPA)和二十二碳六烯酸(docosahexaenoic acid,DHA)等长链 PUFAs,主要存在于海洋生物藻、鱼及贝壳中。

【药理作用与机制】 EPA 和 DHA 有明显的调血脂作用。EPA 不仅是脂肪合成酶的抑制剂且对脂肪酸的氧化分解具有促进作用,从而抑制 TG 的合成。降低 VLDL 和 TG 的作用较强,并能升高 HDL-C。DHA 能使 HMG-CoA 还原酶减少,降低 TC 的合成和 LDL-C,而 EPA 作用弱。EPA 和 DHA 的调血脂作用可能与抑制肝合成 TG 和 apoB,提高 LPL 活性促进 VLDL 分解有关。

EPA 和 DHA 可取代花生四烯酸(arachidonic acid,AA)作为三烯前列腺素和五烯白三烯的前体发挥作用:① 抑制血小板聚集,抗血栓形成和扩张血管,从而改善血流动力学;② 抑制 PDGF 的释放,从而抑制 VSMCs 增殖和迁移,预防 PTCA 后再狭窄;③ 红细胞膜上的 EPA 和 DHA 增加,使红细胞的可塑性加强,改善微循环;④ 减轻炎症反应,稳定斑块,阻滞动脉粥样硬化的进展;⑤ 这类药物对动脉粥样硬化早期的白细胞-内皮细胞炎性反应的多种细胞因子表达呈现出明显的抑制作用。

【临床应用】 适用于高 TG 性高脂血症。对心肌梗死患者的预后有明显改善。亦可用于糖尿病并发高脂血症等,常作为联合用药或辅助用药。

【不良反应】 一般无不良反应,如过量摄入可出现出血时间延长,血小板减少,免疫反应降低。

二、n-6 型多烯脂肪酸

n-6 型 PUFAs 有亚油酸(linoleic acid)和 γ-亚油酸(γ-linolenic acid,γ-LNA),主要来源于植物油如大豆油、玉米油及葵花籽油等。常用的有月见草油(evening primrose oil)和亚油酸(linoleic acid)。

Evening primrose oil 约含有 90% 的不饱和脂肪酸,其中含亚油酸约 70%,γ-亚油酸 7%~10%。制剂中亚油酸和 γ-亚油酸本身也有较弱的调血脂作用。亚油酸与其他脂肪酸一起,以甘油脂的形式存在于动植物油脂中。进入体内后能转化成 n-6-PUFAs,软化血管,降低血脂,促进微循环,防止胆固醇在血管壁的沉积,发挥调血脂和抗动脉粥样硬化作用,常做成胶丸或与其他调血脂药和抗氧化药制成多种复方制剂应用。

第四节 黏多糖和多糖类

黏多糖是由氨基己糖或其衍生物与糖醛酸组成的二糖单位多次重复组成的长链,典型代表为肝素。肝素具多种抗动脉粥样硬化的作用:① 降低 TC、TG、LDL、VLDL 及提高 HDL;② 对动脉内皮具显著亲和力,以中和多种血管活性物质,保护血管内皮;③ 阻止 VSMCs 的增殖与迁移;④ 阻抑白细胞向血管内皮粘附及向皮下转移的炎症反应;⑤ 增强成纤维细胞生长因子的促微血管形成;⑥ 抗血栓形成等。因抗凝血作用强,口服无效,必须注射给药等,无法广泛应用。为此,人们研究开发了低分子量肝素和类肝素,使其既有类似肝素的抗动脉粥样硬化作用,又没有不利于动脉粥样硬化的副作用。

1. 低分子量肝素(low molecular weight heparin,LMWH) 是由肝素降解而成,平均分子量为4～6kD。由于分子量小,生物利用度较高,与血小板、血管壁蛋白结合的亲和力较低,抗凝血因子Ⅹa的能力大于抗凝血因子Ⅱa,使其抗凝血作用减弱,而抗血栓形成作用增强。常用制剂有依诺肝素(enoxaparin)、替地肝素(tedelparin)、弗希肝素(fraxiparin)、洛吉肝素(logiparin)及洛莫肝素(lomoparin)等多种品种。主要用于不稳定型心绞痛、急性心肌梗死及防止PTCA后再狭窄等。

2. 天然类肝素(natural heparinoids) 是存在于生物体内类似肝素结构的一类物质,如硫酸乙酰肝素(heparan sulfate)、硫酸皮肤素(dermatan sulfate)、硫酸软骨素(chondroitin sulfate)等。它们有抗凝血因子Ⅱa作用弱,抗凝血因子Ⅹa作用强和半衰期长的特点,具有调血脂、降低心肌耗氧量、抗血小板、保护血管内皮和阻滞动脉粥样硬化斑块形成等作用。另外,来源于海洋生物的酸性糖酯类如藻酸双酯钠(polysaccharide sulfate,PSS)等也具有调血脂、抗血栓形成、保护动脉内皮及阻滞动脉粥样硬化病变的发展等肝素样的药理特性。

临床上天然类肝素主要用于预防动脉粥样硬化及缺血性心脑血管疾病。

思考题: 1. 抗动脉粥样硬化药物分为哪几类?列出其主要代表药物。
2. 简述HMG-CoA还原酶抑制剂的药理作用、临床应用和主要不良反应。
3. 简述胆汁酸结合树脂的作用机制。

(王德才)

第二十五章
利尿药和脱水药

学习目标：1. 掌握呋塞米、氢氯噻嗪的药理作用、作用部位及原理、临床应用及不良反应。
2. 熟悉螺内酯、氨苯蝶啶、乙酰唑胺的药理作用特点、作用原理及临床应用。
3. 了解利尿药的分类及脱水药的作用及临床应用。

Chapter 25 Diuretic Agents

Diuretics are such drugs that can eliminate overloading natrium and water in body, and increase urine flow as well as relieve edema through directly acting on kidneys. According to their efficacy, the diuretics could be divided into three categories: high efficacy diuretic (loop diuretics), moderate efficacy diuretic (thiazides and related compounds) and low efficacy diuretic (spironolactone, amiloride, triamterene and carbonic anhydrase inhibitor).

Loop diuretics: Furosemide and bumetanide are sulfonamide derivatives with much wider safety range. They inhibit the $Na^+-K^+-2Cl^-$ cotransporters in the luminal membrane of the ascending limb of Henle's loop and interfere with the diluting and concentrating functions of kidneys to primary urine. They produce high efficacy and fast diuretic effect, and improve of the renal blood flow. They are available for the patients with variety of severe edema, such as hepatic cirrhosis, nephritic syndrome, and chronic or acute heart failure. When large doses are given intravenously they increase the renal blood flow, help flush out intratubular casts and ameliorate intratubular obstruction to improve functions of kidneys for acute renal failure. They may induce the disorders of water and electrolytes in the body and ototoxicity.

Thiazide diuretics (Hydrochlorothiazide) are sulfonamide derivatives. They inhibit NaCl reabsorption by distal convoluted tubule and also inhibit carbonic anhydrase activity and interfere with Na^+-H^+ exchange. As a result, thiazides produce medial efficacy of diuretic effect. The diuretic effect of thiazides starts much slower than loop diuretics, but the duration time of effect is much longer than later. They are available for the patients with variety of edema. Hydrochlorothiazide as a basic hypotensive drug, is used for patients with hypertension in combination with other antihypertensive drugs, but it may cause hypokalemia, elevation of blood viscosity, hyperuricemia, hyperglycemia, and hyperlipidemia.

Spironolactone is an antagonist of the mineralocorticoid receptor. It antagonizes the K^+-Na^+ exchange modulated by aldosterone. As a result, the K^+ is kept and Na^+ excreted. It is used for the edema patients with high aldosterone level. The effect occurs slow, but lasts much longer. The main adverse reactions are hyperkalemia and interference with the functions of sexual hormones.

Triamterene and amiloride interfere with Na^+ entry through the Na^+-selective ion channels in the apical membrane in collecting tubes. As a result, they prevent the K^+ secretion, which is coupled with Na^+ entry in this segment. They are used in the patients with edema in combination with other diuretics.

Dehydrant agents, or called osmotic diuretic, exert osmotic effects that prevent water reabsorption in the water-permeable segments of the nephron. Its optimized use is to reduce intra-cranial pressure in neurological conditions and to reduce intra-ocular pressure before ophthalmological procedures.

第一节 利尿药

利尿药(Diuretics)是一类直接作用于肾脏,促进Na^+、Cl^-等离子和水的排除,产生利尿作用,消除水肿的药物。临床上主要用于治疗各种原因引起的水肿,如心力衰竭、肾病综合征;也可用于治疗高血压、高血钙等非水肿性疾病。常用利尿药按照它们的效能和作用环节可分为五类:

1. 袢利尿药(loop diuretics) 也称为高效能利尿药(high efficacy diuretics)。主要作用于髓袢升支粗段Na^+-K^+-$2Cl^-$同向转运体。本类药物不仅影响尿液稀释过程,也可影响尿液浓缩功能,利尿作用强大,主要代表药为呋塞米。

2. 噻嗪类利尿药(thiazide diuretics) 又称为中效能利尿药(moderate efficacy diuretics)。主要作用于远曲小管近端Na^+-Cl^-同向转运体。影响尿液稀释过程,利尿作用中等。本类药物的代表药是氢氯噻嗪。

3. 保钾利尿药(potassium-retaining diuretics) 又称为低效能利尿药(low efficacy diuretics)。主要作用于远曲小管末端和集合管。利尿作用弱,可减少K^+的排除,如螺内酯、氨苯蝶啶等。

4. 碳酸酐酶抑制药(carbonic anhydrase inhibitors) 主要作用于近曲小管,通过抑制碳酸酐酶活性而产生利尿作用,本类药物利尿作用弱,代表性药物为乙酰唑胺。

5. 渗透性利尿药(osmotic diuretics) 又称为脱水药(dehydrant agents)。主要作用部位在髓袢及其他部位。典型药物为甘露醇。

【肾脏生理与利尿药作用基础】

尿液的生成是通过肾小球滤过、肾小管和集合管的重吸收及分泌来实现的,利尿药通过作用于肾单位的不同部位、不同环节而发挥利尿作用(图25-1)。

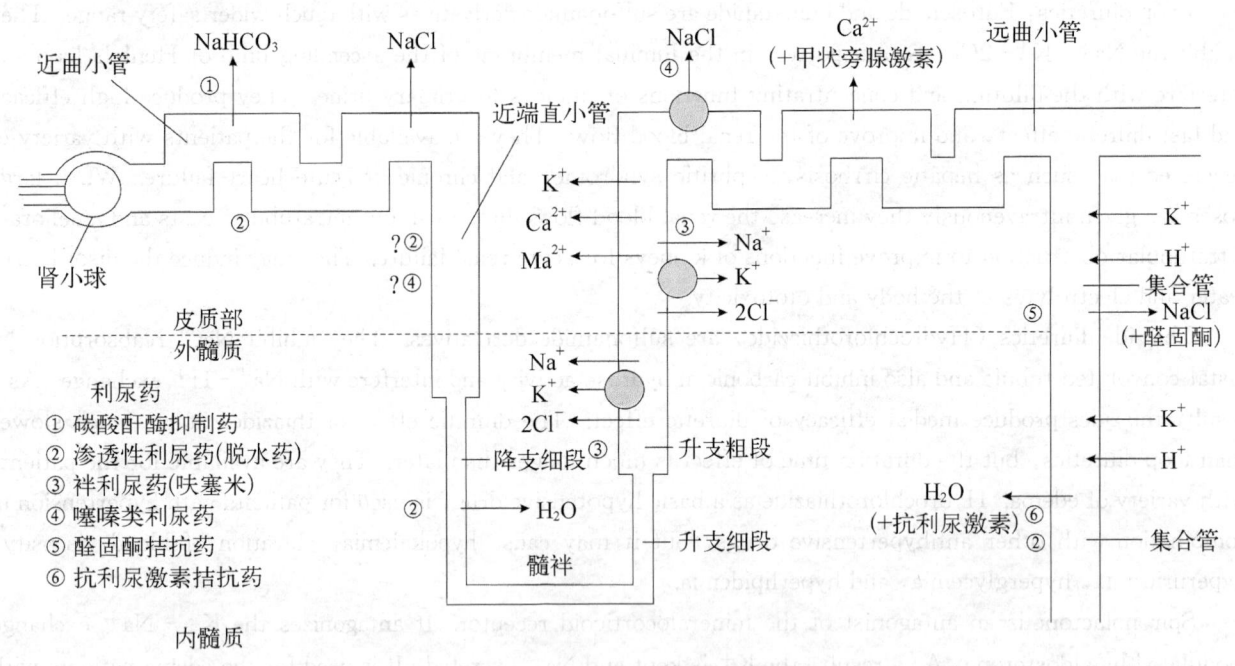

图25-1 尿液的生成及利尿药作用环节

(一)肾小球 除了蛋白质和血细胞外,血液中的成分均可由肾小球滤过而形成原尿。原尿量的多少由肾血流量和有效滤过压决定。正常情况下,成人每日由肾小球滤过产生的原尿量可达180 L,但24小时排除的终尿量仅为1~2 L,说明原尿中约99%的水分和电解质在肾小管被重吸收。

(二)肾小管

1. 近曲小管 是Na^+重吸收的主要部位,原尿中85%的$NaHCO_3$、40%的NaCl、60%的水及其他所有可能滤过的各种溶质在近曲小管通过特定的转运系统被重吸收。其中与利尿作用最为密切的是$NaHCO_3$和NaCl。在上市的利尿药中,只有碳酸酐酶抑制药在近曲小管中起作用。

近曲小管顶质膜(管腔面)的Na^+-H^+交换子是触发$NaHCO_3$在近曲小管重吸收的关键物质。该转运系

统可促进管腔内的 Na^+ 进入细胞,再按 1:1 的比例交换细胞内的 H^+。基侧膜上的钠泵(Na^+-K^+-ATP 酶)将吸收进入肾小管细胞内的 Na^+ 泵入组织间液,使细胞内的 Na^+ 维持在一个较低水平。分泌进入管腔内的 H^+ 与 HCO_3^- 形成 H_2CO_3,H_2CO_3 和 HCO_3^- 均不被近曲小管直接转运,而是生成 CO_2 和 H_2O,然后 CO_2 以简单扩散的方式迅速跨越细胞膜,在细胞内再水化成为 H_2CO_3。H_2CO_3 在细胞内分解,其产物 H^+ 用于 Na^+-H^+ 交换,HCO_3^- 通过特殊的转运子转运通过基侧质膜入血。管腔内的脱水和细胞内的再水化反应均由碳酸酐酶(carbonic anhydrase,CA)催化完成(图 25-2)。乙酰唑胺能抑制碳酸酐酶活性,减少 H^+ 的生成,减少 Na^+-H^+ 交换,使 Na^+ 重吸收减少而利尿。但因其利尿作用弱,且容易产生代谢性酸中毒,现已少用。

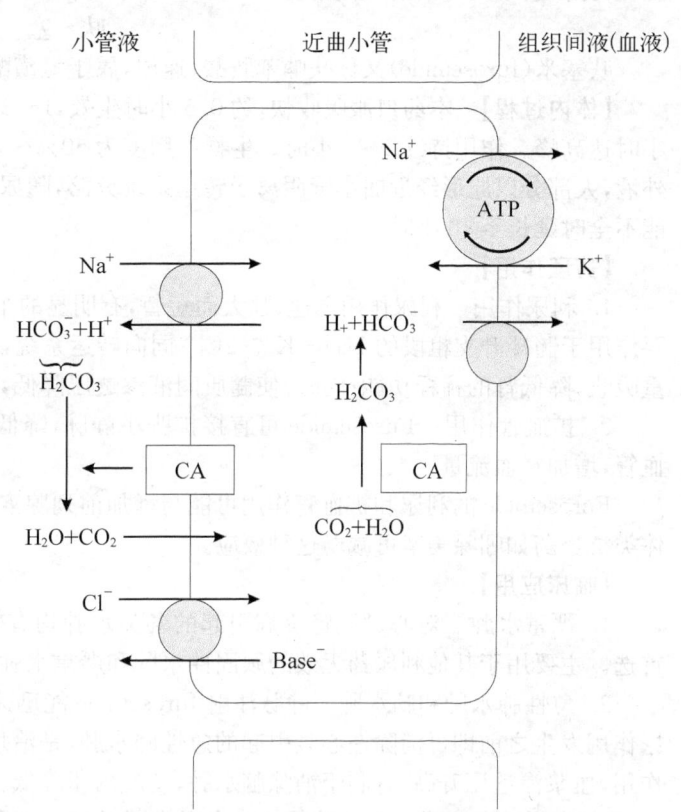

图 25-2 近曲小管上皮细胞的 Na^+-H^+ 交换和 HCO_3^- 重吸收

2. 髓袢升支粗段髓质和皮质部 是高效能利尿药作用的主要部位,原尿中约 35% 的 Na^+ 在此段被再吸收,并且几乎没有水的再吸收。上皮细胞管腔膜 $Na^+-K^+-2Cl^-$ 同向转运系统是髓袢升支粗段重吸收 Na^+ 的主要因素,该系统在转运一个 Na^+ 的同时,转运一个 K^+ 和两个 Cl^- 进入细胞内。Na^+ 进入细胞后由基侧膜上的 Na^+-K^+-ATP 酶主动转运至细胞间质,在细胞内蓄积的 K^+ 经管腔膜侧的 K^+ 通道扩散返回管腔,形成 K^+ 的再循环,造成管腔内正电位,驱动 Mg^{2+} 和 Ca^{2+} 的再吸收,Cl^- 经细胞旁路进入组织液。髓袢升支粗段在尿液的浓缩和稀释作用中具有重要的意义,此段缺乏水通道,对水的通透性非常低,因而重吸收的 Na^+ 与尿素一起使髓质保持高渗状态的同时,管腔液呈低渗状态。当尿液流经集合管时,管腔膜逐渐恢复对水的通透性,在抗利尿激素(antidiuretic hormone,ADH)的作用下,大量的水被重吸收,使尿液浓缩。袢利尿药一方面降低了肾的稀释功能,另一方面由于髓袢高渗状态无法维持而降低了肾的浓缩功能,排除大量低渗尿液,产生强大的利尿作用。

3. 远曲小管 此段主要通过管腔膜内的 Na^+-Cl^- 共同转运子介导,约 10% 的 Na^+ 被重吸收。远曲小管对水也不通透,NaCl 的重吸收进一步稀释了小管液。噻嗪类利尿药通过阻断 Na^+-Cl^- 共同转运子而产生中度利尿作用。此外,Ca^{2+} 经顶质膜 Ca^{2+} 通道和基侧质膜的 Na^+-Ca^{2+} 交换子(Na^+-Ca^{2+} exchanger)被重吸收,甲状旁腺激素(parathyroid hormone,PTH)可以调节这个过程。

4. 集合管 集合管重吸收原尿中大约 2%~5% 的 Na^+,重吸收的机制与其他部位不同。主细胞顶质膜通过 Na^+、K^+ 通道吸收 Na^+ 和排除 K^+,进入主细胞内的 Na^+ 通过基侧质膜 Na^+-K^+-ATP 酶转运进入血液循环。由于 Na^+ 进入细胞的驱动力超过 K^+ 的分泌,因此 Na^+ 的重吸收要多于 K^+ 的分泌,从而形成显著的管腔负电位,促进 Cl^- 的吸收。集合管管腔内 Na^+ 的浓度与 K^+ 的分泌有密切关系,作用于集合管上游的利尿药如果增加 Na^+ 的排出,则将促进 K^+ 的分泌,容易出现低钾血症。

醛固酮(aldosterone)通过促进基因转录,增加 Na^+ 通道和 K^+ 通道的活性以及 Na^+-K^+-ATP 酶活性,进而促进 Na^+ 的重吸收以及 K^+ 的分泌。醛固酮拮抗药螺内酯以及氨苯蝶啶等药物作用于此部位,它们又称为保钾利尿药。

第二节 常用利尿药

一、高效能利尿药(袢利尿药)

袢利尿药(高效能利尿药)作用于髓袢升支粗段,干扰 $Na^+-K^+-2Cl^-$ 共同转运系统,产生迅速而强大的利尿作用,在其他利尿药难以发挥作用的时候,仍能奏效,是目前最有效的利尿药。这类药物有呋塞米、布美他尼、依他尼酸、托拉塞米等,利尿强度依次为:布美他尼＞托拉塞米＞呋塞米。呋塞米和布美他尼是磺胺的衍生物,托拉塞米则为其活性代谢物。

呋 塞 米

呋塞米(furosemide)又称呋喃苯胺酸、速尿,属于氨磺酰类化合物,是邻氨基苯甲酸衍生物。

【体内过程】 本药口服吸收快,约 0.5 小时生效,1～2 小时达高峰;静脉注射 5～10 分钟即可起效,0.5～1 小时达高峰。作用持续 2～3 小时。生物利用度为 50%～70%,血浆蛋白结合率为 98% 左右,主要分布于细胞外液,大部分以原形经近曲小管阴离子转运系统分泌,随尿液排出。正常人的血浆消除半衰期为 1 小时,肾功能不全时延长至 10 小时。

【药理作用】

1. 利尿作用 利尿作用迅速、强大而短暂,有明显的个体差异,应用时要注意剂量个体化。Furosemide 主要作用于髓袢升支粗段的 $Na^+-K^+-2Cl^-$ 同向转运系统,与之结合并抑制其转运能力,从而减少 NaCl 和水的重吸收,降低肾的稀释功能;同时,使髓质间液渗透压降低,肾脏的浓缩功能下降,因而产生强大的利尿作用。

2. 扩血管作用 Furosemide 可直接扩张小静脉,降低左心室充盈压,减轻心脏负荷,减轻肺水肿;扩张肾血管,增加肾血流量。

Furosemide 的利尿和扩血管作用可能与增加前列腺素(前列环素 PGI_2 和前列腺素 PGE_2)合成有关,非甾体类抗炎药如吲哚美辛可减弱这种效应。

【临床应用】

1. 严重水肿 对心、肝、肾等病引起的各类水肿均有效。因利尿作用强大,易引起电解质紊乱,一般不作首选。主要用于其他利尿药无效的顽固性水肿和严重水肿患者。

2. 急性肺水肿和脑水肿 静脉注射 furosemide 能迅速扩张容量血管,减少回心血量,减轻心脏负荷,在利尿作用发生之前即可消除左心衰引起的急性肺水肿,是治疗急性肺水肿迅速有效的手段之一。同时,由于利尿作用,血浆渗透压升高,有利于消除脑水肿,使颅内压降低。对脑水肿合并心力衰竭的患者尤为适用。

3. 急慢性肾衰竭 对急性肾功能衰竭早期,furosemide 可增加缺血区肾血流量,改善少尿及肾缺血症状;其利尿作用可冲洗肾小管,防止肾小管萎缩和坏死。对于其他药物无效的慢性肾功能衰竭,大剂量 furosemide 可增加尿量,仍然能产生作用。

4. 加速毒物的排泄 应用本药的同时结合输液,可使尿量增加,在一天内达到 5L 以上。主要用于某些经肾脏排泄的药物或毒物中毒的抢救,如巴比妥类、水杨酸类、溴化物、碘化物等中毒。

5. 高钙血症 抑制 Ca^{2+} 的重吸收,降低血钙。静脉注射 furosemide 40～80 mg 可解救高钙血症危险。

6. 高血压 一般不作为高血压的常规用药,但当噻嗪类疗效不佳尤其是伴有肾功能不全或出现高血压危象时,本类药物尤为适用。

【不良反应】

1. 水与电解质紊乱 由于强烈的利尿作用使电解质和水的排出增加,引起低血容量、低血 K^+、低血 Na^+、低 Cl^- 性碱血症及低血压,长期应用还可产生低血 Mg^{2+}。其中低血 K^+ 最为常见,一般在用药后 1～4 周出现。低 K^-、低 Cl^- 性碱血症是由于 furosemide 增加盐和水的排泄,因而加强集合管 K^+ 和 H^+ 的分泌所致。低血钾可增加强心苷对心脏的毒性,可能诱发肝硬化患者肝昏迷。因此应注意及时补充钾盐或者加服保钾利尿药,尽量避免或者减少低钾血症的发生。

2. 高尿酸血症 Furosemide 利尿后血容量减少,胞外液浓缩,增加尿酸在近曲小管的再吸收。此外,furosemide 与尿酸竞争排泄机制,减少尿酸分泌,长期用药的患者可出现高尿酸血症,诱发或加重痛风。

3. 耳毒性 表现为眩晕、耳鸣、听力下降或暂时性耳聋,呈剂量依赖性。其发生机制可能与药物引起的内耳淋巴液电解质成分改变及耳蜗毛细胞损伤有关。应当避免与有耳毒性的药物如氨基糖苷类抗生素、万古霉素等合用。

4. 其他 可有恶心、呕吐、腹泻,停药后消失。大剂量可引起胃肠道出血。偶致皮疹、白细胞及血小板减少等变态反应性疾病和骨髓抑制等。本类药物与磺胺药存在交叉过敏反应。

【药物相互作用】 与氨基糖苷类抗生素及第一、二代头孢菌素等合用可增加耳毒性和肾毒性,应避免合用。由于其血浆蛋白结合率极高,与其他高血浆蛋白结合率药物如华法林合用,可升高游离血浆药物浓度而增加药物毒性。临床上不宜与糖皮质激素、盐皮质激素及雌激素配伍。磺胺药过敏者、孕妇、低 K^+ 血症、肝昏迷及过量服用洋地黄患者禁用。

布美他尼(bumetanide) 又称丁氧苯酸,起效快、毒性低、其利尿作用强度是 furosemide 40~60 倍,作用持续 4 小时左右。本品脂溶性较大,口服吸收迅速而完全。临床主要用于对 furosemide 无效的患者。不良反应与呋塞米相似但较轻。

托拉塞米(torasemide) 起效快、利尿作用强、维持作用时间长、对血尿酸影响小、排钾作用弱于其他同类利尿药。还有抗醛固酮、降低血压作用。不良反应较轻,最常见的有直立性低血压、疲倦等。

依他尼酸(etacrynic acid) 又称利尿酸,适合于对磺胺药过敏的患者,但不良反应较为严重,如胃肠道反应、耳毒性在本类药物中最为严重,现极为少用。

二、中效能利尿药

中效能利尿药有噻嗪类利尿药、吲达帕胺、氯噻酮等。

噻 嗪 类

噻嗪类(thiazides)是临床上广泛应用的一类口服中效能利尿药和降血压药。此类药物有相似的磺胺衍生物基本结构,因此产生的利尿作用基本相似,但由于存在不同的取代基,其产生的作用强度、起效快慢和维持时间各不相同。氢氯噻嗪(hydrochlorothiazide,双氢克尿噻)是本类药物的典型代表。其他噻嗪类药物有氯噻嗪(chlorothiazide)、苄氟噻嗪(bendroflumethiazide)、环戊噻嗪(cyclopenthiazide)等。

【体内过程】 噻嗪类利尿药脂溶性较高,口服吸收迅速而完全。口服后 1~2 小时生效,血药浓度 4~6 小时达最高峰。该类药物以原形由近曲小管阴离子转运系统分泌排泄,可与尿酸的分泌产生竞争,使尿酸的分泌速度降低。$t_{1/2}$ 约 2.5 小时。本类药物还可通过胎盘屏障进入乳汁。

【药理作用】

1. 利尿作用 Thiazides 增强 NaCl 和水的排除,利尿作用中等。其作用机制是抑制远曲小管始段 Na^+-Cl^- 同向转运系统,使 NaCl 的重吸收减少,增高肾小管管腔渗透压,水重吸收减少而利尿。因为作用部位在皮质部的远曲小管,所以只影响肾脏的稀释功能而对浓缩功能无影响。与袢利尿药相似,thiazides 作用也与促进前列腺素的合成有关,非甾体抗炎药可减弱其作用。

由于转运至远曲小管 Na^+ 的增多,促进了 Na^+-K^+ 交换,尿中除了含有较多的 Na^+、Cl^- 外,K^+ 的排泄也较多,长期服用易引起低血钾。此外,本类药物可轻度抑制碳酸酐酶的活性,使 HCO_3^- 的排泄略有增加。与袢利尿药作用相反,本类药物可促进远曲小管 PTH 调节的 Ca^{2+} 重吸收,减少尿 Ca^{2+} 含量,减少 Ca^{2+} 在肾小管管腔中的沉积。这可能是由于 Na^+ 的重吸收减少,肾小管上皮细胞内 Na^+ 浓度减低,促进基侧膜的 Na^+-Ca^{2+} 交换所致。可引起肾素分泌增加。

2. 抗利尿作用 尿崩症患者的主要临床表现为烦渴、多饮、多尿。Thiazides 能够显著减少尿崩症患者的尿量,改善口渴症状。其作用机制可能与 Na^+ 排泄增多而降低血浆渗透压有关;也涉及噻嗪类利尿药抑制磷酸二酯酶活性,使远曲小管和集合管细胞内 cAMP 含量增加。cAMP 可提高肾小管对水的通透性,对水的重吸收增加,减少尿量的排出。但确切机制尚不清楚。

3. 降压作用 Thiazides 是临床上重要的降压药,用药早期通过利尿作用,血容量降低而降低血压;长期用药则因 Na^+ 排出较多,扩张血管而产生降压作用。(见第二十一章 抗高血压药物)。

【临床应用】

1. 水肿 可用于各种原因引起的水肿。Thiazides 是轻、中度心源性水肿的首选利尿药,是慢性心功能不全的治疗药物之一。其治疗肾性水肿疗效与肾功能损害程度有关,受损程度较轻患者疗效较好。对于肝性水肿,与螺内酯合用效果较好,但应避免低血钾导致血氨升高,诱发肝昏迷。

2. 高血压病 本类药物是常用的基础降压药,常单用或与其他降压药合用。

3. 其他 可用于肾性尿崩症及加压素无效的垂体性尿崩症;高尿钙症,可抑制高尿钙引起的肾结石的形成。

【不良反应】

1. 水、电解质紊乱 长期应用可引起低血 K^+、低血 Na^+、低血 Mg^{2+}、低血 Cl^- 等,其中低血 K^+ 最为常见。与强心苷类药物、糖皮质激素合用尤易发生,应及时补钾,必要时与保钾利尿药合用。Thiazides 可抑制碳酸酐酶活性,使 H^+ 分泌减少,氨排除减少,可引起血 Cl^- 升高,故肝功能不全及肝硬化患者慎用。以免引起肝昏迷。

2. 高尿酸血症 本类药物与尿酸竞争肾小管分泌机制,可减少尿酸排泄,引起高尿酸血症,因此痛风症患者慎用。此外,本类药物通过降低肾小球滤过率,可加重肾功能不全,故禁用于严重肾功能不全者。

3. 代谢变化　长期应用可因抑制胰岛素分泌及减少组织对葡萄糖的利用,升高血糖;还可升高血清胆固醇和低密度脂蛋白引起高脂血症。这些不良反应与用药剂量有关,应用时宜选择最小有效剂量。糖尿病、高脂血症患者慎用。

4. 其他　偶见变态反应,如过敏性皮炎、皮疹、粒细胞减少及血小板减少等。本类药物与磺胺药存在交叉过敏反应。

【药物相互作用】　与胺碘酮和强心苷类药物合用时,应防因低血钾引起的不良反应。糖皮质激素、盐皮质激素、促肾上腺皮质激素可降低本类药物利尿作用并增加水电解质紊乱的发生机会,尤其低钾血症的发生。对磺胺类药物过敏者,肝昏迷、严重肾功能损害、顽固性低钾血症、高钙血症者禁用。

氯噻酮(chlortalidone)　是非噻嗪类利尿药,利尿作用与 hydrochlorothiazide 相似,但作用维持时间较长,可达 48~60 小时,较少引起低血钾。由于可致畸胎或死胎,孕妇及哺乳期妇女禁用。

吲达帕胺(indapamide)　利尿作用与 hydrochlorothiazide 相等,对碳酸酐酶抑制作用强,排 K^+ 作用微弱,对血糖和血脂代谢影响小。并有一定的扩血管及抑制血小板聚集作用,该作用与促进前列环素 PGI_2 和前列腺素 PGE_2 合成有关,也与其能改变细胞膜对 Ca^{2+} 的通透性,使细胞 Ca^{2+} 内流减少有关。为降压作用强、利尿作用弱,相对安全,不良反应较少的中效能利尿药。Indapamide 主要用于轻、中度高血压,以及多种原因所致的轻、中度水肿。

三、低效能利尿药(保钾利尿药)

本类药物主要作用于远曲小管末端和集合管,轻度抑制 Na^+ 的重吸收,减少 K^+ 分泌,具有保钾排钠的特点。但因其利尿作用弱,较少单用,常与其他利尿药联合应用,不但增强利尿效果,还可减少 K^+、Mg^{2+} 的排泄。该类药物有螺内酯、氨苯蝶啶及阿米洛利等。

螺 内 酯

螺内酯(spironolactone)又称安体舒通(antisterone),化学结构与醛固酮相似,可竞争性拮抗醛固酮的作用。

【体内过程】　口服吸收好,生物利用度大于 90%。原形药需经肝代谢为有活性的坎利酮(canrenone)后才能发挥作用,所以起效缓慢。口服后 1 天左右起效,2~4 天达到最大效应。Canrenone $t_{1/2}$ 约 18 小时,因此作用持久,停药后作用仍可持续 2~3 天。主要由肝脏灭活。

【药理作用】　Spironolactone 的作用部位在远曲小管和集合管,是醛固酮的竞争性拮抗药。Spironolactone 及其代谢产物 canrenone 与远曲小管和集合管细胞胞浆中的醛固酮受体结合,阻止醛固酮-受体复合物的核转位,从而拮抗醛固酮的排钾保钠作用;spironolactone 也能干扰细胞内醛固酮活性代谢物的形成,影响醛固酮作用的充分发挥,表现出排钠保钾作用。其利尿作用与体内醛固酮的浓度有关,只有体内有醛固酮存在时才可发挥利尿作用。因此切除肾上腺的动物则无利尿作用。

【临床应用】　本药利尿作用弱而持久。临床上常与 thiazides 或高效能利尿药合用治疗伴有醛固酮增高的顽固性水肿如充血性心力衰竭、肝硬化、肾病综合征等引起的水肿。也用于充血性心力衰竭和高血压的治疗,以及预防低 K^+ 血症。

【不良反应】　本品不良反应较轻,长期应用可引起高 K^+ 血症,肾功能不全患者较易发生,故禁用于肾功能不全者。用药后少数患者可见头痛、困倦及精神紊乱等。此外,还有性激素样不良反应,可致男子乳房发育和性功能减退,妇女多毛症等,停药后症状可消退。本药还可出现胃肠出血,消化性溃疡患者禁用。

【药物相互作用】　与其他保 K^+ 利尿药、血管紧张素转化酶抑制药、血管紧张素Ⅱ受体拮抗药、环孢素以及含钾药物合用时可增加发生高钾血症的机会。雌激素、肾上腺皮质激素可减弱螺内酯的利尿作用。高钾血症禁用。无尿、肾功能不全、肝功能不全、低钠血症、孕妇及酸中毒者慎用。

依普利酮(eplerenone, inspra)　是一种新型选择性醛固酮受体拮抗剂。它对盐皮质激素受体的选择性高,对雄激素和孕酮受体影响很小。主要用于轻、中度高血压的治疗,有效率和降低收缩压与舒张压的幅度与依那普利相似;也用于急性心肌梗死后心力衰竭的治疗。还可改善稳定型左心室收缩期功能障碍患者的存活率。Eplerenone 的不良反应和禁忌证与 spironolactone 相似,但性激素样不良反应轻。不推荐使用高于每日 100 mg 的剂量,避免高血钾的发生。

氨苯蝶啶(triamterene)　又称三氨蝶啶,不是醛固酮拮抗药。作用于远曲小管末端和集合管,阻滞管腔膜 Na^+ 通道,减少 Na^+ 的再吸收。由于 Na^+ 的再吸收与 K^+ 的分泌相耦联,Na^+ 的再吸收减少使管腔内的负电位降低,因此驱动 K^+ 向管腔分泌的动力减弱,因而具有排钠保钾的利尿作用特点。醛固酮缺乏时仍有利尿作用。Triamterene 利尿作用持续 16 小时左右。临床上常与排钾利尿药合用治疗顽固性水肿。不良反应较少，长期服用可引起高 K^+ 血症、血糖增高。与吲哚美辛合用可能引起急性肾功能衰竭。Triamterene 可抑制二氢叶酸还原酶，引起叶酸缺乏症。

阿米洛利（amiloride） 又称氨氯吡咪，作用和机制与 triamterene 相似。主要作用于肾脏远曲小管和皮质部集合管，在肾小管内膜上阻止 Na^+ 进入细胞内，降低细胞腔壁负电位，抑制 Na^+-K^+ 和 Na^+-H^+ 交换，使 Na^+、Cl^- 和水排出增多，而 K^+ 和 H^+ 排出减少。有一定的拮抗醛固酮作用。

Amiloride 是目前保钾利尿药中作用最强的药物，口服后 2 小时起效，6～10 小时作用达高峰，利尿作用可维持 24～28 小时。主要用于治疗水肿性疾病，如充血性心力衰竭、肝硬化腹水以及糖皮质激素治疗过程中发生的水钠潴留等。单独使用，可引起高 K^+ 血症。本药与排 K^+ 利尿药合用，可明显减少钾的排泄，并能明显增强利尿和降压作用。非甾体抗炎药尤其是吲哚美辛能降低本品的利尿作用，且合用时可增强肾毒性。

（四）低效能利尿药（碳酸酐酶抑制药）

乙 酰 唑 胺

乙酰唑胺（acetazolamide, diamox）又称醋唑磺胺，是磺胺类药物的衍生物，结构中的磺胺基是其活性必需基团。

【药理作用】 Acetazolamide 主要通过抑制近曲小管的碳酸酐酶活性，抑制 Na^+-H^+ 交换而抑制 HCO_3^- 的重吸收，产生弱的利尿作用。治疗量的 acetazolamide 可抑制近曲小管 85% 的 HCO_3^- 再吸收。在近曲小管，Na^+ 与 HCO_3^- 结合而排泄，最终 Na^+ 在近曲小管内重吸收减少。但由于集合管内 Na^+ 重吸收机会大大增加，Na^+-K^+ 交换增多，K^+ 的分泌相应增多。因此，使用本药后，尿中 Na^+、HCO_3^-、K^+ 和水的排除增多。碳酸酐酶还参与集合管 H^+ 的分泌，故集合管也是该类药物利尿的另一次要部位。

此外，acetazolamide 还可抑制肾脏以外部位碳酸酐酶依赖的 HCO_3^- 的转运。如抑制眼睫状体和脑脉络丛碳酸酐酶的活性，从而抑制其分泌 HCO_3^-，减少房水及脑脊液生成而降低眼内压和颅内压。

【临床应用】

1. 青光眼 是 acetazolamide 应用最多的适应证。口服可用于治疗多种类型的青光眼。同类药物有多佐胺（dorzolamide）和布林佐胺（brinzolamide），可局部用药治疗青光眼。

2. 急性高山病 Acetazolamide 通过减少脑脊液的生成和调节脑脊液及脑组织的 pH 值，减轻脑水肿等症状。登山者登山前 24 小时口服本药，可减轻高山反应的各种症状。

3. 碱化尿液 通过增加 HCO_3^- 排泄而碱化尿液，可加速尿酸及弱酸性药物（如阿司匹林）的排泄。仅在用药早期有效，长时间服用应注意补充碳酸氢盐。

4. 纠正代谢性碱中毒 心力衰竭的患者，由于过多使用利尿药造成代谢性碱中毒时，补盐可能会升高心脏充盈压，可使用 acetazolamide 代替。还可用于呼吸性酸中毒继发的代谢性碱中毒。

【不良反应】

1. 过敏反应 与磺胺类药物类似，会出现骨髓抑制、皮肤毒性、肾损害，对磺胺类药物过敏的患者使用本药更易发生过敏反应。

2. 代谢性酸中毒 长期使用 acetazolamide 后，减少体内贮存的 HCO_3^- 而导致高氯性酸中毒。

3. 尿结石 HCO_3^- 减少后，会引起磷酸盐尿和高钙尿症。长期应用本药会导致肾脏排泄可溶性物质（如枸橼酸盐）的能力下降，且钙盐在碱性尿中容易沉积，易形成肾结石。

4. 失钾 用药时注意及时补充 K^+ 盐。

5. 其他 大剂量应用时可引起嗜睡、感觉异常、四肢及面部麻木感；肾衰患者使用该药可造成蓄积而损害中枢神经系统。

【药物相互作用】 与糖皮质激素及促肾上腺皮质激素合用，可导致严重的低血钾。与阿托品、奎尼丁和苯丙胺合用，可使不良反应加重。肾上腺衰竭及肾上腺皮质功能减退者禁用或慎用。代谢性酸中毒、伴有低 K^+ 血症的水肿患者、肺心病、心功能不全、孕妇均不宜应用。

第三节 脱 水 药

脱水药（dehydrant agents）又称为渗透性利尿药（osmotic diuretics），是一类静脉注射后，通过提高血浆晶体渗透压而产生组织脱水作用的药物。本类药物静脉注射后具有不易透过毛细血管进入组织、在体内不易被代谢、易经肾小球滤过和不易被肾小管重吸收等特点。

<h2 style="text-align:center">甘露醇</h2>

甘露醇(mannitol)为一己六醇结构，口服不吸收，临床上主要用20%的高渗溶液静脉注射或静脉滴注。

【药理作用】

1. 脱水作用　Mannitol具有较高的极性，静脉给药后能迅速升高血浆晶体渗透压，使组织间液向血浆转移而产生组织脱水作用，可降低脑水肿患者的颅内压和青光眼患者的眼内压。

2. 利尿作用　静脉注射mannitol后10分钟即可产生利尿作用，2~3小时达高峰，作用可持续6~8小时。本药静脉注射后，血浆渗透压升高，血容量增加，肾小球滤过率提高。另外，本药经肾小球滤过后几乎不被肾小管重吸收，肾小管中尿液呈高渗状态，减少水在近曲小管和髓袢升支的重吸收而利尿。此外，由于排尿速率的增加，使所有电解质的重吸收也减少，如Na^+在髓袢升支的重吸收减少，可降低髓质高渗区的渗透压也有利于利尿。

【临床应用】

1. 治疗脑水肿及青光眼　是治疗脑水肿、降低颅内压安全而有效的首选药物。静脉注射mannitol后由于其不易进入脑组织及眼前房等有屏障功能的组织，可迅速降低颅内压和眼内压。用于脑外伤、脑膜炎等引起的脑水肿，也可用于青光眼急性发作及手术前降压。

2. 急性肾功能衰竭　在急性肾功能衰竭早期，及时应用mannitol可增加肾血流量，提高肾小球滤过率，增加尿量，可避免肾小管萎缩、坏死，改善肾缺血。

【不良反应】　不良反应少见，静脉注射过快易引起一过性头痛、眩晕、视力模糊、畏寒和心悸等。慢性心功能不全、活动性颅内出血及尿闭者禁用。

山梨醇(sorbitol)　是甘露醇的同分异构体，药理作用与临床应用同甘露醇，易溶于水，一般配成25%的高渗液使用，但作用较弱。

高渗葡萄糖　静脉注射50%葡萄糖(glucose)可产生脱水及利尿作用，但因其部分能从血管弥散到组织中，且易被代谢，故作用弱且不持久。停药后，可出现颅内压回升引起反跳现象。临床上一般与甘露醇合用，用于脑水肿和急性肺水肿。

甘油果糖(glycerol and fructose)　通过高渗透性脱水，能使脑水分含量减少，颅内压降低。本品降低颅内压作用起效较慢，持续时间较长。主要用于各种原因引起的急慢性颅内压增高，脑水肿等。一般无不良反应，偶可见溶血现象。对颅内出血、严重循环系统功能障碍、糖尿病、尿崩症患者慎用。

思考题：1. 试述呋塞米、氢氯噻嗪、螺内酯利尿作用的特点，作用部位和机制。

2. 试述呋塞米的药理作用和临床用途、不良反应。

3. 试述氢氯噻嗪的药理作用、临床用途和不良反应。

(刘颖菊)

第二十六章
作用于血液及造血系统的药物

学习目标：1. 掌握抗凝血药肝素和华法林的药理作用及其临床应用。
2. 熟悉纤维蛋白溶解药链激酶和尿激酶的药理作用及其临床应用。
3. 了解抗贫血药（铁剂、叶酸、维生素 B_{12}）、促凝血药（维生素 K）、抗纤维蛋白溶解药（氨甲苯酸、氨甲环酸）、抗血小板药（双嘧达莫、噻氯匹定）、促白细胞增生药（升高白细胞的药物粒细胞集落刺激因子和粒细胞/巨噬细胞集落刺激因子）的药理作用及临床应用。

Chapter 26 Drugs acting on the blood and the blood-forming organs

This chapter describes drugs used to treat three important dysfunctions of blood system: thrombosis, bleeding, and anemia.

Blood must remain fluid within the vasculature and yet clot quickly when exposed to non-endothelial surfaces at sites of vascular injury. Excessive bleeding and thrombosis may represent altered states of hemostasis. Impaired hemostasis results in spontaneous bleeding; stimulated hemostasis results in thrombus formation within the blood vessels. When hemostasis is abnormal, the drugs are used to alter the balance between procoagulant and anticoagulant reactions.

The hematopoietic machinery resides primarily in the bone marrow in adults and requires a constant supply of three essential nutrients — iron, vitamin B_{12} and folic acid. Deficiencies of these minerals and vitamins generally result in characteristic anemia that can be treated with either dietary or pharmaceutical supplementation.

第一节　抗　凝　血　药

在正常生理情况下，血液凝固与抗凝，纤溶与抗纤溶是两对相互矛盾的系统，它们共同作用保证血液在血管内正常循环流动。当这种平衡破坏时，可出现血栓、血管内凝血或出血性疾病。

血液凝固是由一系列凝血因子（表 26-1）参与的复杂的蛋白质酶解过程。包括内源性凝血和外源性凝血二条途径（见图 26-1）。

抗凝血药（anticoagulants）是通过影响凝血因子，阻止血液凝固过程的药物，临床主要用于血栓栓塞性疾病的预防与治疗。

表 26-1　血液凝固的主要因子

因子	别　　名	化学本质	因子	别　　名	化学本质
I	纤维蛋白原（fibrinnogen）	糖蛋白	III	组织凝血激酶（tissure thromboplastin）	脂蛋白
II	凝血酶原（prothrombin）	糖蛋白	IV	Ca^{2+}	Ca^{2+}

续表

因子	别名	化学本质	因子	别名	化学本质
V	前加速素(proaccelerin)	糖蛋白	X	凝血酶原激酶原(Stuart-Prower factor)	糖蛋白
VII	前转变素(proconvertin)	糖蛋白	XI	血浆凝血激酶前体(plasma thromboplastin antecedent)	糖蛋白
VIII	抗血友病因子(antihemophilic factor)	糖蛋白	XII	接触因子(Hageman factor)	糖蛋白
IX	血浆凝血激酶(plasma thromboplastin)	糖蛋白	XIII	纤维蛋白稳定因子(fibrin stablilizing factor)	糖蛋白

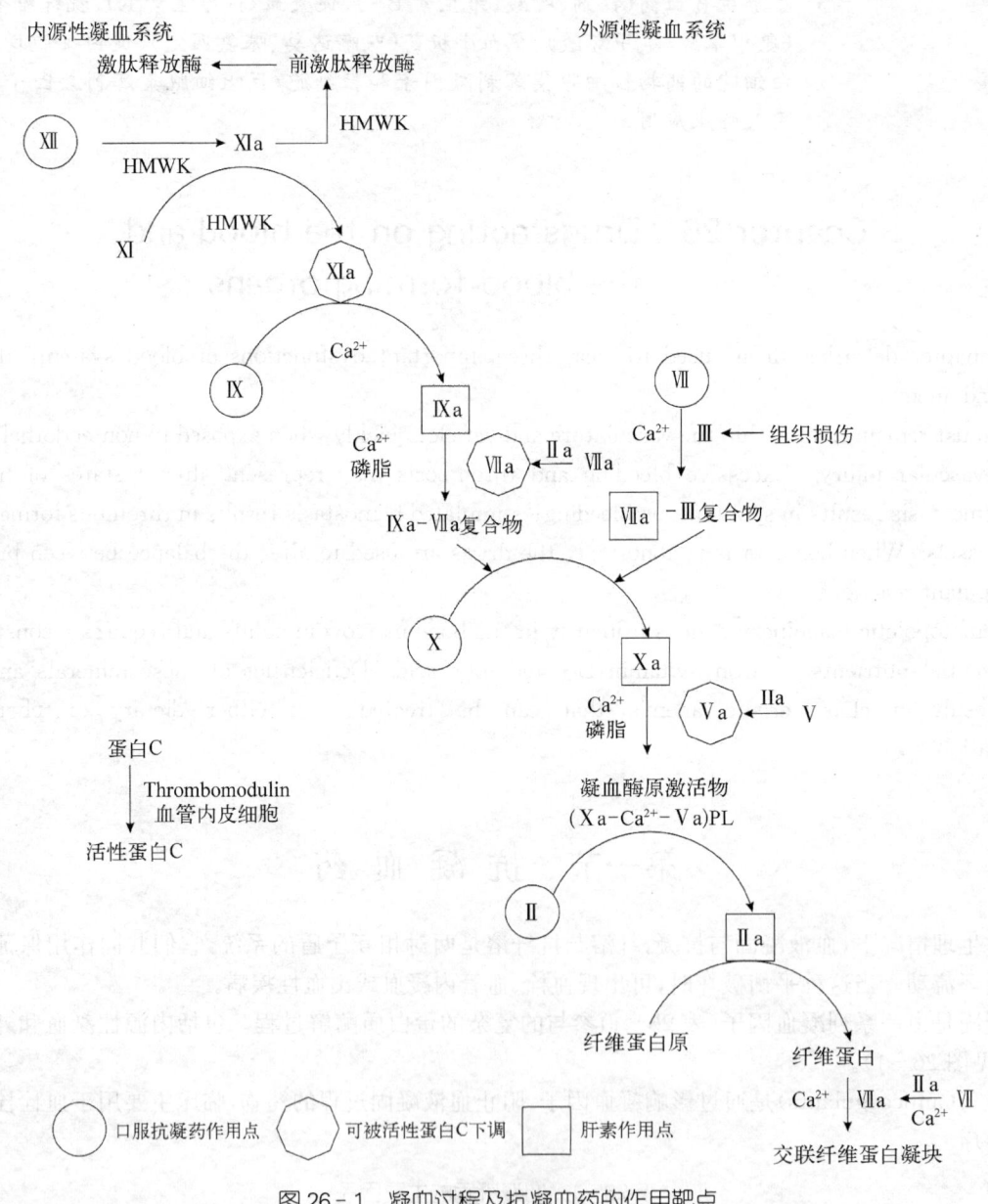

图 26-1 凝血过程及抗凝血药的作用靶点

一、注射用抗凝血药

肝 素

【来源和化学】 肝素(heparin)因最初得自肝脏,故名 heparin。目前 heparin 多从猪肠黏膜和猪、牛肺脏中提取。它是由 D-葡糖胺、L-艾杜糖醛酸及 D-葡糖醛酸交替组成的黏多糖硫酸酯,分子量 5～30 kDa,平均分子量约 12 kDa，存在于肥大细胞、血浆及血管内皮细胞中。有强酸性，带有大量阴电荷，这与其抗凝作用有关。

【体内过程】 Heparin 是带有大量阴电荷的大分子物质，不易通过生物膜，口服和直肠给药均无效。皮下注射血浆浓度低。肌内注射局部可发生血肿。静脉注射后，60%集中分布于血管内皮，大部分经肝脏单核-巨噬细胞系统的肝素酶分解代谢，降解产物或原形经肾排出，heparin 在治疗剂量时，其抗凝活性 $t_{1/2}$ 约为 40～90 分钟，且可因剂量增加而延长。静脉注射 heparin 100 U/kg 和 400 U/kg 时，其 $t_{1/2}$ 分别为 1～2.5 小时。

【药理作用】

1. 抗凝作用 在体内、体外均有抗凝作用，可延长凝血时间。静脉注射后 10 分钟内血液凝固时间、凝血酶时间及凝血酶原时间均明显延长，维持 3～4 小时。Heparin 的生物活性主要取决于血浆蛋白酶抑制剂抗凝血酶Ⅲ（AT-Ⅲ），它是凝血酶及因子 $Ⅸ_a$、X_a、XI_a、XII_a 等含丝氨酸残基蛋白酶的抑制剂，与凝血酶形成稳定复合物而使酶灭活。在肝素存在时，使此反应加速 1 000 多倍。肝素通过 AT-Ⅲ 灭活因子 II_a、IX_a、X_a 时，肝素必须同时与 AT-Ⅲ 和这些因子结合，而低分子量肝素（low molecular weight heparin，LMWH）灭活因子 X_a 时，仅须与 AT-Ⅲ 结合。

2. 抑制血小板聚集 这可能是继发于抑制凝血酶的结果（凝血酶促进血小板聚集）。

3. 降血脂作用 Heparin 能促进脂蛋白酶从组织释放到血浆中，进而水解血中乳糜微粒和极低密度脂蛋白。

4. 抗炎作用 Heparin 对炎症反应有抑制作用，在炎症反应中，heparin 抑制白细胞游走、粘附及趋化。

【临床应用】

1. 防治血栓栓塞性疾病 主要用于防治血栓形成和栓塞，如静脉血栓，肺栓塞，周围动脉血栓栓塞。对静脉栓塞的患者，连续静脉注射肝素，使血药浓度保持在 0.2 μm/ml，可防止肺栓塞的发生。

2. 用于心肌梗死、脑梗死、心血管手术及外周静脉术后血栓的防治 心肌梗死后用 heparin 可预防高危患者发生静脉血栓栓塞性疾病，并预防大块前壁性心肌梗死患者发生动脉栓塞。

3. 用于各种原因引起的弥散性血管内凝血（DIC） 如脓毒血症、胎盘早期剥离、恶性肿瘤溶解等所致的 DIC。早期应用，防止因纤维蛋白和凝血因子消耗而引起的继发性出血。

4. 体外抗凝 如心导管检查、体外循环、血液透析等。

【不良反应】 Heparin 的主要副作用是易致自发性出血，表现为各种黏膜出血、关节腔积血和伤口出血等。仔细观察患者，适当控制剂量及严密监测凝血时间或部分凝血酶原时间（partial thromboplastin time，PTT）可减少这种危险。老年妇女和肾衰竭患者常致出血。Heparin 轻度过量，停药即可。如严重出血，可缓慢静脉注射 heparin 特效解毒剂硫酸鱼精蛋白（protamine sulphate，是强碱性蛋白质，可与 heparin 结合成稳定的复合物而使肝素失活）注射液急救，1.0～1.5 mg 的鱼精蛋白可使 100 U 的 heparin 失活，但每次剂量不可超过 50 mg。因 heparin 来源于动物，故偶有过敏反应，如哮喘、荨麻疹、结膜炎和发热等。有报告用 heparin 发生脱发和短暂的可逆性秃头症。长期应用 heparin 可致骨质疏松和骨折。此外，还可发生短暂性的血小板减少症。

【禁忌证】 对 heparin 过敏、有出血倾向、患血友病、血小板功能不全和血小板减少、紫癜、严重高血压、细菌性心内膜炎、肝肾功能不全、溃疡病、颅内出血、活动性肺结核、孕妇、先兆流产及产后、内脏肿瘤、外伤及术后等。

低分子量肝素

低分子量肝素（low molecular weight heparins，LMWH）指分子量低于 6.5 kDa 的 heparin，作为 heparin 中分子量较低部分可由普通 heparin 直接分离而得，或由普通 heparin 降解后再分离而得。其作用特性是具有选择性抗凝血因子 X_a 活性，而对凝血酶及其他凝血因子影响较小。Heparin 对凝血酶要发挥作用，须与 AT-Ⅲ 三者结合形成复合物。对 X_a 则只需与 AT-Ⅲ 结合。LMWH 不能与 AT-Ⅲ 和凝血酶结合形成复合物，因此主要对 X_a 发挥作用。LMWH 抗凝血因子 X_a 活性/抗凝血活性比值为 1.5～4.0，而普通 heparin 为 1 左右，分子量越低，抗凝血因子 X_a 活性越强，这样就使抗血栓作用与出血作用分离，保持了 heparin 的抗血栓作用而降低了出血的危险。与 heparin 相比，LMWH 抗凝血因子 X_a 活性的半衰期长，生物利用度较大，因而静脉注射可维持 12 小时，皮下注射每日 1 次即可。

与 heparin 相同，LMWH 也是非肠道用药；也可引起出血，虽然出血的危险性可能较 heparin 少，但这一可能性并未完全确立，也有人认为两者的出血危险性相似；也可引起血小板减少症，低醛固酮血症伴高钾血症，皮肤坏死，过敏反应和暂时性转氨酶升高等不良反应；LMWH 引起的出血，也可用硫酸鱼精蛋白来治疗，LMWH 治疗的监护需通过测定血浆抗凝血因子 X_a 活性进行。

两者有相似的禁忌证和注意事项。

临床应用的 LMWH 制剂有：依诺肝素(enoxaparm)，替地肝素(tedelparin)，弗希肝素(fraxiparin)，洛吉肝素(logiparin)，洛莫肝素(lomoparin)等。

二、口服抗凝血药

香 豆 素 类

【化学和药动学】 香豆素类(coumarins)均具有 4-羟基香豆素的基本结构，常用药有华法林(warfarin，苄丙酮香豆素)、双香豆素(dicoumarol)、醋硝香豆素(acenocoumarol，新抗凝)。口服有效，故又称口服抗凝血药。

【体内过程】 Warfarin 口服后吸收快而完全，其钠盐的生物利用度几乎为 100%，吸收后 99% 以上与血浆蛋白结合，其分布容积很小。给药后 2~8 小时血浆中达峰浓度，但因作用机制的影响，药物作用高峰与峰浓度不一致。可通过胎盘屏障。主要在肝中代谢，以代谢物形式由肾排出。$t_{1/2}$ 约为 40 小时。作用维持 2~5 日。Dicoumarol 口服吸收慢而不规则，吸收后几乎全部与血浆蛋白结合，分布于肺、肝、脾、肾。经肝药酶羟基化失活后自尿中排出。Acenocoumarol 大部以原形经肾排出。

【药理作用及机制】 Coumarins 是维生素 K 拮抗剂。维生素 K 的环氧化物(epoxide)转变为氢醌型维生素 K(hydroqui-none)后，参与凝血因子Ⅱ、Ⅶ、Ⅸ、Ⅹ的前体、抗凝血蛋白 C 和 S 的 γ-羧化作用。香豆素类药物阻止维生素 K 环氧化物转变为氢醌形式，从而使这六种因子的 γ-羧化作用发生障碍，导致合成只有抗原性而无活性的六种因子的前体，发挥抗凝血作用。因此，香豆素类抗凝药在体外无效，在体内也须在原有的凝血因子Ⅱ、Ⅶ、Ⅸ、Ⅹ、抗凝血蛋白 C 和 S 耗竭后才发挥抗凝作用。经 12~24 小时才出现作用，1~3 天达高峰，维持 3~4 天(表 26-2)。

表 26-2 口服抗凝剂生物半衰期与作用时间

药　物	每日量(mg)	生物半衰期(h)	达峰时间(h)	持续时间(d)
华 法 林	5~15	10~60	24~48	3~5
醋硝香豆素	4~12	8	34~48	2~4
双 香 豆 素	25~150	10~30	36~72	4~7

【临床应用】 主要口服用于防治血栓栓塞性疾病。本类药物作用时间较长。但显效慢，作用过于持久，不易控制。防治静脉血栓和肺栓塞一般采用先用 heparin 后用 coumarins 维持治疗的序贯疗法。与抗血小板药合用，可减少外科大手术、风湿性心脏病、人工瓣膜置换的静脉血栓发生率。

【不良反应】 应用过量易致自发性出血，最严重者为颅内出血，应严密观察。Warfarin 能通过胎盘屏障，可引起出血性疾病；Warfarin 还可影响胎儿骨骼和血液蛋白质的 γ-羧化作用，影响胎儿骨骼正常发育，孕妇禁用。应用这类药物期间必须测定凝血酶原时间，一般控制在 25~30 秒(正常为 12 秒)较好，并据此调整剂量。如用量过大引起出血时，应立即停药并缓慢静脉注射大量维生素 K 或输新鲜血。罕见"Warfarin 诱导的皮肤坏死"，通常发生在用药后 3~7 天内。

【药物相互作用】 阿司匹林、保泰松等与血浆蛋白结合率高，使血浆中游离香豆素浓度升高，抗凝作用增强。降低维生素 K 生物利用度的药物或各种病理状态导致胆汁减少均可增强这类药物作用。广谱抗生素抑制肠道产生维生素 K 的菌群，从而减少维生素 K 的形成，增强这类药物作用。肝病时，因凝血因子合成减少也可增强其作用。肝药酶诱导剂如苯巴比妥、苯妥英钠、利福平等能加速香豆素类药物代谢，降低其抗凝作用。

三、体外抗凝血药

枸橼酸钠(sodium citrate) 其酸根与 Ca^{2+} 可形成难解离的可溶性络合物，导致血中 Ca^{2+} 浓度降低，故有抗凝作用。仅适用于体外抗凝，如输血时每 100 ml 全血中加入 2.5% sodium citrate 10 ml 可使血液不凝固。

四、抗血小板药

抗血小板药又称血小板抑制药，即抑制血小板粘附、聚集以及释放等功能。根据作用机制可把这类药物分为：① 抑制血小板代谢的药物，如阿司匹林、磺吡酮、呋唑氧苯(dazoxiben，UK-37248)、派 TXA2 (pinaneTXA2)等；② 阻碍 ADP 介导的血小板活化的药物；③ 凝血酶抑制剂；④ GPⅡb/Ⅲa 受体阻断药。

（一）抑制血小板代谢的药物

1. 环氧酶抑制剂

阿 司 匹 林

【**药理作用**】 阿司匹林(aspirin)低剂量(40~80 mg)即可抑制血小板聚集，作用持续 2~3 天。血小板内存在 COX-1 和 TXA_2 合酶，能催化生成 PGG_2 和 PGH_2，进而合成 TXA_2，Aspirin 抑制 COX-1 的活性，从而抑制血小板和血管内膜 TXA_2 的合成。小剂量 aspirin 可显著减少 TXA_2 水平，而对血管内皮的 PGI_2（在 COX-1 和 PGI_2 合酶作用下合成，有抗血小板聚集作用）无明显影响。Aspirin 对胶原、ADP、抗原抗体复合物以及某些病毒和细菌引起的血小板聚集都有明显的抑制作用，可防止血栓形成。Aspirin 能部分拮抗纤维蛋白原溶解导致的血小板激活，还可抑制 t-PA 的释放。因此，每日给予小剂量 aspirin 可防治冠状动脉性疾病、心肌梗死、脑梗死、深静脉血栓形成和肺梗死等。能减少缺血性心脏病发作和复发的危险，也可使一过性脑缺血发作患者的卒中发生率和死亡率降低。

2. TXA_2 合成酶抑制剂和 TXA_2 受体阻断剂 可抑制 TXA_2 的形成，导致环内过氧化物（PGG_2、PGH_2）蓄积，从而促使 PGI_2 生成增加。从药理学角度，兼具有 TXA_2 受体阻断和 TXA_2 合成酶抑制双重作用的制剂会有更高疗效。

利多格雷(ridogrel) 为一强大的 TXA_2 合成酶抑制剂和中度的 TXA_2 受体阻断剂。其对血小板血栓和冠状动脉血栓的作用比水蛭素及 aspirin 更为有效。对急性心肌梗死患者的血管梗塞率，复灌率及增强链激酶的纤溶作用等与 aspirin 相当。但对再栓塞，反复心绞痛发作及缺血性中风等发生率的影响比 aspirin 低。Ridogrel 对防止新的缺血病变比 aspirin 更有效。本品不良反应一般较轻，如轻度胃肠道反应，易耐受，未发现有出血性中风等合并症。

同类药物尚有匹可托安(picotamide)，其作用比利多格雷弱，不良反应轻。

3. 磷酸二酯酶抑制药

双嘧达莫(dipyridamole, persantin) 又称潘生丁，对胶原、ADP、肾上腺素及低浓度凝血酶诱导的血小板聚集有抑制作用。人口服潘生丁后，血药浓度在 3.9~9.9 $\mu mol/L$ 时，明显抑制血小板聚集。在体内外均有抗血栓作用。还可延长缩短了的血小板生存时间。其作用机制是：① 抑制磷酸二酯酶活性，使 cAMP 破坏减少，cAMP 含量增加可抑制血小板聚集；② 增强 PGI_2 活性；③ 激活腺苷活性，进而激活腺苷酸环化酶活性，使 cAMP 增多；④ 轻度抑制血小板的环氧酶，使 TXA_2 合成减少；⑤ 促进血管内皮细胞 PGI_2 的生成。用于血栓栓塞性疾病、人工心脏瓣膜置换术后患者，与 warfarin 合用抑制修复心脏瓣膜时血栓形成。与 aspirin 合用，延长血栓栓塞性疾病的血小板生存时间，增强 aspirin 的抗血小板聚集作用。还可阻抑动脉粥样硬化早期的病变过程。不良反应有胃肠道刺激，由于血管扩张引起的血压下降、头痛、眩晕、潮红、晕厥等。

（二）阻碍 ADP 介导的血小板活化的药物

噻氯匹定(ticlopidine) 能选择性及特异性干扰 ADP 介导的血小板活化，从而具有抗血小板聚集和粘附作用。ADP 是天然的血小板激活剂，当血管内皮损伤时，局部 ADP 酶活性减弱，造成 ADP 在损伤局部浓度过高，血小板激活，Tticlopidine 能特异性地阻碍 ADP 介导的血小板活化，不可逆地抑制血小板聚集。与 aspirin 不同，ticlopidine 抑制 ADP 诱导的 α-颗粒分泌（α-颗粒含有粘联蛋白、纤维蛋白原、有丝分裂因子等物质），ticlopidine 还有抑制 ADP 诱导的血小板膜 GPⅡb/Ⅲa 受体复合物与纤维蛋白原结合位点的暴露，因而抑制血小板聚集。所以 ticlopidine 是血小板活化、粘附和 α-颗粒分泌的抑制剂。主要用于预防脑中风、心肌梗死及外周动脉血栓性疾病的复发，250 mg/次，一日 2 次，疗效优于 aspirin。常见不良反应为恶心、腹泻、嗜中性粒细胞减少等。氯吡格雷(clopidogrel)的作用与 ticlopidine 相似。

（三）凝血酶抑制剂

阿加曲班(argatroban) 为精氨酸衍生物与凝血酶的催化部位结合，抑制了凝血酶的蛋白水解作用，结果导致纤维蛋白原不被裂解，纤维蛋白生成受阻；某些凝血因子不活化；抑制了凝血酶诱导的血小板聚集及分泌作用；最终抑制了纤维蛋白交联，并促使纤维蛋白溶解。本品 $t_{1/2}$ 极短，治疗安全范围狭窄，且过量无对抗剂，需监测 APTT（部分凝血活酶时间），使之保持 55~85 秒之间，本品与 aspirin 合用于临床，采用使 APTT 平均延长 1.6 倍的剂量并不延长出血时间，此剂量易耐受，无不良反应，但还需继续观察。本品还可局部应用于移植物上以防血栓形成。

水蛭素(hirudin) 有直接抑制凝血酶的作用，它以 1∶1 分子比直接与凝血酶的催化位点和阴离子外位点结合抑制凝血酶活性,抑制凝血酶的蛋白水解功能,因此抑制纤维蛋白的生成,也抑制凝血酶引起的血小板聚集和分泌,从而抑制血栓形成。重组 hirudin 和 hirudin 口服不被吸收,静脉注射后进入细胞间隙,不易透过血脑屏障。主要以原形经肾脏迅速排出,$t_{1/2}$ 约 1 小时。

临床主要用于预防术后血栓形成、经皮冠状动脉成形术后再狭窄、不稳定型心绞痛、急性心肌梗死后溶栓的辅助治疗、DIC、血液透析及体外循环等。肾衰竭患者慎用。由于患者用药期间体内通常可形成抗 hirudin 的抗体从而延长 APTT,建议每日监测 APTT。

五、纤维蛋白溶解药

纤维蛋白溶解药(fibrinolytics)可使纤维蛋白溶酶原(plasminogen,又称纤溶酶原)转变为纤维蛋白溶酶(plasmin,又称纤溶酶)。后者迅速水解纤维蛋白和纤维蛋白原,导致血栓溶解,故又称血栓溶解药(thrombolytics)。

链激酶(streptokinase) 是由丙组 β-溶血性链球菌培养液中提取的一种蛋白质,分子量约为 47 kDa。在体内 $t_{1/2}$ 呈双相:快速相为 11~13 分钟,缓慢相约 23 分钟。Streptokinase 溶解血栓的机制是其与内源性纤溶酶原结合成复合物,并促使纤溶酶原转变为纤溶酶,纤溶酶迅速水解血栓中纤维蛋白,导致血栓溶解。由于链激酶可水解栓子中纤维蛋白、降解纤维蛋白溶酶原和因子Ⅴ及因子Ⅶ。所以 streptokinase 不应与抗凝血药或抑制血小板聚集药合用。

Streptokinase 主要用于治疗血栓栓塞性疾病。静脉注射治疗动静脉内新鲜血栓形成和栓塞,如急性肺栓塞和深部静脉血栓。现已试用于心肌梗死早期治疗,冠脉注射 streptokinase,可使阻塞冠脉再通,回复血流灌注。其主要不良反应是易引起出血。注射局部可出现血肿。一般不需治疗。如严重出血可注射对羧基苄胺对抗。更严重者可补充纤维蛋白原或全血。出血性疾病、新近创伤、消化道溃疡、伤口愈合中、严重高血压者禁用。

尿激酶(urokinase) 是从人尿中分离得来,是一种糖蛋白,分子量约为 53 kDa。Urokinase 含有两种分子结构:S_1 的分子量约为 34.5 ± 2 kDa;S_2 分子量为 54 kDa。Urokinase 可直接激活纤溶酶原转变为纤溶酶,发挥溶血栓作用。Urokinase 血浆 $t_{1/2}$ 约 20 分钟。适应证和不良反应及禁忌证同 streptokinase。Urokinase 没有抗原性,也不引起 streptokinase 样的过敏反应,对 streptokinase 过敏者可用之。

阿 尼 普 酶

阿尼普酶(anistreplase)是把 streptokinase 进行改良的第二代溶栓药,是 streptokinase 以 1:1 分子比例与人赖$_{78}$-纤溶酶原形成的复合物,分子量为 131 kDa,纤溶酶原的活性中心被一个酰基(对位茴香酰)可逆性结合而封闭。

【**药理作用**】 Anistreplase 在体内缓慢去酰基后才发挥作用,有一定潜伏期,但与纤维蛋白结合力未受影响,因此有溶栓选择性。Anistreplase 与 streptokinase 比较有下列优点:① 体内缓慢活化,故剂量可一次静脉注入,不必用滴注方法给药。静脉注入可增加与纤维蛋白结合量。同时在血中不受 $α_2$-抗纤溶酶的抑制;② 本品与赖-纤溶酶原形成的复合物较易进入血凝块与纤维蛋白结合,而谷-纤溶酶原要降解为赖-纤溶酶原才能结合到纤维蛋白上,因此很少引起全身性纤溶活性增强,故出血少。

【**临床应用**】 用于急性心肌梗死,可改善症状,降低病死率,亦用于其他血栓性疾病。

【**不良反应**】 可导致长时间血液低凝状态。常见不良反应为出血,常在注射部位,或胃肠道,亦可发生一过性低血压和与 streptokinase 类似的过敏反应。

重组葡激酶(recombinant staphylokinase,r-SAK) 是从金黄色葡萄球菌中分离出来的一种能够特异溶解血栓的酶类物质,现已能用 DNA 重组技术制备。Recombinant staphylokinase 与血栓中的纤维蛋白有较高的亲和力,它能在血栓的部位与纤溶酶原结合,此结合物能够激活纤溶酶原转变为纤溶酶,从而溶解血栓。Recombinant staphylokinase 对富含血小板的血栓溶栓效果较好,这是它优于其他溶栓药物的重要方面。血管内给药治疗急性心肌梗死等血栓性疾病。不良反应与链激酶相似,但免疫原性比 streptokinase 强。SAK 突变体的免疫原性显著降低。

组织型纤溶酶原激活剂(tissuse-type plasminogen activator,t-PA) 于 1984 年用 DNA 重组技术合成获得成功,含有 527 个氨基酸,t-PA 的溶栓机制是激活内源性纤溶酶原转变为纤溶酶。t-PA 在靠近纤维蛋白-纤溶酶原相结合的部位,通过其赖氨酸残基与纤维蛋白结合,并激活与纤维蛋白结合的纤溶酶原转变为纤溶酶。这种作用比激活循环中游离型纤溶酶快数百倍。所以 t-PA 选择性激活与纤维蛋白结合的纤溶酶原,因而不产生应用链激酶时常见的出血并发症。t-PA 主要在肝中代谢,$t_{1/2}$ 约 5 分钟。现已试用治疗肺栓塞和急性心肌梗死。用后使阻塞血管再通率比链激酶高,且副作用小,是一个较好的第二代溶栓药。单链尿激酶型纤溶酶原激活物(scu-PA)为第三代溶栓药。

第二节 促凝血药

维生素 K

维生素 K(vitamin K)广泛存在于自然界,基本结构为甲萘醌。植物性食物如苜蓿中所含的是 Vitamin K_1(phytomenadione),由腐败鱼粉所得及肠道细菌所产生者为 Vitamin K_2(menaquinone),二者均为脂溶性,需胆汁协助吸收。vitamin K_3(menadione sodium bisulfite),Vitamin K_4(methyinaphthothdroquinone)是人工合成品,为水溶性,不需胆汁协助吸收。

【药理作用】 Vitamin K 的主要作用是参与肝脏合成凝血因子Ⅱ、Ⅶ、Ⅸ、Ⅹ、抗凝血蛋白 C 和抗凝血蛋白 S。Vitamin K 促进这些凝血因子前体蛋白分子氨基末端谷氨酸残基的 γ-羧化作用,从而使这些因子具有活性,可与 Ca^{2+} 结合,再与带有大量负电荷的血小板磷脂结合,使血液凝固正常进行。缺乏 Vitamin K 时,肝脏仅能合成无凝血活性的凝血因子Ⅱ、Ⅶ、Ⅸ、Ⅹ、抗凝血蛋白 C 和 S,导致凝血障碍,凝血酶原时间延长而出血。Vitamin K_3 微量脑室注射有明显镇痛作用,此作用可被纳络酮拮抗,Vitamin K_3 和吗啡镇痛作用有交叉耐受现象。

【临床应用】 主要用于梗阻性黄疸、胆瘘、慢性腹泻、早产儿、新生儿出血等患者,香豆素类和水杨酸类药物或其他原因导致凝血酶原过低而引起的出血者,亦可用于预防长期应用广谱抗菌药的继发性 vitamin K 缺乏症。vitamin K_1 作用快,持续时间长,常采用肌内注射,严重出血可静脉注射。一般病例口服 vitamin K_3、vitamin K_4,吸收不良者可肌内注射 vitamin K_3。

【不良反应】 毒性低,静脉注射 vitamin K_1 速度快时,可产生面部潮红、出汗、血压下降,甚至发生虚脱。故一般以肌内注射为宜。维生素 K_3 和维生素 K_4 常致胃肠道反应,引起恶心、呕吐等。较大剂量可致新生儿、早产儿溶血性贫血,高胆红素血症及黄疸。对红细胞缺乏葡萄糖-6-磷酸脱氢酶(G6PD)的特异质者也可诱发急性溶血性贫血。肝功能不良者慎用,或选用维生素 K_1 而不用维生素 K_3。

醋酸去氨加压素(desmopressin acetate) 是一种人工合成的精氨酸血管加压素类似物,可暂时提高因子 Ⅷ$_C$(因子Ⅷ促凝成分)和 vWF(血管性血友病因子)的浓度,用药后 60～120 分钟出现作用。维持 6 小时。主要用于轻型或中型因子Ⅷ缺乏症患者和Ⅰ型血管性血友病患者。也可用于某些大手术后维持正常凝血状态。不良反应有头痛、恶心、颜面潮红等;偶致血压升高。高血压和冠心病患者慎用。每次 0.3 mg/kg 溶于 50 ml 生理盐水中,于 15～30 分钟内缓慢静脉滴注。

凝血酶(thrombin) 是从猪、牛血提取,精制而成的凝血酶无菌制剂。可直接作用于血液中纤维蛋白原,使其转变为纤维蛋白,发挥止血作用。此外,还有促进上皮细胞的有丝分裂而加速创伤愈合作用。用于通常止血困难的小血管、毛细血管以及实质性脏器出血的止血。也用于外伤、手术、口腔、泌尿道以及消化道等部位的止血,也可缩短穿刺部位出血的时间。局部止血时,用灭菌生理盐水溶解成 50～1 000 U/ml 溶液喷雾或敷于创面。

附:纤维蛋白溶解抑制剂

氨甲苯酸(aminomethylbenzoic acid,PAMBA) 又称对羧基苄胺,能竞争性抑制纤溶酶原激活因子,导致纤溶酶原不能转变为纤溶酶,从而抑制纤维蛋白的溶解,产生止血效果。主要用于纤维蛋白溶解症所致的出血,如肺、肝、胰、前列腺、甲状腺、肾上腺等手术所致的出血,产后出血、前列腺肥大出血、上消化道出血等,因这些脏器及尿内存有较大量纤溶酶原激活因子。对癌症出血、创伤出血及非纤维蛋白溶解引起的出血无止血效果。PAMBA 不良反应少,但应用过量可致血栓,并可能诱发心肌梗死。

氨甲环酸(tranexamicacid,AMCHA) 又称凝血酸,其止血原理与 PAMBA 相同,但作用较强。用于各种出血性疾病、手术时异常出血等。

第三节 影响造血系统的药物

正常时,循环中的血细胞生命比较短暂,这需要造血系统不断地制造新的血细胞进入循环,维持机体的正常功能。血细胞是由多功能造血干细胞衍生而来,干细胞既能自身分裂,又能在生长因子(growth factors)和细胞因子(cytokines)的作用下分化产生各种血细胞生成细胞。这些因子由骨髓细胞或外周组织产生,为糖蛋白,在很低浓度下即有活性,除有促进血细胞分化增殖作用外,有些因子还有抗癌、抗炎等作用。由于分子生物学技术的发展,某些因子可用基因重组技术合成供临床使用,有广泛的应用前景。

一、造血细胞生长因子

促红细胞生成素(erythropoietin,EPO) 是由肾皮质近曲小管管壁细胞分泌的由166个氨基酸组成的蛋白质,分子量为34 kDa。现用DNA重组技术人工合成。EPO与红系干细胞表面上的EPO受体结合,导致细胞内磷酸化及Ca^{2+}浓度增加,促进红系干细胞增生和成熟,并使网织红细胞从骨髓中释放出来。贫血、缺氧时肾脏合成和分泌EPO迅速增加百倍以上,以促使红细胞生成。但肾脏疾病、骨髓损伤、铁供应不足等均可干扰这一反馈机制。

EPO对多种原因引起的贫血有效,其最佳适应证为慢性肾衰竭所致的贫血,对骨髓造血功能低下,肿瘤化疗,艾滋病药物治疗引起的贫血也有效。EPO不良反应少,主要不良反应为与红细胞快速增加,血黏滞度增高有关的高血压,血凝增强等。应用时应经常进行红细胞比容测定。

临床常用重组人EPO制剂(epoetinalf-α),静脉注射或皮下注射。

二、骨髓细胞生长因子

骨髓细胞生长因子(myeloid growth factors,MGF)是糖蛋白。它能刺激一种或多种骨髓细胞系生长,还能增加粒细胞、单核细胞的功能。MGF可由许多天然的不同细胞生成(包括内皮细胞、成纤维细胞、巨噬细胞及T细胞)。MGF对其他因子有协同作用(如EPO、GM-CSF等),与IL-7一起增加B细胞的形成。

三、粒细胞-巨噬细胞集落刺激因子

粒细胞-巨噬细胞集落刺激因子(granulocyte-macrophage colony stimulating factor GM-CSF, sargramostim,生白能、沙格司亭)重组人GM-CSF是由127个氨基酸组成的糖蛋白,它有广泛的活性。其主要作用是刺激粒细胞、单核细胞、巨噬细胞和巨核细胞等多种细胞的集落形成和增生。对红细胞增生也有间接影响。沙格司亭与许多因子(IL-3、IL-1、IL-6等)有调控协同作用;与EPO共同促进红细胞系突变形成单位(burs-forming unit erythroid BFU-E)的形成。

GM-CSF皮下注射或缓慢静脉注射,剂量为每日125~500 $\mu g/m^2$。血中GM-CSF浓度在皮下注射后迅速增加。消除$t_{1/2}$为2~3小时。静脉注射后,作用维持3~6小时。沙格司亭主要用于骨髓移植、肿瘤化疗、艾滋病有关的中性粒细胞缺乏症。可引起骨痛、不适、发热、腹泻、呼吸困难、皮疹等不良反应,首次静脉滴注时可出现潮红、低血压、呕吐、呼吸急促等症状。

四、粒细胞集落刺激因子

粒细胞集落刺激因子(granulocyte colony stimulating factor,G-CSF)是血管内皮细胞、单核细胞和成纤维细胞合成的糖蛋白。重组人G-CSF,又称非格司亭(filgrastim),是由175个氨基酸组成的糖蛋白。其主要作用是增加中性粒细胞的生成,也能增强细胞的吞噬功能和细胞毒的功能。非格司亭对骨髓移植和高剂量化疗后的严重中性粒细胞减少有效。对严重的先天性中性粒细胞减少也有一定的改善作用。可使某些骨髓发育不良和骨髓损伤患者中性粒细胞数目增加。非格司亭可皮下注射或快速静脉滴注,剂量为每日1~20 $\mu g/kg$。对骨髓抑制患者剂量每日5 $\mu g/kg$。血浆清除半衰期为3.5小时。

第四节 抗 贫 血 药

循环血液中红细胞数和血红蛋白量低于正常称为贫血。根据病因及发病机制的不同可分为由铁缺乏所致的缺铁性贫血,由叶酸或维生素B_{12}缺乏所致的巨幼红细胞性贫血和骨髓造血功能低下所致的再生障碍性贫血。对贫血的治疗采用对因及补充疗法,缺铁性贫血可补充铁剂,巨幼红细胞性贫血补充叶酸或维生素B_{12}。

铁 剂

铁(iron)是构成血红蛋白、肌红蛋白、细胞染色质及组织酶(细胞色素酶、过氧化酶、细胞色素氧化酶等)等的组成部分。正常成年男子体内铁的总量约为 46 mg/kg，女子约为 35 mg/kg。正常人对铁的需要量因不同年龄和生理状态而有差别(表 26-3)。在正常情况下，由于身体很少排泄或丧失铁，而代谢后释放出来的铁仍可被利用。故正常成年男子和绝经后的妇女，每日从食物中只需补偿每天所丧失的 1 mg 铁就够了。但在生长、发育时期的婴儿、儿童、青少年和孕妇，铁的需要量相对或绝对地都增加。

表 26-3 正常人每日铁需要量

	每日平均需吸收铁量(mg)	每日食物中需供铁最少量(mg)
婴儿	1	10
儿童	0.5	5
有月经的妇女	2.0	20
孕妇	3.0	30
成年男子和绝经妇女	1.0	10

铁的吸收部位主要在十二指肠及空肠上段。无机铁以 Fe^{2+} 形式吸收，Fe^{3+} 很难吸收，有机铁的吸收率大于无机铁，凡能将 Fe^{3+} 还原为 Fe^{2+} 的物质如谷胱甘肽及能与铁离子络合的物质(如氨基酸、枸橼酸、苹果酸等)均有利于铁的吸收，而碱性药，多钙高磷酸盐食物、茶叶、鞣酸、四环素则影响铁吸收。常用的铁剂有硫酸亚铁(ferrous sulfate)、枸橼酸铁铵(ferric ammonium citrate)和右旋糖酐铁(irondextran)。

【药理作用】 铁是红细胞成熟阶段合成血红素必不可少的物质。吸收到骨髓的铁，吸附在有核红细胞膜上并进入细胞内的线粒体，与原卟啉结合，形成血红素。后者再与珠蛋白结合，形成血红蛋白。

【临床应用】 治疗失血过多或需铁增加所致的缺铁性贫血，疗效极佳。对慢性失血(如月经过多、痔疮出血、子宫肌瘤等)、营养不良、妊娠、儿童生长发育所引起的贫血，用药后一般症状及食欲迅速改善，网织红细胞数于治疗后 10～14 日达高峰，血红蛋白每日可增加 0.1%～0.3%，约 4～8 周接近正常。但体内贮存铁量恢复正常需要较长时间，故重度贫血患者最好应用数月。

【不良反应】 铁制剂刺激胃肠道引起恶心、呕吐、上腹部不适、腹泻等，Fe^{3+} 较 Fe^{2+} 多见。此外，也可引起便秘，这可能是因 Fe^{2+} 与肠蠕动生理刺激物硫化氢结合后，减弱了肠蠕动所致。小儿误服 1 g 以上铁剂可引起急性中毒。

叶 酸

叶酸(folic acid)由蝶啶、对氨苯甲酸及谷氨酸三部分组成，广泛存在于动、植物中，尤以酵母、肝及绿叶蔬菜中含量较多。不耐热，食物烹调后可损失 50% 以上。

【药理作用】 Folic acid 吸收后，在体内被还原为四氢叶酸，四氢叶酸类辅酶是一碳单位(如 —CH_3，—CHO，＝CH_2)的传递体，参与体内某些生化反应：① 嘌呤核苷酸的从头合成；② 在胸苷酸合成酶的作用下，形成胸腺嘧啶脱氧核苷酸(dTMP)，dTMP 是合成 DNA 的主要前体物质；③ 促进某些氨基酸的互变，如同型半胱氨酸转变为甲硫氨酸，丝氨酸转变为甘氨酸。当 folic acid 缺乏时，上述生化反应受影响，特别是 dTMP 受阻，导致 DNA 合成障碍，蛋白质合成也因此受影响，故血细胞发育停滞，造成巨幼细胞性贫血。

【临床应用】 Folic acid 用于各种巨幼红细胞性贫血。由于营养不良或婴儿期、妊娠期对叶酸的需要量增加所致的营养性巨幼红细胞性贫血。治疗时，以 folic acid 为主，辅以维生素 B_{12}，效果良好。叶酸对抗药甲氨喋呤、乙氨嘧啶等所致的巨幼红细胞性贫血，因二氢叶酸还原酶受抑制，四氢叶酸的生成障碍，故需用甲酰四氢叶酸钙(calciumleucovorin)治疗。此外，对缺乏维生素 B_{12} 所致的"恶性贫血"，叶酸仅能纠正异常血象，而不能改善神经损害症状。故治疗时应以维生素 B_{12} 为主，folic acid 为辅。对缺铁性贫血则无效。

维生素 B_{12}

维生素 B_{12}(vitamin B_{12})是一类含钴维生素，广泛存在于动物内脏、牛奶、蛋黄中。药用 vitamin B_{12} 为氰钴胺和羟钴胺。在体内具有辅酶活性的 vitamin B_{12} 为甲基钴胺和 5′-脱氧腺苷钴胺。正常人每日需维生素 B_{12} 为 2 μg，每日食物提供 2 μg，妊娠和哺乳妇女食物中每天提供 2.3～3.0 μg 可保证人体需要。

【体内过程】 Vitamin B_{12} 必须与胃黏膜壁细胞分泌的糖蛋白"内因子"相结合，形成一复合物，使其不易被消化,然后进入回肠通过高特异性的受体介导的转运系统吸收。Vitamin B_{12} 吸收后主要贮存于肝脏,占体内总量的50%~90%。少量经胆汁、胃液、胰液排入肠内。其中小部分吸收入血,主要经肾排出。

【药理作用】 Vitamin B_{12} 主要参与人体内两种生化反应:

1. Vitamin B_{12} 是5-甲基-四氢叶酸同型半胱氨酸甲基转移酶促使同型半胱氨酸转为甲硫氨酸和5-甲基四氢叶酸转为四氢叶酸的反应中所必需的。同时使四氢叶酸循环利用。当 vitamin B_{12} 缺乏时,叶酸代谢循环受阻,导致 folic acid 缺乏症。

2. 甲基丙二酰辅酶A变位酶可促使甲基丙二酰辅酶A转变为琥珀酰辅酶A,后者可进入三羧酸循环。脱氧腺苷 B_{12} 是甲基丙二酰辅酶A变位酶的辅助因子,当缺乏 vitamin B_{12} 时,这个反应不能进行,甲基丙二酰辅酶A蓄积,结果合成了异常脂肪酸,并进入中枢神经系统,这可能是缺乏 vitamin B_{12} 引起神经损害症状的原因。

【临床应用】 Vitamin B_{12} 主要用于恶性贫血和其他巨幼红细胞性贫血。也可作为神经系统疾病(如神经炎、神经萎缩等)、肝脏疾病、白细胞减少症、再生障碍性贫血等辅助治疗。

Vitamin B_{12} 本身无毒,但可能引起过敏反应,包括过敏性休克,故不应滥用。

第五节 血容量扩充药

大量失血或大面积烧伤可使血容量降低,导致休克。迅速扩充血容量是治疗休克的基本疗法。葡萄糖盐水虽能扩容,但维持时间短。血液制品(全血和血浆等)的来源有限,因此必须用人工合成血容量扩充药。后者应能维持血液胶体渗透压,作用持久,无毒性,不具抗原性及热原性。

右 旋 糖 酐

右旋糖酐(dextran)为高分子化合物,是葡萄糖的聚合物。临床上常用的有中分子量(分子量约为75 kDa)和低分子量(也称"脉通",平均分子量20~40 kDa)及小分子右旋糖酐(平均分子量10 kDa),分别称为右旋糖酐70(dextran 70)、右旋糖酐40(dextran40)、右旋糖酐20(dcxtran 20)及右旋糖酐10(dextranl0)。

【药理作用及应用】

1. 扩充血容量 静脉滴注后提高血浆胶体渗透压,吸收血管外的水分而扩充血容量。中分子 dextran 分子量大,此作用维持时间长,可达12小时。低分子量 dextran 分子量小,易自肾排出,$t_{1/2}$ 约为3小时。小分子量 dextran 作用更短,仅维持3小时。

2. 抗栓作用 Dextran 酐阻止红细胞和血小板集聚及纤维蛋白聚合,降低血液黏滞性,从而改善微循环。可防止休克后期弥散性血管内凝血,也用于防治心肌梗死和脑血栓形成及试用于外科术后防止血栓形成。改善微循环作用以低分子和小分子 dextran 较佳。

3. 渗透性利尿作用 低分子和小分子 dextran 分子量较小,易自肾排出,此作用强。

中分子量 dextran 主要用于血容量不足性休克和血栓性静脉炎。低分子和小分子 dextran 改善微循环作用较佳,用于中毒性、外伤性及失血性休克。也用于 DIC 和血栓性静脉炎。

【不良反应】 偶见过敏反应和发热、荨麻疹等,极个别的有血压下降、呼吸困难等严重反应。连续应用时,制剂中的少量大分子右旋糖酐蓄积可致凝血障碍和出血。禁用于血小板减少症、出血性疾病、血浆中纤维蛋白原低下等。心功能不全和肺水肿及肾功能不佳者慎用。

附:其他血容量扩充药

409代血浆(缩合葡萄糖)分子量在10 kDa 左右,706代血浆(羟乙基淀粉)分子量平均35 kDa,氧化明胶代血浆(707代血浆)平均分子量在30~40 kDa 之间,聚乙烯吡咯酮(PVP)在临床应用的有中分子和低分子两种。

思考题:1. 简述肝素的药理作用及临床应用。
　　　　2. 简述华法林的药理作用。

(李琳琳)

第二十七章 组胺和抗组胺药

学习目标：1. 掌握 H_1 和 H_2 受体阻断药的药理作用、临床应用及主要不良反应。
2. 熟悉组胺的生理作用、受体分类、分布及其效应。
3. 了解组胺与过敏性疾病的关系。

Chapter 27 Histamine and Antihistamines

Histamine is an endogenous substance that is widely distributed throughout the body, and a major mediator of inflammation, anaphylaxis and gastric acid secretion. The two principal sites of storage for histamine are the mast cells in tissue and the basophils in blood. We now know that histamine acts through four classes of receptors, designated H_1, H_2, H_3, and H_4. H_1 receptors are blocked by the classical antihistamines, and the classical antihistamines are competitive antagonists of the H_1 receptor. The H_1 antagonists are widely used to treat cases of allergic disorders (e.g., allergic rhinitis, urticaria, and conjunctivitis) and motion sickness, and sometimes to induce sleep. However, the development of second-generation "nonsedating" antihistamines (such as cetirizine, mequitazine, terfenadine) is regarded as an important advance that allows their general use. These newer H_1 antagonists are less lipid soluble and therefore do not cross the blood-brain barrier as well. Thus, they have fewer CNS side effects. H_2 antagonists (such as cimetidine, ranitidine) primarily are used to inhibit gastric acid secretion in the treatment of gastrointestinal disorders (e.g. peptic ulcer, gastroesophageal reflux disease). Although specific H_3 and H_4 receptor antagonists have been developed, no drugs have been approved for clinical use.

第一节 组胺和组胺受体阻断药的分类

组 胺

组胺（histamine）即 β-咪唑乙胺，是由组氨酸经特异性的组氨酸脱羧酶脱酸产生，是广泛分布于体内的具有多种生理活性的极其重要的自体活性物质之一。

【药理作用】 Histamine 通过特异的位于靶细胞膜表面的组胺受体发挥其效应。迄今为止已发现组胺受体有 H_1、H_2、H_3 和 H_4 四种受体亚型，其受体亚型的特性、分布及兴奋后的效应等见表 27-1。

表 27-1 组胺受体分布及其主要生理效应

受 体	H_1	H_2	H_3	H_4
大小（氨基酸）	487	359	329~445	390
耦联 G 蛋白	G_q	G_s	G_i	G_i
分 布	支气管、胃肠道平滑肌、血管平滑肌、血管内皮细胞、中枢神经	胃壁细胞、血管、心肌、中枢神经、肥大细胞	中枢组胺能神经末梢突触前膜	白细胞（尤其是嗜酸性粒细胞）、肥大细胞

续表

受 体	H_1	H_2	H_3	H_4
效 应	支气管、胃肠道平滑肌收缩；血管扩张、通透性增高、渗出增加、水肿；觉醒反应	胃酸分泌、血管扩张、心脏兴奋、抑制肥大细胞释放组胺	负反馈性调节，抑制组胺释放	趋化反应、分泌细胞因子
激动剂	2-甲基组胺（2-methyl histamine）	英普咪定（impromidine）	（R）-α-甲基组胺[（R）-α-methyl histamine]	4-甲基组胺（4-methyl histamine）
阻断剂	苯海拉明、异丙嗪	西咪替丁、雷尼替丁、法莫替丁	Tiprolisant	JNJ7777120

1. **对心血管系统的影响** Histamine 对心血管系统的作用有剂量依赖性，而且种属差异较大。

（1）对心脏的影响 Histamine 对心脏的直接作用包括增强心肌收缩力、加快心率和减慢房室传导。除减慢房室传导主要由 H_1 受体介导外，其心脏兴奋作用主要与兴奋 H_2 受体、增加 cAMP 水平有关。但在静脉注射组胺时，所见到的心脏兴奋主要是继发于血压降低的反射效应。

（2）对血管的影响 Histamine 对人体心血管系统最突出的作用是扩张小血管。H_1 和 H_2 受体均参与介导小动脉和小静脉的扩张，但二者机制有所不同。激动 H_1 受体引起 Ca^{2+} 依赖的 eNOS（内皮一氧化氮合酶）激活，血管内皮细胞释 NO，提高血管平滑肌细胞中的 cGMP，产生快速而短暂的扩张作用。而激动 H_2 受体则通过 cAMP-PKA 途径产生缓慢而持久的扩张作用。血管扩张使外周阻力降低，血压下降，并伴有潮红、头痛等症状。

Histamine 可增加毛细血管的通透性，渗出增加，引起水肿，严重时甚至导致循环血量减少，引起休克。该作用主要是微循环中血管内皮细胞上的 H_1 受体兴奋后，细胞内肌动蛋白与肌球蛋白收缩，使相邻的细胞相互分离，内皮细胞间隙增大所致。

三联反应（triple response）是指皮内注射小剂量 histamine，首先于注射部位因毛细血管扩张而出现红斑，随后因毛细血管通透性增加而在红斑位置形成丘疹，继而组胺刺激神经末梢引起的冲动通过轴索反射引起小动脉舒张而出现范围较广的红晕，即所谓三联反应。对于局部神经受损者，如麻风病患者皮内注射组胺不产生三联反应，可作为麻风病的辅助诊断。

（3）对血小板功能的影响 血小板膜上存在 H_1 受体和 H_2 受体。Histamine 作用于 H_1 受体，激活与百日咳毒素敏感 G 蛋白耦联的磷脂酶 A_2，介导花生四烯酸的释放，调节细胞内钙水平从而促进血小板聚集；另一方面，histamine 作用于 H_2 受体增加血小板内 cAMP 水平，从而抑制血小板的聚集。最终影响取决于 H_1 受体和 H_2 受体两者功能的平衡变化。

2. **对平滑肌的影响** Histamine 通过 H_1 受体兴奋支气管平滑肌，使支气管收缩。但正常人应用常规剂量的组胺并不引起气道阻力明显增加，而哮喘患者对 histamine 比正常人敏感 100～1 000 倍，histamine 可引起支气管痉挛导致呼吸困难。Histamine 对多种动物胃肠平滑肌都有兴奋作用，豚鼠回肠最为敏感，可作为 histamine 生物检定的标本。子宫平滑肌依动物的种属不同而敏感性各异，如人子宫不敏感，豚鼠子宫收缩而大鼠子宫则松弛。

3. **对腺体的影响** Histamine 可刺激胃黏膜壁细胞的 H_1 受体，是胃酸分泌的一个强烈刺激物，并可刺激胃主细胞使胃蛋白酶分泌增加。常规剂量的 histamine 对肠液的分泌及其他腺体如泪腺、唾液腺、支气管黏膜腺体的分泌影响较小，大剂量时可引起肾上腺髓质释放。Histamine 促进胃酸分泌的作用可用于诊断真、假性胃酸缺乏症。注射 histamine 后无胃酸分泌者为真性胃酸缺乏症，常见于胃癌及恶性贫血。

4. **其他作用** Histamine 对感觉神经末梢有强烈的刺激作用，尤其对调节痛和痒的神经，该效应由 H_1 受体调节。激动中枢神经系统的组胺受体，引起中枢兴奋，参与维持觉醒。

【临床应用】 Histamine 在临床上曾用于麻风病的辅助诊断和真、假性胃酸缺乏症的诊断性试验，现已少用。

【不良反应与禁忌证】 不良反应较多，常见有头痛、头晕、体位性低血压和颜面潮红等。支气管哮喘者禁用。

培他司汀(betahistine) 又称抗眩啶，是组胺 H_1 受体激动剂，具有扩张血管作用，可促进脑干和迷路的血液循环，纠正内耳血管痉挛，减轻膜迷路积水；还有抗血小板聚集及抗血栓形成作用。临床上用于内耳眩晕病，能减除眩晕、耳鸣、恶心及头痛等症状，近期治愈率较高；也用于多种原因引起的头痛以及慢性缺血性脑血管病等。不良反应较少，偶有恶心、头晕等症状。溃疡病患者慎用，哮喘患者禁用。

第二节 抗 组 胺 药

与组胺竞争同一受体，拮抗组胺作用的药物称为组胺受体拮抗药(histamine receptor antagonists)，也称为抗组胺药(antihistamines)。根据其对组胺受体亚型选择性的不同，又分为 H_1、H_2、H_3 和 H_4 受体拮抗药，目前仅有前两种拮抗剂用于临床。鉴于 H_3 受体与阿尔茨海默病、注意力缺陷多动症、帕金森病等神经行为失调有关，H_3 受体拮抗药也具有良好的开发应用前景，某些品种正在临床试验中。

一、H_1 受体阻断药

H_1 受体阻断药多属于乙基叔胺类，乙基胺与组胺的侧链相似，与组胺共同竞争 H_1 受体而拮抗组胺的作用。已有第一、第二两代药物供临床使用。常用的第一代药物如苯海拉明(diphenhydramine,苯那君)、异丙嗪(非那根)、曲吡那敏(pyribenzamine,扑敏宁)、氯苯那敏(chlorpheniramine,扑尔敏)、多塞平(doxepin)、赛庚啶(cyproheptadine)等，因对中枢活性强、受体特异性差，故引起明显的镇静和抗胆碱作用，成为抗过敏治疗时的主要副作用。为克服这些不足开发出的第二代药物如西替利嗪(cetirizine,仙特敏)、美喹他嗪(mequitazine,甲喹吩嗪)、特非那定(terfenadine)、阿司咪唑(astemizole,息斯敏)、阿伐斯汀(acrivastine,新敏乐)、左卡巴斯汀(levocabastin,立复汀)及咪唑斯汀(mizolastine)等，具有大多长效、几无中枢镇静作用，对喷嚏、清涕和鼻痒效果好，而对鼻塞效果较差的特点。第一、第二两代 H_1 受体阻断药的药理作用和临床应用基本相似，常用 H_1 受体阻断药的比较见表 27-2。

表 27-2 常用 H_1 受体阻断药

药 物	持续时间(h)	镇静催眠	防晕止吐	主 要 应 用	单次剂量(mg)
第一代药物					
苯海拉明	4～6	+++	++	皮肤黏膜过敏、晕动病	25～50
茶苯海明	4～6	+++	+++	晕动病	25～50
异丙嗪	4～6	+++	++	皮肤黏膜过敏、晕动病	12.5～50
曲吡那敏	4～6	++	+	皮肤黏膜过敏	25～50
氯苯那敏	4～6	+	—	皮肤黏膜过敏	4
赛庚啶	4～6	++	+	皮肤黏膜过敏	4
第二代药物					
西替利嗪	12～24	+	—	皮肤黏膜过敏	10
阿司咪唑	10(d)	—	—	皮肤黏膜过敏	10
左卡巴斯汀	6	—	—	皮肤黏膜过敏	50 μg 喷雾剂
氯雷他定	24	—	—	皮肤黏膜过敏	10
阿伐斯汀	4～6 h	—	—	皮肤黏膜过敏	8
咪唑斯汀	>24	—	—	皮肤黏膜过敏、鼻塞	10

【体内过程】 H_1 受体阻断剂口服或注射均易吸收，口服后多数在 15～30 分钟起效，1～2 小时作用达高峰。第一代 H_1 受体阻断药效应维持时间一般为 4～6 小时，而第二代 H_1 受体阻断药的作用多数可长达 12～24

小时。第一代 H_1 受体阻断药在体内分布广泛，能透过血脑屏障，主要在肝脏代谢灭活。第二代 H_1 受体阻断药不易透过血脑屏障，除 cetirizine 以外，多数在肝代谢，astemizole、terfenadine、氯雷他定等在体内可代谢成仍具有 H_1 受体阻断活性的代谢物，使作用维持时间显著延长。H_1 受体阻断药及其代谢物的 $t_{1/2}$ 可为几小时到十几日不等。

【药理作用与作用机制】

1. H_1 受体阻断作用　H_1 受体阻断药可完全对抗 histamine 引起的支气管、胃肠道平滑肌的收缩作用。小剂量的 histamine 即可引起豚鼠因呼吸窒息而死亡，如事先给 H_1 受体阻断药，可使豚鼠耐受数倍甚至千倍以上致死量的 histamine。对豚鼠以支气管痉挛为主要症状的过敏性休克也具有保护作用，但对人的过敏性休克无保护效果，可能与人过敏性休克的发病还有其他多种介质参与有关。对 histamine 引起的血管扩张、血压下降、毛细血管通透性增加、局限性水肿等仅有部分对抗作用，需同时应用 H_1 和 H_2 受体两种阻断药才能完全对抗。

2. 中枢抑制作用　此类药物多数可通过血脑屏障，因阻断中枢 H_1 受体，拮抗了脑内源性组胺介导的觉醒反应，可有不同程度的中枢抑制作用，表现为镇静、嗜睡等，尤以第一代药物 diphenhydramine 和 promethazine 为甚。第二代药物几无中枢镇静作用。

3. 其他作用　Diphenhydramine、promethazine 等具有阿托品样抗胆碱作用，止吐和防晕作用较强。咪唑斯汀对鼻塞尚具有显著疗效。另外，本类药物尚有微弱的 α 受体阻断作用和局麻作用。

【临床应用】

1. 皮肤黏膜变态反应性疾病　H_1 受体阻断药对荨麻疹、过敏性鼻炎等疗效较好，可作为首选药物，现多用第二代 H_1 受体阻断药。对昆虫咬伤所致的皮肤瘙痒和水肿亦有良效。对血清病、药疹和接触性皮炎也有一定疗效。对支气管哮喘疗效差，对过敏性休克无效。

2. 防晕止吐　用于晕动病、放射病、药物等引起的恶心、呕吐，常用 diphenhydramine 和 promethazine。

3. 其他　某些具有明显镇静作用的 H_1 受体阻断药如 promethazine 可与其他药物如平喘药氨茶碱配伍使用，以对抗氨茶碱中枢兴奋、失眠的副作用，同时也对气道炎症有一定的治疗效果。Diphenhydramine 和 promethazine 也用于治疗失眠。

【不良反应】　常见不良反应有镇静、嗜睡、乏力等中枢抑制现象，以 diphenhydramine 和 promethazine 最为明显，驾驶员或高空作业者工作期间不宜使用。第二代 H_1 受体阻断药多数无中枢抑制作用。其他还有厌食、便秘或腹泻等胃肠道反应。偶见粒细胞减少及溶血性贫血。Mizolastine 和 terfenadine 在高浓度时可阻滞心肌细胞钾通道，使心肌复极化延缓，Q-T 间期延长，可引起致死性的尖端扭转型室性心动过速。两药均在肝脏经 CYP3A4 代谢，成为活性代谢物而发挥 H_1 受体阻断作用。当这两种药物代谢受抑，如肝病或与 CYP3A4 抑制剂合用时，可能诱发严重心律失常。

二、H_2 受体阻断药

H_2 受体阻断药如西咪替丁(cimetidine)、雷尼替丁(ranitidine)、法莫替丁(famotidine)和尼扎替丁(nizatidine)等选择性地阻断 H_2 受体，抑制胃酸分泌；对五肽胃泌素、胆碱受体激动剂及迷走神经兴奋所致胃酸分泌也有明显抑制作用，用药数周胃酸和胃蛋白酶显著下降。对心血管几无影响，但可部分拮抗组胺的扩血管效应。临床上广泛用于治疗消化道溃疡，获得显著的疗效(详见第二十九章　作用于消化道系统的药物)。

另外，H_2 受体阻断药具有免疫调节作用。组胺作用于免疫活性细胞(特别是 T 细胞)膜上的 H_2 受体，使之产生组胺诱生的抑制因子(histamine induced suppresser factor,HSF)，从而抑制机体的细胞免疫和体液免疫功能。西咪替丁等 H_2 受体阻断药阻断 T 细胞膜上的 H_2 受体，减少 HSF 的产生，从而逆转组胺的免疫抑制作用(详见第四十五章　影响免疫功能的药物)。

思考题：1. 简述 H_1、H_2 受体的分布以及兴奋后的效应。
　　　　2. 简述 H_1 受体阻断药的药理作用、临床应用和主要不良反应。

(王德才)

第二十八章
作用于呼吸系统的药物

学习目标：1. 掌握临床常用的平喘药的分类、药理作用、临床应用和主要的不良反应。
2. 熟悉常用的镇咳药，及其作用机制和分类；刺激性祛痰药和黏痰溶解剂。

Chapter 28 Drugs Acting on the Respiratory System

Asthma, cough, phlegm are the main clinical symptoms of respiratory diseases, mostly caused by infection or allergy, and other reasons. And asthma is an extremely common disorder; it should be viewed primarily as an inflammatory illness with bronchial hyperreactivity and bronchospasm. Clinically useful drugs act by various mechanisms, for example, by bronchodilation, e.g. β-adrenergic agonists, theophyllines, anticholinergics, or modulating the inflammatory response, such as glucocorticoids, cromolyn sodium, etc. Comparing the benefits of anti-inflammatory treatment with those of simple bronchodilator therapy, recent clinical trials have shown the usefulness of addressing the inflammatory component as the underlying problem and reserving bronchodilators primarily for symptomatic use.

平喘药（antiasthmatic drugs）、镇咳药（antitussives）及祛痰药（expectorants）是呼吸系统疾病常用的对症治疗药物。合理地使用这些药物不仅可以缓解症状，解除疾病的痛苦，而且可以有效地预防合并症的发生。

第一节 平 喘 药

支气管哮喘是临床常见的一种由免疫性和非免疫性多种因素参与的气道慢性炎症性疾病。哮喘的主要特征为呼吸道炎症和呼吸道高反应性并存。其病理变化有支气管炎症细胞浸润、黏膜下水肿、血管通透性增加、气管平滑肌增生、气道反应性亢进等，从而引起支气管平滑肌痉挛、腺体分泌增加、气道狭窄和重塑，出现呼吸困难等症状。其发病机制涉及炎症、变态反应、神经调节失衡、遗传、药物、环境、心理等诸多复杂性因素。

平喘药是用于缓解、消除或预防支气管哮喘的药物。临床常用的平喘药可分为支气管扩张药、抗炎平喘药和抗过敏平喘药。支气管扩张药包括 $β_2$ 肾上腺素受体激动药、茶碱类、抗胆碱药等，可缓解支气管平滑肌痉挛，缓解哮喘症状。糖皮质激素具有抗炎平喘作用，用于防治慢性支气管炎症，最终消除哮喘症状。色甘酸钠等具有抑制过敏介质释放的作用，用于预防哮喘发作。

一、支气管扩张药

根据作用机制，支气管扩张药分类为β肾上腺素受体激动药、茶碱类和M胆碱受体阻断药。

（一）β肾上腺素受体激动药（β-adrenoceptor agonists）

肾上腺素（adrenaline, epinephrine） 对α和β受体均有强大的激动作用，该药平喘作用快而强，用于控制哮喘急性发作，但由于心血管不良反应较多见，故一般不常应用。用法为皮下注射给药，数分钟内见效，维持时间为1～2小时。

麻黄碱（ephedrine） 作用与 adrenaline 相似，其特点是口服有效，起效缓慢；作用维持时间较长，但作用较弱。ephedrine 可兴奋中枢，引起失眠，现已少用，仅与其他药物配伍治疗轻症哮喘和喘息性气管炎和预防哮喘发作。

异丙肾上腺素(isoproterenol) 又称喘息定,对 $β_1$ 和 $β_2$ 受体均有强大激动作用。其松弛支气管平滑肌作用比肾上腺素强。口服无效,吸入给药迅速起效,1 分钟内肺功能明显改善,但疗效短暂,只能维持 1~2 小时,主要用于支气管哮喘急性发作。常见不良反应有心率加快、心悸,系激动 $β_1$ 受体兴奋心脏所致。有时出现肌震颤,与激动骨骼肌上的 $β_2$ 受体有关。长期反复应用时平喘作用降低,但心脏对药物的反应并不降低,因此任意增加剂量,可产生严重的心律失常,甚至室颤而死亡。当患者严重缺氧时,心肌更为敏感,应特别注意。

沙丁胺醇

沙丁胺醇(salbutamol)又称羟甲叔丁肾上腺素,舒喘灵,系水杨醇取代异丙肾上腺素的儿茶核,侧链增加一个甲基,为选择性 $β_2$ 受体激动剂。

【体内过程】 口服易吸收,口服或吸入给药时作用持续时间相当于同剂量异丙肾上腺素的 3 倍。口服给药后,30 分钟开始显效,可持续 6 小时或更长,$t_{1/2}$ 为 2.7~5 小时,吸入给药后药物经支气管吸收,5~15 分钟开始显效,持续 3~6 小时。

【药理作用】 Salbutamol 对 $β_2$ 受体的激动作用远大于 $β_1$ 受体,对 α 受体无作用,平喘作用与 isoproterenol 相似;对心脏的兴奋作用明显小于异丙肾上腺素。本品对支气管扩张作用强而持久,对心血管系统影响很小,是目前较为安全常用的平喘药。

【临床应用】 适用于支气管哮喘、喘息型支气管炎及伴有支气管痉挛的呼吸道病。

【不良反应及注意事项】

1. 常见恶心、多汗、头晕、肌肉震颤、心悸。偶见目眩、口干、高血压、失眠等。剂量较大时可出现室性期外收缩。有报道支气管扩张患者气雾吸入可引起大量咯血。心脏病、高血压病、甲亢、糖尿病、咯血患者和孕妇慎用。

2. 本药可促进细胞膜外的 K^+ 跨膜内流和细胞膜内的 Na^+ 外流,偶尔引起低血钾,其原因可能与 β 受体激动剂过量有关,普萘洛尔可防治之,但后者有激发哮喘可能,不宜常规联用。

3. 如同时应用其他拟肾上腺素药,可引起作用增强,导致毒性反应发生。

特布他林

特布他林(terbutaline)又称间羟舒喘灵,与 salbutamol 在化学结构相似、作用较 salbutamol 弱。

【体内过程】 本品口服吸收迅速,在吸收过程中大部分与硫酸结合为硫酸酯类而失效,生物利用度为 10% 左右,药物在体内不被 COMT 或 MAO 代谢失活,作用时间较持久。口服后 60~120 分钟起效,持续时间 5~8 小时。$t_{1/2}$ 为 3~4 小时。血浆蛋白结合率 20%,用药量的 65% 以原形由肾排出。气雾吸入后,仅 10% 可从气道吸收,约 90% 咽下后经肠壁和肝脏代谢,经肾排出。气雾吸入后 5~15 分钟见效,作用持续 4 小时左右。皮下注射给药时生物利用度为 95%。

【药理作用】 Terbutaline 对 $β_2$ 受体选择性强,对心脏兴奋作用较小,通过与 β 受体结合使细胞内 cAMP 升高,舒张支气管平滑肌。此外,尚能抑制抗原攻击后引起的内源性介质释放,能增强支气管上皮细胞纤毛运动,增加 Cl^- 向气道转运,促进支气管腺体分泌,使黏液稀释,有助于痰液咳出。

【应用】 用于支气管哮喘及其他伴有支气管痉挛的肺部疾病。对慢性阻塞性肺疾病能显著降低肺血管阻力,肺动脉压不变或有所降低,心脏指数和混合静脉血氧含量增高。

【不良反应】 不良反应与 terbutaline 相似。

克仑特罗

克仑特罗(clenbuterol)又称氨哮素,氨双氯喘通。

【体内过程】 口服吸收迅速而完全,10~20 分钟起效,作用维持 6~8 小时,气雾吸入 5~10 分钟起效,维持 2~4 小时;栓剂直肠给药 30 分钟达血药峰浓度,作用可达 24 小时。

【药理作用】 Clenbuterol 对 $β_2$ 受体作用较强,对心脏 $β_1$ 受体的作用较小。与 salbutamol 比较,本品对心脏的兴奋作用更小,作用持续时间较强而长,安全范围较大。本品尚能阻断组胺和 5-羟色胺释放,并拮抗组胺和乙酰胆碱引起的支气管痉挛。此外,还能增加呼吸道纤毛运动,促进黏痰溶解,有利于呼吸道分泌物清除,促进痰液排出。

【临床应用】 适用于防治支气管哮喘,喘息性气管炎,以及伴可逆性气管阻塞的慢性支气管炎和肺气肿等。

【不良反应】 不良反应与 salbutamol 相似。

1. 少数患者有心悸,手指细震颤,口干、头晕等现象,继续用药一般能逐渐消失,但心脏病、高血压、甲亢患者应慎用。

2. 本药可透过胎盘屏障，动物实验表明，大剂量能造成围生期幼仔死亡，提示孕妇应慎用。

3. 动物实验亦发现长期投药（6个月以上）可引起心脏乳头肌点状损害。

丙卡特罗（procaterol） 为选择性 β_2 受体激动剂。支气管舒张作用强度与作用持续时间均明显优于 salbutamol。一次用药平喘作用持续8小时以上。适用于轻、中度支气管哮喘的治疗。不良反应与 salbutamol 相似，但发生率较低。

福莫特罗（formotcrol） 为一新型长效选择性 β_2 受体激动剂，其舒张支气管作用强而持久，亦具有明显的抗炎作用，可明显抑制抗原诱发的嗜酸性粒细胞聚集与浸润、血管通透性增强以及迟发性气道痉挛反应，对血小板活化因子（PAF）诱发的嗜酸性粒细胞聚集亦有抑制作用。治疗量时几乎不影响心率与血压，但剂量加大时仍可见心率加快和血压降低。

哮喘患者吸入后约2分钟起效，2小时达高峰，消除缓慢，吸入或口服后在血浆或其他体液中难以检出。口服40 μg 后约30分钟起效，24小时后，尿中排除率只有9.6%。作用可持续12小时左右。

主要用于慢性哮喘与慢性阻塞性肺病，有效率在70%～100%。因其为长效制剂，特别适用于哮喘夜间发作患者。

不良反应与其他β受体激动剂相似，有肌肉震颤、心悸、心动过速，超量应用及口服给药较易出现。

（二）茶碱类　茶碱（theophylline）是甲基黄嘌呤的衍生物，临床应用的茶碱有三类：

1. 茶碱与不同盐或碱基（如乙二胺、胆碱、甘氨酸钠）形成的复盐，有氨茶碱（aminophylline）、胆茶碱（choline theophylline）、甘氨茶碱钠（theophylline sodium glycinate）等。这些制剂的水溶性均增强，但并不增加生物利用度，药理作用并未见加强。

2. 以不同基团取代所得的衍化物　有二羟丙茶碱（diprophylline）、丙羟茶碱（proxyphylline）等。这些制剂的特点是对胃肠道刺激性较小，口服后易耐受，但药理作用稍弱。

3. 缓释茶碱制剂　这种制剂的特点是口服后血药浓度波动小。每日给药2次即能维持有效血浓度，适用于慢性哮喘病例，特别对夜间发作的哮喘病例更为适宜。

【体内过程】 茶碱类口服吸收迅速，吸收后可分布到细胞内、外液。10%原形由尿排出，90%经肝脏微粒体酶代谢转化，许多影响肝微粒体混合功能氧化酶的因素均可影响 theophylline 的代谢与清除。肾功能衰竭对患者茶碱的清除率无明显影响。儿童的清除率较成人高，成人男性清除率较女性高1/3。故妇女的茶碱剂量应较男性少1/3。消除 $t_{1/2}$，儿童约3.7小时，成人约7.7小时。

【药理作用】

1. 直接松弛气道平滑肌作用，但其作用强度不及β受体激动药。

2. 增加膈肌收缩力　茶碱能增加膈肌收缩力，在膈肌收缩无力时作用显著。慢性阻塞性肺疾病患者往往存在膈肌收缩无力，应用茶碱后增加膈肌收缩力，有利于改善呼吸功能。

3. 增强心肌收缩力，增加心输出量，并能降低右心房压力，增加冠状动脉血流量；茶碱还有微弱的利尿作用，适用于心力衰竭时的喘息（心源性哮喘）。但对心绞痛不适用，因本品可增加心肌耗氧量。

【临床应用】

1. 支气管哮喘　茶碱扩张支气管作用不及 β_2 受体激动药强，起效慢，一般情况下不宜采用，当急性哮喘病例在吸入 β_2 受体激动药疗效不显著时，可加静脉注射茶碱，以收到相加作用的疗效。茶碱主要用于慢性哮喘的维持治疗，以防止急性发作。

2. 慢性阻塞性肺病　对患者的气促症状有明显改善的疗效。

3. 中枢型睡眠呼吸暂停综合征　由于脑部疾病或原发性呼吸中枢病变导致通气不足。茶碱对此有较好疗效，使通气功能明显增强，改善症状。

【不良反应】 茶碱舒张支气管平滑肌的有效血浆浓度为10～20 $\mu g/ml$。超过20 $\mu g/ml$ 即可引起毒性反应，表现为恶心、呕吐、头痛、不安、失眠、易激动等，严重时可出现心律失常、精神失常、惊厥、昏迷，甚至出现呼吸、心跳停止而引起死亡。

氨茶碱（aminophylline） 为 theophylline 与二乙胺形成的复盐，含茶碱77%～83%，本品碱性较强，局部刺激性大。口服时有些患者易恶心、呕吐。饭后服药，或与氢氧化铝同服，或制成肠溶片可减轻局部刺激。口服疗效不及静脉给药。因刺激性大，不宜肌内注射及直肠给药。静脉注射时药物浓度不宜过高，注射速度亦不宜太快，否则可引起心律失常、血压骤降、惊厥等严重反应，甚至死亡。儿童对氨茶碱的敏感性较成人高，须慎用。

胆茶碱(cholinetheophylline) 是茶碱的胆碱盐,含茶碱60%～64%,口服后对胃黏膜刺激性小,患者易于耐受,一般用于不能耐受氨茶碱的病例,但疗效不及氨茶碱。

二羟丙茶碱(diprophylline) 又称喘定,是在 theophylline 的 N-7 位上接二羟丙基而成,为茶碱的中性衍生物,易溶于水。其1‰水溶液pH为6.5～7.4。由于其对胃肠道刺激性较小,口服耐受性较好,因此可服用较大剂量而收到平喘效果。但其作用较 aminophylline 弱,生物利用度较低,半衰期短,临床疗效也不及 aminophylline。本品1.0g扩张支气管的作用强度只相当于 aminophylline 0.4g 的一半。临床主要用于不能耐受 aminophylline 的哮喘患者。

Theophylline 的缓释或控释制剂 如葆乐辉(protheo,优喘平),舒弗美片。本类制剂具有下列特点:① 血药浓度稳定,峰值与谷值之间差异不大;② 作用持续时间长,对慢性反复发作性哮喘与夜间哮喘有较好的疗效;③ 胃肠道刺激反应明显减少,患者易耐受。

(三) M胆碱受体阻断药

异丙托溴铵(ipratropium bromide) 为阿托品的异丙基衍生物,极性较强。雾化吸入时在局部发挥平滑肌舒张作用,无阿托品样的全身性不良反应。对控制哮喘急性发作的疗效一般不如β肾上腺素受体激动药,但对某些经迷走神经途径诱发的哮喘,如精神因素诱发的急性哮喘发作有较好的疗效;对老年性哮喘尤为适用,用药后痰量和痰液的黏滞性均无明显改变。主要用于防治支气管哮喘和喘息性慢性支气管炎。

二、抗炎平喘药

抗炎平喘药通过抑制气道炎症反应,可以达到长期防止哮喘发作的效果,已成为平喘药中的一线药物。

糖皮质激素

糖皮质激素具有强大的抗炎作用,现已成为治疗哮喘的重要药物。其平喘机制涉及:

1. 抑制多种参与哮喘发病的炎性细胞因子和粘附分子的生成 细胞因子包括 TNFα、IL-1、IL-2、IL-6、IL-8 等。粘附分子包括 E-选择素和细胞间粘附分子-1。

2. 诱导炎症抑制蛋白和某些酶 例如诱导脂皮素1生成,从而抑制磷脂酶 A_2,影响花生四烯酸炎性代谢产物生成;抑制诱导型 NO 合成酶和环氧化酶2,阻断炎性介质产生,发挥抗炎作用。

3. 抑制免系统功能和抗过敏作用 减少组胺、5-羟色胺、缓激肽等过敏介质释放。

4. 抑制气道高反应性 降低哮喘患者吸入抗原、胆碱受体激动剂、冷空气以及运动后的支气管收缩反应。

5. 增强支气管以及血管平滑肌对儿茶酚胺的敏感性 有利于缓解支气管痉挛和黏膜肿胀。

糖皮质激素对哮喘的疗效较好,但长期全身应用能产生明显的全身性不良反应。其不良反应发生率高,且较严重。本类药物全身应用的适应证仅限于:① 哮喘持续状态、哮喘危急发作病例对气雾吸入或注射β受体激动药合用静脉注射氨茶碱治疗后疗效不明显者;② 慢性哮喘病例应用其他平喘药疗效不显著,明显影响生活者。大多数哮喘对糖皮质激素有良好的反应,但对糖皮质激素抵抗型(glucosteroid resistant,SR)哮喘疗效差。

糖皮质激素气雾吸入给药,对哮喘有良好的疗效,几乎无全身不良反应。但近年来发现长期吸入糖皮质激素能使气道上皮基底膜变厚,平滑肌增生,不可逆地增加气道反应性。

倍氯米松(beclomethasone) 为地塞米松的衍生物,其局部抗炎作用较前者强数百倍,而无吸收作用。该药制成的气雾剂用于治疗哮喘。气雾吸入后对哮喘有良好的疗效。药效高峰一般在用药后10天出现,故常须预先用药。对多数反复发作的哮喘病例能控制病情。哮喘持续状态的患者因不能吸入足够的气雾,本品不能发挥作用,故不宜应用。气雾吸入每次50～100μg,每日3～4次。常见的不良反应有鹅口疮、声音嘶哑等,与应用剂量较大有关。若每次用药后漱口,不使药物残留于咽喉部,可明显减少口腔不良反应发生率。常用量对肾上腺皮质功能无影响。

布地奈德(budesonide) 系不含卤素的吸入型糖皮质激素,局部抗炎作用与 beclomethasone 相同,对儿童与成人哮喘的疗效与 beclomethasone 相近。用于控制或预防哮喘发作。吸入本品3～6个月,可使口服糖皮质激素平均日剂量减半,并能改善肺功能,降低急性发作率。对糖皮质激素依赖型哮喘患者,尤其是用量较大的患者,本品是一个可替代口服糖皮质激素的较理想的药物,气雾吸入,起始剂量每次200～400μg,维持量每次100～200μg,每日2～4次。不良反应与 beclomethasone 相似,常用量对肾上腺皮质功能无影响。

奈多罗米钠

奈多罗米钠(nedocromil sodium,Tilade)为吡喃喹诺酮衍生物,属亲水性有机酸,在人体液pH时可解离。

主要以吸入给药,呼吸道吸收速率较快,吸入量约 10% 由呼吸道吸收,5%~10% 可被咽下经消化道吸收。在体内不被代谢,主要通过肝肾从胆汁或尿液以原形排出。多次吸入未见蓄积中毒报道。

本品是目前抗炎作用最强的非甾体抗炎平喘药,对嗜酸性粒细胞、嗜中性粒细胞及巨噬细胞的功能均有抑制作用,抑制肥大细胞释放白三烯、组胺等炎症介质,抑制气道上皮细胞释放粒细胞巨噬细胞集落刺激因子(GM-CSF),抑制气道感觉神经 C-纤维释放 P 物质等神经肽类,抑制呼吸道微血管渗出,从而降低呼吸道的高反应性。

该药用于各种原因引起的支气管哮喘,每次气雾吸入约 4 mg,一日 2~4 次,6 周后可有效控制哮喘发作。长期吸入本品可明显改善病情。对糖皮质激素依赖患者应用本品后可减少激素的用量,甚至可停用激素。但对哮喘急性发作者起效缓慢,须合用支气管舒张药。不良反应轻微,偶见恶心、呕吐、咽部刺激感、咳嗽、头痛等。约有 10% 病例有异常味感(主要是苦味),一般不需停药。

三、抗过敏平喘药

色甘酸钠

色甘酸钠(cromolyn sodium)又称色甘酸二钠(disodium cromoglyeate)。

【体内过程】 色甘酸钠极性高,呈强酸性,$pKa<2$。口服不易吸收(仅吸收 1% 左右)。粉雾吸入时 5%~10% 被肺组织吸收,$t_{1/2}$ 约 100 分钟。

【药理作用】 色甘酸钠对速发型过敏反应具有明显的抑制作用。其作用机制包括:

1. 稳定肥大细胞膜,阻止肥大细胞释放过敏介质、对嗜碱性白细胞和多核白细胞无作用。它对肥大细胞的阻释作用具有组织专一性,可抑制人肺组织的肥大细胞释放介质,但对人皮肤的肥大细胞无影响。目前认为,本品可能在肥大细胞膜外侧的钙通道部位与 Ca^{2+} 形成复合物,加速钙通道的关闭,使细胞外钙内流受到抑制,从而阻止肥大细胞脱颗粒。

2. 直接抑制引起气管痉挛的某些反射。Cromolyn sodium 应用后,能防止二氧化硫、冷空气等刺激引起的支气管痉挛,并能抑制运动性哮喘发作。此外,在犬实验证明,本品对迷走神经的感觉纤维末梢 C 纤维的兴奋传导具有直接抑制作用。

3. 抑制非特异性支气管高反应性(bronchial hyperreactivity)。哮喘患者的气道对物理或化学刺激的反应较正常人敏感,微弱刺激即能引起气道痉挛性收缩。Cromolyn sodium 能明显抑制这种非特异性支气管高反应性。

【临床应用】 预防各型哮喘发作的理想药物,对过敏性(外源性)哮喘的疗效最佳,预先用药后 90% 以上病例可不发作;但对内源性哮喘疗效较差,约 60% 病例有效;对运动性哮喘的疗效较满意,预先用药几乎可防止全部病例发作。对糖皮质激素依赖型哮喘病例可用本品部分取代,减少糖皮质激素的用量。本品对发作的哮喘病例无效。预防用药须在发作 7~10 天前(如花粉症患者可在花粉季节来临前 7~10 天)开始使用,20 mg/次,1 日 2~4 次,2 周无效者可加倍剂量,一般在用药一个月内可明显见效,8 周无效者应停用。此外,本品还可用于治疗过敏性鼻炎、过敏性结膜炎等,都有较好的疗效。

【不良反应】 不良反应少见,但少数病例吸入后咽喉部及气管有刺痛感,甚至诱发支气管痉挛。长期应用无蓄积作用,对主要脏器亦无不良影响。

酮替芬(ketotifen) 又称甲哌噻庚酮,是一种新型抗组胺药,口服可以吸收,口服后约 3 小时达血药浓度峰值,其阻断 H_1 受体的作用约比氯苯那敏强 10 倍。Ketotifen 还能抑制肥大细胞、嗜碱性粒细胞及嗜中性粒细胞释放过敏介质。主要用于预防外源性支气管哮喘发作,亦可用于运动性哮喘及阿司匹林诱发的哮喘。疗效优于色甘酸钠。主要不良反应为嗜睡、疲倦、口干,偶有皮疹、谷丙转氨酶和碱性磷酸酶活性升高。服药期间应注意检查肝脏功能。

扎鲁司特(zafirlukast) 为白三烯受体的特异性拮抗剂。半胱氨酰白三烯(cysteinyl leukotrienes,Cys LT_1)是哮喘发病中的一种重要的炎症介质。肺组织受抗原攻击时多种炎症细胞(嗜酸性粒细胞、巨噬细胞、肥大细胞等)能释放 Cys LT_1,可引起支气管黏液分泌,降低支气管纤毛功能,增加气道微血管通透性,引起气道水肿和嗜酸性粒细胞在组织浸润,刺激 C 神经纤维末梢释放缓激肽,引起气道炎症反应。其作用强度要比组织胺作用强 1 000 倍。与糖皮质激素合用可获得协同抗炎作用,并减少糖皮质激素的用量。对有些吸入糖皮质激素不能控制的哮喘患者有效。

Zafirlukast 用于成人和 6 岁以上儿童支气管哮喘的长期治疗和预防

孟鲁司特用于成人和12岁以上儿童支气管哮喘的长期治疗和预防。

第二节 镇咳药

咳嗽是呼吸系统疾病的一个主要症状。咳嗽是一种保护性反射,能将呼吸道内的积痰和异物排出,以保持呼吸道畅通。而由痰液刺激引起咳嗽,不宜简单地应用镇咳药。

镇咳药是作用于咳嗽反射的中枢或外周部位,抑制咳嗽反射的药物。根据其作用部位,分为中枢性镇咳药和外周性镇咳药。

一、中枢性镇咳药

可待因(codeine) 又称甲基吗啡,是阿片所含的生物碱之一。镇咳作用强度约为吗啡的1/4。Codeine对咳嗽中枢有较高选择性,治疗量不抑制呼吸,成瘾性比吗啡弱,是目前最有效的镇咳药。主要用于无痰性干咳,也用于中等疼痛的镇痛,其镇痛作用强度约为吗啡的1/12。过量易产生兴奋、烦躁不安等中枢兴奋症状。久用也可成瘾,应控制使用。

喷托维林(pentoxiverine) 又称咳必清,对咳嗽中枢有选择性抑制作用。其强度为codeine的1/3,兼有局麻作用和阿托品样作用,能抑制呼吸道感受器及松弛支气管平滑肌,适用于呼吸道感染引起的咳嗽。为非成瘾性镇咳药。应用该药偶见轻度头痛、头晕、口干、恶心等不良反应。因有阿托品样作用,青光眼患者禁用。

右美沙芬(dextromethorphan) 又称右甲吗南,具有中枢性镇咳作用,强度与codeine大体相等。长期服用无成瘾性,治疗量不抑制呼吸,不良反应少见。因无镇痛作用,对伴有疼痛的干咳,疗效不如codeine。

二、外周性镇咳药

苯左那酯(benzonatate) 又称退嗽,为丁卡因的衍生物,有较强的局部麻醉作用,能选择性抑制肺牵张感受器,阻断咳嗽反射传入冲动而镇咳,镇咳强度比可待因略差。本药能增加每分钟通气量。临床用于干咳。

不良反应有嗜睡、头晕、鼻塞等,偶见过敏性皮疹。服用时勿将药丸咬破,以免引起口腔麻木感。

苯丙哌林(benproperine) 又称咳快好,为非依赖性镇咳药,主要阻断来自肺及胸膜感受器的传入神经冲动,对咳嗽中枢也有一定的直接抑制作用,兼有平滑肌松弛作用,不抑制呼吸。本品起效快、作用强、作用持续时间长,适用于刺激性干咳。不良反应有口干、困倦、头晕、腹部不适、皮疹等。

第三节 祛痰药

痰是呼吸道炎症的产物,黏痰在小气道内堆积,可形成黏液栓,引起气道狭窄甚至阻塞,而致喘息。祛痰药能增加呼吸道分泌,稀释痰液或降低其黏稠度,使痰易于咯出,有利于改善咳嗽和哮喘症状。

氯化铵(ammonium chloride) 局部刺激胃黏膜,反射性地增加呼吸道分泌而祛痰。很少单独使用,多配成复方制剂应用。有微弱的利尿作用,并能酸化尿液。本品亦可用于酸化尿液和促进碱性药物的排泄。服用大量时可产生酸中毒。溃疡病及肝肾功能不良者慎用。

愈创木酚甘油醚(glyceryl guaiacolate) 属于恶心性祛痰药,并有较弱的抗菌作用。单用或配成复方用于慢性支气管炎、支气管扩张等。无明显不良反应。

乙酰半胱氨酸(acetylcysteine) 又称痰易净,为半胱氨酸的N-乙酰化物,能使黏痰中连接黏蛋白肽链的二硫键(—S—S—)断裂,黏蛋白分解成小分子的肽链,对脓性痰液中DNA也有裂解作用,使痰的黏滞性降低,易于咯出。用于黏痰阻塞气道、咳痰困难者。紧急时气管内滴入,可迅速降低痰的黏稠度,便于吸引排痰。一般情况用雾化吸入。有特殊臭味,引起恶心及呕吐;对呼吸道有刺激作用,可引起支气管痉挛,在溶液中加入异丙肾上腺素可对抗之。

【注意事项】

1. 滴入给药时需要吸引排痰,以免大量黏稠度下降的痰液流进气道末梢部,引起小气道阻塞。无吸痰器时切不可向气管内滴药。

2. 不宜与金属特别是铁、铜以及橡胶、氧化剂等接触,须使用由玻璃或塑料制成的喷雾器。
3. 能降低青毒素、头孢菌素和四环素等药物的活性,不宜混合应用。
4. 支气管哮喘患者慎用。

羧甲基半胱氨酸(Carbocisteine) 又称羧甲司坦,其作用及作用机制类似 acetylcysteine,能使痰液中黏蛋白分子中的—S—S—键裂解,迅速降低痰液黏稠度,还能增加痰中的黏液纤维,润滑支气管壁,使痰易于咯出。本药口服有效,服后 4 小时出现明显作用,并且有促进受损支气管黏膜修复的作用。适用于各种呼吸道疾病引起的痰液黏稠、咳出困难、气管阻塞,治疗及预防手术后的咳痰困难和肺炎合并症。偶见头晕、恶心、胃部不适、腹泻、胃肠道出血及皮疹等反应。消化性溃疡史者慎用,活动性消化性胃疡患者禁用。

溴己新(bromhexine, Bisolvon) 又称必消痰,可直接作用于支气管腺体,促使黏液分泌细胞的溶酶体释出,裂解痰中的黏多糖纤维,并抑制黏液腺及杯状细胞合成酸性黏多糖,使痰的黏稠度降低,痰液变稀而易于咯出,此外还有镇咳作用。临床用于有白色黏痰又难以咯出的呼吸道疾病。少数患者用药后可产生恶心、胃部不适,偶见血清氨基转移酶升高。溃疡病及肝功不良患者慎用。

氨溴索(amdroxol) 又称氨溴醇,系溴己新的活性代谢物。可显著增加痰液分泌,降低痰黏稠度,增强支气管上皮纤毛运动,增加表面活性物质的分泌,使痰液易于咯出。本品还有一定的镇咳和改善通气功能作用。长期服用明显减少慢性支气管炎急性发作次数,口服后 1 小时起效,持续 3～6 小时。不良反应少见。

蓝勃素(lanbroxol) 是 amdroxol 制成的缓释胶囊,可降低新生儿自发性呼吸窘迫症的病死率。

甘草流浸膏(extractum glycyrrhizae liquidum) 从豆科植物的根和根茎中提取,经浓缩制得,为黏膜保护性镇咳药,用于上呼吸道感染、急性支气管炎,具有镇咳、祛痰作用,常与其他药物配成复方应用。

思考题：1. 平喘药可分为哪几大类？每类列举一个代表药。
　　　　2. 沙丁胺醇与异丙肾上腺素比较,在治疗哮喘时有什么优点？

(李琳琳)

第二十九章
作用于消化系统的药物

学习目标：1. 掌握抗消化性溃疡药物的分类和各药的药理作用和作用机制。
2. 掌握各类抗消化性溃疡药的作用特点及主要不良反应。
3. 熟悉各类止吐药的作用及用途。
4. 了解助消化药、泻药、止泻药的种类和应用。

Chapter 29 Drugs for digestive disorders

This chapter describes drugs used to treat the disorders involving the gastrointestinal tract: peptic ulcers, emesis, the peristaltic activities, diarrhea and constipation.

Drugs for peptic ulcer include: ① acid-suppressing agents (e. g., antacids, H_2-R blockers, M-R blockers, gastrin receptor blockers and proton pump inhibitors), ② mucosal protectants, ③ eradication of helicobacter pylori.

Antiemetics include: ① D_2-R blockers (e. g., chlorpromazine), ② H_1-R blockers (e. g., diphenhydramine, dimenhydrinare, meclozine, promethazine), ③ M-R blockers (e. g., scopolamine), ④ 5-HT_3-R blockers (e. g., ondansetron, granisetron, ramosetron, tropisetron, azasetron, alosetron).

Prokinetic agents can enhance coordinated gastrointestinal motility and transit of material in the gastrointestinal tract. These agents include metoclopramide, domperidone, cisapride, and mosapride. Prokinetic agents are used in symptomatic patience with gastroparesis and gastroesophageal reflux disease. Some drags in this class can be used as antinauseants and antiemetics.

Cathartics include: ① bulk laxatives (e. g., magnesium sulfate, sodium sulfate, lactulose), ② contact cathartics (e. g., phenolphthalein, bisacodyl), ③ emollient cathartic (e. g., liquid paraffin, glycerin).

第一节 抗消化性溃疡药

消化性溃疡为消化道常见病，包括胃溃疡和十二指肠溃疡。其病程迁延，反复发作，临床上常表现为上腹痛、泛酸、嗳气、呕吐等症状。

抗消化性溃疡药（anti-peptic ulcer drugs）是一类能减轻溃疡病症状，促进溃疡愈合、防止和减少溃疡病复发或并发症的药物。

目前抑制胃酸分泌药包括 M 受体阻断药、H_2 受体阻断药、胃泌素受体阻断药和质子泵（H^+-K^+-ATPase）抑制药四类。

一、抗酸药

抗酸药为弱碱性物质，口服后在胃内直接中和胃酸，从而减弱或解除胃酸对溃疡面的刺激和腐蚀作用，同时降低胃蛋白酶分解蛋白的能力，缓解疼痛，有利于溃疡面愈合。抗酸药应在餐后 1～1.5 小时后和晚上临睡前服用，才能达到较好的抗酸疗效。如果用量过大，中和胃酸过度，可影响胃蛋白酶的消化能力，且胃液 pH 过高可引起继发性胃酸分泌过多。为提高疗效，减少不良反应，临床广泛采用复方制剂，如：胃舒平等。

氢氧化铝(aluminum hydroxide)　口服不吸收,在胃内与盐酸作用生成三氯化铝,其抗酸作用缓慢而持久,产生的氯化铝有收敛作用,在肠内与磷酸盐生成磷酸铝可引起便秘,长期服用可影响肠道对磷酸盐的吸收,在老年人有导致骨质疏松的可能。

氢氧化镁(magnesium hydroxide)　中和胃酸作用快、强、持久。与胃酸作用后可生成氯化镁,仍有抗酸能力。口服 Mg^{2+} 有导泻作用,故常与氢氧化铝合用,以互相纠正不良反应;但口服后仍有少量镁盐被吸收,经肾迅速排出,肾功能受损时可引起血镁增高。

三硅酸镁(magnesium trisilicate)　中和胃酸作用较弱、较慢但作用持久。在胃内与盐酸作用产生氧化镁和二氧化硅,氧化镁可致轻泻,二氧化硅为胶状物质,能保护溃疡面。

铝碳酸镁(hydrotalcite)　本品抗酸作用迅速而温和,在相同的条件下本品的作用持续时间为碳酸氢钠的6倍。本品还可吸附胃蛋白酶抑制其活性,从而有利于溃疡面的修复。由于本品含有铝、镁两种离子,从而抵消了便秘和腹泻的不良反应。

碳酸钙(calcium carbonate)　在胃内中和胃酸后生成氯化钙,中和胃酸作用缓和而持久。中和胃酸产生的 CO_2 可引起嗳气和腹胀,进入小肠的 Ca^{2+} 可促进胃泌素的分泌,引起反跳性胃酸分泌增加,在肠内形成磷酸钙可产生便秘。大量口服可致高钙血症、肾结石和碱中毒。

二、H_2 受体阻断药

H_2 受体阻断药(H_2-R blockers)能选择性阻断壁细胞上的 H_2 受体,抑制基础胃酸分泌和夜间胃酸分泌,对胃泌素及M受体激动药引起的胃酸分泌也有抑制作用。该类药物目前已发展了三代。第一代主要是西米替丁(cimetidine),其药理特点是抑制胃酸分泌作用较好,但不良反应较多;第二代主要是雷尼替丁(ranitidine),其药理特点是抑制胃酸分泌作用比西米替丁强5~10倍,作用更持久,不良反应少于西米替丁;第三代有法莫替丁(famotidine)和尼扎替丁(nizatidine),其药理特点是抑制胃酸分泌作用与雷尼替丁相当或强于雷尼替丁,作用持久,且没有西米替丁的抗雄激素作用、促催乳素分泌作用和肝药酶抑制作用,不良反应更少。

雷 尼 替 丁

雷尼替丁(ranitidine)又称呋喃硝胺,属于第二代 H_2 受体阻断药。

【**体内过程**】　口服吸收快,且不受食物的影响,生物利用度为50%。血浆蛋白结合率为15%,V_d 为1.87 L/kg。主要经肝代谢,部分以原形经肾排出,$t_{1/2}$ 为2~3小时,肝功能不良或肾功能不良均可使其 $t_{1/2}$ 延长。

【**药理作用**】　能与组胺竞争性地与胃壁细胞的 H_2 受体结合,从而阻断该受体,抑制胃酸分泌。其中对基础胃酸分泌的抑制作用最强,同时对因进食、胃泌素、迷走神经兴奋、低血糖等诱发的胃酸分泌也有抑制作用。由于本品对夜间胃酸分泌具有良好的抑制作用,而夜间胃酸分泌减少对十二指肠溃疡的愈合非常重要,故本品对十二指肠溃疡的疗效优于胃溃疡。是目前治疗十二指肠溃疡的首选药物。

【**临床应用**】　主要用于治疗消化性溃疡,特别是十二指肠溃疡,也可用于治疗胃食管反流症和预防应激性溃疡的发生。

【**不良反应**】　口服较常见有轻度腹泻、眩晕、乏力、便秘等,一般较轻微。静脉注射时,部分患者可出现出汗、发热、面部灼热瘙痒等,多可迅速消退。本品抑制肝药酶细胞色素 P_{450} 作用很弱,故对其他药物的代谢影响较小,治疗量也不改变血中催乳素及雄激素的浓度。

西米替丁(cimetidine)　又称甲氰咪胍,为第一个上市的第一代 H_2 受体阻断药。口服吸收好,生物利用度可达70%~80%。主要以原形经肾排泄。抑制胃酸分泌作用为 ranitidine 的 1/5~1/12,用途同 ranitidine。不良反应较多,除可引起腹胀、腹泻、肝损害等消化系统反应外,也可引起头痛、眩晕、嗜睡、精神紊乱等神经系统症状,还可引起心动过缓。

因本品能明显抑制肝药酶,从而抑制华法林、苯妥英钠、地西泮、普萘洛尔、茶碱、地高辛、奎尼丁等多种药物的代谢。也能阻断雄激素受体,抑制雌激素代谢,并促进催乳素分泌,故可引起男性乳房发育、阳痿、精子减少及女性溢乳等内分泌系统的不良反应。现已少用。

法莫替丁(famotidine)　为第三代 H_2 受体阻断药。口服吸收不完全,生物利用度为40%~50%,T_{max} 为1~3小时。主要以原形经肾排泄,$t_{1/2}$ 为3小时。抑制胃酸分泌作用比 cimetidine 强40倍。不抑制肝药酶,无抗雄激素作用,也不影响催乳素的分泌。故不良反应少。

尼扎替丁(nixatidine) 为第三代 H_2 受体阻断药。抑制胃酸分泌作用与 ranitidine 相当,其他药理特点与 famotidine 相似,但口服生物利用度可超过 90%。

三、M 胆碱受体阻断药

M 受体阻断药(M-R blockers)可通过阻断胃壁细胞上 M_3 受体和(或)肠嗜铬细胞上 M_1 受体,而抑制胃酸分泌。以阿托品(atropine)为代表的非选择性 M 受体阻断药,虽兼有解痉作用,但抑制胃酸分泌作用较弱且不良反应较多,故较少用于治疗消化性溃疡。目前治疗消化性溃疡多选用选择性 M_1 受体阻断药,这类药物包括哌仑西平(pirenzepine),替仑西平(telenzepine)和唑仑西平(zolenzepine)。其药理作用主要通过阻断肠嗜铬样细胞的 M_1 受体,而抑制迷走神经介导的组胺释放引起的胃酸分泌。但因其抑制胃酸分泌作用仍比 H_2 受体阻断药弱,故现已很少使用。

四、胃泌素受体阻断药

胃泌素受体阻断药(gastrin receptor blockers)通过竞争性阻断胃壁细胞上的胃泌素受体而直接抑制胃酸的分泌,也可通过阻断肠嗜铬样细胞上的胃泌素受体,而抑制促胃泌素介导的组胺释放引起的胃酸分泌。但因本类药抑制胃酸分泌作用较弱,故目前应用较少。主要药物有丙谷胺(proglumide),其可促进胃黏膜黏液合成,增强胃黏膜的黏液-HCO_3^- 盐屏障,因而对胃黏膜有保护和促进愈合作用。临床上可用于消化性溃疡、胃及十二指肠炎的治疗。不良反应较少,偶见口干、失眠、腹胀、食欲下降等。

五、胃壁细胞 H^+ 泵抑制药

H^+ 泵抑制药也称质子泵抑制药(proton pump inhibitors),是继 H_2 受体阻断药后的一类重要的抑制胃酸分泌药,也是目前抑制胃酸分泌作用最强的一类药物。目前上市的本类药物有奥美拉唑(omeprazole),兰索拉唑(lansopraxzole),泮托拉唑(pantoprazole),雷贝拉唑(rabeprazole)和埃索美拉唑(esomeprazole)等。

奥 美 拉 唑

奥美拉唑(omeprazole)又称洛赛克,为 1988 年第一个上市的质子泵抑制药,也是本类药物的代表药。

【体内过程】 口服吸收快,生物利用度为 15%~40%,但反复用药后可提高至 60%~70%,T_{max} 为 1~3 小时。血浆蛋白结合率为 95%,主要分布于细胞外,在胃、十二指肠等部位分布较多。主要经肝代谢后经肾及消化道排出,其代谢物仍有活性,$t_{1/2}$ 为 1~2 小时。

【药理作用】
1. 抑制胃酸分泌　本品作为弱酸性苯并咪唑类化合物,能在酸性的胃壁细胞分泌小管内,转化为次磺酸和亚磺酰胺,以共价键方式与 H^+-K^+-ATP 酶的半胱氨酸的巯基结合,从而不可逆地抑制 H^+-K^+-ATP 酶,从而抑制胃酸分泌的最后环节,产生强大而持久的抑制胃酸分泌作用。其作用持续时间取决于 H^+-K^+-ATP 酶的再生时间。用药后虽可反馈性使血中胃泌素水平升高,但并不影响其抑制胃酸分泌的作用。

2. 抑制胃蛋白酶分泌　本品在抑制胃酸分泌的同时,也能减少胃蛋白酶的分泌,同时因胃内 pH 值的升高,也不利于胃蛋白酶产生作用。

3. 抗幽门螺杆菌作用　体内外实验均表明本品有抑制幽门螺杆菌作用。

【临床应用】 主要用于治疗反流性食管炎、消化性溃疡、上消化道出血及胃酸过多症。其治疗消化性溃疡的疗效,无论在疼痛缓解时间、溃疡愈合率,还是复发率上均优于 H_2 受体阻断药。

【不良反应】 本品不良反应发生率约为 1.1%~2.8%,主要有:
1. 消化道反应　口干、恶心、呕吐、腹胀、腹泻等。
2. 神经系症状　头痛、头昏、嗜睡、肌肉及关节疼痛、外周神经炎等。
3. 长期用药,因持久抑制胃酸分泌,可使胃内 pH 值持久提升,从而降低胃酸的抑菌作用,使胃肠道内细菌过度生长,可能引发感染。也可使胃内亚硝酸类物质浓度增高,肠嗜铬样细胞增生,但是否会引起胃类癌尚无定论。为安全起见,长期大量用药期间应注意定期检查胃内有无肿块出现。
4. 其他　可见阳痿、男性乳房女性化、皮疹、白细胞减少、溶血性贫血等。

其他常用质子泵抑制药见表 29-1。

表 29-1 其他常用质子泵抑制剂

药　　物	主　要　特　点
兰索拉唑(lansopraxzole)	于1992年上市。生物利用度为85%;抑制胃酸分泌作用及抗幽门螺杆菌作用均强于奥美拉唑。也能抑制肝药酶
泮托拉唑(pantoprazole)	于1995年上市。抑制胃酸分泌作用强于奥美拉唑和兰索拉唑;对肝药酶的影响小,不良反应轻,发生率约2.5%
雷贝拉唑(rabeprazole)	于1998年上市。其药理特点同泮托拉唑
埃索美拉唑(esomeprazole)	于2000年上市。是目前上市的质子泵抑制药中唯一的单一对应体药物,是奥美拉唑的S-异构体。其主要特点是生物利用度高,半衰期长

六、黏膜保护药

黏膜保护药(mucous membrane protective drugs)有预防和治疗胃黏膜损伤,保护胃黏膜、促进组织修复和溃疡愈合的作用。常用药物有前列腺素衍生物(prostanoid derivants)、铋剂(bismuth preparation)、硫糖铝(sucralfate)、替普瑞酮(teprenone)等。

黏膜保护药主要通过下列药理机制来实现其对黏膜的保护作用:

1. 促进黏液和 HCO_3^- 的分泌,加强胃的黏液-HCO_3^- 屏障。

2. 促进内源性PGs合成与释放或直接产生拟内源性PGs的作用,促进黏液-HCO_3^- 的分泌,增加黏膜血流量,抑制胃酸与胃蛋白酶的分泌。

3. 在胃内形成冻胶样物质,覆盖于黏膜及溃疡面,阻止胃酸、胃蛋白酶及反流入胃的胆汁等对黏膜的损伤。

4. 促进黏膜上皮细胞的再生与修复,促进溃疡愈合。

本类药物主要用于胃及十二指肠溃疡,急、慢性胃炎(包括伴消化道出血的患者),及反流性食管炎等。

米索前列醇

【体内过程】 米索前列醇(misoprostol)口服吸收较快,T_{max} 为0.5小时。血浆蛋白结合率为80%~90%。体内代谢快,主要以代谢物形式经肾排泄,$t_{1/2}$ 为1.6~1.8小时,但作用可持续5小时。

【药理作用】

1. 抑制胃酸分泌 本品为 PGE_1 的衍生物,本品除能抑制基础胃酸的分泌外,对组胺、胃泌素等介导的胃酸分泌也有抑制作用。作用机制可能与影响腺苷酸环化酶的活性而降低壁细胞cAMP水平有关。

2. 保护胃黏膜 本品也可增强黏膜的屏障功能,提高胃黏膜对损伤因子的抵抗力。此外,本品还能增加胃黏膜的血流量,促进胃黏膜受损上皮细胞的修复和增殖,从而促进溃疡愈合。

【临床应用】 主要用于胃及十二指肠溃疡,还可与非甾体抗炎药合用,以防止其引起胃黏膜损伤。

【不良反应】 主要有稀便或腹泻,大多不严重。少数有轻微的恶心、头痛、眩晕等。本品可促进子宫收缩,故孕妇禁用。对前列腺素过敏者、青光眼、过敏性结肠炎者禁用。

硫糖铝(sucralfate) 在胃内能与胃蛋白酶络合形成复合物,抑制胃蛋白酶分解蛋白质;能与溃疡处带正电荷的黏蛋白络合形成保护膜,覆盖于溃疡面,有利于黏膜再生及溃疡愈合。临床常用于治疗胃、十二指肠溃疡。一般用药两周可明显改善症状。偶见口干、便秘、恶心等不良反应。

枸橼酸铋钾(bismuth potassium citrate) 能在胃及十二指肠溃疡基底肉芽处形成氧化铋胶体沉淀,形成保护性薄膜,从而避免胃酸和胃蛋白酶对溃疡面的侵蚀。此外本品还可促进前列腺素释放,促进溃疡组织的修复和愈合。临床上常用于胃、十二指肠的治疗。服药期间可使舌、粪染成黑色,停药后消失。

七、抗幽门螺杆菌药

幽门螺杆菌(helicobacter pylori,HP)为一种革兰阴性菌,主要存在于胃上皮细胞表面和腺体内的黏液层。它能分泌尿素酶(urase),并释放白三烯(leukotriene)及多种细胞毒素,从而损害胃黏膜。现代研究表明HP的感染是引起消化性溃疡、慢性胃炎及胃癌的重要原因之一,也是消化性溃疡容易复发的主要原因。因此在治疗消化性溃疡时,根除HP,对提高治愈率,降低复发率具有重要意义。

目前临床上常用的抗 HP 药主要包括抗菌药物和非抗菌药物两大类。

1. **抗菌药物** 常用的有甲硝唑(metronidazole)、呋喃唑酮(furazolidone)、四环素(tetracycline)、氨苄西林(ampicillin)、阿莫西林(amoxicillin)、克拉霉素(clarithromycin)等。

2. **非抗菌药物** 主要有质子泵抑制药和铋制剂。它们的抗幽门螺杆菌作用机制与抗菌药物不同,与抗菌药物联合应用常能产生协同作用,从而提高对幽门螺杆菌的根除率。

(1) 质子泵抑制剂 其抗 HP 的作用机制至少涉及两个方面:① 抑制幽门螺杆菌的 ATP 酶,从而干扰其代谢;② 抑制胃酸分泌,提升胃内 pH,为其他抗菌药物发挥作用创造条件(有的抗菌药在酸性环境中会失活)。

(2) 铋剂 常用的有 bismuth potassium citrate、胶体果酸铋(colloidal bismuth pectin),本类药抗 HP 的作用机制不清楚,但有人已观察到本类药能杀灭 HP,促进幽门螺杆菌迅速溶解死亡。

实践表明单用上述任一药物,疗效较差,且 HP 易产生耐药性,故 3~4 个药联合使用(一般用 1 个质子泵抑制药和(或)1 个铋剂加 2 个抗菌药)常能收到好的根除 HP 效果,从而降低消化性溃疡的复发率。例如:质子泵抑制药+克拉霉素+阿莫西林或甲硝唑或呋喃唑酮三联疗法。

第二节 助消化药

助消化药(digestants)是能促进食物的化学消化,增强食欲的药物。本类药多为消化液的成分,临床上可用于消化不良、食欲不振。常用助消化药见表 29-2。

表 29-2 常用助消化药

药 名	作 用	特 点
胃蛋白酶(pepsin)	能促进蛋白质的分解,用于胃蛋白酶缺乏症及消化功能减退	在酸性环境中作用增强。常与稀盐酸组成胃蛋白酶合剂供临床使用
胰酶(pancreatin)	含蛋白酶、淀粉酶、脂肪酶,可促进食物中糖、脂肪、蛋白的水解	助消化作用较强,在酸性环境中易被破坏。宜用肠溶片
乳酶生(biofermin)	为活的干燥乳酸杆菌,在肠内可分解糖类产生乳酸,从而降低 pH,抑制肠内腐败菌,减少产气。对伴肠胀气的消化不良效果较好	不宜与抗菌药、碱性药及收敛吸附药合用
干酵母(dried yeast)	麦酒酵母菌的干燥菌体,除可用于消化不良外,尚可用于 B 族维生素缺乏性疾病	嚼碎后吞服,剂量过大引起腹泻

第三节 止吐药及促胃肠动力药

一、止吐药

恶心、呕吐是临床上常见的消化系症状。呕吐反射是一种保护性反射,其反射弧非常复杂,涉及多个部位、多种神经及多种受体。已知与呕吐反射有关的受体有 D_2、H_1、M_1、$5-HT_3$,阻断上述受体即可抑制呕吐反射,缓解和防治呕吐。因此止吐药包括多巴胺受体阻断药、H_1 受体阻断药、M 受体阻断药和 $5-HT_3$ 受体阻断药四类。

1. **多巴胺(D_2)受体阻断药** 以氯丙嗪(chlorpromazine)为代表的抗精神病药,通过阻断中枢 CTZ 的 D_2 受体而产生强大的止吐作用。其特点是对多种化学物质引起的恶心、呕吐及顽固性呃逆效果较好,但对前庭刺激引起的晕动病无效。由于其不良反应较多,故临床上主要用于治疗顽固性呃逆,而较少用于止吐。

2. **H_1 受体阻断药** 苯海拉明(diphenhydramine)、茶苯海明(dimenhydrinare)、美克洛嗪(meclozine)、异丙嗪(promethazine)等第一代 H_1 受体阻断药对前庭刺激引起的晕动病及内耳眩晕病出现的恶心、呕吐有较好防治作用。临床上常用于防治晕动病和内耳眩晕病。

3. M受体阻断药　东莨菪碱(scopolamine)较易透过血-脑屏障进入中枢，通过阻断中枢及外周M受体，可降低迷路感受器的敏感性并抑制前庭-小脑神经通路的传导，也能抑制胃肠蠕动，从而产生防晕止吐作用。

4. $5-HT_3$受体阻断药　昂丹司琼(ondansetron)、格拉司琼(granisetron)、雷莫司琼(ramosetron)、托烷司琼(tropisetron)、阿扎司琼(azasetron)、阿洛司琼(alosetron)等能选择性阻断中枢及迷走神经传入纤维的$5-HT_3$受体。一般认为化疗或放疗可使小肠嗜铬细胞释放$5-HT_3$并激动$5-HT_3$受体引起迷走传入神经兴奋而导致呕吐反射，此类药物可阻断这一反射，因而临床上主要用于放疗或化疗引起的恶心、呕吐。主要不良反应有头痛、疲乏、便秘、腹泻等。

二、促胃肠动力药

胃肠运动对胃的排空，食物残渣的推进与排泄有重要影响。促胃肠动力药是能促进和协调胃肠运动，增强胃排空和肠内容推进的药物。

1. 拟胆碱药　包括M受体激动药和胆碱酯酶抑制药。
2. 外周多巴胺受体阻断药　常用的有甲氧氯普胺和多潘立酮。
3. $5-HT_4$受体激动药　常用药物包括西沙必利、莫沙必利等。

（一）外周多巴胺受体阻断药　本类药通过阻断胃肠肌间神经丛多巴胺D_2受体，促进并协调食管至近端小肠的运动，从而产生止吐、促进胃排空等效应。

甲氧氯普胺(metoclopramide)　阻断延脑催吐化学感受区(CTZ)的D_2受体可产生强大的中枢镇吐作用；阻断胃肠D_2受体，则产生促进食管至小肠近端的胃肠蠕动作用，包括增加贲门括约肌张力，阻止食物反流；松弛幽门并增强胃蠕动，促进胃排空。临床主要用于胃肠功能失调引起的恶心、呕吐、胃胀气性消化不良、反流性食管炎等。主要不良反应有嗜睡、困倦、锥体外系反应、腹泻、直立性低血压、男性乳房发育、溢乳、月经紊乱等。

多潘立酮(domperidone)　又称吗丁啉，不易透过血-脑屏障，通过阻断胃肠D_2受体，促进食管至小肠近端的胃肠运动，从而防止食物反流，促进胃排空，从而产生止吐作用。临床主要用于因胃肠动力不足引起的消化不良、胃潴留；因胃肠功能紊乱引起的恶心、呕吐及反流性胃炎、反流性食管炎等。主要不良反应为男性乳房发育、阳痿、溢乳、月经紊乱等，偶见一过性腹痛，无锥体外系反应。

（二）$5-HT_4$受体激动药　$5-HT_4$受体激动药($5-HT_4$ receptor agonists)通过激动胃肠肌间神经丛的$5-HT_4$受体，产生从食管至肛门的全段胃肠促动作用。其胃肠促动作用强于外周D_2受体阻断药。

西沙必利(cisapride)　口服吸收快，生物利用度约50%，血浆蛋白结合率为98%。主要经肝代谢后以代谢物形式随粪及尿排出，$t_{1/2}$为7～10小时。本品可激动$5-HT_4$受体，其促胃肠运动作用较强，可增强并协调从食管至肛门的全段胃肠运动。但因其可致Q-T间期延长和尖端扭转型室性心律失常，建议慎用本品。

莫沙必利(mosapride)　为口服吸收快，血浆蛋白结合率为99%。主经肝代谢后随粪、尿排出，$t_{1/2}$为2小时。本品是$5-HT_4$受体激动剂，通过促进胃肠肌间神经丛释放乙酰胆碱，而加强并协调胃肠运动，防止食物滞留与反流。其主要特点是能选择性地作用于上消化道，对小肠和结肠基本无作用，故其不良反应明显少于cisapride，尤其是未见其引起尖端扭转型室性心律失常，故受到临床重视。临床上主要用于胃轻瘫、功能性消化不良、反流性食管炎、反流性胃炎等。

第四节　泻　药

泻药(laxatives, cathartics)是能刺激肠蠕动或增加肠内水分，软化粪便或润滑肠道而促进肠内容排出的药物。常用泻药根据其作用机制的不同可分为容积性泻药、接触性泻药和润滑性泻药三类。

一、容积性泻药

容积性泻药(bulk laxatives)也称渗透性泻药(osmotic laxatives)。口服后因不易被吸收，因而可增加肠内容的渗透压，阻止肠对水分的吸收，使肠内容增加，同时因肠内容的增加而刺激肠壁，增加肠蠕动，从而产生泻下作用。主要有硫酸镁(magnesium sulfate)、硫酸钠(sodium sulfate)、乳果糖(lactulose)、甘油(glycerol)、纤维素类(celluloses)等。

硫酸镁(magnesium sulfate) 口服在消化道内难吸收，口服后可提高肠内容的渗透压，阻止肠道对水的吸收，从而增加肠腔容积，扩张肠道，刺激肠蠕动，产生泻下作用。另一方面，magnesium sulfate 也可能促进胆囊收缩素-促胰液素的分泌，并通过后者促进胰液及肠液的分泌，进一步增加肠内容，同时刺激肠蠕动，引起泻下。因其泻下作用较强烈，可反射性引起盆腔充血及脱水，故月经期和孕期妇女以及老年人慎用。镁离子吸收后主要经肾排泄，故肾功能不良者应慎用。类似的药物还有硫酸钠。

乳果糖(lactulose) 口服不吸收，到结肠后被细菌分解成乳酸，刺激结肠局部渗出，使粪便容积增加，肠蠕动增强而促进排便。乳酸还可抑制结肠对氨的吸收，所以有降低血氨作用。

二、接触性泻药

接触性泻药(contact cathartics)也称刺激性泻药(irritant laxative)。本类药或其代谢产物通过刺激肠黏膜，促进肠蠕动，同时改变肠黏膜的通透性，使电解质及水分向肠腔扩散，从而增加肠内容，引起泻下。

酚酞(phenolphthalein) 又称果导，口服后在肠内与碱性肠液形成可溶性钠盐，刺激结肠蠕动并抑制肠内水分的吸收。口服后 6～8 小时排出软便，作用温和。适用于慢性或习惯性便秘。因其口服后约 15% 被吸收后可随尿排出，并使碱性尿呈现红色，故应告知患者。其肝肠循环明显，故一次用药作用可持续 2～4 天；本品可致皮疹等过敏反应，偶可引起肠绞痛、结肠炎、出血倾向等。对本品过敏者忌用。

比沙可啶(bisacodyl) 与 phenolphthalein 同属一类药。口服或直肠给药后经肠道细菌分解成有活性的代谢物，而刺激肠黏膜产生刺激性泻下作用。口服给药后 6 小时内，直肠给药 15～60 分钟排出软便。适用于急、慢性便秘，习惯性便秘，肠道 X 线检查前或肠道手术前。因其刺激性较强，可引起直肠炎、肠痉挛及肠上皮细胞脱落等，急腹症者禁用，儿童忌用，孕妇慎用。

附：蒽醌类

大黄(rhubarb)、番泻叶(senna)、芦荟(alose)等植物中含有蒽醌苷类物质，它们在大肠内可被细菌分解而释出蒽醌，蒽醌则可刺激结肠黏膜，产生刺激性泻下作用。一般用药后 6～8 小时排软便或腹泻。适用于急、慢性便秘及肠道 X 线检查或肠道手术前。

三、润滑性泻药

润滑性泻药(emollient cathartic)主要通过润滑肠壁，软化粪便而产生泻下作用。其泻下作用温和，较适于老年、儿童及有高血压及术后排便困难的患者使用。

液体石蜡(liquid paraffin) 为矿物油，口服肠道不吸收，有润滑肠壁和软化粪便的作用。由于肠内脂溶性物质可溶解其中，故长期使用可影响脂溶性物质如维生素 A、维生素 D、维生素 K 及钙、磷的吸收。

甘油(glycerin) 能润滑肠壁，软化大便，同时可使肠内容物高渗抑制肠内水分吸收，增加肠腔容积，刺激肠道蠕动，使粪便易于排出。直肠给药后数分钟内引起排便。适用于老年体弱的和小儿便秘者。

第五节 止泻药

腹泻是临床常见症状之一。止泻药(antidiarrheal drugs)是能抑制肠道蠕动或保护肠道免受刺激而制止腹泻的药物。常用止泻药根据其作用机制不同可大致分为抑制肠蠕动药及收敛吸附药两类。

一、肠蠕动抑制药

抑制肠蠕动药(enterokinesic inhibitors)主要通过激动肠道平滑肌上的 μ 阿片受体，提高肠平滑肌张力，抑制其蠕动，使肠内容通过缓慢，停留时间延长，肠内容中的水分被充分吸收，而产生止泻作用。

阿片类制剂(opioid preparations) 包括阿片酊(opium tincture)、复方樟脑酊(tincture camphor compound)等，这些药物的有效成分主要是阿片。此类制剂的特点是止泻作用较强，但易产生依赖性。故临床主要用于较严重的非感染性腹泻。

地芬诺酯(diphenoxylate) 又称苯乙哌啶，为人工合成的哌替啶的衍生物。其对外周的作用明显，而对中枢作用较弱。临床主用于急、慢性功能性腹泻。不良反应较少而轻，可有嗜睡、口干、恶心、呕吐、腹胀、腹部不适等,长期大量使用可产生成瘾性。

洛哌丁胺(loperamide) 为哌啶类的衍生物。本药除通过激动 μ 阿片受体而产生止泻作用外,还可抑制乙酰胆碱和前列腺素的释放,也能抑制多种钙依赖酶的活性,从而抑制肠蠕动与分泌。其止泻作用强(比吗啡强40~50倍)、快(口服 T_{max} 为4~6小时、持久($t_{1/2}$ 为9~15小时)。临床主要用于各种急慢性腹泻,尤其对肠功能紊乱引起的腹泻疗效较好。不良反应轻微,主要有皮疹、瘙痒、口干、恶心、呕吐、腹痛等,大量用药可抑制中枢,产生欣快感,故应避免长期大量使用,过量中毒时可用纳络酮救治。

二、收敛、吸附药

收敛药(astringents)是能沉淀组织内部分蛋白质的药物,吸附药(adsorbents)是能有效地从气体或液体中吸附其中某些成分的固体物质。

鞣酸蛋白(tannalbin) 口服后在肠内分解出鞣酸,后者使肠黏膜表面的蛋白质凝固、沉淀,形成保护膜,一方面阻止肠内毒物对肠黏膜的刺激,另一方面抑制炎性渗出物的渗出,从而产生收敛止泻作用。临床上可用于各种腹泻。

类似的收敛止泻药还有:次水杨酸铋(bismuth subsalicylate)、次碳酸铋(bismuth subcarbonate)等。

药用炭(medicinal activated charcoal) 又称活性炭,口服后可吸附肠内细菌、气体及毒物,既可阻止其被吸收,又可阻止其对肠壁产生刺激作用,从而产生止泻和阻止毒物吸收双重作用。临床上可用于腹泻、胃肠胀气及食物中毒等。

类似的吸附剂还有:白陶土(koalin)、矽炭银(agysical)等。

第六节 利 胆 药

利胆药(choleretic drugs)是一类能促进胆汁分泌或胆囊排空的药物,可用于辅助治疗胆囊炎、胆石症等疾病。

去氢胆酸(dehydrocholic acid) 为胆酸的氧化衍生物,可促进肝细胞分泌含水量高的胆汁,从而使胆汁变得稀薄,流动性增加,发挥胆管内冲洗作用。临床上可用于胆石症、胆管感染等,但禁用于胆管梗阻及严重肝肾功能不良者。

熊去氧胆酸(ursodeoxycholic acid) 可促进胆汁酸的分泌,降低胆汁中胆固醇的含量,促进胆结石表面胆固醇的溶解。临床上主要用于治疗胆固醇型胆结石,也可用于治疗胆囊炎、原发性胆汁性肝硬化、原发性硬化性胆管炎、胆汁性消化不良等。主要不良反应为腹泻。胆管完全阻塞、严重肝功能不良及孕妇禁用。

硫酸镁(magnesium sulfate) 口服不吸收,可刺激十二指肠分泌缩胆囊素(cholecystokinin)。另外口服 magnesium sulfate 或直接灌入十二指肠均可反射性引起胆总管括约肌松弛、胆囊收缩,产生利胆作用。临床用于治疗胆囊炎、胆石症、十二指肠引流检查。

胆酸钠(sodium tauroglycocholate) 能刺激肝细胞分泌含固体成分较多的胆汁,促进食物中脂肪的乳化,脂溶性维生素的吸收。临床用于胆瘘、肠道内缺乏胆盐的患者,以补充其胆盐之不足,也可用于脂肪消化不良、慢性胆囊炎等。

思考题:1. 治疗消化性溃疡的药物分几类?说出各类代表药,并简述其作用机制。
2. 简述止吐药的分类和作用机制。
3. 泻药分几类?各类的代表药物有哪些?并简述各类药的作用机制。

(来丽娜)

第三十章
子宫平滑肌兴奋药和抑制药

学习目标：1. 掌握缩宫素的药理作用、临床应用和不良反应。
2. 熟悉麦角生物碱、前列腺素对子宫的作用特点及临床应用。
3. 了解子宫平滑肌抑制药的种类和应用。

Chapter 30 Drugs acting on the uterine smooth muscle

Uterine smooth muscle stimulants can increase the contraction of uterine smooth muscle. Uterine smooth muscle stimulants mainly include: oxytocin, ergot alkaloids, and prostaglandins.

1. Oxytocin

Oxytocin produces rhythmic contraction of uterus (fundus contracts while cervix relaxes) at low doses or sustained contraction in whole uterus at high doses. It is used for induction of labor.

2. Ergot alkaloids

The ergot alkaloids can produce sustained contraction in whole uterus and be used for treatment of postpartum bleeding and uterine recovery.

3. The prostaglandins has similar effects to that of oxytocin when applied to uterus and cervix. However, the role of prostaglandin is that of terminating pregnancy by induction of labor.

Uterine smooth muscle inhibitors include β_2-adrenorecptor agonists, magnesium sulfate, and so on. The medicines are usually administered for preterm labor.

第一节 子宫平滑肌兴奋药

子宫平滑肌兴奋药是一类选择性兴奋子宫平滑肌引起子宫收缩的药物，其作用强度可因子宫生理状态及用药剂量的不同而表现为节律性收缩或强直性收缩。临床上主要用于催产、引产或产后子宫出血、子宫复旧。

缩 宫 素

缩宫素(oxytocin)又名催产素(pitocin)，为脑垂体后叶激素。常用oxytocin可从牛、猪的脑垂体后叶分离提纯，也可人工合成。

【体内过程】 口服易被消化道酶破坏而失效，临床上多采用肌内注射、静脉滴注、鼻黏膜给药。3~5分钟起效，维持20~30分钟。大部分经肝、肾破坏，少部分以结合的形式由尿排出。

【药理作用】

1. 兴奋子宫 Oxytocin能选择性兴奋子宫平滑肌，使子宫收缩力加强，收缩频率增快。收缩强度取决于剂量、子宫的生理状态及体内激素水平。

(1) 小剂量加强子宫体节律性收缩，其收缩性质和正常分娩相似，即子宫底节律性收缩，而子宫颈松弛，促使胎儿顺利娩出。大剂量使子宫产生强直收缩，不利于胎儿娩出。

(2) 雌激素能提高子宫平滑肌对oxytocin的敏感性，孕激素降低此种敏感性。妊娠早期体内孕激素水平高，子宫对oxytocin不敏感，在妊娠后期，雌激素水平高，特别在临产时子宫对oxytocin的反应更敏感，此时只需小剂量即可达到引产、催产的目的。

已证明在人子宫平滑肌有 oxytocin 受体，妊娠期间 oxytocin 受体数量增加，故认为 oxytocin 是通过与受体结合而发挥作用。也有学者认为 oxytocin 作用于蜕膜的受体，促进 $PGF_{2\alpha}$ 及 $PGF_{2\alpha}$ 的代谢物，13,14 二氢 15-酮 $PGF_{2\alpha}$（PGFM）的合成。前列腺素，尤其是 PGFM 能兴奋子宫并使子宫颈变软、展平及扩张。另外钙通道开放引起 Ca^{2+} 的内流也参与 oxytocin 的作用。

2. 其他　Oxytocin 能收缩乳腺小叶周围的肌上皮细胞，促进排乳。大剂量 oxytocin 能直接松弛血管平滑肌，引起血压下降，但易产生快速耐受性。

【临床应用】

1. 催产和引产　对胎位正常、头盆相称、无产道障碍的产妇，由于宫缩乏力难产时，可用小剂量 oxytocin（2～5 U），以增强子宫节律性收缩，促进分娩，用于催产。对于需提前终止妊娠者，可用其引产。

2. 产后止血　产后出血时，立即皮下或肌内注射较大剂量 oxytocin（5～10 U），迅速引起子宫强直性收缩，压迫子宫肌层内血管而止血。

【不良反应及注意事项】

1. 剂量过大可发生胎儿宫内窒息或子宫破裂，凡产道异常、胎位不正、头盆不称、前置胎盘，以及三次妊娠以上的经产妇或有剖宫产史者禁用。

2. 用 oxytocin 催产时应控制子宫收缩的强度、频率及持续时间，监测产妇的血压、心率和胎儿的心率。

卡古缩宫素（cargutocin）、卡贝缩宫素（carbetocin）、去氨缩宫素（demoxytocin）均为人工合成的 oxytocin 类似物，其作用和适应证与 oxytocin 相似。其中 carbetocin 为长效制剂，单剂量静脉注射对子宫的活性作用可维持1小时，因此可预防产后出血。Demoxytocin 的作用较缩宫素强而持久。

麦 角 生 物 碱

麦角（ergot）是寄生在黑麦等植物上的一种麦角菌的干燥菌核，因在麦穗上突出似角，故名麦角。麦角中含有多种生物碱，按化学结构可分为两类：① 氨基麦角碱类：以麦角新碱（ergometrine）及甲基麦角新碱（methylergometrine）为代表，易溶于水，对子宫兴奋作用迅速而短暂；② 氨基酸麦角碱类：以麦角胺（ergotamine）及麦角毒（ergotoxine）为代表，难溶于水，对血管作用显著，起效缓慢，作用持久。

【药理作用】

1. 兴奋子宫　麦角碱类均有选择性兴奋子宫平滑肌的作用，其中以麦角新碱最为显著。其作用强度取决于子宫的生理状态，临产前后最敏感。剂量稍大即引起子宫强直性收缩，因此不能用于催产和引产。

2. 收缩血管　Ergotamine 能使脑血管收缩，减少脑动脉搏动幅度。

3. 阻断 α 受体　氨基酸麦角碱类有阻断 α 受体作用，可翻转肾上腺素的升压作用。

【临床应用】

1. 子宫出血　它可使子宫平滑肌持久强直性收缩，机械地压迫肌纤维间的血管而止血。

2. 产后子宫复旧　产后子宫复旧缓慢时，易引起失血过多或感染，麦角制剂可促进子宫收缩，加速子宫复旧，常用麦角流浸膏。

3. 偏头痛　使脑血管收缩，动脉搏动幅度减少，从而减轻偏头痛。咖啡因也有收缩脑血管的作用，且能促进麦角胺的吸收，两药合用增强疗效。

【不良反应及注意事项】

1. 注射麦角新碱可引起恶心、呕吐、血压升高等，严重者出现呼吸困难。

2. 使用麦角碱类时要监控血压、心率、子宫活动情况，如血压突然升高、子宫过度痉挛时应调整剂量。

3. 麦角制剂禁用于催产及引产，动脉粥样硬化及冠心病患者慎用。

垂体后叶素（pituitrin）　是从牛、猪的垂体后叶中提取的粗制品，内含缩宫素和加压素，对子宫平滑肌的选择性不高。加压素对未孕子宫有兴奋作用，但对妊娠子宫反而作用不强。在作为子宫兴奋药的应用上，已逐渐被 oxytocin 所代替。它所含的加压素能与肾脏集合管的受体相结合，增加集合管对水分的再吸收，使尿量明显减少，可用于治疗尿崩症。加压素还能收缩血管（特别是毛细血管和小动脉），在肺出血时可用来收缩小动脉而止血。由于能收缩冠状动脉，故冠心病者禁用。不良反应有心悸、胸闷、腹痛、过敏反应等。

前 列 腺 素 类

前列腺素（prostaglandin，PG）广泛存在于人体的多种组织和体液中，种类很多，最早从羊精囊中提取，现已人工合成。作为子宫兴奋药的 PGs 药物主要有：地诺前列酮（dinoprostone，PGE_2）、地诺前列素（dinoprost，$PGF_{2\alpha}$）、吉美前列腺素（gemeprost）及其衍生物米索前列醇（misoprostol）等。它们有兴奋子宫平滑肌和扩宫颈的作用,体内激素水平对其作用影响不大,对妊娠初期和中期效果远比 oxytocin 强。临床上可用于早、中期流产和足月引产。常以肌注或阴道栓剂给药,不良反应较少。

第二节 子宫平滑肌抑制药

子宫平滑肌抑制药可抑制子宫收缩,主要用于痛经和防治早产。

一、肾上腺素受体激动药

人的子宫平滑肌上存在 β_2 受体。一些常见的 β_2 受体激动药,如沙丁胺醇(salbutamol)、克伦特罗(clenbuterol)、利托君(ritodrine)等均具有松弛子宫平滑肌作用。其中 ritodrine 化学结构与异丙肾上腺素相似,对非妊娠和妊娠子宫有抑制作用,因而专门用来防治早产。

利托君(ritodrine) 能激动子宫平滑肌上的 β_2 受体,抑制子宫平滑肌的收缩频率和强度,减少子宫活动,同时还可使腺苷酸环化酶的活性增强,使 cAMP 增多而产生保胎作用。临床主要用于延长孕期,防治早产。另外本品还兼有激动 β_1 受体的作用,可兴奋心脏使母亲和胎儿心率增快,严重心血管疾病患者禁用。

二、其他子宫抑制药

硫酸镁(magnesium sulfate) 能对子宫平滑肌的收缩产生抑制作用使宫缩频率减少,强度减弱,可用于治疗早产。本品对中枢神经也有抑制作用,同时也能舒张血管平滑肌,降低血压。因而妊娠期间应用硫酸镁可以治疗早产、妊娠高血压综合征、先兆子痫、子痫。

近来发现 oxytocin 受体拮抗药、前列腺素合成酶抑制药、钙通道阻滞药、某些孕激素类药如烯丙雌醇(allylestrenol)均有抑制子宫平滑肌的作用。

阿托西班(atosiban) 是一种合成的肽类物质。可在受体水平对人的 oxytocin 产生竞争性抑制作用。它与 oxytocin 受体结合后可降低子宫的收缩频率和张力。有早产征兆的妊娠期妇女静脉滴注本品后,10 分钟内子宫收缩显著降低,并维持子宫安静状态(≤4 次收缩/小时,达 12 小时)。母体的不良反应一般较轻,最常见的不良反应为恶心,另外还有头痛、头晕、呕吐、潮热、低血压等,罕见子宫出血。

思考题:1. 试述缩宫素的药理作用、不良反应及用药注意事项。
2. 比较缩宫素和麦角新碱对子宫平滑肌作用有何不同?

(来丽娜)

第三十一章
性激素类药及避孕药

学习目标：1. 熟悉常用雌激素类药、抗雌激素类药、孕激素类药的临床应用及不良反应。
2. 了解雄激素类药和同化激素类药的临床应用。
3. 了解常用避孕药的种类及用法。

Chapter 31 Sex hormones and contraceptives

The sex hormones include estrogens, progesterone and androgen. They have primarily influence on secondary sexual characteristics, sex organs and reproductive function.

Estrogens are commonly used for hormone replacement therapy in postmenopausal women, contraception, and a variety of other purposes.

Progestin is most frequently used for contraception, and combined with estrogen for hormone replacement therapy of postmenopausal women and functional uterine bleeding, and so on.

Androgen is most frequently used for hormone replacement therapy in impaired function of testicle, functional uterine bleeding, breast cancer, oophoroma, and so on.

The most common type of oral contraceptives is the combination preparation, which contains both an estrogen and a progestin. The administration of this mixture interferes with fertility via inhibiting ovulation, directly acting upon the genital tract. In addition, contraceptives also include male contraceptives (gossypol) and topical contraceptives (e. g. , nonoxinol, menfegol).

性激素（sex hormones）是性腺分泌的一类甾体激素，包括雌激素、孕激素和雄激素。目前临床应用的大多是人工合成品及其衍生物。

第一节 雌激素类药及抗雌激素类药

一、雌激素类药

雌激素主要由卵巢和胎盘产生，男女两性的肾上腺皮质及男性睾丸都能产生少量雌激素。天然雌激素有雌二醇（estradiol）、雌三醇（estriol）、雌酮（estriol），其中主要是 estradiol，其活性也最强。另外以 estradiol 为母体，人工合成了许多衍生物，如炔雌醇（ethinylestradiol）、炔雌醚（quinestrol）等，estriol 的雌激素活性比 estradiol 弱，主要对阴道、子宫颈有选择性，其长效衍生物为尼尔雌醇（nilestriol）。此外还有一些结构简单、具有雌激素样作用的非甾体雌激素如己烯雌酚（stilbestrol）等。

【体内过程】 Estradiol 口服吸收后，易在肝内被破坏，故口服生物利用度低，多采用肌内注射。人工合成的 quinestrol、ethinylestradiol 在体内可贮存于脂肪组织，然后缓慢释出，又不易在肝内代谢，故口服疗效高，维持时间长，口服一次作用可维持 7~10 天。Stilbestrol 口服后在肝内破坏较慢，故口服疗效好，作用持久。

大多数雌激素易从皮肤和黏膜吸收，因此可制成贴片经皮给药。也可做成霜剂或栓剂放入阴道发挥局部作用。

【药理作用】
1. 促进及维持女性第二性征及促使女性性器官发育和成熟。
2. 使子宫内膜增生变厚，与孕激素共同形成月经周期。雌激素还可刺激阴道上皮增生，并增强子宫平滑肌对缩宫素的敏感性。
3. 较大剂量雌激素，通过对下丘脑垂体的负反馈机制，减少下丘脑 GnRH 的释放及 FSH 和 LH 的分泌，从而抑制排卵。
4. 小剂量雌激素能刺激乳腺导管及腺泡的生长发育，大剂量雌激素可抑制催乳素对乳腺的刺激作用，减少乳汁分泌。
5. 在代谢方面，雌激素有轻度的水钠潴留作用；可增加骨骼的钙盐沉积，加速骨骺闭合；还可降低低密度脂蛋白、升高高密度脂蛋白水平，降低糖耐量。
6. 可增加凝血因子 Ⅱ、Ⅶ、Ⅸ、Ⅹ 的活性，促进凝血。

【临床应用】
1. 绝经期综合征　用于自然绝经或卵巢切除术后的补充治疗。绝经期综合症是因雌激素水平下降，垂体促性腺激素分泌增多而引起的以自主神经功能紊乱、代谢障碍为主的一系列症候群。采用雌激素替代疗法可抑制垂体促性腺激素的分泌，减轻各种症状。
2. 卵巢功能不全与闭经　可用于卵巢功能低下患者的替代疗法，可促进外生殖器、子宫及第二性征的发育。与孕激素合用可产生人工月经周期。
3. 功能性子宫出血　雌激素能促进子宫内膜增生，修复出血创面而止血。也可配伍孕激素以调节月经周期。
4. 晚期乳腺癌　绝经五年以上的乳癌患者可用雌激素治疗。绝经以前的患者禁用，否则会促进肿瘤的生长。
5. 前列腺癌　大剂量雌激素可抑制垂体促性腺激素的分泌，使睾丸萎缩，雄激素分泌减少。此外雌激素能对抗雄激素的作用。
6. 乳房胀痛　部分妇女停止哺乳后乳房胀痛，大剂量雌激素能使乳汁分泌减少，减轻胀痛。由于此时垂体分泌的催乳素并不减少，抑制泌乳可能是在乳腺水平干扰催乳素的作用。
7. 痤疮　雌激素能抑制雄激素分泌，因而可治疗雄激素分泌过多而引起的痤疮。
8. 避孕　与孕激素合用。

【不良反应及注意事项】
1. 常见恶心、呕吐及头昏等，清晨多见。从小剂量开始用药并逐渐增加剂量可减轻反应。
2. 长期大量应用可引起子宫内膜过度增生及子宫出血，还可增加子宫癌的发生率。因此长期使用者每年需作乳腺和盆腔检查，每 2~3 年须作子宫内膜活检。有子宫出血倾向及子宫内膜炎者、肝功能不良者慎用。
3. 妊娠期妇女禁用，以免致胎儿畸形。

二、抗雌激素类药

本类药物能与雌激素受体结合，竞争性拮抗雌激素作用，也称雌激素拮抗药（estrogen antagonists）。其在骨骼和心血管中具有雌激素样作用而在乳腺和子宫内膜表现为抗雌激素作用的药物。

氯米酚（clomiphene）　与 stilbestrol 的化学结构相似。具有较强的抗雌激素作用和较弱的雌激素活性。低剂量能促进垂体前叶释放促性腺激素，诱发排卵。大剂量明显抑制促性腺激素的释放。对男性有促进精子生成的作用。临床用于功能性子宫出血、月经不调、晚期乳腺癌及长期应用避孕药后发生的闭经等。也可用于精子缺乏的男性不孕症。大剂量长期应用可引起卵巢肥大。肝肾功能不良，卵巢囊肿及其他妇科肿瘤患者禁用。

他莫昔芬（tamoxifen）　又称三苯氧胺，能拮抗雌激素受体，可抑制依赖雌激素才能生长的肿瘤细胞。本品是第一个用于临床的雌激素受体拮抗剂。1966 年在英国合成。最初用于不孕症诱发妇女排卵，后发现其具有抗乳腺肿瘤的作用而用于治疗绝经后转移乳腺癌，也可用于雌激素受体阳性的绝经前乳腺癌患者。一般疗效较好。不良反应有子宫内膜增生、阴道出血和潮热，子宫内膜癌等。

雷洛昔芬（raloxifene）　与 tamoxifen 有类似的临床效果，用于乳腺癌的治疗，绝经后妇女用 raloxifene 治疗 2 年后有降低乳腺癌发生的可能。此外，raloxifene 可防治绝经期后骨质疏松，对有乳腺癌家族史或担心雌激素产生副作用的患者尤为适用。常见的不良反应有潮热、腿痛、乳房触痛、静脉栓塞等。

第二节 孕激素类药

孕激素(progestins)主要由黄体分泌,妊娠3~4个月后黄体逐渐萎缩转由胎盘分泌。天然孕激素是由黄体分泌的黄体酮(progesterone,孕酮)。临床应用的是人工合成品,按化学结构可分为两类:

1. 17-α羟孕酮类 从黄体酮衍生而得,如甲羟孕酮(medroxyprogesterone,安宫黄体酮,proven)、甲地孕酮(megestrol)、氯地孕酮(chlormadinone)及羟孕酮己酸酯(17-hydroxyprogesterone caproate)。

2. 19-去甲睾酮类 结构与睾酮相似,如炔诺酮(norethisterone)、双醋炔诺醇(etynodiol diacetate)、炔诺孕酮(norgestrel)等。

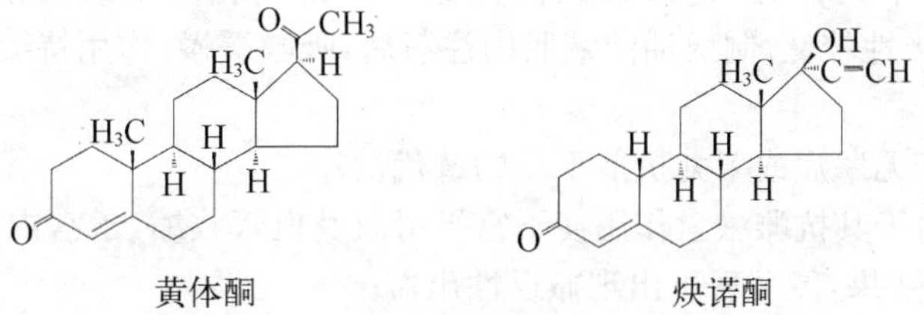

图31-1 孕激素类化合物的化学结构

黄 体 酮(progesterone)

【药理作用】 Progesterone 又称孕酮。

1. 生殖系统

(1) 保胎作用 在雌激素作用的基础上,小剂量能促进月经后期子宫内膜继续增厚、充血,由增殖期转化为分泌期,有利于孕卵的着床和胚胎发育,抑制子宫收缩使胎儿安全生长。

(2) 避孕作用 大剂量可抑制黄体生成素(LH)的分泌,抑制排卵。

(3) 乳腺 促进乳腺腺泡发育,为哺乳做准备。

2. 对代谢的影响 竞争性对抗醛固酮,促进 Na^+、Cl^-、水的排出;还可促进蛋白质的分解代谢。

3. 升高体温 影响下丘脑体温调节中枢,使月经周期的黄体相基础体温轻度升高。

【体内过程】 在胃肠道及肝脏绝大部分被代谢,故口服无效,常采用注射给药,油溶液肌内注射可发挥长效作用。血浆中的黄体酮大部分与蛋白结合,其代谢物主要与葡萄糖醛酸结合,从肾排出。$t_{1/2}$ 约5分钟。

【临床应用】

1. 功能性子宫出血 黄体功能不足可引起子宫内膜不规则的成熟与脱落,导致子宫持续性的出血,应用孕激素可使子宫内膜一致地转为分泌期,停药3~5天发生撤退性出血。

2. 痛经和子宫内膜异位症 可减轻子宫痉挛性收缩引起的疼痛。大剂量孕激素可使异位子宫内膜腺体萎缩退化,与雌激素合用疗效更好。

3. 子宫内膜癌 大剂量孕激素可使子宫内膜癌细胞分泌耗竭而致瘤体萎缩退化。

4. 前列腺增生和前列腺癌 大剂量孕激素可反馈抑制垂体前叶分泌促性腺激素从而减少睾酮的分泌,使前列腺细胞萎缩退化。

5. 先兆流产与习惯性流产 主要用于黄体功能不足所致的先兆性流产和习惯性流产。

6. 避孕 常与雌激素合用。

【不良反应】 较少,偶见恶心、呕吐及头痛等。有时可致乳房胀痛。

第三节 雄激素类药和同化激素类药

一、雄激素类药

天然雄激素睾酮(testosterone)主要由睾丸间质细胞分泌,具有雄激素活性,并有一定的蛋白同化作用。临床多用人工合成的睾酮衍生物,如甲睾酮(methyltestosterone)、丙酸睾酮(testosterone propionate)及苯乙酸睾酮(testosterone phenylacetate)等。

【药理作用】

1. 生殖系统　促进男性第二性征及性器官发育和成熟,促进精子的生成。大剂量能负反馈抑制腺垂体分泌促性腺激素,抑制精子生成,对女性能抑制卵巢功能,产生抗雌激素作用。

2. 同化作用　能显著促进蛋白质合成(同化作用),抑制其分解(异化作用),从而促进肌肉增长,体重增加。

3. 刺激骨髓造血　大剂量雄激素直接刺激骨髓造血,使红细胞和血红蛋白增加,另外也能刺激肾脏分泌促红细胞生成素促进红细胞生成。

【体内过程】　Testosterone 口服易吸收,但在肝脏迅速被代谢,故口服无效。Methyltestosterone 不易被肝脏代谢,口服有效。在血浆中大部分与蛋白结合,代谢物与葡萄糖醛酸或硫酸结合失去活性,经尿排泄。Testosterone 的酯类化合物极性较低,制成油溶液肌内注射后,吸收缓慢,作用持续时间较长。

【临床应用】

1. 睾丸功能不全　用于无睾症或睾丸机能不足的替代治疗。

2. 功能性子宫出血　由于其抗雌激素作用使子宫平滑肌及血管收缩,子宫内膜萎缩而止血。对于严重出血可和雌激素合用达到止血效果,停药后可出现撤退性出血。

3. 晚期乳腺癌及卵巢癌　通过抑制垂体促性腺激素的分泌使雌激素分泌减少或通过直接抗雌激素作用发挥作用。治疗效果与癌细胞中雌激素受体含量有关。

4. 贫血　Testosterone propionate 和 methyltestosterone 能改善骨髓造血功能,可用于再生障碍性贫血及其他贫血。

【不良反应】　女性长期应用可引起痤疮、多毛、声音变粗、闭经等男性化现象。男性可引起性欲亢进,长期用药后睾丸萎缩,精子生成减少。孕妇及前列腺癌患者禁用。

二、同化激素类

同化激素的雄激素活性较弱而蛋白质合成作用较强,如苯丙酸诺龙(nandrolone phenylpropionate)、美雄酮(metandienone)、司坦唑醇(stanozolol,康力龙)等。主要用于蛋白质分解亢进或损失过多的情况,如严重烧伤、手术后慢性消耗性疾病、营养不良、老年骨质疏松及恶性肿瘤晚期患者。长期应用可引起水钠潴留,肝脏损害,女性患者男性化。高血压、前列腺增生、前列腺癌患者及孕妇禁用。

第四节　避孕药

避孕药(contraceptives)是指阻碍受孕或防止妊娠的一类药物。生殖是一个复杂的生理过程,包括精子及卵子的形成、成熟、排放、受精、着床及胚胎发育等多个环节,阻断其中任何一个环节均可达到避孕或终止妊娠的目的。目前常用的女用避孕药多由不同类型的雌激素和孕激素配伍而成。

与其他药物相比,避孕药的用药对象是健康人,因此应具备:

1. 高效　与一般药物不同,避孕药的效果要求接近100%,起码在99%以上。

2. 安全　因避孕药服药时间长,要求对各种生理功能影响小。

3. 起效快,服用方便。

一、主要抑制排卵的避孕药

本类药物是目前常用的口服避孕药,由孕激素和雌激素药物配伍制成,主要通过抑制排卵而发挥避孕作用。

【药理作用】

1. 抑制排卵　外源性雌激素和孕激素通过反馈作用抑制下丘脑 GnRH 的释放,减少促性腺激素的分泌,使卵泡的成熟和排卵过程受到抑制,停药后可很快恢复。

2. 抗着床作用　反馈性抑制促性腺激素的释放,干扰子宫内膜正常增殖、转化,并使内膜萎缩和腺体减少,不利于孕卵着床。此外还能影响子宫和输卵管的正常活动,改变受精卵在输卵管的运行速度,使受精卵不易到达子宫。

3. 其他　宫颈黏液变稠不利于精子进入子宫。

【临床应用】　现用避孕药可分为口服剂、注射剂及缓释剂三类,各制剂的成分见表31-1。

表31-1　常用避孕药制剂的成分

制剂名称	成分(mg)	
	孕激素	雌激素
短效口服避孕药		
复方炔诺酮片(口服避孕药片Ⅰ号)	炔诺酮 0.6	炔雌醇 0.035
复方甲地孕酮片(口服避孕药片Ⅱ号)	甲地孕酮 1.0	炔雌醇 0.035
复方炔诺孕酮甲片	炔诺孕酮 0.3	炔雌醇 0.03
长效口服避孕药		
复方氯地孕酮片	氯地孕酮 12.0	炔雌醚 3.0
复方次甲氯地孕酮片	次甲氯地孕酮 12.0	炔雌醚 3.0
复方炔诺孕酮乙片	炔诺孕酮 12.0	炔雌醚 3.0
探亲避孕药		
甲地孕酮片(探亲避孕1号)	甲地孕酮 2.0	
炔诺酮片	炔诺酮 1.0	
双炔失碳酯片(53号避孕针)	双炔失碳酯 7.5	
长效注射避孕药		
复方己酸孕酮注射液(避孕针1号)	己酸孕酮 250.0	戊酸雌二醇 5.0
复方甲地孕酮注射液	甲地孕酮 25.0	戊酸雌二醇 5.0

1. 口服剂

(1) 短效避孕药　有复方炔诺酮、复方甲地孕酮、复方甲基炔诺酮甲片等。从月经周期第5天开始,每晚服1片,连续22天,不能间断,停药后2~4天即发生撤退性出血。下次服药仍从月经周期第5天开始。如停药7天仍无月经来潮者,则应立即开始服下一周期的药物。偶尔漏服时,应在24小时内补服1片。

(2) 长效避孕药　是一种以长效雌激素炔雌醚为主,配伍各种孕激素的口服避孕药。每月只服1次。从月经来潮当天算起的第5天口服1片,最初两次间隔20天,以后每月服1次,每次1片。

2. 注射剂　有复方己酸孕酮和复方甲地孕酮注射液。复方己酸孕酮注射液于月经周期第5日深部肌内注射2支,以后每隔28天或于每次月经周期的第11~12天注射一次,每次1支。按期给药不能间断。

3. 缓释剂　将甾体激素如炔诺孕酮的缓释制剂植入皮下,使之以相当恒定的速度缓慢释出,达到长效避孕作用。

4. 多相制剂　为了使患者的激素水平近似正常月经周期水平并减少月经期间出血的发生率,近年来出现炔诺酮双相片、三相片和D-18甲基炔诺酮三相片。双相片是开始10天每日1片含炔诺酮0.5 mg和炔雌醇0.035 mg的片剂,后11天每日1片相应含炔诺酮1 mg和炔雌醇0.035 mg。如此服用很少发生突破性出血。三相片则分开始7天每日1片含炔诺酮0.5 mg,中期7天和最后7天相应含0.75 mg和1 mg,而炔雌醇均含0.035 mg,其效果较双相片更佳。D-18甲基炔诺酮三相片,开始6天每天1片含D-18甲基炔诺酮0.05 mg和炔雌醇0.03 mg的片剂,中期5天每片相应含药0.075 mg和0.04 mg,后10天每片相应含药0.125 mg和0.03 mg,因更符合人体内源性激素变化规律,故临床效果更好。

【不良反应及注意事项】

1. 类早孕反应　在用药初期,少数妇女可出现头晕、恶心、择食、乳房胀痛等轻微的类早孕反应。一般2~3个月后可减轻。

2. 子宫不规则出血、闭经、乳汁减少、连续2个月闭经应停药。

3. 凝血功能异常　甾体激素避孕药可增加血液内某些凝血因子的活性而易发生血栓性静脉炎、肺栓塞等。

4. 急慢性肝炎、肾炎、乳房肿块、宫颈癌患者禁用。充血性心力衰竭、糖尿病需用胰岛素者、高血压、子宫肌瘤者慎用。

【药物相互作用】　用药期间若同时服用利福平、苯巴比妥、苯妥英钠、眠尔通等肝药酶诱导剂时,可加速甾体避孕药在肝内的代谢,从而降低避孕效果。

二、抗着床避孕药

抗着床避孕药也称探亲避孕药。本类药物含大量孕激素,干扰子宫内膜正常发育,阻碍孕卵着床。此外还有抑制排卵,改变宫颈黏液,影响受精卵运行速度等作用。其优点是避孕效果不受月经周期的限制,无论在排卵前、排卵期、排卵后服用都可影响受精卵着床。缺点是药物剂量偏大,不宜经常使用。

1. 双炔失碳酯片　同居后服1片,第1次同居后的次晨加服1片,每月服药总量不得少于12片。如探亲结束尚未服完12片,需继续每天服1片,直到服完为止;如探亲未结束已服完12片,以后每次同居后仍即需服1片。

2. 甲地孕酮片　探亲当天中午服1片,当晚加服1片,以后每晚服1片,探亲结束的第2天上午加服1片。如探亲不足14天,也要连续服满14天。

3. 炔诺酮片　同居当晚或事后服用,以后每天服1片,连服14天。如探亲时间超过14天,从第15天开始改服短效避孕片。

三、催经止孕药

催经止孕药也称抗早孕药,这是一类新型的抗生育药物,可作为避孕失败后节制生育的补救措施,以替代人工流产术。这种方法安全、可靠、简便易行。第一个孕酮受体拮抗剂米非司酮已用于抗早孕和催经止孕。3β-羟甾脱氢酶抑制剂环氧司坦(epostane)能抑制孕酮的合成,用于抗早孕有效。它们与前列腺素并用,可使完全流产率显著提高。

米 非 司 酮

米非司酮(mifepristone)为新型抗孕激素。

【药理作用】　Mifepristone能与孕酮受体及糖皮质激素受体结合,对子宫内膜孕酮受体的亲和力比黄体酮强5倍,由于能阻断孕酮受体,使孕酮失去生理活性,具有终止早孕、抗着床、诱导月经和促进宫颈成熟的作用,并促进宫颈软化和扩张,有利于胎囊排出。对受孕动物各期妊娠均有引产效应,可作为非手术性抗早孕药。该药不能引发足够的子宫活性,单用于抗早孕时不全流产率较高,由于能增加子宫对前列腺素的敏感性,故加用小剂量前列腺素可使完全流产率显著提高(达95%以上)。

【临床应用】

1. 抗早孕　与前列腺素类药物序贯使用,终止停经49日内的早期妊娠。
2. 妇科手术操作　如放置或取出宫内节育器、取子宫内膜标本、刮宫术等。
3. 避孕补救措施　用作无防护性性生活或避孕失败后72小时内,预防意外妊娠的临床补救措施。

【不良反应】　可见恶心、呕吐、头晕、腹痛等。

米索前列醇　对妊娠子宫有明显的收缩作用,且口服有效。与米非司酮序贯合用可显著增高或诱发早孕子宫自发收缩的频率和幅度。本品对胃肠道平滑肌有轻度刺激作用,大剂量抑制胃酸分泌。

卡前列甲酯(carboprost methylate)　为carboprost的甲酯,作用与carboprost相似。阴道给药有明显子宫收缩作用和扩宫颈作用。临床用于终止妊娠,特别适合高危妊娠者,如有多次人流史,子宫畸形,剖宫产后等。本品不宜单独使用,须与米非司酮等序贯使用。不良反应主要有恶心、呕吐、腹痛、腹泻等。前置胎盘、宫外孕、哮喘、急性盆腔感染、胃溃疡者禁用,有肝肾功能不良、糖尿病、高血压者慎用。

四、男用避孕药

棉酚(gossypol)　是从棉花的根、茎和种子中提取的一种黄色酚类物质。Gossypol的作用部位在睾丸的生精上皮,可致精子畸形、死亡,甚至无精,临床上男性服药4个月后均出现无精或少精,停药3~5周,可逐渐恢复生育功能。不良反应有胃肠刺激症状、心悸、肝功能改变等。少数人可发生低血钾症状。

五、外用避孕药

主要是在房事前用于女性阴道给药,通过杀伤精子而达到避孕目的。常用的有壬苯醇醚(nonoxinol)、孟苯醇醚(menfegol),二者均为非离子型表面活性剂,具有较强的杀精子作用。

Nonoxinol 是目前使用最普遍的一种外用杀精子药。本品放入阴道后,与精子细胞脂蛋白膜相互作用,降低其表面张力,改变精子细胞的渗透压,使细胞器外溢,而杀死精子或使精子不能游动,从而使精子不能进入宫颈口,无法使卵受精,达到避孕目的。

Menfegol 膜进入阴道后,能迅速溶解发挥杀精子作用,同时形成黏稠液,从而阻碍精子的运动,增强避孕效果。环形片放入阴道后即产生浓厚泡沫,阻挡精子运动,也有利于提高避孕效果。

思考题:
1. 简述雌激素类药的临床应用。
2. 简述孕激素类药的临床应用。
3. 简述雄激素类药的临床应用。
4. 常用的抗雌激素类药有哪些?简述它们的临床应用。
5. 避孕药分为哪些类型?代表药物分别有什么?

(来丽娜)

第三十二章
肾上腺皮质激素类药

学习目标：1. 掌握糖皮质激素的生理作用和药理作用。
2. 掌握糖皮质激素的作用机制、抗炎机制。
3. 掌握糖皮质激素的临床应用、不良反应及禁忌证。
4. 了解盐皮质激素类药及促皮质激素的作用、应用。

Chapter 32　Adrenocortical hormones

Adrenocortical hormones are hormones secreted by the adrenal cortex. They can be grouped into three classes: glucocorticoids, the mineralocorticoids, and the androgens.

GCs cause their effects by binding to the glucocorticoid receptor (GR). The activated GR complex, in turn, up-regulates the expression of anti-inflammatory proteins in the nucleus and represses the expression of proinflammatory proteins in the cytosol by preventing the translocation of other transcription factors from the cytosol into the nucleus.

Glucocorticoids may be used in low doses in adrenal insufficiency.

In much higher doses, oral or inhaled glucocorticoids are used to suppress various allergic, inflammatory, and autoimmune disorders. Inhaled glucocorticoids are the second-line treatment for asthma. They are also administered as post-transplantory immunosuppressants to prevent the acute transplant rejection and the graft-versus-host disease. Nevertheless, they do not prevent an infection and also inhibit later reparative processes. Glucocorticoids cause immunosuppression, and the therapeutic component of this effect is mainly the decreases in the function and numbers of lymphocytes, including both B cells and T cells. Glucocorticoids suppress cell-mediated immunity by inhibiting genes that code for the cytokines IL-1, IL-2, IL-3, IL-4, IL-5, IL-6, IL-8 and IFN-γ, the most important of which is IL-2. Smaller cytokine production reduces the T cell proliferation. Glucocorticoids also lead to another well-known effect-glucocorticoid-induced apoptosis. Glucocorticoids also suppress the humoral immunity, thereby causing a humoral immune deficiency.

Glucocorticoids are potent anti-inflammatory, regardless of the inflammation's cause; their primary anti-inflammatory mechanism is lipocortin-1 (annexin-1) synthesis. Lipocortin-1 not only suppresses phospholipase A2, thereby blocking eicosanoid production, but also inhibits various leukocyte inflammatory events (epithelial adhesion, emigration, chemotaxis, phagocytosis, respiratory burst, etc.). In other words, glucocorticoids not only suppress immune response, but also inhibit the two main products of inflammation, prostaglandins and leukotrienes. In addition, glucocorticoids also suppress cyclooxygenase expression.

Glucocorticoid drugs may impair many healthy anabolic processes. These side effects could be included: immunodeficiency, hyperglycemia due to increased gluconeogenesis, insulin resistance, impaired glucose tolerance, increased skin fragility, easy bruising, negative calcium balance due to reduced intestinal calcium absorption, steroid-induced osteoporosis, reduced bone density, weight gain, muscle breakdown, excitatory effect, glaucoma, and adrenal insufficiency (if used for long time and stopped suddenly without a taper). During this recovery time, the patient is vulnerable to adrenal insufficiency during times of stress, such as illness.

肾上腺皮质激素(adrenocortical hormone)是肾上腺皮质上皮细胞分泌的各种激素的总称,这些激素结构上均属于甾体类化合物。从外向内依次为球状带细胞分泌盐皮质激素(mineralocorticoids),主要是醛固酮(aldosterone)和去氧皮质酮(deoxycorticosterone);束状带细胞分泌糖皮质激素(glucocorticoid),主要是皮质醇(cortisol);网状带细胞主要分泌少量性激素。临床最常用的肾上腺皮质激素是糖皮质激素。

第一节 糖皮质激素

肾上腺皮质对人体具有极为重要的作用。早期的糖皮质激素类药物均来自动物脏器的提取物。1948年人工合成了第一个具有药理活性的糖皮质激素可的松(cortisone),从而使糖皮质激素可以大剂量用于临床治疗。很快在1950年氢化可的松被人工合成,1958年人们又合成了具有更好稳定性、更好抗炎活性和更低钠潴留作用的地塞米松(dexamethasone),之后陆续开发出了倍他米松(betamethasone)、氟轻松(fluocinolone)等大量甾体激素类药物。

体内糖皮质激素的分泌主要受下丘脑-垂体前叶-肾上腺皮质轴调节。由下丘脑分泌的促肾上腺皮质激素释放激素(corticotropin-Releasing Hormone,CRH)进入垂体前叶,促进促肾上腺皮质激素(adrenocorticotropic Hormone,ACTH)的分泌,ACTH则可以促进肾上腺对皮质醇的分泌。反过来糖皮质激素在血液中的浓度增加时又可以抑制下丘脑和垂体前叶对CRH和ACTH的分泌从而减少内源性糖皮质激素的分泌,在长期的糖皮质激素药物治疗后会导致肾上腺萎缩。同样,ACTH含量的增加也会抑制下丘脑分泌CRH,这是一个短反馈的过程。

肾上腺皮质激素结构上均具有甾体母核,肾上腺皮质激素具有C3位上酮基,C20的羰基、C4-C5间的双键特征。糖皮质激素还具有17α-OH和11β-OH。糖皮质激素特有的结构特征使它们调节糖代谢和抗炎作用强,对水、盐代谢影响小。几种常用的糖皮质激素类药结构见图32-2。

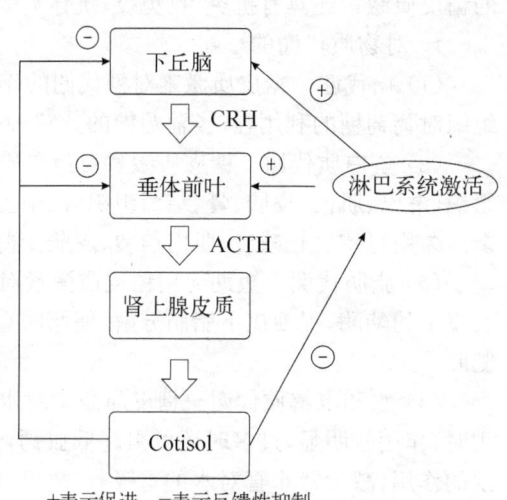

+表示促进,-表示反馈性抑制

图32-1 肾上腺皮质激素分泌的调节

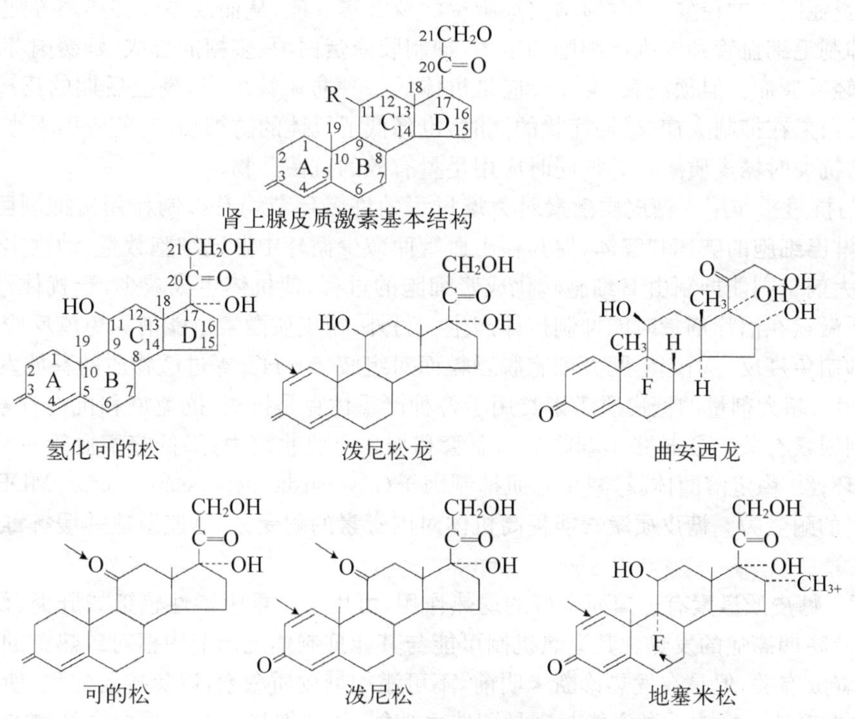

图32-2 几种常用的肾上腺糖皮质激素类药物的化学结构

【体内过程】 糖皮质激素类药物脂溶性强,口服、注射均易吸收。药物血浆蛋白结合率高。药物在肝中代谢。根据其血浆半衰期分短、中、长效三类,短效类 $t_{1/2}$ 为 8~12 小时,常用可的松、氢化可的松;中效类 $t_{1/2}$ 为 12~36 小时,常用泼尼松、泼尼松龙等;长效类 $t_{1/2}$ 为 36~72 小时,常用地塞米松等。值得注意的是,可的松和泼尼松需在肝进行氢化为氢化可的松和泼尼松龙(氢化泼尼松)后方能生效。故肝功能低下时宜直接使用氢化可的松和氢化泼尼松。另外,肝药酶诱导剂可加速药物的代谢而减弱其作用。

口服可的松或氢化可的松后 1~2 小时血药浓度可达高峰。一次给药作用持续 8~12 小时。氢化可的松在血浆中(浓度小于 25 μg% 时)约有 90% 以上与血浆蛋白结合,其中 77% 与皮质激素转运蛋白(transcortin, corticosteroid binding globulin,CBG)结合,CBG 在血浆中含量少,虽亲和力大(3×10^{-7} mol/L),但结合容量仍小;另有约 15% 与白蛋白结合,其血浆含量高,结合容量大。CBG 在肝中合成,雌激素可促进其合成,妊娠期间或雌激素治疗时,血中 CBG 浓度增高而游离的氢化可的松减少,但通过反馈调节,可使游离型药量恢复正常水平。肝、肾功能低下时 CBG 合成减少,可使游离型增多。泼尼松龙因不易被灭活,$t_{1/2}$ 可达 200 分钟。

【药理作用】 生理剂量的糖皮质激素具有调节糖、脂肪和蛋白质的生物合成和代谢的作用,超出生理剂量的糖皮质激素还具有抗炎、抗免疫、抗休克等作用。

1. 对物质代谢的影响

(1) 糖代谢 糖皮质激素对糖代谢的作用主要是促进肝糖原异生,增加肝糖原、肌糖原。同时又抑制外周组织对葡萄糖的利用,减慢葡萄糖的分解,使血糖升高。

(2) 蛋白质代谢 糖皮质激素对蛋白质代谢主要是促进蛋白质分解,可提高蛋白分解酶的活性,促进多种组织(淋巴、肌肉、皮肤、骨、结缔组织等)中蛋白质分解。大剂量糖皮质激素还能抑制蛋白质合成,形成负氮平衡。久用可致生长减慢、肌肉消瘦、皮肤变薄、骨质疏松、淋巴组织萎缩和伤口愈合延缓等。

(3) 脂肪代谢 短期应用糖皮质激素对脂质代谢无明显影响,大剂量长期应用可增高血浆胆固醇,激活四肢皮下的酯酶,促使皮下脂肪分解,使脂肪重新分布在面部、上胸部、颈背部、腹部和臀部,形成满月脸、向心性肥胖。

(4) 水和电解质代谢 糖皮质激素对水和电解质代谢有较弱的盐皮质激素样作用,保钠排钾,长期大量应用时,作用较明显,过多时还可引起低血钙,长期应用可致骨质脱钙。其有增加肾小球滤过率和拮抗抗利尿激素的作用,减少肾小管对水的重吸收,故可利尿。

2. 抗炎作用 糖皮质激素有快速、强大而非特异性的抗炎作用,能抑制多种原因如物理性、化学性、免疫性及病原微生物等所引起的炎症反应。在炎症早期,能抑制毛细血管扩张,减轻渗出和水肿,降低毛细血管的通透性,减少各种炎症因子的释放,同时抑制白细胞浸润及吞噬反应,从而改善红肿热痛等症状。在炎症后期,糖皮质激素通过抑制毛细血管和纤维母细胞的增生,抑制胶原蛋白、黏多糖的合成,延缓肉芽组织增生,防止粘连及瘢痕形成,减轻后遗症。但须注意,炎症反应是机体的一种防御性反应,炎症后期的反应更是组织修复的重要过程。糖皮质激素在抑制炎症、减轻症状的同时,也降低了机体的防御功能,若应用不当可致感染扩散,创面愈合延迟,因此,抗炎时糖皮质激素必须同时应用足量有效的抗菌药物。

3. 免疫抑制与抗过敏作用 糖皮质激素对免疫过程的许多环节均有抑制作用。抑制巨噬细胞对抗原的吞噬和处理;促进淋巴细胞的破坏和解体,促其移出血管而减少循环中淋巴细胞数量;动物实验指出,小剂量主要抑制细胞免疫;大剂量则能抑制由 B 细胞转化成浆细胞的过程,使抗体生成减少,干扰体液免疫。但在人体迄今未证实糖皮质激素在治疗剂量时能抑制抗体产生。另外,糖皮质激素也能消除免疫反应所致的炎症反应。糖皮质激素抑制免疫反应引起的肥大细胞脱颗粒而对组胺、5-HT 等过敏物质的释放发挥抗过敏作用。

4. 抗休克作用 超大剂量的糖皮质激素类用于各种严重休克是抗炎、抗免疫和抗内毒素等作用的综合结果。其作用与下列因素有关:① 扩张痉挛收缩的血管和加强心肌收缩力;降低痉挛血管对某些缩血管物质的敏感性,改善微循环;② 稳定溶酶体膜,减少心肌抑制因子(myocardio-depressant factor,MDF)的形成;③ 提高机体对细菌内毒素的耐受力。糖皮质激素能提高机体对内毒素的耐受力,迅速退热并缓解毒血症状。

5. 其他作用

(1) 退热作用 糖皮质激素有迅速而良好的退热作用,可用于严重中毒性感染如肝炎、伤寒、脑膜炎、急性血吸虫病、败血症及晚期癌症的发热。其退热机制可能与其能抑制体温调节中枢对致热源的反应,稳定溶酶体膜,减少内热源的释放有关,但是在发热诊断未明前,不可滥用糖皮质激素,以免掩盖症状,使诊断发生困难。

(2) 血液与造血系统 糖皮质激素能刺激骨髓造血功能,使红细胞和血红蛋白含量增加,大剂量可使血小板增多并提高纤维蛋白原浓度,缩短凝血时间;促使中性粒细胞数增多,但却降低其游走、吞噬、消化及糖酵解等功能,因而减弱对炎症区的浸润与吞噬活动;还可使单核、嗜酸性粒细胞和嗜碱性粒细胞减少;对淋巴组织也有明显影响。

(3) 中枢神经系统　糖皮质激素可减少脑内抑制性递质 γ-氨基丁酸,提高中枢神经系统的兴奋性,出现欣快、激动、失眠等,偶可诱发精神失常和癫痫。大剂量可致儿童惊厥。

(4) 消化系统　糖皮质激素促进胃酸和胃蛋白酶的分泌,提高食欲,促进消化,但大剂量应用可诱发或加重溃疡病。

(5) 骨骼　长期大量应用糖皮质激素可引起骨质疏松。

常用的糖皮质激素类药物比较见表 32-1。

表 32-1　常用的糖皮质激素类药物比较

药　物	对受体的亲和力*	水盐代谢（比值）	糖代谢（比值）	抗炎作用（比值）	等效剂量（mg）	半衰期（分）	半效期（小时）
短效类							
氢化可的松 hydrocortisone	1	1.0	1.0	1.0	20	90	8～12
可的松 cortisone	0.01	0.8	0.8	0.8	25	90	8～12
中效类							
泼尼松 prednison	0.05	0.6	3.5	3.5	5	>200	12～36
泼尼松龙 prednisolone	2.2	0.6	4.0	4.0	5	>200	12～36
甲泼尼龙 methylprednisolone	11.9	0.5	5.0	5.0	4	>200	12～36
曲安西龙 triamcinolone	1.9	0	5.0	5.0	4	>200	12～36
长效类							
地塞米松 dexamethasone	7.1	0	30	30	0.75	>300	36～54
倍他米松 betamethasone	5.4	0	30～35	25～35	0.60	>300	36～54
外用药							
氟氢可的松 fludrocortisone	3.5	125		12			
氟轻松 fluocinolone acetonide	1			40			

【作用机制】　糖皮质激素作用的基本机制是基因调控机制:糖皮质激素扩散进入胞浆内,与靶细胞浆内的糖皮质激素受体(glucocorticoid receptor,GR)相结合。GR 由约 800 个氨基酸构成,广泛分布于肝、肺、脑、骨、胃肠平滑肌、骨骼肌、淋巴组织、成纤维细胞、胸腺等处。各类细胞未活化的 GR 与热休克蛋白 90(heat shock protein 90,HSP 90),及小分子亲免素(immunophilin)等结合成无活性的形式,一旦糖皮质激素与 GR 结合,HSP 90 等被解离,被活化的复合物迅速进入核内,进而与靶基因启动子或增强子上的糖皮质激素反应元件(glucocorticoids response element,CRE)结合,相应地阻遏或诱导转录过程,继而通过 mRNA 影响细胞因子、介质蛋白等的合成。

糖皮质激素调控基因表达和蛋白质合成的过程不会立即发生,而是需要几个小时的时间。然而糖皮质激素介导的某些效应,如反馈性的抑制效应可在极短的时间内发生(几秒钟到数分钟),并且转录抑制剂或蛋白质合成抑制剂均不能阻断,这种快速效应有别于传统的"基因组效应"。此外,糖皮质激素除了胞内受体外,也存在有胞膜受体,其可激活细胞内的第二信使系统,调控细胞内蛋白磷酸化水平,引起细胞对外界刺激的快速反应。

糖皮质激素对有些组织细胞虽无直接活性,但可给其他激素发挥作用创造有利条件,称为允许作用(permissive action)。例如糖皮质激素并不能直接引起血管收缩,但能通过允许作用增强血管平滑肌对儿茶酚胺的敏感性。有研究认为允许作用发生时也存在快速的非基因组调节机制。

【临床应用】

1. 替代疗法　用于急慢性肾上腺皮质功能不全,脑垂体前叶功能减退和肾上腺次全切除术后的补充替代疗法。

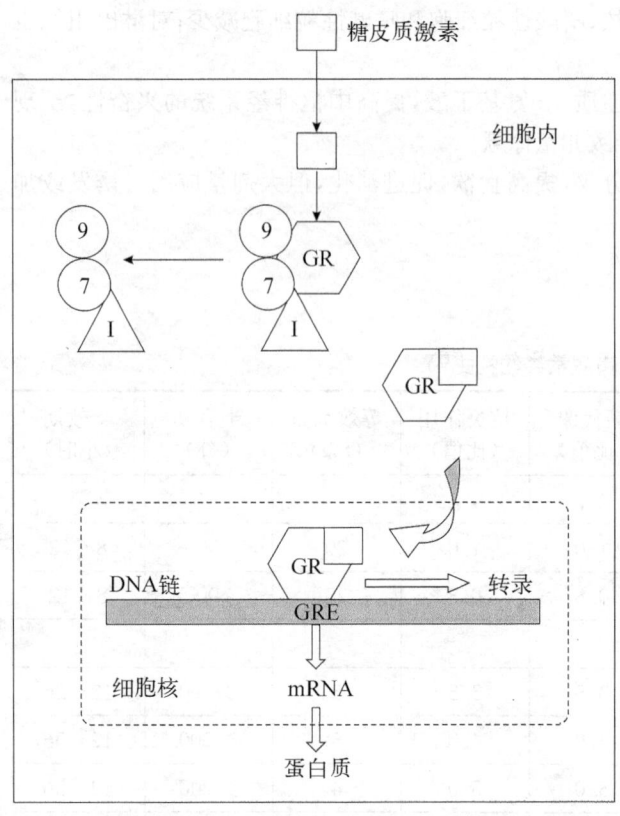

图32-3 糖皮质激素的基因调控机制
注：9：HSP 90；7：HSP 70；I：immunophilin

2. **严重感染或炎症**

(1) 严重急性感染　严重感染并伴有明显毒血症者，如中毒性菌痢、暴发型流行性脑膜炎、中毒性肺炎、重症伤寒、急性粟粒性肺结核、猩红热及败血症等，在应用足量、有效的抗菌药物治疗感染的同时，可用皮质激素作辅助治疗。病毒性感染一般不用激素，因用后可减低机体的防御能力反使感染扩散而加剧。但对严重传染性肝炎、流行性腮腺炎、麻疹和乙型脑炎等，也有缓解症状的作用。应用糖皮质激素的目的在于消除对机体有害的炎症反应和免疫反应，迅速缓解症状，防止脑、心等重要器官的损害，有助于患者度过危险期。

(2) 防止某些炎症后遗症　对结核性脑膜炎、脑炎、心包炎、风湿性心瓣膜炎、损伤性关节炎、睾丸炎以及烧伤后疤痕挛缩等，早期应用皮质激素可防止后遗症发生。对虹膜炎、角膜炎、视网膜炎和视神经炎等非特异性眼炎，应用后也可迅速消炎止痛、防止角膜混浊和疤痕粘连的发生。

3. **自身免疫性疾病及过敏性疾病**

(1) 自身免疫性疾病　严重风湿热、风湿性心肌炎、风湿性及类风湿性关节炎、全身性红斑狼疮、结节性动脉周围炎、皮肌炎、自身免疫性贫血和肾病综合征等应用皮质激素后可缓解症状，一般采用综合疗法，不宜单用，以免引起不良反应。

(2) 过敏性疾病　荨麻疹、枯草热、血清热、血管神经性水肿、过敏性鼻炎、支气管哮喘和过敏性休克等，应以肾上腺素受体激动药和抗组胺药治疗，病情严重或无效时，也可应用皮质激素辅助治疗。

(3) 异体器官移植　糖皮质激素是器官移植免疫抑制治疗方案的重要组成部分，可应用甲泼尼龙或泼尼松等预防器官移植早期强烈排斥反应，但大剂量糖皮质激素尤其长期应用又具有明显不良反应，甚至可能影响器官移植受者的长期存活。

4. **抗休克治疗**　感染中毒性休克时，在有效的抗菌药物治疗下，可及早、短时间突击使用大剂量糖皮质激素，见效后即停药；对过敏性休克，糖皮质激素起效缓慢，不可作为首选的抢救措施，但可与肾上腺素合用，宜采用冲击剂量，一般用氢化可的松或地塞米松。对心源性休克，须结合病因治疗；对低血容量性休克，在补液补电解质或输血后效果不佳者，可合用超大剂量的皮质激素。

5. **血液病**　可用于急性淋巴细胞性白血病、再生障碍性贫血、粒细胞减少症、血小板减少症和过敏性紫癜等的治疗，能明显缓解症状，但停药后易复发。

6. **局部应用**　对接触性皮炎、湿疹、肛门瘙痒、银屑病等都有疗效。宜用氢化可的松、泼尼松龙或氟轻松。对天疱疮及剥脱性皮炎等严重病例仍需全身用药。

【不良反应】

1. **长期大量应用可引起较多不良反应**

(1) 类肾上腺皮质功能亢进综合征　因物质代谢和水盐代谢紊乱所致，如满月脸、水牛背、向心性肥胖、皮肤变薄、痤疮、多毛、水肿、低血钾、高血压、糖尿等。停药后可自行消退，必要时采取对症治疗，如应用降压药、降糖药、氯化钾，低盐、低糖、高蛋白饮食等。

(2) 诱发或加重感染　并发感染为糖皮质激素的主要不良反应。以真菌、结核菌、葡萄球菌、变形杆菌、铜绿假单胞菌和各种疱疹病毒感染为主。因糖皮质激素抑制机体防御功能所致。长期应用常可诱发感染或使体内潜在病灶扩散、恶化，特别是在原有疾病已使抵抗力降低如肾病综合征者更易产生。结核病患者必要时应合用抗结核药。

(3) 消化系统并发症　由于胃酸、胃蛋白酶分泌增加，抑制胃黏液分泌，降低胃肠黏膜的抵抗力，故可诱发或加剧胃、十二指肠溃疡,甚至造成消化道出血或穿孔。对少数患者可诱发胰腺炎或脂肪肝。

(4) 心血管系统并发症　长期应用可诱发高血压和动脉硬化。

(5) 骨质疏松、肌肉萎缩、伤口愈合迟缓等　与激素促进蛋白质分解、抑制其合成及增加钙、磷排泄有关。骨质疏松多见于儿童、老人和绝经妇女,严重者可有自发性骨折。因抑制生长激素分泌和造成负氮平衡,还可影响生长发育。孕妇应用偶可致畸。

(6) 其他　诱发精神病和癫痫,有精神病或癫痫病史者禁用或慎用。

2. 停药反应

(1) 医源性肾上腺皮质功能不全　长期用药减量过快或突然停药,由于皮质激素反馈性抑制脑垂体前叶对 ACTH 的分泌,可引起肾上腺皮质萎缩和功能不全。肾上腺皮质功能恢复的时间与剂量、用药期限和个体差异有关。停用激素后垂体分泌 ACTH 的功能需经 3~5 个月才恢复;肾上腺皮质对 ACTH 起反应功能的恢复约需 6~9 个月或更久。停药后患者如遇到严重应激情况如感染、创伤、手术等可发生肾上腺危象,如恶心、呕吐、乏力、低血压、休克等,需及时抢救。防治方法:停药时需缓慢减量,不可骤然停药,停用糖皮质激素后连续应用 ACTH 7 天左右;在停药 1 年内如遇应激情况(如感染或手术等)应及时给予足量糖皮质激素。

(2) 反跳现象和停药症状　因患者对激素产生了依赖性或病情尚未完全控制,突然停药或减量过快致原病复发或恶化,常需加大剂量再行治疗,待症状缓解后再逐渐减量、停药。糖皮质激素突然停药时也可出现原有疾病所没有的一些症状如肌痛、关节痛、乏力、情绪消沉等停药症状。

【禁忌证】　一般来说,当适应证与禁忌证同时并存时,应全面分析,权衡利弊,慎重决定。病情危重的适应证,虽有禁忌证存在,仍不得不用,待危急情况过去后,尽早停药或减量。严重精神病和癫痫,活动性消化性溃疡病,新近胃肠吻合术,骨折,创伤修复期,角膜溃疡,肾上腺皮质功能亢进症,严重高血压、动脉硬化,糖尿病,孕妇,抗生素不能控制的病毒、真菌等感染如水痘、霉菌感染等都是糖皮质激素的禁忌证。

【用法及疗程】　宜根据患者、病情、药物的作用和不良反应特点确定制剂、剂量、用药方法及疗程。

1. 大剂量突击疗法　用于严重中毒性感染及各种休克。氢化可的松首次剂量可静脉滴注 200~300 mg,一日量可达 1 g 以上,疗程不超过 3 天。对于休克有人主张用超大剂量,每次静脉注射 1 g,一日 4~6 次。

2. 一般剂量长期疗法　用于结缔组织病、肾病综合征、顽固性支气管哮喘、中心性视网膜炎、各种恶性淋巴瘤、淋巴细胞性白血病等。一般开始时用泼尼松口服 10~20 mg 或相应剂量的其他皮质激素制剂,每日 3 次,产生临床疗效后,逐渐减量至最小维持量,持续数月。

3. 小剂量替代疗法　用于垂体前叶功能减退、艾迪生病及肾上腺皮质次全切除术后。一般维持量,可的松每日 12.5~25 mg,或氢化可的松每日 10~20 mg。

4. 隔日疗法　皮质激素的分泌具有昼夜节律性,每日上午 8~10 时为分泌高潮(约450 nmol/L),随后逐渐下降(下午 4 时约 110 nmol/L),午夜 12 时为低潮,这是由 ACTH 昼夜节律所引起的。实践证明,外源性皮质激素类药物对垂体-肾上腺皮质轴的抑制性影响,在早晨最小,午夜抑制最大。临床用药可随这种节律进行,即长期疗法中对某些慢性病采用隔日一次给药法,将一日或两日的总药量在隔日早晨一次给予,此时正值激素正常分泌高峰,对肾上腺皮质功能的抑制较小。隔日服药以用泼尼松、泼尼松龙等中效制剂较好。

【药物相互作用】　非甾体抗炎药可加强糖皮质激素的致溃疡作用。与两性霉素 B 或碳酸酐酶抑制剂合用时,可加重低钾血症,应注意血钾和心脏功能变化。长期与碳酸酐酶抑制剂合用,易发生低血钙和骨质疏松。与制酸药合用,可减少泼尼松或 dexamethasone 的吸收。与抗胆碱能药(如阿托品)长期合用,可致眼压增高。三环类抗抑郁药可使糖皮质激素引起的精神症状加重。与降糖药如胰岛素合用时,因可使糖尿病患者血糖升高,应适当调整降糖药剂量。与生长激素合用,可抑制后者的促生长作用。

第二节　盐皮质激素

盐皮质激素(mineralocorticoid)是由肾上腺皮质球状带细胞分泌的类固醇激素,主要生理作用是维持人体内水和电解质的平衡。盐皮质激素的主要生理作用是促进肾小管重吸收 Na^+,排泄 K^+。它与下丘脑分泌的抗利尿激素相互协调,共同调节体内水、电解质的平衡。盐皮质激素的保钠排钾作用也表现在唾液腺、汗腺及胃肠道。

在天然的盐皮质激素中,醛固酮是作用最强的一种盐皮质激素,另一种盐皮质激素脱氧皮质酮。平时每日醛固酮的分泌量很少,如因某种情况引起醛固酮分泌过多,其显著的水钠潴留及排钾效应则可引起低血钾、组织水肿、高血压。若盐皮质激素分泌水平过低会导致水钠流失和血压降低的症状。去氧皮质酮的潴钠作用只有醛固酮的1‰~3‰,但远较氢化可的松大。临床常与氢化可的松合用作为替代疗法,治疗慢性肾上腺皮质功能减退症。替代疗法的同时,要注意每日补充食盐摄入6~10 g。

第三节 促肾上腺皮质激素和皮质激素抑制药

促肾上腺皮质激素

促肾上腺皮质激素(adrenocor ticotropic hormore, ACTH)是脑垂体前叶分泌的一种多肽类激素,它能促进肾上腺皮质的组织增生以及皮质激素的生成和分泌。ACTH的生成和分泌受下丘脑促肾上腺皮质激素释放因子(corticotropin-releasing factor, CRF)的直接调控。分泌过盛的皮质激素反过来也能影响垂体和下丘脑,减弱它们的活动。ACTH还有控制本身释放的短负反馈调节。

ACTH口服后在胃内被胃蛋白酶破坏而失效,只能注射应用。血浆$t_{1/2}$为15分钟。它在正常人的血浆浓度,晨8时为22 pg/ml,晚10时为9.6 pg/ml。其主要作用是促进糖皮质激素分泌,但只有在皮质功能完好时方能发挥治疗作用。一般在给药后2小时,皮质才开始分泌氢化可的松。临床用于诊断脑垂体前叶-肾上腺皮质功能水平及检测长期使用糖皮质激素的停药前后肾上腺皮质功能水平,以防止因停药而发生皮质功能不全。

皮质激素抑制药

皮质激素抑制剂可代替外科的肾上腺皮质切除术,临床常用的有米托坦和美替拉酮。

米托坦(mitotan;又称氯苯二氯乙烷)结构与杀虫剂滴滴涕(DDT)相似。它能选择性地使肾上腺皮质束状带及网状带细胞萎缩、坏死,但不影响球状带,故醛固酮分泌不受影响。用药后血、尿中氢化可的松及其代谢物迅速减少。主要用于不可切除的皮质癌、切除后复发癌以及皮质癌术后辅助治疗。可有厌食、恶心、腹泻、皮疹、嗜睡、头痛、眩晕、乏力、中枢抑制及运动失调等反应。

美替拉酮(metyrapone, 甲吡酮)能抑制11β-羟化反应,干扰11-去氧皮质酮转化为皮质酮及11-去氧氢化可的松转化为氢化可的松,而降低它们的血浆水平,但通过反馈性地促进ACTH分泌导致11-去氧皮质酮和11-去氧氢化可的松代偿性增加,故尿中17-羟类固醇排泄也相应增加。临床用于治疗肾上腺皮质肿瘤和产生ACTH的肿瘤所引起的氢化可的松过多症和皮质癌。还可用于垂体释放ACTH功能试验。不良反应较少,可有眩晕、消化道反应等。

思考题:1. 糖皮质激素的主要药理作用和临床应用有哪些?
2. 糖皮质激素的主要抗炎机制是什么?
3. 糖皮质激素的主要不良反应有哪些?

(马丽杰 王敏杰)

第三十三章
甲状腺激素及抗甲状腺药

学习目标：1. 掌握甲状腺激素的药理作用、临床应用。
2. 掌握抗甲状腺药物的分类及各自的作用机制、临床应用。

Chapter 33 Thyroid Hormone and Antithyroid Agents

The principal thyroid hormones are thyroxine(T_4) and triiodothyronine(T_3). Thyroxine is formed from dietary iodine by iodination of tyrosine to diiodotyrosine, and two molecules of diiodotyrosine combined with thyroxine, while T_3 is derived from T_4 by deiodination. Hypothyroidism results in bradycardia, poor resistance to cold and physical slowing. However, hyperthyroidism results in tachycardia and cardiac arrhythmias, body wasting, nervousness, tremor.

The secretion of thyroid hormones is controlled by secretion of thyroidstimulating hormone(TSH)from the pituitary gland, and the secretion of TSH is controlled by thyrotropin releasing hormone(TRH)from the hypothalamus. Hypothyroidism is treated with thyroxine, which is given once per day because of its long halflife. Antithyroid Drugs include thioureas, iodine, radioiodine (^{131}I) andβ-blockers. The major action of thioureas is to block the synthesis of thyroid hormone by inhibiting both the oxidative processes required for iodination of tyrosyl groups and the coupling of iodotyrosines to form T_3 and T_4. Propylthiouracil can also block the conversion of T_4 to T_3. These drugs are slowly onset of action, and they are not effective until existing hormone exhausted. Large dose of iodide inhibits the iodination of tyrosines, thus decreases the supply of stored thyroglobulin, and reduces the production of thyroid hormone temporarily. Besides, iodide also inhibits thyroid hormone release. Radioiodine (^{131}I) is concentrated in the thyroid gland. It emits mainly β radiation, which penetrates only 2 mm of tissue and has therapeutic effect on the thyroid without damage to the surrounding organization. In addition, β-blockers are effective in blunting the widespread sympathetic stimulation that occurs in hyperthyroidism.

甲状腺激素（thyroid hormone）是维持机体正常代谢、促进生长发育所必需的激素。包括甲状腺素（thyroxin，T_4）和三碘甲状腺原氨酸（triiodothyronine，T_3），正常人每日释放量分别为70～90 μg及15～30 μg。甲状腺激素在体内分泌过少或过多均会引起疾病，分泌过少引起甲状腺功能低下（hypothyroidism），需补充甲状腺激素。分泌过多引起甲状腺功能亢进（hyperthyroidism），简称甲亢，其典型病变为高代谢，产热过多，身体消瘦，弥漫性甲状腺肿，突眼及神经、心血管、胃肠的系统受累，其中以毒性弥漫性甲状腺肿最为常见。

第一节 甲状腺激素

甲状腺激素是由甲状腺腺泡中的甲状腺球蛋白（thyroglobulin，TG）经碘化、耦联而成的。其结构较为独特，在其结构中均含有无机碘。

【甲状腺激素的合成、分泌、释放与调节】

1. 碘的摄取 甲状腺腺泡细胞膜上存在碘泵，具有高度摄碘和浓集碘的能力，可以从血中摄取碘（I^-），其摄碘是一种主动转运过程。正常情况下，甲状腺中碘化物的浓度达血浆浓度的25倍，而在甲亢时可高达250

倍,故摄碘率是甲状腺功能指标之一。食物含碘量高时,甲状腺摄碘能力下降,缺碘时摄碘能力增高。

2. **碘的活化和酪氨酸碘化** 摄入的碘化物于腺泡上皮细胞顶端微绒毛处被过氧化物酶氧化成活化状态的碘(I^0),活化碘与TG分子中的酪氨酸残基结合,生成一碘酪氨酸(monoiodotyrosine,MIT)和二碘酪氨酸(diiodotyrosine,DIT)。

3. **耦联** 在过氧化物酶作用下,一分子MIT和一分子DIT耦联生成T_3,或与二分子的DIT耦联生成T_4。合成的T_4和T_3仍在TG分子上,贮存在腺泡腔内胶质中。T_4和T_3的比例取决于碘的供应情况,正常时T_4较多,缺碘时T_3所占比例增大,这样可更加有效地的利用碘,使甲状腺激素活性维持平衡。

4. **释放** 在蛋白水解酶作用下,TG分解并释出T_4、T_3进入血液。其中T_4约占分泌总量的90%以上,在外周组织经脱碘酶作用约36%转化为T_3,T_3的生物活性比T_4强5倍左右。

5. **调节** 垂体前叶分泌的促甲状腺激素(thyroid stimulating hormone,TSH),促进甲状腺激素的合成和分泌,而TSH的分泌又受下丘脑分泌的促甲状腺激素释放激素(thyrotropin releasing hormone,TRH)的调节。应激状态或某些疾病可通过TRH影响甲状腺功能,而血液中的T_4、T_3浓度对TSH、TRH的释放具有负反馈调节作用。

【体内过程】 T_4、T_3口服易吸收,生物利用度分别为50%~75%和90%~95%,T_4的吸收率因肠内容物等的影响而不恒定。严重的黏液性水肿时口服吸收不良,须肠外给药。两者血浆蛋白结合率均在99%以上。但T_3与蛋白质的亲和力低于T_4,其游离量可为T_4的10倍。T_3的作用快而强,维持时间短,$t_{1/2}$为2天;T_4作用弱而慢,$t_{1/2}$为5天,用药后24小时内无明显作用,最大作用在用药后7~10天。因两者$t_{1/2}$均超过1天,故每天只需用药1次。甲状腺激素主要在肝、肾线粒体内脱碘,并与葡萄糖醛酸或硫酸结合而经肾排泄。可通过胎盘和进入乳汁,故妊娠期和哺乳期慎用。

【药理作用】

1. **维持正常生长发育** 甲状腺激素能促进蛋白质合成及骨骼、中枢神经系统发育。在脑发育期间,如因缺碘、母体用抗甲状腺药或先天缺陷而致甲状腺功能不足,均可使胚胎神经细胞轴突和树突形成发生障碍,神经髓鞘的形成延缓,由此产生智力低下,身材矮小的呆小病(cretinism)。T_3和T_4对胎儿肺脏的发育也很重要,实验发现切除动物胚胎的甲状腺可使肺发育不全。成年人甲状腺功能不全时,引起黏液性水肿(myxedema),表现为中枢神经兴奋性降低及记忆力减退。

2. **促进代谢** 促进物质氧化,增加氧耗,提高基础代谢率,使产热增多。故甲亢时有心悸、怕热、震颤、多汗等症状。甲状腺功能低下时有心率减慢、怕冷、无汗等症状,其他代谢活动也低,严重时可引起黏液性水肿。

3. **增强机体交感-肾上腺系统的感受性** 甲状腺功能亢进时患者对交感神经递质及肾上腺髓质激素的敏感性增高,出现神经过敏、急躁、震颤、心率加快、心排出量增加及血压增高等现象。

【作用机制】 与甲状腺激素受体(thyroid hormone receptor,TR)介导的效应有关。该受体是具有DNA结合能力的非组蛋白,分子量为52 kD,在胞膜、线粒体、核内等均有分布。TR对T_3的亲和力比T_4大10倍,因此又被称为T_3受体。T_4、T_3可被动进入胞内,与胞浆结合蛋白(cytosol binding protein,CBP)结合并与游离的T_4、T_3形成动态平衡状态。甲状腺激素通过调控由核内T_3受体所介导的基因表达,增加某些mRNA及蛋白质合成而发挥作用。此外,甲状腺激素还有"非基因作用",通过与核蛋白体、线粒体和细胞膜上的受体结合,影响转录后的过程、能量代谢以及膜的转运功能,增加葡萄糖、氨基酸等摄入细胞内,使多种酶和细胞活性增强。

【临床应用】

1. **甲状腺功能减退症** ① 呆小病:功能减退始于胎儿或新生儿期,应尽早诊治。常用甲状腺片口服,开始先用较小量,逐渐增加,至症状明显好转时即以此量维持,有效者应终身治疗,并随时调整剂量。若治疗过晚,则智力仍然低下;② 黏液性水肿:给予甲状腺激素治疗应从小量开始,逐渐增大至足量,2~3周后如基础代谢恢复正常,可逐渐减为维持量。儿童和青年可迅即采用足量。而老年及心血管疾病患者增量宜缓,以防过量诱发或加重心脏病;垂体功能低下的患者宜先用糖皮质激素再给予甲状腺激素,以防发生急性肾上腺皮质功能不全。黏液性水肿昏迷患者必须立即注射大量T_3,直至清醒后改为口服。如无静脉注射制剂,也可用T_3片剂研碎后加水鼻饲,同时给予足量氢化可的松。

2. **单纯性甲状腺肿** 治疗取决于病因。由于缺碘所致者应补碘。临床上无明显原因者可给予适量甲状腺激素,以补充内源性激素的不足,并可抑制TSH过多分泌,以缓解甲状腺组织代偿性增生肥大。但甲状腺结节常不能消失,须进行手术。

3. **其他** ① 甲亢患者服用抗甲状腺药时,加服T_4有利于减轻突眼、甲状腺肿大以及防止甲状腺功能低下。因 T_4 很少通过胎盘屏障,不能防止抗甲状腺药剂量过大对胎儿甲状腺的影响,故甲亢孕妇一般不加服 T_4;② 甲状腺癌术后应用 T_4 可抑制残余甲状腺癌变组织,减少复发,用量需较大;③ T_3 抑制试验:对摄碘率高者做鉴别诊断用。服用 T_3 后,摄碘率比用药前对照值下降 50% 以上者,为单纯性甲状腺肿;摄碘率下降 50% 以下者为甲亢。

【不良反应】 甲状腺激素过量时可出现心悸、手震颤、多汗、体重减轻、失眠等不良反应,重者可腹泻、呕吐、发热、脉搏快而不规则,甚至有心绞痛、心力衰竭、肌肉震颤或痉挛。一旦发现这些反应必须立即停药,用 β 受体拮抗药对抗,停药一周后再从小剂量开始应用。

第二节 抗甲状腺药

治疗甲亢可用手术疗法,也可用药物暂时或长期消除甲亢症状。这类药物统称抗甲状腺药(antithyroid agents),目前常用的抗甲状腺药有硫脲类、碘及碘化物、放射性碘、β 肾上腺素受体阻断药等。

一、硫脲类

硫脲类(thioureas)是最常用的抗甲状腺药。分为两类:① 硫氧嘧啶类,包括甲硫氧嘧啶(methylthiouracil,MTU)和丙硫氧嘧啶(propylthiouracil,PTU);② 咪唑类,包括甲巯咪唑(thiamazole,又称他巴唑,tapazole,)和卡比马唑(carbimazole,甲亢平)。

【体内过程】 Methylthiouracil 口服吸收迅速,达峰时间约为 2 小时。生物利用度约为 80%,血浆蛋白结合率约为 75%。在体内分布较广,但在甲状腺浓集较多。主要在肝脏代谢,约 60% 被破坏,部分结合葡萄糖醛酸后排出,$t_{1/2}$ 约为 2 小时。甲巯咪唑的 $t_{1/2}$ 约为 6～13 小时,在甲状腺组织中药物浓度可维持 16～24 小时。Carbimazole 为 thiamazole 的衍生物,在体内转化成 thiamazole 而起作用。

【药理作用与机制】
1. 抑制甲状腺激素的合成　通过抑制甲状腺过氧化物酶介导的酪氨酸的碘化及耦联,使氧化碘不能结合到甲状腺球蛋白上,从而抑制甲状腺激素的生物合成。它对已合成的甲状腺激素无效,须待体内已合成的激素消耗到一定程度后才能显效,故起效缓慢,症状改善常须用药后 2～3 周,基础代谢率恢复正常须 1～2 个月。

2. 抑制外周组织 T_4 转化为 T_3　丙硫氧嘧啶通过抑制脱碘酶使外周组织的 T_4 向 T_3 转化减少,迅速控制血清中生物活性较强的 T_3 水平,因此在重症甲亢、甲状腺危象时列为首选。

3. 免疫抑制作用　甲状腺刺激性免疫球蛋白(thyroid stimulating immunoglobulin, TSI)的化学结构与功能均与 TSH 相似,并可与 TSH 竞争甲状腺腺泡细胞膜上的受体,从而刺激甲状腺分泌,使 T_4、T_3 释放增加。丙硫氧嘧啶轻度抑制免疫球蛋白的生成,使血循环中甲状腺刺激性免疫球蛋白(thyroid stimulating immunoglobulin, TSI)下降,因此对甲亢患者除能控制高代谢症状外,也有一定的对因治疗作用。

【临床应用】
1. 甲亢的内科治疗　适用于轻症和不宜手术或放射性碘治疗者,如儿童、青少年、术后复发及中、重度患者而年老体弱或兼有心、肝、肾、出血性疾患等患者。若剂量适当,症状可 1～2 个月内得到控制。当基础代谢率接近正常时,药量即可递减,直至维持量,疗程 1～2 年。内科治疗可使约 40%～70% 患者获得痊愈。疗程过短则易复发。遇有感染或其他应激时酌加剂量。

2. 甲亢手术治疗的术前准备　为减少甲状腺次全切除手术患者在麻醉和手术后的合并症及甲状腺危象,在术前应先服用硫脲类药物,使甲状腺功能恢复或接近正常。由于服用硫脲类后 TSH 分泌增多,致使腺体增生,组织脆而充血,不利于手术进行,须在手术前 2 周左右加服大剂量碘剂,使腺体坚实,减少充血,以利手术进行。

3. 甲状腺危象的治疗　感染、外伤、手术、情绪激动的诱因,可致大量甲状腺激素突然释放入血,使患者发生高热、虚脱、心衰、肺水肿、水和电解质紊乱等,严重时可致死亡,称为甲状腺危象。对此,除须消除诱因、对症治疗外,主要给大剂量碘剂以抑制甲状腺激素的释放,同时立即应用硫脲类阻止甲状腺激素合成,剂量一般为治疗量的 2 倍,疗程一般不超过一周。

【不良反应与注意事项】
1. 过敏反应　最常见,多为瘙痒、药疹等,少数伴有发热,应密切观察,一般不需停药也可消失。

2. 消化道反应 有厌食、呕吐、腹痛、腹泻等，罕见黄疸型肝炎。

3. 粒细胞缺乏症 为最严重不良反应，发生率 0.3%～0.6%。一般发生在治疗后的 2～3 个月内，故应定期检查血象，若用药后出现咽痛或发热，应立即停药进行相应检查。特别要注意与甲亢本身所引起的白细胞总数偏低相区别。

4. 甲状腺肿及甲状腺功能减退 本类药物长期应用后，可使血清中甲状腺激素水平显著下降，反馈性增加 TSH 分泌而引起腺体代偿性增生，腺体增大、充血，还可诱导甲状腺功能减退，及时发现并停药常可恢复。

该类药物易进入乳汁和通过胎盘，妊娠时慎用或不用，哺乳妇女禁用；结节性甲状腺肿合并甲亢及甲状腺癌患者禁用。此外，磺胺类、对氨水杨酸、对氨苯甲酸、保泰松、巴比妥类、酚妥拉明、磺酰脲类、维生素 B_{12} 等都能不同程度的抑制甲状腺功能，如与硫脲类同用，可能增强抗甲状腺效应，应予注意。另一方面，碘剂可明显延缓硫脲类药物起效时间，一般不应合用。

二、碘和碘化物

常用的有碘化钾（potassium iodide）、碘化钠（sodium iodate）和复方碘溶液（liguor iodine Co）等，都以碘化物形式从胃肠道吸收，以无机碘离子形式存在于血中，除为甲状腺摄取外也可见于胆汁、唾液、汗及乳汁中。

【药理作用及机制】 不同剂量的碘化物对甲状腺功能可产生不同的作用。小剂量的碘是合成甲状腺激素的原料，可促进甲状腺激素合成，临床用于治疗单纯性甲状腺肿。缺碘地区在食盐中按 1∶100 000～1∶10 000 的比例加入碘化钾或碘化钠，可取得满意效果。预防剂量应视缺碘情况决定，一般每日用 100 mg 即可。

大剂量碘具有抗甲状腺作用，主要是抑制甲状腺激素的释放，还能拮抗 TSH 促进激素释放的作用。因为在 TG 水解时需要足够的还原型谷胱甘肽（GSH）使 TG 中的二硫键还原，大剂量碘剂能抑制谷胱甘肽还原酶，故认为大剂量碘剂抑制甲状腺激素释放的机制主要与其减少 GSH，从而使 TG 对蛋白水解酶不敏感有关。此外，大剂量碘还能抑制甲状腺过氧化物酶，影响酪氨酸碘化和碘化酪氨酸耦联，减少甲状腺素的合成。

大剂量碘剂抗甲状腺作用快而强，用药 1～2 天起效，10～15 天达最大效应。但腺泡内碘离子浓度高到一定程度，碘的摄取受抑制，胞内碘离子浓度下降，从而失去抑制激素合成的效应，甲亢的症状又可复发，这就是碘化物不能单独用于甲亢内科治疗的原因。大剂量碘剂还能抑制 TSH 使腺体增生的作用，使腺体缩小变硬，血管减少。

【临床应用】

1. 甲亢的手术前准备 一般在术前 2 周给予复方碘溶液，以使甲状腺组织退化、血管减少，腺体缩小，利于手术进行及减少出血。

2. 甲状腺危象的治疗 可将碘化物加到 10% 葡萄糖溶液中静脉滴注，也可服用复方碘溶液，并在 2 周内逐渐停服，需同时配合服用硫脲类药物。

【不良反应】

1. 一般反应 咽喉不适、口内金属味、呼吸道刺激、鼻窦炎和眼结膜炎症及唾液分泌增多、唾液腺肿大等，停药可消退。

2. 急性反应 可于用药后立即或几小时后发生，主要表现为发热、皮疹、皮炎、血管神经性水肿，上呼吸道水肿及严重喉头水肿，可致窒息。一般停药可消退，加服食盐和增加饮水量可促进碘排泄。必要时采取抗过敏措施。

3. 诱发甲状腺功能紊乱 长期服用或过量服用碘化物可诱发甲亢；碘剂也可诱发甲状腺功能减退和甲状腺肿，原有甲状腺炎者更易发生。碘还可进入乳汁和通过胎盘，可能引起新生儿和婴儿甲状腺功能异常或甲状腺肿，故孕妇及哺乳妇女慎用。

三、放射性碘

临床应用的放射性碘（radioiodine）是 ^{131}I，其 $t_{1/2}$ 为 8 天，用药后 1 个月可消除其放射性的 90%，56 天消除 99% 以上。

【药理作用与作用机制】 利用甲状腺高度摄碘能力，^{131}I 可被甲状腺摄取，并可产生 β 射线（占 99%），在组织内的射程仅约 2mm，因此其辐射作用只限于甲状腺内。因增生组织对射线的敏感性大，故 β 射线主要破坏甲状腺实质，而很少波及周围组织。故 ^{131}I 起到类似手术切除部分甲状腺的作用，具有简便、安全、疗效明显等优点。^{131}I 还产生 γ 射线（占 1%），可在体外测得，故可用作甲状腺摄碘功能的测定。

【临床应用】

1. 甲状腺功能亢进的治疗　^{131}I 仅适用于不宜手术或手术后复发及硫脲类无效或过敏者。^{131}I 的剂量主要根据最高摄碘率、有效 $t_{1/2}$ 和甲状腺重量三个参数来计算。但个体对射线作用的敏感性有差异，故剂量不易准确掌握，相当数量的患者需作 2~3 次治疗，但每次治疗后至少观察半年才可考虑下一次治疗。一般用药后 1 个月见效，3~4 个月后甲状腺功能恢复正常。

2. 甲状腺摄碘功能试验　试验前 2 周停用一切可能影响碘摄取和利用的药物和食物，试验当日空腹服小量 ^{131}I，服药后 1 小时、3 小时及 24 小时分别测定甲状腺的放射性，计算摄碘的百分率。甲亢时，3 小时摄碘率超过 30%~50%，24 小时超过 45%~50%，摄碘高峰前移。而甲状腺功能减退时，摄碘最高不超过 15%，高峰在 24 小时以后。

【不良反应与注意事项】　易致甲状腺功能低下，故应严格掌握剂量和密切观察有无不良反应，一旦发生甲状腺功能低下可补充甲状腺激素对抗。由于儿童甲状腺组织处于生长期，对辐射效应较敏感；卵巢也是碘浓集之处，放射性碘可对遗传产生影响，因此，20 岁以下患者、妊娠或哺乳的妇女及肾功能不佳者不宜使用。此外，甲状腺危象、重症浸润性突眼症及甲状腺不能摄碘者禁用。

四、β 肾上腺素受体阻断药

β 肾上腺素受体阻断药普萘洛尔（propranolol）等是甲亢及甲状腺危象的辅助用药。通过阻断 β 受体而改善由甲亢导致的心率加快、心肌收缩力增强等交感神经激活症状，也能适当减少甲状腺激素的分泌。同时还能抑制外周 T_4 向 T_3 转化。但其单用时控制症状的作用有限，若同硫脲类药物合用则疗效迅速而显著。

本类药物是甲亢及甲状腺危象时有价值的辅助治疗药，适用于不宜用抗甲状腺药、不宜手术及 ^{131}I 治疗的甲亢患者。β 受体阻断药不干扰硫脲类药物对甲状腺的作用。甲状腺危象时，静脉注射能帮患者度过危险期。应用大量的 β 受体阻断药做甲状腺术前准备，不会致腺体增大变脆，2 周后即可进行手术，临床广泛应用本类药物与硫脲类联合作术前准备。甲亢患者如因故需紧急手术（甲状腺或其他手术）时，也可使用 β 受体阻断药保护患者。

不良反应较少，影响甲状腺功能测定试验以及硫脲类对甲状腺的作用。

五、其他

促甲状腺激素（thyroid stimulating hormone，TSH）主要用于临床诊断。TSH 试验用于鉴别甲状腺功能减退患者的病变部位。肌内注射 TSH 10 U，每天 2 次，连续 3 天后，如甲状腺摄碘率或血浆蛋白结合碘增高，说明病变在腺垂体；如果不增高说明病变在甲状腺。TSH 还可以提高甲状腺及其癌变转移病灶的摄碘率。

促甲状腺激素释放激素（thyrotropin releasing hormone，TRH）兴奋试验用于测定甲状腺功能和鉴别甲状腺疾病的病变部位。先测对照 TSH 值后，静脉注射 TRH 200~500 μg，分别观察给药 15、30、60 分钟后 TSH 变化。甲亢患者血中 T_3、T_4 水平增高，反馈抑制 TRH，TRH 反应减弱，可鉴别隐匿性甲亢。甲状腺功能低下的患者，如 TRH 呈高反应，说明病变在甲状腺本身；呈弱反应或无反应，则病变在腺垂体；呈延迟性反应，病变在下丘脑。

六、抗甲状腺药物治疗的理论新认识

自硫脲类药物问世以来，抗甲状腺药、^{131}I 及手术作为三种治疗甲亢的基本方式应用至今。研究发现抗甲状腺药使甲亢最终缓解可能与一定的免疫抑制活性有关，如使可溶性白介素-2 受体、可溶性 I 类组织相容性抗原及甲状腺刺激受体抗体降低；新的研究还发现 thiamazole 和 propylthiouracil 可通过不同途径抑制细胞核因子 NF-kappaB 从而抑制肿瘤坏死因子-α 和 γ-干扰素的合成。由于甲亢为一器官性特异性自身免疫性疾病，故能否采用激素或免疫抑制剂治疗也是该研究领域的热门话题。随着计算机、影像和放疗设备的发展，放射治疗进入到了精确放疗时代，^{131}I 的治疗适应证明显放宽，也为甲亢的治疗带来了更多的选择。

（马丽杰）

第三十四章
胰岛素及口服降血糖药

学习目标：
1. 掌握胰岛素、格列本脲、格列吡嗪等磺酰脲类药物的药理作用、作用机制、临床应用和不良反应。掌握吡格列酮等噻唑烷二酮类的药理作用特点和临床应用；二甲双胍的药理作用特点、临床应用和主要不良反应。
2. 熟悉瑞格列奈、阿卡波糖等的药理作用特点和临床应用。
3. 了解其他新型降血糖药物的药理作用。

Chapter 34　Insulin and oral antidiabetics Drugs

This chapter provides background on the pharmacological actions of insulin and hypoglycemic agents. The discovery of insulin in 1921 allowed the previously fatal disorder of insulin-dependent diabetes mellitus (type 1 diabetes mellitus) to be treated and represented a landmark in medical history. In the first part of this chapter, the diverse physiological functions of insulin are described at the cellular and whole-body levels. This section establishes the role of insulin in the treatment of diabetes mellitus. The next section describes the pharmacology of orally effective agents. These drugs have an increasingly important role in the treatment of non-insulin-dependent or type 2 diabetes mellitus, the most common form of diabetes.

糖尿病（diabetes）是一种在遗传和环境因素长期共同作用下，导致胰岛素分泌绝对或相对不足而引发的渐进性糖、蛋白质、脂肪、水和电解质代谢紊乱的疾病，以高血糖为主要特点。糖尿病主要分为 1 型糖尿病（胰岛素依赖型糖尿病）和 2 型糖尿病（非胰岛素依赖型糖尿病）。糖尿病（血糖）一旦控制不好会引发并发症，导致肾、眼、足等部位的衰竭病变，且无法治愈。

第一节　胰　岛　素

胰岛素（insulin）是一种机体必不可少的肽类激素。胰岛素在体内起着调节机体代谢、生化和分化的作用。胰岛中至少有三种细胞与糖代谢密切相关：α细胞，主要分泌胰高血糖素；β细胞，主要分泌胰岛素；δ细胞，主要分泌生长抑素。这三种激素除各自发挥其内分泌作用外，还分别对三种细胞的分泌活动产生旁分泌调节影响。

【体内过程】　Insulin 普通制剂易被消化酶破坏，口服无效，必须注射给药，皮下注射吸收快。起效迅速，作用可维持数小时。主要在肝肾灭活。为延长 insulin 的作用时间，可制成中效及长效制剂。用碱性蛋白质（如精蛋白）与之结合，使其等电点接近体液 pH，再加入微量锌使之稳定，可延缓吸收，延长作用维持时间，成为中效或长效制剂。但加入的精蛋白会增加制剂的抗原性，现已逐渐改用不加蛋白质而只加入高浓度锌，将 insulin 制成悬液的制剂（表 34-1）。所有中长效制剂均为混悬剂，不可静脉注射。

表 34-1　几种胰岛素制剂的特点

类型	制剂名称	给药途径	作用时间		
			起效	达峰	维持
速效	门冬胰岛素	皮下	15 min	0.5～1 h	2～4 h
短效	正规胰岛素（regular insulin, RI）	静注	即刻	0.5 h	2 h
		皮下	0.5～1 h	1.5～4 h	5～8 h

续　表

类　型	制　剂　名　称	给药途径	作　用　时　间		
			起效	达峰	维持
中效	珠蛋白锌胰岛素(globin zinc insulin)	皮下	1～2 h	6～12 h	18～24 h
	低精蛋白锌胰岛素(isophane insulin suspension)	皮下	3～4 h	8～12 h	18～24 h
长效	精蛋白锌胰岛素(protamine zinc insulin, PZI)	皮下	4～6 h	14～20 h	24～36 h
	结晶胰岛素锌悬液(insulin zinc suspension, crystalline, LZS(C)	皮下	4～6 h	16～18 h	30～36 h

【药理作用】

1. 代谢作用

(1) 糖代谢　胰岛素使血糖的利用增加，来源减少，从而降低血糖。可通过加速葡萄糖的无氧酵解和有氧氧化，促进糖原合成，同时又抑制糖原分解和糖异生。

(2) 脂肪代谢　促进脂肪合成，抑制脂肪分解，从而减少游离脂肪酸和酮体生成。糖尿病患者因脂肪分解增多，血中游离脂肪酸增加，产生过多酮体而引起酮症酸中毒。胰岛素通过抑制脂肪分解，并促进糖的利用而纠正之。

(3) 蛋白质代谢　促进蛋白质的合成，抑制蛋白质分解，与生长激素有协同作用。

(4) 钾离子转运　胰岛素可激活 Na^+-K^+-ATP 酶，促进 K^+ 内流，增高细胞内 K^+ 浓度。

2. 促生长作用　促进蛋白质、脂肪及核苷酸等合成的作用与促生长有关。生长激素和性激素对蛋白质合成的促进作用，只有在胰岛素存在的情况下才能表现出来。这在胎儿生长和器官发生时，以及在组织修复或再生时尤其重要。

【作用机制】　胰岛素是作用于靶细胞膜上的胰岛素受体而发挥作用的。胰岛素受体由2个α亚单位和2个β亚单位组成。α亚单位完整地存在于细胞膜外并带有识别位点。β亚单位则是含有酪氨酸激酶位点的跨膜蛋白。胰岛素受体属于配体激活的受体酪氨酸激酶(ligand-activated receptor tyrosine kinase, RTK)家族。

胰岛素与胰岛素受体α亚单位结合后，激活了β亚单位的酪氨酸激酶活性，引起受体β亚单位自身及胞内胰岛素受体底物的酪氨酸残基磷酸化，这种磷酸化效应导致了胰岛素发挥一系列的受体后生物学效应，如：葡萄糖的转运，糖原的合成，调节酶的活性，调节基因的表达，影响细胞的分化和分裂等。

胰岛素对促进全身组织葡萄糖的利用起着至关重要的作用。胰岛素可使葡萄糖转运蛋白从细胞内重新分布到细胞膜，从而加速葡萄糖的转运。

【临床应用】

1. 糖尿病　对胰岛素缺乏的各型糖尿病都有效，主要用于：① 胰岛素依赖型(1型)糖尿患者；② 非胰岛素依赖型(2型)糖尿患者经饮食控制或用口服降糖药未能控制者；③ 轻、中度糖尿患者合并高热、重度感染、消耗性疾病，或有妊娠、手术、创伤等情况时；④ 糖尿病发生各种急性严重并发症者，如酮症酸中毒及非酮症高血糖高渗性昏迷时。一般采用分次皮下注射方案，大多能较好地控制血糖，但似无明显预防或减轻心血管并发症的效果。有胰岛素抵抗(insulinresistance)者疗效不佳。酮症酸中毒和糖尿病高渗性昏迷时须静脉给药。应用时须仔细控制剂量，避免低血糖发生。

2. 细胞内缺钾　葡萄糖、胰岛素和氯化钾三者组成的合剂(GIK)可促进钾内流，纠正细胞内缺钾，又可减少缺血心肌中的游离脂肪酸，可防治心肌梗死时的心律失常。

【不良反应】

1. 低血糖反应　为 insulin 过量、未按时按量进餐或运动过多所致最常见最严重的不良反应。速效制剂引起者多见饥饿感、出汗、心跳加快、震颤等；中长效制剂引起的则多见中枢神经功能障碍症状，如头痛、精神和情绪改变等。血糖降到 2.22 mmol/L 以下时可致昏迷、惊厥，处理不当可致死或造成严重脑损伤。为了预防低血糖的严重后果，应教会患者熟知低血糖反应，及时摄食糖类食品即可缓解。严重时须静脉注射50%葡萄糖液抢救。在老年患者，糖尿病病程长、注射 insulin 时间久或有自主神经病变的患者，发生低血糖时往往缺乏典型症状，迅即表现为昏迷，称为"无警觉性低血糖昏迷"。对此应特别警惕。

2. 过敏反应　较多见，一般轻微，如荨麻疹、血管神经性水肿，偶见过敏性休克，原因如下：① 来自动物与人的胰岛素结构差异所致;② 制剂纯度较低,杂质的抗原性导致。必要时用 H_1 受体阻断剂或糖皮质激素处理。可用其他种属动物的 insulin 代替,以高纯度制剂或人胰岛素更好。

3. 胰岛素抵抗(insulin resistance)　正常或高于正常浓度的 insulin 只引起低于正常的生物效应称 insulin resistance,急性型多因并发感染、创伤或有其他应激状态时,血中拮抗 insulin 的物质增多,或因酮症酸中毒时血中酮体和游离脂肪酸增多,妨碍了葡萄糖的摄取和利用所致。故需针对性地处理不同诱因,并短时间增加 insulin 用量。产生慢性抵抗的原因复杂,可能是体内生成了 insulin 抗体;体内拮抗 insulin 物质增多;insulin 受体数目减少等。可更换制剂和加用口服降血糖药。

4. 脂肪萎缩　见于注射部位,女性多于男性。改用高纯度 insulin 制剂可减少此种反应,并可促进恢复。

【药物相互作用】　β受体阻断剂能阻断低血糖时的代偿性升血糖反应,且可掩盖心率加快等早期低血糖症状,因而有引起严重低血糖的危险,最好不与胰岛素同用。乙醇能抑制糖异生,减少肝脏的葡萄糖输出,故应用 insulin 的糖尿患者大量饮酒可致严重低血糖,甚至引起死亡。

第二节　口服降血糖药

根据药物的化学结构和基本作用方式,常用的口服降糖药可分为促胰岛素分泌剂、双胍类、噻唑烷二酮类(胰岛素增敏剂),α-葡萄糖苷酶抑制剂等。

一、促胰岛素分泌剂

(一)磺酰脲类　第一代磺酰脲类(sulfonylureas)有甲苯磺丁脲(tolbutamide,甲磺丁脲、甲糖宁、D-860)、氯磺丙脲(chlorpropamide,P-607);第二代磺酰脲类有格列本脲(glibenclamide,优降糖)、格列喹酮(gliquidone,糖适平),及较新制剂格列吡嗪(glipizide,毗磺环己脲、美吡达);第三代磺酰脲类有格列齐特(gliclazide,甲磺吡脲、达美康)(图 34-1)。

共同结构	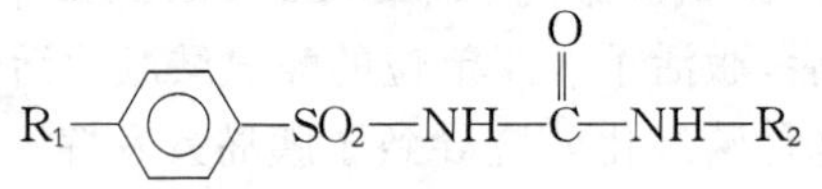 R_1—〇—SO_2—NH—C(=O)—NH—R_2	
制 剂 名	R_1	R_2
甲苯磺丁脲	CH_3—	—$(CH_2)_3$—CH_3
氯磺丙脲	Cl—	—$(CH_2)_2$—CH_3
格列本脲(优降糖)	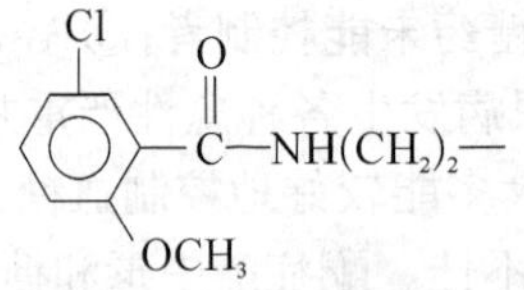 2-Cl, 6-OCH_3-苯甲酰-NH$(CH_2)_2$—	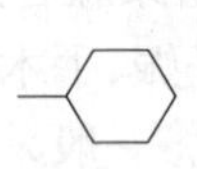 —环己基
格列吡嗪(美吡达)	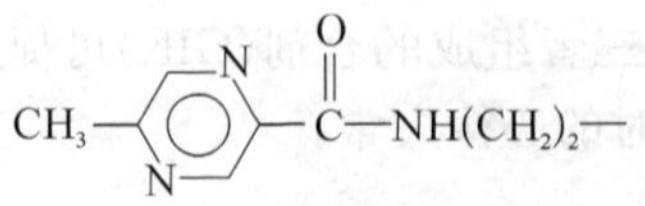 5-甲基吡嗪-2-甲酰-NH$(CH_2)_2$—	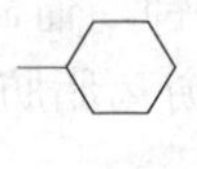 —环己基
格列齐特(达美康)	CH_3—	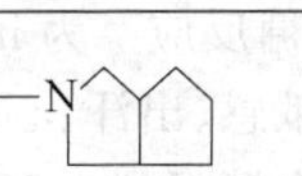 —N-氮杂双环

图 34-1　磺酰脲类的化学结构

【药理作用及作用机制】

1. 降血糖作用　本类药物对正常人及胰岛功能尚存的糖尿病患者有降血糖作用,但对 1 型糖尿病患者及胰岛丧失者无效。严重的糖尿患者疗效亦不佳。其最主要的降血糖作用机制是：刺激胰岛 β 细胞释放胰岛素，反复用药可见 β 细胞增生。此外，本类药能增强 insulin 的作用，可能与其能减慢肝脏对 insulin 的消除、增加 insulin 与靶组织及受体结合能力等有关。也可能与它能促进胰岛素及生长抑素释放，而使胰高血糖素分泌减少有关。

2. 抗利尿作用　Chlorpropamide 可促进抗利尿激素分泌和增强其作用，产生抗利尿作用，可用于尿崩症。

3. 对凝血功能的影响　第三代磺酰脲类能减弱血小板粘附力，刺激纤溶酶原的合成，恢复纤溶活力，并能降低微血管对血管活性胺类的敏感性。这可能对预防或减轻糖尿患者微血管并发症有一定的作用。

【体内过程】　本类药口服吸收快，食物和高血糖可抑制其吸收与血浆蛋白结合率高，表观分布容积小。主要在肝内代谢，代谢物迅速由肾脏排泄。肝肾功能不良患者慎用。磺酰脲类可通过胎盘，刺激胎儿胰岛 β 细胞释放胰岛素，引发出生时发生严重的低血糖反应，故妊娠糖尿病通常用胰岛素配合食物供给的方法给予治疗。

【临床应用】

1. 糖尿病　用于胰岛功能未全部丧失的轻、中度 2 型糖尿病患者，65%～75% 疗效较好。起初治疗有效的病例，也有 5%～10% 发生继发性失效，发生继发性失效时可加用双胍类或 α-葡萄糖苷酶抑制剂等不同类的口服降血糖药作联合治疗，一般不主张加用磺酰脲类的其他制剂。

本类药物还可用于有胰岛素抵抗性的患者以刺激内源性胰岛素的分泌和增强胰岛素的作用。

2. 尿崩症　只能用 chlorpropamide。用量 0.1～0.3 g/d，可使患者尿量明显减少。

【不良反应】

1. 常见不良反应　如胃肠不适，皮肤过敏、眩晕、神经痛，可能引起黄疸和肝损伤，尤以 chlorpropamide 常见，少数患者可见白细胞和血小板减少，故应定期检查肝功能和血象。

2. 较严重的不良反应　为持久性低血糖反应，常因药物过量引起，患者可能突然发生严重的低血糖，处理不当可引起死亡或不可逆脑损伤。肝肾功能不良及老年患者更容易发生，故老年及肾功能不良的糖尿患者忌用。本类药物所致低血糖往往持续较久，须反复注射葡萄糖解救。

【药物相互作用】　本类药物与血浆蛋白结合率高，可和其他高结合率的药物如水杨酸类、保泰松、吲哚美辛、双香豆素类、磺胺类、青霉素等发生竞争，使游离药物浓度上升而引起低血糖反应，乙醇抑制糖原异生和肝葡萄糖输出，故患者饮酒会导致低血糖。另一方面，氯丙嗪、糖皮质激素、噻嗪类利尿药、口服避孕药均可降低磺酰脲类的降血糖作用，须予注意。

(二) 氯茴苯酸类

瑞格列奈(repaglinide)　为"第一个餐时血糖调节剂"上市，它属于苯甲酸类衍生物，为一种促胰岛素分泌剂。其最大优点是可模仿胰岛素的生理性分泌。Repaglinide 的作用机制是通过与胰岛 β 细胞膜上的特异性受体结合来促进胰岛细胞膜上 ATP 敏感性 K^+ 通道关闭，抑制 K^+ 从 β 细胞外流，使细胞膜去极化，从而开放电压依赖的 Ca^{2+} 通道，使细胞外 Ca^{2+} 进入胞内，促进贮存的胰岛素分泌。瑞格列奈对功能受损的胰岛细胞能起到保护作用。该药主要适用于 2 型糖尿病患者，也可用于老年糖尿病患者，且适用于糖尿病肾病者。与磺脲类药物比较，低血糖反应更少见。它和双胍类药物合用有协同作用。因其结构中不含硫，故对磺脲类过敏者仍可使用。

二、双胍类

本类药的基本结构是双胍，临床应用的主要有二甲双胍(metformin, 甲福明)，苯乙双胍(phenformin, 苯乙福明)。

【药理作用及作用机制】　可明显降低糖尿病患者的血糖，但对正常人血糖无明显影响。其作用原理不是由于刺激 β 细胞而增加胰岛素的分泌，而可能是由于以下各点：① 促进脂肪组织对葡萄糖的摄取；② 增加肌肉组织中糖的无氧酵解，但有氧氧化并不相应增加；③ 减少葡萄糖在肠道的吸收；④ 减少肝内糖异生，减少肝葡萄糖生成；⑤ 改善胰岛素与其受体的结合和受体后机制，增强胰岛素的作用；⑥ 拮抗胰高血糖素的释放。双胍类妨碍肠道吸收不限于葡萄糖，已证明维生素 B_{12} 的吸收也被阻碍。故应用本类药物后患者体重往往减轻。此外，metformin 还能降低高血脂患者的低密度脂蛋白、极低密度脂蛋白、甘油三酯和胆固醇，可能延缓糖尿病的血管并发症。

【体内过程】　口服易吸收。Metformin $t_{1/2}$ 为 2～3 小时，在体内不与蛋白结合，大部分以原形经肾排出。

Phenformin 血浆蛋白结合率仅约 20%，1/3 在肝代谢，其余以原形经肾排出。

【临床应用】 用于轻症 2 型糖尿病。特别是有胰岛素抵抗的肥胖患者，常宜选用 metformin。也可与胰岛素及磺酰脲类合用于中、重度患者，以增强疗效，减少胰岛素用量。Phenformin 因并发症在我国已很少使用了。对有肝、肾功能不良，慢性心、肺功能不全，重症贫血和尿酮体阳性者应该禁用。

【不良反应】

1. 消化道反应　口苦、恶心呕吐等胃肠道反应发生率较磺酰脲为高。

2. 初治时用量不当有可能出现低血糖反应，但病情控制后双胍类的降糖作用减弱，发生严重低血糖的可能性也减少。

3. 严重的不良反应是乳酸性酸血症，甚至发生酮尿。这与双胍类增加糖的无氧酵解而不相应增加有氧氧化有关。尤以 phenformin 的发生率高，发生后的病死率亦高。肝、肾功能不佳者更易发生，欧美一些国家已停止使用 phenformin。故如发现酮尿时应检查血糖，鉴别是糖尿病病情加重还是双胍类的毒性。Metformin 引起乳酸性酸血症的可能性则小得多，胃肠反应亦较轻。

三、α 葡萄糖苷酶抑制药

目前已在临床应用的有阿卡波糖（acarbose，拜糖平），伏格列波糖（voglibose）等。本处主要介绍 acarbose。

【药理作用及作用机制】 Acarbose 在小肠上皮刷状缘中竞争性抑制 α 葡萄糖苷酶，阻止 1,4-糖苷键水解，使淀粉等碳水化合物水解为葡萄糖的速度减慢，因而吸收延缓，而使餐后血糖降低。其中抑制淀粉酶的作用最强，其次是蔗糖酶和麦芽糖酶等，对乳糖酶无影响。

【体内过程】 Acarbose 口服后吸收很少，仅约 1% 可自肠道吸收，约 50% 由肠道排出，35% 在肠道内代谢，代谢物可被吸收并经肾脏排泄。

【临床应用】 轻、中度 2 型糖尿病患者在饮食指导下可单独应用本品，尤其适用于老年患者，空腹血糖及糖化血红蛋白水平均有中度降低。胰岛素抵抗现象也可有所改善。对应用磺酰脲类或胰岛素疗效不佳者，加用 acarbose 则可明显降低餐后血糖，使血糖波动减小，减少磺酰脲类或胰岛素用量。服药期间应限制单糖的摄入量，以提高药物的疗效。

【不良反应】 主要副作用来自碳水化合物在肠道滞留和酵解产气，因而有腹胀、嗳气、肛门排气增多，甚至有腹泻。但多不致影响治疗。但溃疡病、肠道炎症患者以不用为宜。孕妇及哺乳妇女也以不用为好。

本品本身不引起低血糖，但如与胰岛素或其他口服降血糖药同用时，则可能加强这些药物的作用而导致低血糖。此时因 acarbose 的作用，使饼干、糖块等的吸收延缓而难迅速改善低血糖状态，需补充葡萄糖来解救。

四、胰岛素增敏剂

胰岛素增敏剂的重要一类为噻唑烷二酮类的衍生物（thiazolidinedione），包括罗格列酮（rosiglitazone）、吡格列酮（pioglitazone）和曲格列酮（troglitazone）。Troglitazone 因毒性大被撤出市场。胰岛素抵抗有获得性和遗传性两种，1 型糖尿病患者仅有获得性胰岛素抵抗，在控制血糖后胰岛素抵抗可消失；2 型糖尿病患者的胰岛素抵抗是遗传性的，需给予提高机体敏感性的药物进行治疗。噻唑烷二酮类胰岛素增敏剂的出现，提供了一类新型的治疗糖尿病的药物，使人们对 2 型糖尿病的治疗从单纯增加胰岛素的剂量转移到增加胰岛素的敏感性上来。

【药理作用及作用机制】 本类药物改善胰岛素抵抗及降血糖作用与竞争性激活核内过氧化物酶增殖体激活受体 γ（peroxisomal proliferator activated receptor γ，$PPAR_\gamma$）有关，与调节胰岛素反应性基因转录有关。主要药理作用表现为：

通过增加组织对胰岛素敏感性，提高细胞对葡萄糖的利用而发挥降低血糖的疗效，可明显降低空腹血糖及胰岛素和 C-肽水平，对餐后血糖和胰岛素亦有明显的降低作用。使糖化血红蛋白（HbAlc）水平明显降低，调节脂肪代谢紊乱。

【临床应用】 主要用于治疗胰岛素抵抗和 2 型糖尿病患者。

本类药物对胰岛素的分泌没有影响，只适用于胰岛功能尚存，只是胰岛素受体敏感性降低的患者。可单用或与磺脲类或双胍类合用。

【不良反应】 低血糖发生率低。不良反应主要有体重增加和水肿，其他有嗜睡、骨骼和肌肉痛、头痛、消化道症状等。

第三节 其他新型降血糖药

随着糖尿病及其治疗的深入研究,人们不断发现抗糖尿病新的药物作用靶标,近年来上市的新型降血糖药利拉鲁肽、西格列汀等,其作用靶点不同于以往的药物,为糖尿病的治疗提供了新的用药选择。

肠促胰素以葡萄糖浓度依赖性方式促进胰岛 β 细胞分泌胰岛素,并减少胰岛 α 细胞分泌胰高血糖素(glucagon),从而降低血糖。正常人在进餐后,肠促胰素开始分泌,进而促进胰岛素分泌,以减少餐后血糖的波动。但对于 2 型糖尿病患者,其"肠促胰素效应"受损,主要表现为进餐后胰高血糖素样肽-1(glucagon like peptide-1,GLP-1)浓度升高幅度较正常人有所减小,但其促进胰岛素分泌以及降血糖的作用并无明显受损,因此 GLP-1 及其类似物可以作为 2 型糖尿病治疗的一个重要靶点。

一、胰高血糖素样肽-1 类似物

利拉鲁肽(liraglutide) 与人 GLP-1 的同源性高达 97%,作用时间明显延长,只需每日注射一次,就能发挥天然 GLP-1 的作用。其对 β 细胞的保护作用不仅在体外实验和动物实验中得到证实,也在 T2DM 患者中得到验证。

Liraglutide 无论是单药治疗还是与磺脲类药物、双胍类药物、TZD 或胰岛素联合治疗,均有良好的降糖效果。不同剂量的 liraglutide 单独或联合治疗能使 T2DM 患者的 HbA1c 较基线再降低 1.0%~1.5%,同时使血糖达标率明显增加。多数降糖药物在治疗达标的同时常导致 T2DM 患者体重增加,而 liraglutide 治疗的患者体重非但未增加,反而降低,尤其是对基线 BMI 较高的患者。LEAD 系列研究显示,应用 liraglutide 治疗的患者体重可较基线减少多达 3.2 kg。liraglutide 在有效降糖并减轻体重的同时,还有望通过降低患者血压(可使收缩压降低 2.7~6.6 mmHg)改善心血管危险。故 liraglutide 的降压作用也颇具临床价值,研究者们还在就 liraglutide 的心血管作用进行新的探索。

二、二肽基肽酶抑制剂

要将 GLP-1 应用于临床也面临着问题,那就是人体自身产生的 GLP-1 极易被体内的二肽基肽酶Ⅳ(DPP-Ⅳ)降解,其血浆半衰期不足 2 分钟,必须持续静脉滴注或持续皮下注射才能产生疗效,这大大限制了 GLP-1 的临床应用。为解决这一难题,学者们开发 DPP-Ⅳ 抑制剂,使体内自身分泌的 GLP-1 不被降解。

西格列汀(sitagliptin) 口服给药能显著抑制 DPP-Ⅳ 的活性,减少 GLP-1 的降解,从而发挥降血糖效应,本品耐受性好,发生低血糖的危险低于格列吡嗪并且使体重减轻。

思考题:1. 胰岛素的药理作用及临床用途有哪些?
2. 阐述磺脲类降血糖药的临床应用及其药理依据。

(李琳琳)

第三十五章
抗菌药物概论

学习目标：1. 掌握抗菌药物的常用术语；抗菌药物的作用机制及细菌耐性的机制。
2. 熟悉抗菌药物合理应用原则。
3. 了解机体、抗菌药物与细菌之间的关系。

Chapter 35 Introduction to the antibacterial drugs

There are many terms in this chapter. To be a useful antibiotic, a compound should inhibit the growth of bacteria without harming the human host. They are important to understand the antibacterial actions of the drugs. The general concepts include antibiotics, antimicrobial activity, antibacterial spectrum, chemotherapeutic index, bacteriostatic drugs, bactericidal drugs, post antibiotic effect, first expose effect, etc.

The mechanisms of antibacterial drugs include the inhibition of cell wall synthesis, the inhibition of protein synthesis, the inhibition of synthesis or metabolism of nucleic acids, the decrease of the cytoplasm membrane, and so on.

The mechanisms of bacterial resistance include enzymic inactivation, alteration or protection of drug target site, changes of cell membrane permeability and other mechanisms.

The principles of antimicrobial chemotherapy are: making a diagnosis as precisely as possible, removing barriers to cure, deciding whether chemotherapy is really necessary, selecting the best drug, administering the drug in optimum dose and frequency and by most appropriate route(s), and continuing therapy until apparent cure has been achieved.

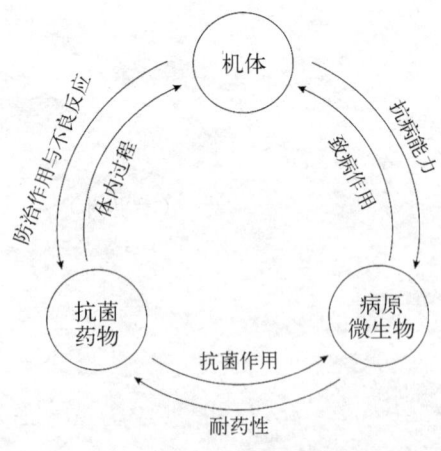

图 35-1 机体-抗菌药物-细菌三者之间的关系

对所有病原体，包括病原微生物（包括病毒、衣原体、支原体、立克次体、细菌、螺旋体、真菌）、寄生虫甚至肿瘤细胞所致疾病的药物治疗统称为化学治疗（chemotherapy），所用药物简称化疗药物。其中选择性作用于病原微生物，抑制或杀灭病原体，用于治疗病原微生物所致疾病的药物称为抗微生物药（antimicrobial drug），主要包括抗菌药物（antibacterial drugs）、抗真菌药（antifungal）和抗病毒药（antiviral drugs）。

由细菌所致的感染性疾病是一类常见病、多发病，在应用抗菌药物防治这一类疾病过程中应注意机体、抗菌药物与细菌三者之间在防治疾病中的相互关系（图35-1）。

细菌侵入机体可引起感染性疾病，抗菌药物主要通过抑制或杀灭细菌而发挥作用，是机体免遭致病和促进疾病康复的外来因素，为促进疾病痊愈提供了有力武器。但机体的抗病能力即免疫状态和反应性对疾病的发生与发展过程也有重要作用。当机体的抗病能力强时，就能战胜疾病或免于疾病。但另一方面，在某种条件下，原来对药物敏感的细菌可能变为不敏感，表现出耐药性，使抗菌药物的治疗作用减弱甚至消失。同时在抗菌药物使用过程中可产生不良反应，严重者可影响患者健康，甚至危及生命。因此医生在使用抗菌药物时，必须了解机体、抗菌药物与细菌三者之间的关系，掌握抗菌药物的药效学、药动学及毒理学特点，在恢复和提高机体防御功能的前提下，充分发挥药物的治疗作用，防止细菌耐药性的产生，尽量避免和降低药物对机体不良反应的发生。

第一节 抗菌药物的常用术语

抗菌药物(antibacterial drugs)是指具有抑制或杀灭病原菌作用的化学物质,包括抗生素,人工半合成或全合成抗菌药物。

抗生素(antibiotics)是指由各种微生物(包括细菌、真菌、放线菌属)产生的能杀灭或抑制其他微生物的物质,包括天然抗生素和人工半合成抗生素,前者由微生物产生,后者是对天然抗生素进行结构改造获得的半合成产品。

抗菌谱(antibacterial spectrum)是指抗菌药物的抗菌范围。根据抗菌谱不同可将抗菌药物分为广谱抗菌药及窄谱抗菌药。窄谱抗菌药是指仅对单一细菌或局限于某属细菌有抗菌作用的药物,如异烟肼仅对结核分枝杆菌有效,而对其他各种细菌无效。广谱抗菌药是指对多种病原微生物有抑制或杀灭作用的抗菌药,如四环素、氯霉素、第三四代氟喹诺酮类、广谱青霉素和广谱头孢菌素等。抗菌药物的抗菌谱是临床选药的基础。

抗菌活性(antimicrobial activity)是指抗菌药物抑制或杀灭病原微生物的能力。常用最低抑菌浓度(minimum inhibitory concentration, MIC)和最低杀菌浓度(minimum bactericidal concentration, MBC)表示。MIC是指在体外培养细菌18~24小时后能抑制培养基内病原菌生长的最低药物浓度。MBC是指能够杀灭培养基内细菌或使细菌数减少99.9%的最低药物浓度。

抑菌药(bacteriostatic drugs)是指仅具有抑制细菌生长繁殖而无杀灭细菌作用的抗菌药物,如四环素类、红霉素类、磺胺类等。

杀菌药(bactericidal drugs)是指既能抑制细菌生长繁殖,且又有杀灭细菌作用的抗菌药物,如青霉素类、头孢菌素类、氨基糖苷类等。

抗生素后效应(post antibiotic effect, PAE)是指细菌短暂接触抗生素后,虽然抗生素浓度降至最低抑菌浓度以下或已消失后,细菌生长仍受到持续抑制的效应。近来这一现象逐渐受到广泛重视,现已发现几乎所有的抗菌药物都有不同程度的抗生素后效应,在临床给药方案设计及合理用药方面具有重要意义。

首次接触效应(first expose effect)是指抗菌药物在初次接触细菌时有强大的抗菌效应,再度接触或连续与细菌接触,并不明显地增强或再次出现这种明显的效应,需间隔相当时间(数小时)以后才会起作用。氨基糖苷类抗生素有明显的首次接触效应。

化疗指数(chemotherapeutic index, CI)是评价化学治疗药物有效性与安全性的指标,常以化疗药物的LD_{50}与ED_{50}之的比值(LD_{50}/ED_{50})来表示;或以LD_5与ED_{95}之间的距离来表示。化疗指数越大,表示该药的毒性越小,临床应用价值越大。但化疗指数大的药物并非绝对安全,如青霉素几乎无毒性,但仍有引发过敏性休克的危险。

第二节 抗菌药物的主要作用机制

抗菌药物的作用机制主要是通过特异性干扰细菌的代谢过程,影响其结构和功能,使其失去正常生长繁殖的能力而达到抑制或杀灭细菌的作用。根据抗菌药物对细菌结构及功能的干扰环节不同,其作用机制可分为下列几类:① 抑制细菌细胞壁的合成;② 改变胞浆膜的通透性;③ 抑制蛋白质的合成;④ 抑制核酸代谢;⑤ 影响叶酸代谢。

一、干扰细菌的物质代谢

1. 抑制蛋白质的合成 核糖体是蛋白质的合成场所。细菌为原核细胞,其核糖体为70S,由50S和30S亚基组成。而人体细胞为真核细胞,其核糖体为80S,由60S和40S亚基组成,因此它们的生理、生化功能有所差异,抗菌药物在临床常用剂量能选择性影响细菌蛋白质的合成而不影响人体细胞的功能。可抑制蛋白质合成而产生抗菌作用的药物有大环内酯类抗生素、林可霉素类、四环素类、氯霉素类、氨基糖苷类、达托霉素等。

2. 抑制核酸代谢 菌体内DNA及RNA的合成需要酶的参与,很多抗菌药物通过影响酶的活性抑制核酸代谢而发挥抗菌作用。利福平（rifampicin）可特异性抑制细菌 DNA 依赖的 RNA 多聚酶，阻碍 mRNA 的合成而杀灭细菌。喹诺酮类（quinolones）抑制细菌 DNA 回旋酶（拓扑异构酶 Ⅱ）及拓扑异构酶 Ⅳ，阻碍敏感细菌的 DNA 复制而产生杀菌作用。

3. 影响叶酸代谢　细菌不能利用环境中的叶酸（folic acid），而必须自身合成叶酸供菌体使用。细菌以喋啶、对氨基苯甲酸（PABA）为原料，在二氢叶酸合酶作用下生成二氢叶酸，在二氢叶酸还原酶的作用下生成四氢叶酸，四氢叶酸作为一碳单位载体的辅酶参与了嘧啶核苷酸和嘌呤核苷酸的合成。磺胺类、甲氧苄啶分别抑制二氢叶酸合酶及二氢叶酸还原酶，干扰菌体内的叶酸代谢，导致细菌体内核苷酸合成受阻，从而发挥抗菌作用。

二、抑制细胞膜功能

细菌的胞浆膜位于细胞壁内侧，其结构主要是由类脂质双分子层和嵌于其中的蛋白质分子构成的一种半透膜，具有渗透屏障及物质交换功能。多肽类抗生素如多黏菌素 E（polymyxins）能迅速与胞浆膜中的磷脂结合，使其膜功能受损；抗真菌药物制霉菌素及两性霉素 B 等多烯类抗生素能与真菌胞浆膜上的固醇类物质结合，形成孔道使膜通透性改变，可导致细菌体内的重要生命物质外漏，造成细菌死亡。唑类抗真菌药如伊曲康唑系通过干扰麦角固醇的生物合成，使真菌细胞膜缺损，增加膜通透性而发挥抗真菌作用。

三、抑制细菌细胞壁合成

细菌细胞壁位于细胞胞浆膜之外，是维持细菌细胞外形完整的坚韧结构，它能适应多样的环境变化，并能与机体相互作用。其主要成分为肽聚糖（peptidoglycan），亦称黏肽。细胞壁黏肽是由 N-乙酰葡萄糖胺（GlcNAc）和 N-乙酰胞壁酸（MurNAc）经 β-1,4 糖苷键交叉联结成的网状结构。

青霉素类、头孢菌素类、磷霉素、环丝氨酸、万古霉素、杆菌肽等通过抑制细菌细胞壁合成而发挥作用。黏肽合成可被 β-内酰胺类抗生素所抑制，其能与细菌胞质膜上的青霉素结合蛋白（penicillin binding proteins，PBPs）结合，导致细菌细胞壁缺损而发挥杀菌作用。

第三节　细菌耐药性

一、细菌耐药性的产生

细菌耐药性（bacterial resistance）是指在常规治疗剂量下，细菌对药物的敏感性下降甚至消失，导致药物对耐药菌的疗效降低或无效果，又称抗药性。产生原因是细菌在自身生存过程中的一种特殊表现形式。天然抗生素是细菌产生的次级代谢产物，用以抵御其他微生物，保护自身安全的化学物质。人类将抗生素用于杀灭感染的微生物，而微生物接触到抗生素，也会通过改变代谢途径或制造出相应的灭活物质抵抗，从而形成耐药性。

细菌的耐药性问题目前已成为现代社会严重的公共卫生问题，超级细菌的出现使得细菌耐药性成为现代社会公共卫生问题的焦点。超级细菌是指对许多抗菌药物都耐药的细菌，如对大多数抗菌药物都耐药的耐甲氧西林金黄色葡萄球菌（methicillin-re-sistance staphylococcus aureus，MRSA）等。

二、细菌耐药性的种类

细菌耐药性根据其发生原因可分为天然耐药性/固有耐药（intrinsic resistance）和获得耐药性（acquired resistance）两种。

自然界中的许多病原体存在天然耐药性，如肠道 G⁻ 杆菌对青霉素 G 天然耐药；铜绿假单胞菌对多数抗生素均不敏感。当长期大量使用抗生素时，敏感菌株不断被杀灭，耐药菌株则大量繁殖，因此在抗生素的诱导下，耐药菌株对抗菌药物的耐药程度不断提高，直至抗菌药物完全无效。天然耐药细菌的耐药基因存在于细菌的染色质，该基因通过细菌的繁殖传给下一代细菌。获得性耐药是由于细菌与抗菌药物多次接触后，对抗菌药物的敏感性下降甚至消失，如金黄色葡萄球菌产生 β-内酰胺酶而对 β-内酰胺类抗生素耐药。细菌的获得性耐药可因不再接触抗生素而消失，也可由质粒将耐药基因转移给染色体而代代相传，成为固有耐药。它是抗菌药物临床应用中的一个严重问题，因此重视抗菌药物的合理应用，延长抗菌药物的使用寿命具有重要意义。

三、细菌产生耐药性的机制

1. 产生灭活酶　细菌产生灭活酶是细菌耐药性产生的最重要和最常见的机制。这些灭活酶可通过破坏抗菌药物的结构，使得抗菌药物在到达作用靶点之前即被酶破坏而失去抗菌作用。灭活酶主要包括水解酶和合成酶两种。

2. 抗菌药物作用靶位改变　细菌可通过改变抗菌药物的作用靶位使其不能结合导致耐药性的产生。

3. 降低细菌胞浆膜通透性　细菌可通过多种方式阻止抗菌药物透过胞浆膜进入菌体内而产生耐药性。

4. 影响主动外排系统　细菌均存在天然的外排系统（又称外排泵），可将有害物质排出菌体外，因需消耗能量，故又称主动外排系统。这个耐药系统是非特异性的，即耐药菌能将不同化学结构的抗菌药物逐出菌体外，故其耐药性具有多重耐药的特点。

5. 细菌改变代谢途径　有些细菌可通过改变代谢途径而产生耐药性。

四、耐药基因的转移方式

获得耐药性可由基因突变而产生，可垂直传递给子代。但更多情况下，获得耐药性的基因主要通过水平转移，即通过突变、转导、转化、接合等方式将耐药性从供体细菌转移给其他细菌。

1. 突变（mutation）　对抗菌药敏感的细菌因编码某个蛋白的基因发生突变，从而改变药物的作用靶位、转运蛋白等。

2. 转导（transduction）　是利用噬菌体（相当于感染细菌的病毒）作为媒介，将供菌体的部分 DNA 转移到受体的现象。由于转导 DNA 位于噬菌体蛋白外壳上，若这些遗传物质含有耐药基因，则新感染的细菌将获得耐药性，并可传递给后代。此方式一般仅发生在同种的细菌之间，具有一定的局限性。

3. 转化（transformation）　少数敏感细菌可从周围环境中摄入游离的 DNA，并将之掺入到细菌染色体中，使其表达的蛋白质发生部分改变，这种转移信息的方式称为转化。当此 DNA 中含有耐药基因时，敏感细菌则转变成耐药菌。

4. 接合（conjugation）　细菌间通过性菌毛或桥接进行基因传递的过程。通过此种转移方式，耐药基因可在同一种属或不同种属的细菌间进行传递，具有重要临床意义。

由于耐药基因以多种方式在同种和不同种细菌之间转移，使耐药性及多重耐药性的发展日趋严重。因此，临床医生必须严格掌握抗菌药的适应证，合理使用抗菌药，增强临床疗效的同时，尽可能地避免和降低耐药性的产生。

第四节　抗菌药物的合理应用

抗菌药物是防治感染性疾病不可缺少的药物，一方面由于抗菌药物的广泛应用，很多传染病的死亡率有了大幅度的下降，以往认为无法挽救的疾病其预后亦大有改观。另一方面随着抗菌药物的广泛使用，其不合理应用尤其是滥用，也给治疗带来了许多新问题。特别是细菌耐药性的产生给感染性疾病的治疗带来严重困难。因此必须重视抗菌药物的合理应用，以提高疗效，减少不良反应及延缓耐药性产生。

一、抗菌药物合理应用的基本原则

抗菌药物合理应用系指在全面了解患者、病原菌和抗菌药物三者的基本情况及相互关系的基础上，明确指征的条件下选用适当的抗菌药物，采用适宜的剂量及疗程，安全有效地应用抗菌药物，使患者冒最小的用药风险而获得最大的治疗效益。抗菌药物的合理应用原则主要基于以下几个方面：

1. 严格按照适应证选药　① 正确的细菌学诊断是合理选药的基础。因此，应尽早查明病原菌，根据病原菌种类、感染性疾病的临床表现及药物的抗菌谱选择合适的抗菌药物；② 根据感染部位及药物药动学特点选药，药物在感染部位浓度的高低、维持时间的长短是选药的依据；③ 根据患者情况选药，抗菌药物应用时应综合考虑患者的具体情况，如年龄，性别，遗传因素，有无过敏史，肝、肾功能，妊娠、哺乳状况等。新生儿及婴儿肝肾功能尚未发育成熟，老人因肝肾功能已减退，可导致药物在体内蓄积，应调整用药剂量及给药间隔时间。对儿童生长发育有影响的药物如四环素、氟喹诺酮类等应避免给儿童使用。孕妇应禁用可致畸胎及影响胎儿发育的药物。肝肾功能不全的患者应避免应用主要由肝脏代谢和经肾排泄的药物,必要时应减少剂量及缩短用药时间。

2. 选择适当的剂量和疗程　抗菌药物使用的剂量与给药次数要适当,疗程应足够。剂量过小或疗程过短不但疗效欠佳而且容易导致细菌耐药性的产生,而剂量过大或疗程过长不仅造成浪费而且可能引起不良反应的发生。

3. 抗菌药物的预防性应用　预防性应用抗菌药物应严格掌握适应证,应尽量避免在皮肤黏膜等感染部位局部应用供全身使用的常用抗菌药物,否则易引起过敏反应和使细菌产生耐药性。

二、抗菌药物的联合应用

随着抗菌药物的广泛应用,联合应用越来越多。合理的联合用药可增强疗效,减少不良反应,延缓耐药性的产生。但不合理的联合用药可能导致二重感染、耐药菌株增多等不良后果,所以单一药物能控制的感染原则上不联合用药。

1. 抗菌药物联合应用的指征　① 病因未明的严重感染,可先联合用药及时有效的控制病情,待细菌学诊断明确诊后再行调整;② 单一抗菌药不能有效控制的严重混合感染,如肠穿孔所致腹膜炎,胸、腹严重创伤后,或心内膜炎、败血症、中性粒细胞减少症患者合并铜绿假单胞菌感染等;③ 长期用药可能产生耐药性的感染,如结核病和慢性骨髓炎等;④ 联合用药可减少药物的毒副反应,如两性霉素 B 与氟胞嘧啶联合治疗深部真菌感染,两性霉素 B 用量可减少,从而减少其毒性反应。

2. 联合用药可能产生的结果　两种或两种抗菌药物联合应用时可发生相互作用,引起药物药动学、药效学的改变,从而可产生协同、相加、无关和拮抗等四种效果。

抗菌药物依据其作用性质,大致可分为四大类:第一类为繁殖期(速效)杀菌剂,如 β-内酰胺类、万古霉素类等;第二类为静止期杀菌剂,如氨基糖苷类、多黏菌素类等,它们对静止期、繁殖期细菌均有杀灭作用;第三类为速效抑菌剂,如四环素类、林可霉素类、氯霉素与大环内酯类等;第四类为慢效抑菌剂,如磺胺类等。

第一类和第二类合用常可产生协同作用,如青霉素与链霉素或庆大霉素合用治疗草绿色链球菌或肠球菌心内膜炎;第一类和第三类合用可出现拮抗作用,如青霉素与氯霉素或四环素类合用,这是由于速效抑菌药使细菌生长繁殖迅速处于静止状态,使青霉素不能发挥繁殖期杀菌作用而降低其疗效;第一类与第四类合用可出现相加或无关作用;第二类与第三类使用可产生无关或相加作用;第三类和第四类使用也可产生相加作用。但应注意,作用机制相同的同一类药物的合用疗效并不增强,反而可能相互增加毒性,如氨基糖苷类间相互不能合用;合用氯霉素、大环内酯类、林可霉素类,因它们的作用机制相似,均竞争细菌同一靶位,而出现药效的拮抗作用。还要注意,联合用药可能使药物毒性相加或极大增强,如单用万古霉素肾毒性一般较低,但若与氨基糖苷类合用时,可使氨基糖苷类毒性增大。此外,联合用药过程中还应注意药物理化性质方面的配伍禁忌。

思考题:1. 抗菌药物的常用术语有哪些?
2. 简述抗菌药物的作用机制与耐药性产生机制。
3. 抗菌药物的合理应用应注意哪些问题?

(张平平)

第三十六章 β-内酰胺类抗生素

学习目标： 1. 掌握常用青霉素类及头孢菌素类抗菌药物的抗菌作用、临床应用、不良反应及抢救措施；β-内酰胺酶抑制剂与β-内酰胺类抗生素联合用药的药理学基础。
2. 熟悉其他β-内酰胺类抗生素的作用特点及临床应用；熟悉β-内酰胺类抗生素的共同结构特点。
3. 了解β-内酰胺类抗生素的分类、代表药物名称。

Chapter 36　β-lactams antibiotics

All of the drugs in this chapter contain a β-lactams ring in their structure. They have their bactericidal effect by inhibition of synthesis of the bacterial cell wall. The resistance to β-lactams is mainly due to inactivation of β-lactamases that opens the β-lactams ring.

Penicillins, cephalosporins, carbapenems, cephamycins, oxacephems and monobactams are classified as β-lactams antibiotics. Penicillins are effective for almost all of staphylococcus aureus and gram-positive bacterial. Semisynthetic penicillins are effective not only for gram-positive bacterial but also for gram-negative bacterial. The most important adverse effect of penicillins is the hypersensitivity reaction that can be fatal.

Cephalosporins have broad antimicrobial spectrum. They are classified into four generations, mainly depending on the spectrum of antimicrobial activity. The antimicrobial spectrum is gradually extended from gram-positive bacterial to gram-negative bacterial. Especially the third-generation and the fourth-generation drugs are very new and possess very broad antimicrobial spectrum.

Carbapenems also possess very broad antimicrobial spectrum except mycoplasma, Chlamydia and legionella. Cephamycins and oxacephems have unique effects against anaerobes.

β-内酰胺类抗生素（β-lactams antibiotics）是指化学结构中均含有β-内酰胺环的一大类抗生素，是临床上最常用的一类抗生素，包括青霉素类、头孢菌素类及其他β-内酰胺类。青霉素类的基本结构母核为6-氨基青霉烷酸（6-aminopenicillanic acid, 6-APA），头孢菌素的基本结构母核为7-氨基头孢烷酸（7-aminocephalosporanic acid, 7-ACA）（图36-1），其侧链的改变形成了许多不同抗菌活性的抗生素。该类抗生素具有抗菌活性强、抗菌范围广、毒性低、疗效高、适应证广，且品种多的优点，故临床应用非常广泛，见图36-1。

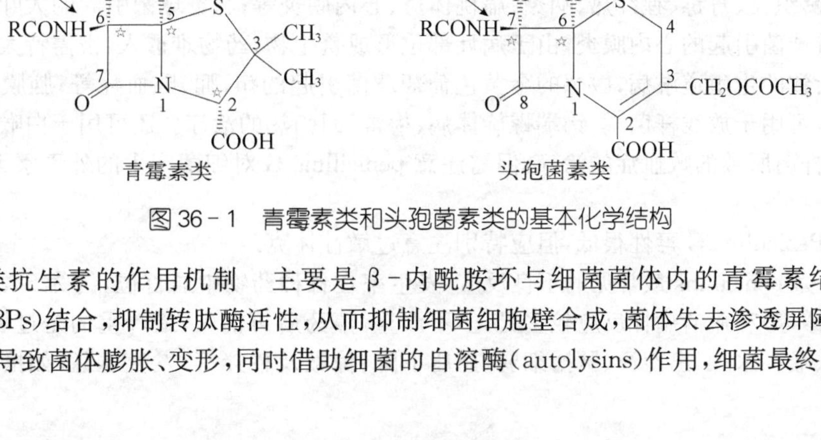

图36-1　青霉素类和头孢菌素类的基本化学结构

1. **β-内酰胺类抗生素的作用机制**　主要是β-内酰胺环与细菌菌体内的青霉素结合蛋白（penicillin binding proteins, PBPs）结合，抑制转肽酶活性，从而抑制细菌细胞壁合成，菌体失去渗透屏障，菌体内的高渗透压使水分不断内渗导致菌体膨胀、变形，同时借助细菌的自溶酶（autolysins）作用，细菌最终破裂、溶解而死亡。

细菌种类不同所含PBPs种类不同,对药物的敏感性各不相同。

2. β-内酰胺类抗生素的耐药机制 细菌对β-内酰胺类抗生素较易产生耐药性,其中主要的耐药机制有:① 产生水解酶,即β-内酰胺酶(β-lactamase),使β-内酰胺类抗生素结构中的β-内酰胺环水解裂开,失去抗菌活性;另外β-内酰胺酶可与某些β-内酰胺类抗生素结合,使药物停留在胞浆膜外间隙中,不能到达作用靶位——PBPs而发挥抗菌作用,此非水解机制的耐药性又称为"陷阱机制"或"牵制机制"(trapping mechanism);② 改变PBPs 可发生结构改变或合成量增加或产生新的PBPs,使与β-内酰胺类抗生素的结合减少,失去抗菌作用。如耐甲氧西林金黄色葡萄球菌(methicillin resistant staphylococcus auresus,MRSA)具有多重耐药性就与产生新的PBP2a,使PBPs合成增加、与药物亲和力下降有关;③ 其他,细菌还可通过改变胞浆膜通透性、增强药物外排等机制产生耐药性。

一、青霉素类

青霉素类(penicillins)的基本结构是由母核6-APA和侧链组成的。母核由噻唑环(A环)和β-内酰胺环(B环)骈合而成,为抗菌活性所必需,β-内酰胺环被破坏后抗菌活性即消失;侧链则主要与抗菌谱、耐酸、耐酶等药理特性有关。青霉素类是最早应用于临床的抗生素,由于它具有杀菌力强、毒性低、价格低廉、使用方便等优点,迄今仍是处理敏感菌所致各种感染的首选药物。

青霉素类按其来源不同可分为天然青霉素和半合成青霉素两类。

(一) 天然青霉素

青霉素G

青霉素G(penicillins G, benzylpenicillin)又称苄青霉素,其侧链为苄基,是青霉菌培养液中提取的5种青霉素(X,F,G,K,双H)之一,常用其钠盐或钾盐。其干燥粉末在室温中保存数年仍有抗菌活性。易溶于水,水溶液在室温下极不稳定,易被酸、碱、醇、氧化剂、金属离子分解破坏,且不耐热,在室温下放置24小时大部分降解失效,且可生成具有抗原性的降解产物,故penicillins G应临用前配制。

【体内过程】 Penicillins G口服易被胃酸及消化酶破坏,吸收少且不规则,故不宜口服。通常作肌内注射,吸收迅速且完全,注射后0.5小时血药浓度达峰值。青霉素的血清蛋白结合率为46%~58%,因其脂溶性低而难以进入细胞内,主要分布于细胞外液,并能广泛分布于肝、胆、肾、肠道、关节腔、浆膜腔、胎盘、淋巴液等全身各部位,房水和脑脊液中含量较低,但炎症时青霉素较易进入脑脊液和眼中,可达有效浓度。青霉素G几乎全部以原形迅速经尿排泄,约10%经肾小球滤过排出,90%经肾小管分泌排出,$t_{1/2}$约0.5~1.0小时,无尿患者青霉素$t_{1/2}$可延长至10小时。丙磺舒可与penicillins竞争肾小管分泌部位,两药合用时能提高penicillins血药浓度,延长其半衰期。

【抗菌作用】 Penicillins G抗菌作用很强,为繁殖期杀菌剂,通过抑制细菌PBP2r转肽酶发挥抑制细菌细胞壁合成的作用。在细菌繁殖期低浓度抑菌,较高浓度杀菌。对病原菌有高度抗菌活性:① 大多数G^+球菌,如溶血性链球菌、草绿色链球菌、肺炎球菌、敏感金黄色葡萄球菌和表皮葡萄球菌等,能产生青霉素酶的金黄色葡萄球菌对之高度耐药;② G^+杆菌,如白喉棒状杆菌、炭疽杆菌、产气荚膜杆菌、破伤风杆菌、乳酸杆菌、丙酸杆菌等;③ G^-球菌,如脑膜炎奈瑟菌、淋病奈瑟菌等;④ 少数G^-杆菌,如流感杆菌、百日咳杆菌等;⑤ 螺旋体、放线杆菌,如梅毒螺旋体、钩端螺旋体、回归热螺旋体、牛放线杆菌等。青霉素对大多数G^-杆菌作用较弱,对肠球菌不敏感,对真菌、原虫、立克次体、病毒等无效。金黄色葡萄球菌、淋病奈瑟菌、肺炎球菌、脑膜炎奈瑟菌等对本药极易产生耐药性。

细菌主要通过产生青霉素酶破坏β-内酰胺环而产生耐药性。

【临床应用】 Penicillins G为治疗敏感的G^+球菌和杆菌、G^-球菌及螺旋体所致感染的首选药。如溶血性链球菌引起的蜂窝织炎、丹毒、猩红热、咽炎、扁桃体炎、心内膜炎等;肺炎球菌引起的大叶性肺炎、脓胸、支气管肺炎等;草绿色链球菌引起的心内膜炎,由于病灶部位形成赘生物,药物难透入,常需特大剂量静脉滴注才能有效;淋病奈瑟菌所致的生殖道淋病;敏感的金黄色葡萄球菌引起的疖、痈、败血症等;脑膜炎奈瑟菌引起的流行性脑脊髓膜炎;也可用于放线杆菌病、钩端螺旋体病、梅毒、回归热的治疗。还可用于白喉、破伤风、气性坏疽和流产后产气荚膜杆菌所致的败血症的治疗,但需注意penicillins G对细菌产生的外毒素无效,故必须与抗毒素合用。

【不良反应】 Penicillins G毒性很低,但应特别注意过敏性休克。

1. 过敏反应 为penicillins最常见的不良反应,发生率在各种药物中居首位,约为3%~10%。症状以皮肤过敏(荨麻疹、药疹等)和血清病样反应较多见,多不严重,停药后可消失;最严重的是过敏性休克,表现为心悸、胸闷、面色苍白、喉头水肿、出冷汗、脉搏细弱、血压下降、惊厥及昏迷等,发生迅猛,如抢救不及时可迅速死亡,死亡率约为十万分之一。因此使用 penicillins G 时,应高度重视防治过敏性休克。

过敏反应发生原因是青霉素制剂中的青霉噻唑蛋白、青霉烯酸等降解物或 6-APA 高分子聚合物所致,机体接触后可在 5～8 天内产生抗体,当再次接触时即产生变态反应。用药者多在接触药物后立即发生,少数人可在数日后发生。过敏性休克患者的临床表现主要为循环衰竭、呼吸衰竭和中枢抑制。

主要防治措施:① 详细询问过敏史,对青霉素过敏者禁用;② 避免滥用和局部用药;③ 初次注射、用药间隔 24 小时以上或更换批号者必须做皮肤过敏试验,反应阳性者禁用;④ 不在没有急救药物(如肾上腺素)和抢救设备的条件下使用;⑤ 避免在饥饿时注射青霉素,注射液应新鲜配制,患者每次用药后需观察 30 分钟,无反应者方可离去;⑥ 用药前做好急救准备,一旦发生过敏性休克,应立即皮下或肌内注射 0.1% 肾上腺素 0.5～1.0 ml,严重者应稀释后缓慢静注或滴注,必要时加入糖皮质激素和抗组胺药,同时采取其他急救措施如吸氧、输液、给予升压药等。

2. 赫氏反应(Herxheimer reaction) 应用 penicillins G 治疗梅毒、钩端螺旋体病、鼠咬热或炭疽等感染时,可出现全身不适、寒战、发热、咽痛、肌痛、心跳加快等症状,同时可有病情加重现象,甚至危及生命,称为赫氏反应。此反应可能与大量病原体被杀死后释放的物质或螺旋体抗原与相应抗体形成的免疫复合物有关。

3. 其他 肌内注射 penicillins G 可产生局部疼痛,红肿或硬结。鞘内注射和全身大剂量应用可引起脑膜或神经刺激症状。大剂量青霉素钾盐或钠盐静脉滴注,可引起明显的水、电解质紊乱,特别是在肾功能下降的患者可引起高钾血症或高钠血症,甚至引起心脏功能抑制,故大剂量静脉注射应监测血清离子浓度,以防发生高钠血症或高钾血症。

【药物相互作用】

1. 丙磺舒、乙酰水杨酸、吲哚美辛、保泰松等可竞争性抑制 penicillins G 从肾小管的分泌,使之排泄减慢,血药浓度升高,作用时间延长。

2. Penicillins G 与磺胺类、红霉素类、四环素类、氯霉素类等抑菌药合用时可产生拮抗作用,因 penicillins G 是繁殖期杀菌药,抑菌药使细菌繁殖受到抑制,从而使 penicillins G 的杀菌作用明显受到抑制。

3. Penicillins G 与氨基糖苷类抗生素合用有协同抗菌作用,抗菌谱扩大,抗菌活性增强。但不宜混合滴注,以防药物相互作用导致药效降低。

(二)半合成青霉素 Penicillins G 虽具有高效、低毒等优点,但也有不耐酸、口服无效、不耐酶及易产生耐药性、抗菌谱窄及易引起过敏反应等缺点,其临床应用受到一定限制,故人们以 penicillins G 的基本结构 6-APA 为基础,进行结构改造,得到一系列具有耐酸、耐酶、广谱等特点的半合成青霉素。其抗菌机制、不良反应与青霉素 G 相似。常见的半合成青霉素可分为五类(表 36-1)。

表 36-1 半合成青霉素的分类及代表药物

分 类 及 常 用 药 物	特 点 及 应 用
1. 耐酸青霉素类 青霉素 V(penicillin V,苯氧甲青霉素)	耐酸,可口服,不耐酶。用于轻度敏感菌感染、恢复期的巩固治疗和预防感染复发
2. 耐酸、耐酶青霉素类 苯唑西林(oxacillin,新青霉素Ⅱ) 氯唑西林(cloxacillin,邻氯青霉素) 氟氯西林(flucloxacillin,氟氯青霉素)	既耐酶又耐酸,但抗菌作用不及青霉素 G。主要用于耐青霉素 G 的金黄色葡萄球菌感染
3. 广谱青霉素类 氨苄西林(ampicillin,氨苄青霉素) 阿莫西林(moxicillin,羟氨苄青霉素)	耐酸、可口服,对 G^+ 和 G^- 都有杀菌作用。不耐酶,对耐药金黄色葡萄球菌无效。氨苄西林可用于伤寒。阿莫西林对慢性支气管炎效果较好,还可用于幽门螺杆菌感染
4. 抗铜绿假单胞菌广谱青霉素类 羧苄西林(carbenicillin,羧苄青霉素) 哌拉西林(piperacillin) 替卡西林(ticarcillin) 呋布西林(furbenicillin)	不耐酸、不耐酶、广谱抗生素,特别是对铜绿假单胞菌有强大作用。主要用于治疗铜绿假单胞菌、大肠埃希菌、变形杆菌、流感嗜血杆菌、伤寒沙门菌等所致的呼吸道、尿路、胆道感染和败血病症
5. 抗革兰阴性杆菌青霉素类 美西林(mecillinam) 替莫西林(temocillin)	对 G^- 杆菌作用强,对 G^+ 菌作用弱,对铜绿假单胞菌无效。用于尿路感染,对大肠埃希菌感染者疗效好

1. **耐酸青霉素类** 本类药物耐酸不耐酶,口服有效。

青霉素 V(penicillin V, phenxymethy penicillin) 又称苯氧甲青霉素,为广泛使用的口服青霉素类药,抗菌谱同 penicillins G,但抗菌活性不及 penicillins G。最大的特点为耐酸,口服吸收好,但不耐酶易被青霉素酶水解,故对大多数金黄色葡萄球菌无效。主要用于敏感菌所致轻度感染、恢复期的巩固治疗和感染复发的预防。

2. **耐酶青霉素类** 本类药物的共同特点是耐酶、耐酸,原因是通过改变青霉素化学结构的侧链,通过其空间位阻作用保护了β-内酰胺环,使其不易被青霉素酶降解。其抗菌谱同青霉素 G,但抗菌活性较低,不及青霉素 G。对产生青霉素酶的金黄色葡萄球菌有效,主要用于耐青霉素的金黄色葡萄球菌感染。代表药物有:苯唑西林(oxacillin,新青霉素 II)、氯唑西林(cloxacillin)、双氯西林(dicloxacillin)与氟氯西林(flucloxacillin)等。其中以 dicloxacillin 和 flucloxacillin 作用较强。主要以原形从肾脏排泄,排泄速度较青霉素 G 慢,因此有效血药浓度维持时间较长。不良反应较少,除与 penicillins G 有交叉过敏反应外,少数患者口服后可出现嗳气、恶心、腹胀、腹痛、口干等胃肠道反应。

但应注意耐酶青霉素类对耐甲氧西林的金黄色葡萄球菌感染无效。这种耐甲氧西林金黄色葡萄球菌(methicillin resistant staphylococcus auresus,MRSA)不仅对耐酶青霉素类耐药,而且对头孢菌素类、氨基糖苷类、四环素、红霉素及克林霉素也耐药,其耐药机制主要是 MRSA 产生了新的 PBPs(如 PBP2a)所致,当β-内酰胺类抗生素使 MRSA 中正常的 PBPs 失活后 PBP2a 可替代 PBPs 完成细胞壁合成的功能,故该菌株对所有β-内酰胺类抗生素产生耐药,对此类耐药菌引起的感染可选用万古霉素或万古霉素与利福平合用。

3. **广谱青霉素类** 本类药物的共同特点是耐酸、可口服,对 G^+ 和 G^- 都有杀菌作用,疗效与青霉素 G 相当,但不耐酶,故对耐药金黄色葡萄球菌感染无效。代表药物有氨苄西林(ampicillin,氨苄青霉素)、阿莫西林(amoxicillin,羟氨苄青霉素)、海他西林(hetacillin,phenazacillin,缩酮青霉素)、美坦西林(metampicillin)、酞氨西林(talampicillin)、匹氨西林(pivampicillin,吡氨青霉素)和巴氨西林(bacampicillin)等。

氨苄西林(ampicillin) 又称氨苄青霉素,是青霉素苄基上的氢被氨基取代,易于透过 G^- 杆菌的细胞外膜而进入细胞内,阻止肽聚糖的合成,因此对 G^- 杆菌有较强抗菌作用,如对伤寒沙门菌、副伤寒沙门菌、百日咳鲍特菌、大肠埃希菌、痢疾志贺菌等均有较强的抗菌作用,对铜绿假单胞菌无效;对球菌、G^+ 杆菌、螺旋体的抗菌作用不及 penicillins G,但对粪链球菌作用优于 penicillins G。由于不耐酶,故易产生耐药性,对 MRSA 及其他能产生青霉素酶的细菌均无抗菌作用。主要用于治疗敏感菌所致的泌尿系统感染、呼吸系统感染、伤寒、副伤寒、胃肠道感染、软组织感染、脑膜炎、败血症、心内膜炎等,严重病例应与氨基糖苷类抗生素使用。本品可与 cloxacillin 按 1:1 组成复方制剂氨唑西林(ampicloxacillin)供肌内和静脉用药,可提高抗菌效果。

过敏反应率较高,以皮疹最为常见,偶可发生过敏性休克,且与 penicillins G 有交叉过敏反应。尚可引起胃肠道反应、二重感染等。

阿莫西林(amoxicillin) 又称羟氨苄青霉素,为对位羟基氨苄西林,口服后迅速吸收且完全,正常人空腹口服 2 小时达 C_{max},血药浓度约为口服相同剂量 ampicillin 的 2.5 倍。$t_{1/2}$ 为 1~1.3 小时。抗菌谱、抗菌活性与耐药性与 ampicillin 相似,但对肺炎球菌、肠球菌、沙门菌属、幽门螺杆菌的杀菌作用比 ampicillin 强。主要用于敏感菌所致的呼吸道、尿路、胆管感染以及伤寒治疗。此外也可用于慢性活动性胃炎和消化性溃疡的治疗。本品与 flucloxacillin 按 1:1 组成的复方制剂(biflocin,新灭菌)抗菌效果好。

不良反应以恶心、呕吐、腹泻等消化道反应和皮疹为主。少数患者的血清转氨酶升高,偶有嗜酸性粒细胞增多、白细胞降低和二重感染。对 penicillins G 过敏者禁用。

4. **抗铜绿假单胞菌广谱青霉素** 该类药物皆为广谱抗生素,对 G^- 杆菌特别是对铜绿假单胞菌有较强作用,大部分不耐酸,但均不耐酶。代表药物有羧苄西林(carbenicillin,羧苄青霉素)、哌拉西林(piperacillin,氧哌嗪青霉素)、磺苄西林(sulbenicillin)、呋布西林(furbenicillin,呋苄青霉素)、替卡西林(ticarcillin,羧噻吩青霉素)、阿洛西林(azlocillin)、美洛西林(mezlocillin)、阿帕西林(apalcillin)等。

羧苄西林(carbenicillin) 又称羧苄青霉素,不耐酸,仅能注射给药。对 G^- 杆菌作用强,尤其是对铜绿假单胞菌有特效,且不受病灶脓液的影响。对耐 ampicillin 的大肠埃希菌仍有效;对 G^+ 菌作用与 ampicillin 相似,但抗菌活性稍弱。不耐酶,对产酶金黄色葡萄球菌无效。常用于治疗烧伤继发铜绿假单胞菌感染,也可用于治疗铜绿假单胞菌、大肠埃希菌、变形杆菌引起的尿路感染。常与庆大霉素联合应用,有协同作用,但不能将两者置于同一容器中,以防止相互作用导致药效降低。

Carbenicillin 血浆蛋白结合率为 50%,其体内分布与 penicillins G 相似,脑脊液的浓度尚不足以治疗铜绿假单胞菌引起的脑膜炎。$t_{1/2}$ 为 1 小时左右。

Carbenicillin 与青霉素 G 有交叉过敏反应,大剂量注射时应注意防止电解质紊乱、神经系统毒性及出血。

哌拉西林(piperacillin) 又称氧哌嗪青霉素,可采用肌内注射和静脉给药。抗菌谱广,对 G^- 杆菌,包括铜绿假单胞菌有很强的抗菌作用,较氨苄西林和羧苄西林作用强,对某些脆弱类杆菌和多种厌氧菌有一定作用;对 G^+ 菌的作用与氨苄西林相似;对其他 G^- 球菌敏感,但不耐酶,对产青霉素酶的金黄色葡萄球菌无效。主要用于治疗铜绿假单胞菌、大肠埃希菌、变形杆菌、流感杆菌、伤寒沙门菌等所致的呼吸道、泌尿道、胆管感染和败血症。目前在临床上广泛应用。不良反应较少,该药可出现皮疹、皮肤瘙痒等反应,约 3% 的患者可发生以腹泻为主的胃肠道反应。肾功能不全患者应用本品可导致出血。

5. **抗革兰阴性杆菌青霉素类** 该类药物的特点是对 G^- 杆菌有较强作用,但对铜绿假单胞菌无效,对 G^+ 菌作用弱。代表药物有美西林(mecillinam)、替莫西林(temocillin)、匹美西林(pivmecillinam)。Pivmecillinam 在体内水解为 mecillinam 而发挥作用。美西林和匹美西林仅对部分肠道 G^- 杆菌有效,temocillin 对大部分 G^- 杆菌有效。其抗菌作用靶位是 PBP_2,被药物结合后细菌代谢受到抑制,但细菌并不死亡。因此本类药为抑菌药,若与作用于其他 PBPs 的抗菌药联合使用可提高疗效。不良反应主要为胃肠道反应和过敏反应。

二、头孢菌素类

头孢菌素类(cephalosporins)是由真菌培养液中分离得到的有效成分头孢菌素 C,经水解得到母核 7-氨基头孢烷酸(7-aminocephalosporanic acid,7-ACA)经结构改造得到的一系列衍生物。本类抗生素与青霉素一样具有 β-内酰胺环(图 36-1),故与青霉素类具有相似的理化性质、抗菌活性、作用机制和临床应用。cephalosporins 具有抗菌谱广、杀菌力强、对 β-内酰胺酶稳定、疗效高、毒性低及过敏反应少等优点。该类药物发展极快,产品约 60 种,产量占世界上抗生素产量的 60% 以上,故其日益受到临床重视。根据头孢菌素类研制时间先后及抗菌谱、抗菌强度,对 β-内酰胺酶的稳定性及肾毒性的不同可分为四代(表 36-2)。

表 36-2 头孢菌素类的分类与特点

分类及常用药物	主 要 特 点
第一代 　头孢噻吩(cephalothin) 　头孢唑林(cefazolin) 　头孢氨苄(cephalexin) 　头孢羟氨苄(cefadroxil)	① 对 G^+ 菌作用较第二、三代强,对 G^- 菌作用弱,对铜绿假单胞菌、耐药肠杆菌和厌氧菌无效; ② 对 β-内酰胺酶稳定性差; ③ 有一定肾毒性
第二代 　头孢孟多(cefamandole) 　头孢西丁(cefoxitin) 　头孢克洛(cefaclor) 　头孢呋辛(cefuroxime) 　头孢呋辛酯(cefuroxime axetil) 　头孢尼西(cefonicid)	① 对 G^+ 菌作用较第一代弱,对 G^- 菌作用比第一代强,对厌氧菌有效,对铜绿假单胞菌无效; ② 对多种 β-内酰胺酶稳定; ③ 肾毒性小
第三代 　头孢噻肟(cefotaxime) 　头孢泊肟酯(cefpodoxime proxetil) 　头孢唑肟(ceftizoxime) 　头孢曲松(ceftriaxone) 　头孢哌酮(cefoperazone) 　头孢他啶(ceftazidime)	① 对 G^+ 菌作用不及第一、二代,对 G^- 菌作用明显超过第一、二代,对铜绿假单胞菌及厌氧菌有效; ② 对 β-内酰胺酶更稳定; ③ 基本无肾毒性; ④ 组织穿透力强,体内分布广

续　表

分类及常用药物	主　要　特　点
第四代 　头孢吡肟(cefepime) 　头孢唑兰(cefozopran) 　头孢噻利(cefoselis) 　头孢匹罗(cefpirome)	① 抗菌谱更宽，对 G^+ 菌、G^- 菌、部分厌氧菌的作用比第三代更强； ② 对β-内酰胺酶高度稳定； ③ 无肾毒性

【体内过程】　Cephalosporins 不耐酸，需注射给药，但头孢拉定、头孢氨苄、头孢羟氨苄、头孢克洛等均耐酸，口服胃肠吸收好。药物吸收后广泛分布于全身各组织，且易透过胎盘，在滑囊液、心包积液中均可获得较高浓度。尤其是第三代、第四代头孢菌素类穿透力强，全身各部位包括前列腺、眼房水、脑积液和胆汁中均可达到有效浓度。头孢菌素类一般经肾排泄，尿中浓度较高，凡能影响青霉素排泄的药物同样也能影响头孢菌素类的排泄。头孢哌酮、头孢曲松则主要经肝胆系统排泄。多数头孢菌素类的 $t_{1/2}$ 较短（0.5～2.0 小时），有的可达 3 小时，但第三代中头孢曲松的 $t_{1/2}$ 可达 8 小时。

【药理作用及临床应用】　Cephalosporins 为杀菌药，抗菌机制与青霉素类相同，能与细菌细胞膜上的 PBPs 结合，妨碍黏肽的形成，抑制细菌细胞壁合成而发挥抗菌作用。细菌可通过产生β-内酰胺酶（头孢菌素酶）而对头孢菌素类产生耐药性，并与青霉素类有部分交叉耐药性。

1. 第一代头孢菌素　第一代头孢菌素为 20 世纪 60 年代及 70 年代初开发，头孢噻吩为本类代表药，其他药物详见表 36-2。该类药物的作用特点为：① 抗菌谱与广谱青霉素类相似，对 G^+ 菌的抗菌作用较第二、三代头孢菌素类强，但对 G^- 菌的抗菌作用弱，对铜绿假单胞菌、耐药肠杆菌和厌氧菌无效；② 对青霉素酶稳定，但可被细菌产生的头孢菌素酶所破坏。主要用于治疗敏感菌所致呼吸道和尿路感染、皮肤及软组织感染。

2. 第二代头孢菌素　第二代头孢菌素于 20 世纪 70 年代中期开发，代表药物有头孢孟多、头孢呋辛等（表 36-2）。该类药物的作用特点为：① 对 G^+ 菌的抗菌作用略逊于第一代头孢菌素，对 G^- 菌的抗菌作用比第一代头孢菌素强，对厌氧菌有一定作用，但对铜绿假单胞菌无效；② 对β-内酰胺酶的稳定性比第一代高。主要用于治疗敏感菌所致肺炎、胆管感染、菌血症、尿路感染和其他组织器官感染等。

3. 第三代头孢菌素　第三代头孢菌素于 20 世纪 70 年代中期至 80 年代初开发，代表药物为头孢他啶、头孢曲松等（表 36-2）。该类药物的作用特点为：① 对 G^+ 菌的抗菌作用不及第一、二代，但对 G^- 菌的抗菌作用明显超过第一、二代，对铜绿假单胞菌及厌氧菌有不同程度的抗菌作用；② 对大部分的β-内酰胺酶有较高的稳定性；③ 组织穿透力强，体内分布广。主要用于危及生命的败血症、脑膜炎、肺炎、骨髓炎及尿路严重感染的治疗，能有效控制严重的铜绿假单胞菌感染。

4. 第四代头孢菌素　第四代头孢菌素系 20 世纪 80 年代中后期开发，代表药物为头孢吡肟、头孢匹罗等。该类药物的作用特点是：① 抗菌谱更宽，对 G^+ 菌、G^- 菌、部分厌氧菌的抗菌作用比第三代更强，对多数耐药菌株活性超过第三代头孢菌素，但对耐甲氧西林金黄色葡萄球菌、耐甲氧西林表皮葡萄球菌无效；② 对β-内酰胺酶高度稳定。主要用于治疗对第三代头孢菌素耐药的细菌感染。

【不良反应】　头孢菌素类药物毒性较低，不良反应较少。

1. 过敏反应　多为皮疹、荨麻疹等，过敏性休克罕见，但与青霉素类存在交叉过敏现象，青霉素过敏者约有 5%～10% 对头孢菌素类发生过敏。

2. 肾毒性　第一代头孢菌素大剂量使用时可损害近曲小管细胞，而出现肾脏毒性；第二代头孢菌素较之减轻；第三代头孢菌素对肾脏基本无毒；第四代头孢菌素则几乎无肾毒性。故肾功能不全患者禁用第一代、第二代头孢菌素。

3. 胃肠道反应　口服给药有恶心、呕吐、食欲不振、腹泻等胃肠道反应。

4. 其他　第三、四代头孢菌素偶见二重感染，头孢孟多、头孢哌酮可引起低凝血酶原血症或血小板减少而导致严重出血。静脉给药可发生静脉炎。有报道大剂量使用头孢菌素类可发生头痛、头晕以及可逆性中毒性精神病等中枢神经系统反应。

【药物相互作用】

1. 头孢菌素类与其他具有肾毒性的药物合用可增强肾毒性，如氨基糖苷类、强效利尿药等，故肾功能不全患者应尽量避免合用。

2. 部分头孢菌素与乙醇同用时可产生"醉酒样"反应,故在治疗期间或停药3天内应禁酒。

三、其他β-内酰胺类

本类抗生素主要包括碳青霉烯类、头霉素类、氧头孢烯类、单环β-内酰胺类。这些药物化学结构中虽有β-内酰胺环,但无青霉素类与头孢菌素类典型的结构,故又称非典型β-内酰胺类抗生素。

(一)**碳青霉烯类** 碳青霉烯类(carbopenems)抗生素具有抗菌谱广、抗菌活性强、对β-内酰胺酶稳定等特点,代表药物有亚胺培南(imipenem)、美罗培南(meropenem)、帕尼培南(panipenem)、法罗培南(faropenem)、比阿培南(biapenem)、厄他培南(etapenem)等。

Carbopenems化学结构与青霉素类似,不同之处在于噻唑环中的C_2和C_3间为不饱和双键,以及噻唑环1位上的S原子为C原子所取代,正是这个特殊构型的基团,使该类化合物与通常青霉烯的顺式构象显著不同,具有超广谱的、极强的抗菌活性,对β-内酰胺酶稳定性高及毒性低等优点,已经成为治疗严重细菌感染最主要的抗菌药物之一。其抗菌机制与青霉素类相同,该类药物与PBPs有高亲和力,可通过与PBPs结合,抑制细菌细胞壁合成,导致细菌死亡。

亚胺培南

亚胺培南(thienamycin)具有抗菌谱广、抗菌活性强和毒性低等优点,但稳定性极差,临床不适用。后对其进行化学结构改造后得到优点突出、临床可用的亚胺培南(imipenem),又称亚胺硫霉素。

【**抗菌作用与临床应用**】 该药对PBPs亲和力强,具有抗菌谱广、作用强、耐酶且稳定(但可被某些细菌产生的金属酶水解)等特点;本品不能口服,在体内易被肾脱氢肽酶水解而失活,故需与肾脱氢肽酶抑制剂合用才能发挥作用,临床所用的制剂是与肾脱氢肽酶抑制剂西司他丁(cilastatin)等量配比的复方注射剂,称为泰能(tienam)(表36-3)。该复方制剂仅供注射用,可用于G^+和G^-需氧菌和厌氧菌所致的各种严重感染,尤其是其他常用药物疗效不佳者,如尿路、皮肤软组织、呼吸道、腹腔、妇科感染以及败血症、骨髓炎等。

【**不良反应**】 常见不良反应为恶心、呕吐、腹泻、药疹和静脉炎等,可见一过性氨基酸转氨酶升高。药量较大时可致惊厥、意识障碍等严重中枢神经系统反应以及肾损害等。肌内注射粉针剂因含利多卡因而不能用于严重休克和传导阻滞患者。

Meropenem的抗菌谱与亚胺培南相似,但对肾脱氢肽酶稳定,因此,不需要与脱氢肽酶抑制药合用,临床应用同亚胺培南。

Panipenem与一种氨基酸衍生物倍他米隆(betamipron)组成复方制剂,供临床使用。Betamipron可抑制帕尼培南在肾皮质的积蓄而减轻其肾毒性。其他同imipenem。

(二)**头霉素类** 头霉素类(cepharmycins)的化学结构与头孢菌素相似。头霉素分A、B、C三型,其中C型抗菌作用最强。临床常用其衍生物,主要品种有头孢西丁(cefoxitin)、头孢美唑(cefmetazole)、头孢替坦(cefotetan)、头孢拉宗(cefbuperazone)、头孢米诺(cefminox)等。

头孢西丁(cefoxitin) 为该类药的代表药,其抗菌谱与第二代头孢菌素相同,对G^+菌和G^-菌均有较强的杀菌作用,对厌氧菌有较强作用;由于对β-内酰胺酶具有较高稳定性,故对耐青霉素类的金黄色葡萄球菌以及对头孢菌素的耐药菌有较强活性。头孢西丁在组织中分布广泛,易通过血脑屏障,在脑脊液中含量高,以原形经肾排泄,$t_{1/2}$约为0.7小时。用于治疗由需氧菌和厌氧菌引起的盆腔、腹腔及妇科的混合感染。常见不良反应有皮疹、静脉炎、蛋白尿、嗜酸性粒细胞增多等。

(三)**氧头孢烯类** 氧头孢烯类(oxacephalosporins)抗生素的化学结构与第三代头孢菌素相似,主要是7-ACA上的S原子被O原子所取代,并在7位C原子上也有反式甲氧基,故抗菌谱和抗菌作用也类似第三代头孢菌素。主要品种有拉氧头孢(latamoxef)、氟氧头孢(flomoxef)。

Latamoxef具有与第三代头孢菌素相似的抗菌谱广和抗菌作用强的特点。对β-内酰胺酶极稳定。拉氧头孢更易通过血脑屏障,在脑脊液中浓度高,在痰液中浓度较高。血药浓度维持较久,$t_{1/2}$为2.3~2.8小时。临床主要用于治疗尿路、呼吸道、妇科、胆管感染及脑膜炎、败血症等。不良反应以皮疹最为多见,偶见凝血酶原减少或血小板功能障碍而致出血,饮酒后产生戒酒硫样反应。氟氧头孢无凝血功能异常和戒酒硫样反应。

(四)**单环β-内酰胺类** 单环β-内酰胺类(monobactams)抗生素第一个应用于临床的药物为氨曲南(aztrenam),对G^-菌有强大的抗菌作用,如大肠埃希菌、肠杆菌属、克雷伯杆菌、变形杆菌、铜绿假单胞菌等均具有强大的杀菌作用;对G^+菌、厌氧菌作用弱。对细菌产生的大多数β-内酰胺酶高度稳定且不诱导细菌产生

β-内酰胺酶。该药分布广,肾、肺、胆囊、骨骼肌、脑脊液、皮肤等组织中浓度较高,前列腺、痰、支气管分泌物中均含有一定浓度药物,脑膜炎时脑脊液内可达有效浓度,60%～70%以原形经肾脏排泄,12%从肠道排泄,$t_{1/2}$约为1.7小时。临床主要用于敏感的G^-菌所致的呼吸道、肺部感染、尿路感染、软组织感染及脑膜炎、败血症的治疗。不良反应少而轻,主要为皮疹、血清转氨酶升高、胃肠道不适等,与青霉素等无交叉过敏反应,可用于青霉素过敏患者并作为氨基糖类的替代品使用。同类药物还有卡芦莫南(carumonam),抗菌谱和抗菌作用与aztrenam相似。

附:β-内酰胺酶抑制药及其复方制剂

1. **β-内酰胺酶抑制药(β-lactamase inhibitors)** 主要是指能够抑制β-内酰胺酶,使抗生素中的β-内酰胺环免遭水解而失去抗菌活性的物质,常与β-内酰胺类配伍使用。目前临床常用的有克拉维酸(clavulanic acid,棒酸)、舒巴坦(sulbactam,青霉烷砜)和他唑巴坦(tazobactam,三唑巴坦)。它们的共同特点是本身几乎无抗菌活性,但可与β-内酰胺酶呈不可逆结合,抑制了β-内酰胺酶,从而保护了β-内酰胺类抗生素的活性,故常与β-内酰胺类抗生素联合应用或组成复方制剂使用,可增强后者的药效。

克拉维酸(clavulanic acid) 又称棒酸,是由链霉菌培养液中获得的β-内酰胺酶抑制药,该药本身抗菌活性低,但可与多种β-内酰胺类抗生素使用,使其抗菌作用增强。口服吸收好,且不受食物、牛奶和氢氧化铝等的影响,也可注射给药,$t_{1/2}$为0.8～1.5小时。本品不能透过血脑屏障。常用的复方制剂有与阿莫西林合用的口服制剂奥格门汀(augmentin),与替卡西林合用的注射剂替门汀(timentin)等。主要用于产β-内酰胺酶的金黄色葡萄球菌、表皮葡萄球菌、肠球菌及流感嗜血杆菌等所致的呼吸道、腹腔、盆腔、尿路的感染。

舒巴坦(sulbactam) 又称青霉烷砜,为半合成β-内酰胺酶抑制药。化学稳定性优于clavulanic acid,抗菌作用略强于clavulanic acid。与其他β-内酰胺类抗生素合用有明显抗菌协同作用。该药在组织间液、腹腔液中浓度与血药浓度相仿,主要以原形从尿中排出,$t_{1/2}$为1小时。常用的复方制剂有与ampicillin合用的注射剂优立新(unasyn),与cefoperazone合用的注射剂舒普深(sulperazone),与cefotaxime合用的注射剂新治菌(newcefotoxin)。主要用于产β-内酰胺酶的肠杆菌、厌氧菌及铜绿假单胞菌等所致的呼吸道、腹腔、盆腔及泌尿系统感染。

他唑巴坦(tazobactam) 又称三唑巴坦,为舒巴坦衍生物,抑酶作用强于clavulanic acid和sulbactam,常用的复方制剂有与piperacillin合用的注射剂他巴星(tazocin)。对耐piperacillin的大肠埃希菌、肺炎克雷伯菌、不动杆菌及各类厌氧菌具有良好的抗菌作用,主要用于腹腔、下呼吸道、尿路、皮肤软组织等感染。

2. **β-内酰胺类抗生素的复方制剂** 绝大部分β-内酰胺类抗生素都是单独应用,某些药物的优点非常突出,临床广泛应用,但时间不长细菌就产生了耐药性,使其抗菌效果下降。也有些药物单独应用会出现不良反应,为了加强β-内酰胺类抗生素的疗效和克服某些缺点,组成了复方制剂,现在临床普遍应用。常用β-内酰胺类抗生素的复方制剂见表36-3。

表36-3 β-内酰胺类抗生素的复方制剂

复方制剂	抗菌药	辅助药	给药途径
优立新(unasyn)	氨苄西林 1.0 g 0.5 g	舒巴坦 0.5 g 0.25 g	im,iv
奥格门汀,安灭菌(augmentin)	阿莫西林 0.5 g 0.25 g	克拉维酸 0.125 g 0.125 g	po
他唑星(tazocin)	哌拉西林 2 g 4 g	他唑巴坦 0.5 g 0.5 g	iv
替门汀,特美汀(timentin)	替卡西林 3 g 3 g	克拉维酸 0.2 g 0.1 g	im,iv
舒普深(sulperazone)	头孢哌酮 2 g 1 g	舒巴坦 2 g 1 g	im,iv

续　表

复方制剂	抗　菌　药	辅　助　药	给药途径
新治菌（newcefotoxin）	头孢噻肟 1 g	舒巴坦 0.5 g	im，iv
泰能（tienam）	亚胺培南 0.5 g 0.75	西司他丁 0.5 g 0.75	iv im
克倍宁（carbenin）	帕尼培南 0.25 g 0.5	倍他米隆 0.25 g 0.5	im，iv
氯唑西林，白萝仙（ampicloxacillin）	氨苄西林 0.25 g	氯唑西林 0.25 g	po
凯力达	阿莫西林 0.25 g	双氯西林 0.125 g	po
新灭菌（biflocin）	阿莫西林 0.25 g 0.5 g	氟氯西林 0.25 g 0.5 g	po im，iv

思考题：1. 简述青霉素类抗生素的分类、抗菌作用、临床应用及不良反应。
　　　　2. 简述头孢菌素类抗生素的分类、抗菌作用、临床应用及不良反应。
　　　　3. 简述其他 β-内酰胺类抗生素的作用特点。

（张平平）

第三十七章
大环内酯类、林可霉素类及万古霉素

学习目标：1. 掌握大环内酯类的抗菌作用、临床应用及主要不良反应。
2. 熟悉林可霉素类的抗菌作用特点、临床应用及主要不良反应。
3. 了解万古霉素及去甲基万古霉素的主要临床应用及不良反应。

Chapter 37　Macrolides, lincomycins and vancomycins antibiotics

All of macrolides and lincomycins antibiotics play their antibacterial role via inhibiting microbial protein synthesis. Macrolides inhibit microbial protein synthesis by binding reversibly to the 50S ribosome subunit. Erythromycin is the drug of choice in mycoplasma pneumonia infections, Legionnaires' disease, and corynebacterial infections. Lincomycin targets 50S subunit of the bacterial ribosome to interfere with protein synthesis of gram-positive bacteria. It is effective in treating severe anaerobic infections and against other anaerobes that participate in mixed infections.

Vancomycin group antibiotics are glycopeptides antibiotics and inhibitors of cell wall synthesis. They are used as last-resort antibiotics for the treatment of notoriously resistant Gram-positive pathogens, in particular enterococci and staphylococci (e.g. MRSA). The antibiotic activity of vancomycin relies on binding to the D-Ala-D-Ala terminus of the peptide side chain.

第一节　大环内酯类抗生素

大环内酯类(macrolides)是一类含有14～16元大内酯环结构具有抗菌作用的一类抗生素，按来源可分为天然和半合成大环内酯类两类。天然的大环内酯类包括：① 含有14元环的红霉素(erythromycin)；② 含有16元环的麦迪霉素(medecamycin)、麦白霉素(meleumycin)、螺旋霉素(spiramycin)、乙酰螺旋霉素(acetylspiramycin)等。半合成的大环内酯类包括：① 含有14元环的克拉霉素(clarithromycin)、罗红霉素(roxithromycin)、泰利霉素(telithromycin)等；② 含有15元环的阿奇霉素(azithromycin)；③ 含有16元环的吉他霉素(kitasamycin)、交沙霉素(josamycin)等。

本类药物抗菌作用、抗菌谱、抗菌机制、体内过程等均相似。其共同特点是：① 抗菌谱窄，主要作用于需氧G^+菌和G^-球菌、厌氧菌、军团菌、衣原体和支原体等；② 细菌对各类药间存在不完全交叉耐药性；③ 碱性环境中抗菌活性增强；④ 抗菌机制主要是抑制细菌蛋白质合成；⑤ 血药浓度低，组织中浓度相对较高，痰、皮下组织及胆汁中明显超过血药浓度，但不易透过血脑屏障；⑥ 存在肝肠循环；⑦ 不良反应较轻微。

红霉素

红霉素(erythromycin)是从链霉菌(streptomyces erythreus)培养液中提取获得的一种口服抗生素，是大环内酯类药物中最早应用到临床的药物，曾广泛用于多种感染的治疗，但由于其耐药性及胃肠道不良反应，近年来应用日趋减少。常用的红霉素制剂有红霉素肠溶片、依托红霉素(erythromycin estolate，无味红霉素)、琥乙红霉素(erythromycin ethylsuccinate)、硬脂酸红霉素(erythromycin stearate)、乳糖酸红霉素(erythromycin lactobionate)及erythromycin的眼膏制剂和外用制剂等。

【体内过程】Erythromycin可口服或静脉给药。其口服吸收快，但食物可干扰其吸收。Erythromycin吸收后广泛分布于各组织和体液中,由于其很容易扩散进细胞内液,故组织中浓度相对较高,尤以肝、胆汁和脾中浓度为最高,存在肝肠循环,但不易透过血脑屏障,脑膜炎时脑脊液中浓度仅为血药浓度的10%左右。药物在体内大部分经肝代谢,经胆汁排出,仅5%经肾脏排出。口服后2小时达C_{max},抗菌浓度可维持6~12小时,$t_{1/2}$约为2小时。

【抗菌作用及抗菌机制】 Erythromycin对需氧的G^+菌有强大的抗菌作用,如金黄色葡萄球菌(包括耐药菌)、表皮葡萄球菌、链球菌等;对部分G^-菌高度敏感,如淋病奈瑟球菌、流感嗜血杆菌、脑膜炎奈瑟球菌、百日咳杆菌、空肠弯曲菌及军团菌等;对某些梅毒螺旋体、螺杆菌、肺炎支原体、立克次体和沙眼衣原体有抑制作用;对大多数需氧G^-杆菌、病毒、酵母菌及真菌无效。Erythromycin属快速抑菌剂,但在高浓度下,对非常敏感的细菌也有杀菌作用。对青霉素产生耐药性的菌株,对erythromycin敏感。

大环内酯类抗生素的作用机制均相同,主要是抑制细菌蛋白质合成。其机制主要是与敏感细菌核糖体的50S亚基结合,通过抑制肽酰基转移酶,影响新合成的氨酰基-tRNA分子从核糖体受体部位(A位)移至肽酰基结合部位(P位),妨碍肽链延长,从而抑制细菌蛋白质合成。

Erythromycin在G^+菌中达到的药物浓度约为G^-细菌的100倍,非离子化型药物更易穿透细胞,或许可以解释碱性环境中抗菌活力增加的原因。由于细菌核糖体为70S(由50S和30S亚基构成),而哺乳动物核糖体为80S(由60S和40S亚基构成),因此该类药物对哺乳动物核糖体几乎无影响。

【耐药性】 细菌对大环内酯类产生耐药性的主要机制主要有以下几种:

1. 抗菌药物作用靶位改变 细菌可针对大环内酯类抗生素产生耐药基因,从而合成一种RNA甲基化酶,对核糖体药物结合部位(细菌核糖体50S亚基23SrRNA)进行特定核苷酸残基的甲基化,导致大环内酯类不能与之结合,从而对大环内酯类抗生素产生耐药性。

2. 产生灭活酶 目前从大环内酯类抗生素诱导的细菌中分离出多种灭活酶,如红霉素酯酶、大环内酯磷酸转移酶、大环内酯糖基转移酶及乙酰转移酶等。可使大环内酯类抗生素或水解或磷酸化或乙酰化等,导致大环内酯类结构改变,抗菌活性降低或消失。

3. 外排系统功能增强 某些细菌可通过基因编码产生外排泵,可针对性地泵出大环内酯,如链球菌、葡萄球菌及粪肠球菌等细菌均可产生主动外排系统,使药物在菌体内积聚减少,使大环内酯类抗生素呈现耐药性。

4. 胞浆膜通透性改变 部分细菌可通过改变胞浆膜成分或出现成分,使其对大环内酯类的通透性改变,导致药物进入菌体内的量减少而产生耐药性。

值得注意的是,大环内酯类抗生素之间有部分或完全交叉耐药性。

【临床应用】 Erythromycin是治疗白喉(急、慢性感染及带菌状态)、百日咳带菌者(作预防用)、支原体肺炎、衣原体感染(妊娠期泌尿生殖道感染、婴儿衣原体肺炎、新生儿衣原体眼炎)及嗜肺军团菌病的首选药。也常用于耐青霉素的金黄色葡萄球菌感染和用作对青霉素过敏患者的替代药物。对拔牙或呼吸道手术后继发细菌性心内膜炎的预防,clarithromycin可取代erythromycin,用于对青霉素过敏患者。

【不良反应】 严重不良反应很少见。口服大剂量或静注可出现胃肠道反应,如恶心、呕吐、胃痉挛、腹泻。酯化物可引起肝毒性及肝功能异常,如转氨酶升高、白细胞升高、发热、黄疸等,一般于停药数日后自行消失,最严重的是无味红霉素。静注或静滴乳糖酸红霉素可引起血栓性静脉炎,肌注局部刺激性大,可引起疼痛和硬结,因此不宜肌注。

Erythromycin药酶抑制剂,其可通过抑制细胞色素P450(CYP450)介导的许多药物代谢而发生相互作用,在联合应用时应注意药物之间的代谢性相互作用。

阿 奇 霉 素

阿奇霉素(azithromycin)可口服或静脉给药,是大环内酯类抗生素中唯一的一个15元环化合物。其独特的结构使其比红霉素降解速度明显减慢,对酸的稳定性大大增强,作用时间明显延长。

【体内过程】 Azithromycin口服吸收快,但生物利用度低(仅37%),食物可显著降低其生物利用度(降低43%),应在餐前1小时或餐后2小时服用,同服铝剂或镁剂不影响生物利用度,但可延缓血药浓度达峰时间。吸收后分布广泛,除脑脊液外遍布全身,在巨噬细胞内浓度高。血浆蛋白结合率为51%。经肝代谢失活,消除慢,大部分以原形经胆汁排泄,仅6.5%以原形从尿排泄。Azithromycin独特的药动学特点为组织分布广,细胞内浓度高,$t_{1/2}$为2~3天,每日仅需给药一次,属长效大环内酯类抗生素。

【抗菌作用】 Azithromycin抗菌机制与erythromycin相同,属快速抑菌剂,在高浓度时有杀菌作用,有抗生素后效应和一定的免疫调节作用,而且其抗菌谱拓宽。对多种G^+菌(链球菌、肠球菌)的抗菌活性一般较

erythromycin 低；但对 G⁻ 菌的抗菌活性有明显的改善，Azithromycin 对流感嗜血杆菌和弯曲菌属比 erythromycin、clarithromycin 更有效；azithromycin 对卡他布兰汉菌、衣原体肺炎、支原体肺炎、嗜肺军团菌、Lyme 病、梭杆菌属和淋病奈瑟球菌抗菌活性强。

【临床应用】 主要用于敏感菌所致的呼吸道、皮肤软组织感染和衣原体所致的性传播性疾病。其治疗无并发症的非淋病性尿道炎（由沙眼衣原体引起）及治疗沙眼只需口服单次剂量即可，患者依从性好。

【不良反应】 不良反应较其他红霉素类少，主要是胃肠道反应，偶见肝功能异常、皮疹等。对 erythromycin、clindamycin 或其他任何大环内酯类药物过敏者禁用。

克拉霉素（clarithromycin） 化学名称为 6-甲氧基红霉素。体内过程与 erythromycin 相似，但对胃酸极稳定，口服吸收迅速完全，食物可延缓其吸收，但不影响药物峰浓度；首过消除明显，其生物利用度仅有 50%～55%。体内分布广，在肺、扁桃体及皮肤等组织中浓度较高，血浆蛋白结合率 40%～70%。在肝脏首过代谢为有活性的 14-羟化克拉霉素，原形及代谢产物经肾排泄。$t_{1/2}$ 约为 4.4 小时，其余同红霉素。

Clarithromycin 的抗菌谱、抗菌机制及耐药性与 erythromycin 相同。但对 G⁺ 菌作用（如对红霉素敏感的链球菌和葡萄球菌）较 erythromycin 更强；对淋病奈瑟球菌、流感嗜血杆菌仅有中等活性；而对卡他布兰汉菌、肺炎衣原体、嗜肺军团菌、伯氏疏螺旋体所致莱姆（Lyme）病、肺炎支原体作用强；对鸟型分枝杆菌、麻风分枝杆菌和某些原虫有较强作用。对 erythromycin 耐药的链球菌、葡萄球菌同样对 clarithromycin 和 azithromycin 耐药。

乙酰螺旋霉素（acetylspiramycin） 为螺旋霉素的乙酰化衍生物。本药特点为耐酸，口服易吸收，吸收后脱乙酰基而释出 spiramycin，因而组织浓度高，维持时间长，$t_{1/2}$ 为 3.8 小时。抗菌谱与 erythromycin 相似，但其抗菌活性较弱。主要用于防治 G⁺ 菌引起的呼吸道和软组织感染。

麦迪霉素与麦白霉素（medecamycin 和 meleumycin） 均从链丝菌（S. mycarofaciens）培养液中提取获得，meleumycin 中含有较多量的白霉素。两者抗菌活性与 erythromycin 相似或稍弱，但对 medecamycin 耐药菌株仍有效。Medecamycin 主要作为 erythromycin 替代品用于敏感细菌引起的呼吸道、胆管、肠道、皮肤和软组织等感染。不良反应较 erythromycin 轻，常见胃肠道反应。米欧卡霉素（miocamycin）为 medecamycin 的二醋酸酯，口服吸收较 medecamycin 好，血药浓度高，作用时间长，且味不苦，适合于儿童使用。

泰利霉素

泰利霉素（telithromycin）是将大环内酯第 3 个碳原子上的糖基替换为羰基得到的第三代大环内酯类抗生素，与喹红霉素同属于酮内酯类抗生素（ketolides）。

【抗菌作用】 抗菌机制同 erythromycin，抗菌谱与 erythromycin 相似，但抗菌活性强。抗肺炎链球菌的活性（$MIC_{90}=0.06\ \mu g/ml$）为 erythromycin、azithromycin、roxithromycin）和 clarithromycin 的 100 倍，对引起呼吸道感染的多重耐药肺炎链球菌、葡萄球菌、链球菌和流感嗜血杆菌有显著活性。可用于治疗耐大环内酯类的肺炎链球菌引起的感染。

【临床应用】 主要用于敏感细菌所致的呼吸道感染，包括社区获得性肺炎（CAP）、慢性支气管炎、急性上颌窦炎、咽炎及扁桃体炎等。

【不良反应】 不良反应较少，最常见的是腹泻、恶心、呕吐和头晕头痛。

第二节 林可霉素类抗生素

林可霉素类抗生素包括林可霉素（lincomycin，又称洁霉素）和克林霉素（clindamycin，又称氯洁霉素，氯林可霉素）。林可霉素由链丝菌（S. linconlensis）中分离而得，clindamycin 是 lincomycin 第 7 位的羟基被氯离子取代后生成的半合成品，两者具有相同抗菌谱和抗菌机制，但由于 clindamyci 抗菌作用更强、口服吸收好且毒性小，故临床较为常用。

【体内过程】 Lincomycin 口服吸收差，生物利用度仅为 20%～35%，且易受食物影响；clindamycin 口服吸收迅速完全，生物利用度为 87%，受食物影响小。两者血浆蛋白质结合率高达 90% 以上，吸收后广泛分布于全身组织和体液，在胆汁、乳汁中浓度高，骨组织及骨髓中可达更高浓度，可通过胎盘屏障但不易透过血脑屏障，但炎症时脑组织可达有效治疗浓度。主要在肝脏经氧化代谢成无活性的产物，大部分以代谢产物形式经肾或胆汁排泄，仅 10% 以原形经肾排泄，难达有效治疗浓度。Lincomycin $t_{1/2}$ 为 4～4.5 小时，clindamycin $t_{1/2}$ 为 2.4～3 小时。

【抗菌作用及抗菌机制】 两药的抗菌谱与 erythromycin 相似，clindamycin 的抗菌活性比 lincomycin 强。对大多数 G⁺ 菌及厌氧菌有效，如肺炎链球菌、化脓性链球菌、草绿色链球菌及大部分金黄色葡萄球菌（甲氧西林耐药株除外）等；对部分需氧的 G⁻ 球菌、人型支原体和沙眼衣原体也有抑制作用；但对几乎所有的革兰阴性杆菌、MRSA 及肺炎支原体无效。

作用机制与大环内酯类相同，能与细菌核糖体 50S 亚基结合，抑制肽酰基转移酶，而抑制蛋白质合成。Clindamycin 与 erythromycin、氯霉素作用靶部位完全相同，不宜同时使用。大多数细菌对 lincomycin 和 clindamycin 存在完全交叉耐药性，也与大环内酯类存在交叉耐药性，其耐药机制相同。

【临床应用】 临床主要用于厌氧菌（包括脆弱类杆菌、产气荚膜梭菌、放线菌等）引起的口腔、腹腔、盆腔感染，并常与氨基糖苷类联用以消除需氧病原菌。还用于敏感的 G⁺ 菌引起的呼吸道、关节和软组织、骨组织、胆管等感染及败血症、心内膜炎等，clindamycin 对金黄色葡萄球菌引起的骨髓炎为首选药。

【不良反应】 最常见的是胃肠道反应，表现为恶心、呕吐、腹泻，口服给药比注射给药多见。Clindamycin 的腹泻发生率约为 10%～15%，lincomycin 为 4%。长期用药也可引起二重感染、伪膜性肠炎，严重者可致死。可用万古霉素或甲硝唑治疗。注意少数患者会出现药物性皮疹甚至剥脱性皮炎、过敏性休克，泌尿系统损害等，也可出现一过性中性粒细胞减少和血小板减少。偶见黄疸及肝损伤。

第三节　万古霉素及去甲万古霉素

万古霉素（vancomycin）、去甲万古霉素（norvancomycin）和替考拉宁（teicopianin）同属糖肽类抗生素，是一类在结构上具有七肽的抗生素。Vancomycin 是 1956 年从一种链霉菌东方拟无枝菌酸（*Amycolatopsis orientalis*）中分离得到的第一个糖肽类抗生素。临床常用的为第一代糖肽类抗生素 vancomycin、norvancomycin 和 teicopianin，均为天然抗生素，teicopianin 在药动学特性、抗菌活性及安全性方面均优于 vancomycin 和 norvancomycin。目前已有第二代糖肽类抗生素上市，如泰拉万星，主要用于治疗包括 MRSA 在内的金黄色葡萄球菌所致感染。

万古霉素（vancomycin）和去甲万古霉素 norvancomycin)

Vancomycin 和 norvancomycin 的化学结构、作用机制、抗菌谱和排泄途径均相似。0.4 g norvancomycin 相当于 0.5 g vancomycin 的抗菌作用。过去使用较少，现在却因能够杀灭 MRSA 和耐甲氧西林表皮葡萄球菌（MRSE）而得到广泛使用。

【体内过程】 本品口服不吸收，肌内注射可引起剧烈疼痛和坏死组织，故一般应稀释后缓慢静脉滴注。药物广泛分布于全身各组织内和体液，可透过胎盘，但难透过血脑屏障和血眼屏障，炎症时透入增多，可达有效水平。约 90% 经肾小球过滤排出。血浆 $t_{1/2}$ 约为 6 小时，肾功能不良者应调整剂量以防发生蓄积中毒。

【抗菌作用及抗菌机制】 为繁殖期杀菌剂。该药仅对革兰阳性球菌有强大杀菌作用，如对金黄色葡萄球菌、表皮葡萄球菌（包括甲氧西林耐药株）、化脓性链球菌、肺炎链球菌、草绿色链球菌及大多数肠球菌等高度敏感，但对肠球菌需与氨基糖苷类合用才产生杀菌效果；对厌氧菌和 G⁻ 菌无效。其抗菌作用具有时间依赖性和较长的抗生素后效应，对金黄色葡萄球菌的杀灭作用呈非剂量依赖性，提高血药浓度并不能增强药物的杀菌力。

该类药物的作用机制为阻碍细菌细胞壁合成。Vancomycin 与 β-内酰胺类抗生素作用不同，它不与 PBPs 结合，而是直接与细菌细胞壁前体肽聚糖结合，阻断肽聚糖合成中的转糖酶、转肽酶及 D,D-羧肽酶的作用，从而阻断细胞壁的合成，导致细菌死亡，对正在分裂增殖的细菌显现快速杀菌作用。

该类药物可诱导耐药菌株产生一种能修饰细胞壁前体肽聚糖的酶，使其不能与前体肽聚糖结合而产生耐药性。近年来，已发现一些对 vancomycin 耐药的葡萄球菌、肠球菌及乳酸杆菌等。Vancomycin 与其他抗生素之间尚无交叉耐药性。

【临床应用】 主要用于严重的 G⁺ 菌感染，尤其是 MRSA、MRSET 和肠球菌属所致的严重感染，如肺炎、脓胸、心内膜炎、败血症、骨髓炎和软组织脓肿。还用于治疗已知对其敏感的耐青霉素肺炎球菌感染及其他抗生素尤其是 clindamycin 引起的假膜性肠炎。也可用于对 β-内酰胺类过敏的患者。

【不良反应】 Vancomycin 和 norvancomycin 毒性较大。

1. 耳毒性　血药浓度超过 800 mg/L 且持续数天即可引起耳鸣、听力减退，甚至耳聋，及早停药可恢复正常,少数患者停药后仍有致聋危险。应避免同服有耳毒性的药物。

2. **肾毒性** 血浆高浓度药物可导致肾损害,表现为蛋白尿、管型尿、少尿、血尿、氮质血症,甚至肾衰竭。应避免与有肾毒性的药物合用。

3. **过敏反应** 偶可引起过敏性皮疹和过敏性休克。快速静脉注射 vancomycin 时,出现极度皮肤潮红、红斑、荨麻疹、心动过速和低血压等特征性症状,称为"红人综合征"。norvancomycin 较少出现。

4. **其他** 口服可引起恶心、呕吐、金属异味感和眩晕,静脉注射时可出现注射部位疼痛及静脉炎等。

替考拉宁

替考拉宁(teicopianin)为游动放线菌(actinoplanes teichomyceticus)经发酵提取后得到的一种糖肽类抗生素,属杀菌剂。由于糖肽是极性大的分子,同 vancomycin 一样,不能穿过革兰阴性细菌外膜,故对革兰阴性细菌无效。其化学结构、作用机制、抗菌谱、抗菌活性和排泄途径均与 vancomycin 相似。因其亲脂性为 vancomycin 的 30~100 倍,因此更易渗透入组织和细胞,$t_{1/2}$ 更长,不良反应较少。

【**体内过程**】 口服吸收少,肌内注射吸收良好,与静脉注射几乎相当。血浆蛋白结合率为 90%,由于其化学结构上增加了脂肪酸侧链,亲脂性增加,故组织穿透力强,能在细胞内浓集,半衰期显著延长,血浆 $t_{1/2}$ 为 45~72 小时。主要以原形经肾排泄。

【**抗菌作用及临床应用**】 Teicopianin 的抗菌谱、抗菌活性、作用机制及耐药机制均与 vancomycin 相似,其直接与细菌细胞壁前体肽聚糖结合,形成一个复合物,抑制黏肽的合成,使细菌细胞壁和膜的完整性遭到破坏,导致细菌死亡。

Teicopianin 对革兰阳性细菌特别是对耐甲氧西林金黄色葡萄球菌(MRSA)、耐甲氧西林表皮葡萄球菌(MRSE)和肠球菌有强大的抗菌活性,而对革兰阴性细菌不敏感。临床应用同 vancomycin,主要用于耐青霉素和头孢菌素的革兰阳性细菌引起的感染,也可用于对 β-内酰胺类抗生素过敏患者的严重感染如菌血症、心内膜炎、皮肤和软组织感染、下呼吸道感染及白细胞减少患者的感染等。

【**不良反应**】 Teicopianin 不良反应尤其是肾毒性较 vancomycin 小,一般轻微而短暂,很少需要中断治疗。常见注射局部疼痛、过敏反应如皮疹、皮肤瘙痒等。此外,还有发热、肝肾功能异常等。Teicopianin 与 vancomycin 有交叉过敏反应。Teicopianin 耳毒性极少见。

思考题:1. 简述红霉素的抗菌作用特点。
2. 简述克林霉素的抗菌作用及临床应用。
3. 简述万古霉素的抗菌机制及临床应用。

(张平平)

第三十八章
氨基糖苷类抗生素及多黏菌素

学习目标：1. 掌握氨基糖苷类抗生素的抗菌谱、抗菌机制、临床应用、不良反应及防治。
2. 掌握链霉素、庆大霉素、阿米卡星等常用药物的作用特点及应用。
3. 掌握多黏菌素的药理作用、应用及不良反应。

Chapter 38　The Aminoglycosides

Aminoglycosides are amino sugars linked to an aminocyclitol ring through the glycosidic bond. They have similar antibacterial spectrum and antimicrobial activity. The prominent advantage is of powerful antimicrobial activity against aerobic gram-negative bacteria.

The aminoglycosides are bactericidal, which can inhibit protein synthesis from multiple link and have obvious post antibiotic effect. Gentamicin and amikacin are primarily used for treatment of infections caused by aerobic gram-negative bacteria. Streptomycin is an important drug in the treatment of tuberculosis.

The resistance most primarily results from the emergence of aminoglycoside passivation enzymes or reducing of cell membrane permeability. The drug getting into the cell decreased.

The usefulness of aminoglycosides is limited because of their serious adverse reactions. Most notably, ototoxicity and nephrotoxicity turn up in all members of the group almost.

The polymyxin is mostly effective against gram-negative bacteria, binding to the phospholipids of cell membrane. The polymyxin can kill bacteria.

第一节　氨基糖苷类抗生素

氨基糖苷类抗生素（aminoglycosides）是由氨基糖与氨基环醇通过糖苷键连接而成的苷，这类抗生素有相似的化学结构和抗菌谱，由于含有氨基和其他碱性基团，这类抗生素都呈碱性，临床常用其硫酸盐。这类抗生素包括两大类：一类是天然品，包括来自链霉菌的链霉素（streptomycin）、卡那霉素（kanamycin）、妥布霉素（tobramycin）、大观霉素（spectinomycin）、新霉素（neomycin）等和来自小单孢菌的庆大霉素（gentamicin）、西索米星（sisomicin）、小诺米星（micronomicin）、阿司米星（astromicin）等。另一类为半合成品，包括阿米卡星（amikacin）、奈替米星（netilmicin）、依替米星（etilmicin）、异帕米星（isepamicin）、地贝卡星（dibekacin）、阿贝卡星（arbekacin）等。

一、氨基糖苷类抗生素的共性

【体内过程】

1. 吸收　Aminoglycosides 极性较大，口服很难吸收。全身给药多采用肌内注射，吸收迅速而完全，0.5～1.5 小时达峰浓度。长期局部使用，如大面积创伤、烧伤或皮肤溃疡处使用可因药物吸收而中毒。除 streptomycin 外，其余水溶液都很稳定。

2. 分布　Aminoglycosides 很少与血浆蛋白结合，除 streptomycin 外，其他药物多在 10% 以下。主要分布在细胞外液，不能进入大多数细胞内和眼部。在肾皮质和内耳内、外淋巴液中高浓度聚积，这是该类药物引起肾毒性和耳毒性的重要原因。可透过胎盘屏障，并在胎儿血浆及羊水中蓄积，不易透过血脑屏障，脑脊液中的药物浓度低,脑膜炎时,脑脊液中药物浓度可增加,但仍在治疗浓度之下。

3. 代谢和排泄　Aminoglycosides 主要以原形经肾小球滤过,从尿中排出,血浆 $t_{1/2}$ 约为 2～3 小时,肾功能受损者容易导致药物蓄积中毒。

【抗菌作用】　大多数 aminoglycosides 对各种需氧革兰阴性杆菌如大肠埃希菌、铜绿假单胞菌、克雷伯菌属、肠杆菌属、变形杆菌属和志贺菌属具有强大抗菌活性;对沙雷菌属、沙门菌属、产碱杆菌属、不动杆菌属、枸橼酸杆菌属和嗜血杆菌属等也有一定抗菌活性;氨基糖苷类抗生素对链球菌属天然耐药;肠球菌和厌氧菌对其不敏感;对淋病奈瑟菌、脑膜炎奈瑟菌等革兰阴性球菌作用差;另外,链霉素、卡那霉素、阿米卡星还对结核分枝杆菌有效。Aminoglycosides 与青霉素或万古霉素合用时,可对肠球菌、链球菌及葡萄球菌起到协同抗菌作用。

【抗菌机制】　Aminoglycosides 抑制细菌蛋白质合成的多个环节,发挥抗菌作用,还能破坏细菌细胞膜的完整性。

蛋白质合成过程包括起始、延伸、终止三个阶段。Aminoglycosides 对蛋白质合成的影响包括:① 抑制蛋白质合成的起始阶段:与核糖体 30S 亚基的 A 位结合,阻止氨基酰 tRNA 在 A 位的正确定位,妨碍了功能性核糖体的组装,抑制 70S 始动复合物的形成;② 引起 mRNA 上的"三联密码"在翻译时出错,导致核糖体复合物解离,翻译过早终止,产生无意义肽链,或造成错误氨基酸掺入,产生异常或无功能的蛋白质;③ 抑制蛋白质合成的终止阶段:阻碍肽链释放因子与 A 位结合,使已合成好的肽链不能释放,并抑制核糖体 70S 亚基的解离,使核糖体的循环利用受阻。

此外,aminoglycosides 还通过离子吸附作用与菌体胞浆膜结合,使膜的通透性增加;aminoglycosides 翻译错误所形成的异常蛋白质也可被插入细胞膜,增加膜的通透性。细胞膜的通透性增加,一方面进一步刺激 aminoglycosides 的转运,另一方面可使胞内大量的营养物质外漏。

Aminoglycosides 属于杀菌药,对静止期的细菌有较强作用。其作用特点如下:① 杀菌强度与浓度呈正相关;② 仅对需氧菌有效,对厌氧菌无效;③ 抗生素后效应(postantibiotic effect,PAE)长,即细菌与抗生素接触一段时间后,当抗生素浓度下降,低于 MIC 或消失后,细菌的生长仍受到持续抑制;④ 具有初次接触效应(first exposure effect,FEE),即细菌首次与氨基糖苷类抗生素接触时,细菌能迅速被杀死,当再次或多次接触时,作用减弱;⑤ 在碱性环境中抗菌作用增强,氨基糖苷类的抗菌效能在 pH 降低时可被阻断或抑制。

【耐药机制】　细菌对氨基糖苷类抗生素产生耐药性的原因有:

1. 产生钝化酶　细菌通过结合性传递耐药质粒,产生修饰或灭活 aminoglycosides 的钝化酶,如磷酸化酶(phosphorylase)、乙酰化酶(acetylase)、腺苷化酶(adenylase)。这些酶与氨基糖苷类的氨基或羟基结合,使药物不能与核糖体结合而失效,这是耐药性的主要机制。不同类型的酶对底物抗生素有其特异性,因此,aminoglycosides 间有的会出现交叉耐药现象,有的不出现交叉耐药现象。Amikacin 只被少数几种灭活酶修饰,因此,对其他 aminoglycosides 耐药的菌株可能对 amikacin 仍然敏感。

2. 降低细胞膜的通透性　外膜膜孔蛋白在表达或结构上的改变,降低了细胞膜的通透性,使进入菌体内的氨基糖苷类药物浓度下降。

3. 靶位结构的改变　细菌核糖体 30S 亚基上 S_{12} 蛋白质中的一个氨基酸被替代,致使 rRNA 对链霉素的亲和力降低而不能形成复合体。

【临床应用】　Aminoglycosides 常用于敏感需氧革兰阴性杆菌引起的全身感染,如脑膜炎、呼吸道感染、泌尿道感染、皮肤软组织感染、胃肠道感染、烧伤、创伤感染及骨关节感染等。卡那霉素、庆大霉素、妥布霉素、阿米卡星和奈替米星对上述感染的疗效并无显著差别。但对于败血症、肺炎、脑膜炎等严重感染,单独应用可能难以取得良好疗效,故需联合应用其他抗革兰阴性杆菌的药物,如广谱半合成青霉素、第三代头孢菌素及喹诺酮类。口服可用于治疗消化道感染,肠道术前准备,或制成外用制剂治疗局部感染等。

【不良反应】　Aminoglycosides 的主要不良反应有耳毒性和肾毒性。

1. 耳毒性　Aminoglycosides 的耳毒性与其在内耳内、外淋巴液的高浓度有关,耳毒性包括前庭功能损害和耳蜗听神经功能损伤。前庭功能损害的临床症状有头痛、恶心、呕吐、眩晕,继而出现眼球震颤、共济失调,大多数患者有一定的永久性损伤,但在毛细胞发生不可逆损害之前停药,可能恢复其功能,其发生率依次为 neomycin＞kanamycin＞streptomycin＞gentamicin≥tobramycin≥amikacin＞netilmicin。耳蜗功能损伤的临床症状有耳鸣,特别是高频影响是耳毒性反应最先出现的症状,随后发展为听力损伤,甚至出现永久性耳聋。其发生率依次为 neomycin＞kanamycin＞amikacin＞gentamicin＞tobramycin＞tobramycin 或 netilmicin。Aminoglycosides 可损害内耳柯蒂器内、外毛细胞的能量产生及利用,引起细胞膜上 Na^+-K^+-ATP 酶功能障碍,造成毛细胞损伤。

在接受大剂量或长疗程氨基糖苷类治疗的患者,应密切监测,以减少耳毒性的发生。然而,耳聋可于治疗后出现,为防止和减少耳毒性的发生,应避免与有耳毒性的高效利尿药呋塞米、万古霉素或顺铂等药物合用。对儿童和老人用药要谨慎,孕妇也应尽量避免使用,以免影响胎儿。

2. 肾毒性　Aminoglycosides 主要经肾脏排泄,可通过细胞膜吞饮作用蓄积在肾皮质,特别是在近曲小管,可使上皮细胞溶酶体破裂,线粒体损害。最初表现为蛋白尿、管型尿,严重时出现氮质血症和肾功能损害,由于近曲小管有再生能力,故肾功能损害几乎是可逆的。肾毒性的发生率依次为 neomycin＞kanamycin＞gentamicin＞tobramycin＞tobramycin 或 amikacin＞netilmicin。

Aminoglycosides 的肾毒性与用药总量有关,在长疗程的治疗中更易出现,该毒性的最主要结果是药物的排泄减少,这一作用反过来会加重耳毒性。为防止和减少肾毒性的发生,应避免与两性霉素 B、万古霉素、多黏菌素、第一代头孢菌素类、顺铂和环孢素等能够增强 aminoglycosides 肾毒性的药物合用。临床用药时应定期进行肾功能检测,如尿量每 8 小时少于 240 ml 则应立即停药。老年人的排泄速率减慢,更易发生肾毒性,故应根据患者的具体情况适当调整给药剂量。

3. 神经肌肉麻痹　胸膜内或腹膜内滴注大剂量 aminoglycosides 最容易出现,也可发生于静脉注射、肌内注射甚至口服用药时,其原因可能是药物与体液中的 Ca^{2+} 络合,使 Ca^{2+} 含量迅速降低,或与突触前膜的钙结合部位结合,抑制神经末梢 ACh 的释放,造成神经肌肉接头阻滞,引起呼吸肌麻痹甚至死亡。静脉注射钙制剂可逆转神经肌肉麻痹。不同 aminoglycosides 引起神经肌肉麻痹的严重程度顺序依次为:neomycin＞streptomycin＞amikacin 或 kanamycin＞gentamicin＞tobramycin。

4. 过敏反应　皮疹、发热等较少见;接触性皮炎是局部使用 neomycin 最常见的反应;也可引起过敏性休克,尤其是 streptomycin,应特别注意,一旦发生,应立即用肾上腺素抢救。

【注意事项】　血钙过低、重症肌无力患者易发生神经肌肉麻痹,应禁用或慎用;静脉滴注速度不宜过快,剂量不宜过大,一旦出现神经肌肉麻痹,可静脉注射葡萄糖酸钙及新斯的明抢救;对氨基糖苷类抗生素过敏的患者应禁用;尽量避免局部用药,以防过敏反应的发生;Aminoglycosides 可透过胎盘屏障,故孕妇慎用。

【药物相互作用】　苯海拉明(diphenhydramine)、敏克静(meclozine)、布克力嗪(buclizine)等抗组胺药可掩盖 aminoglycosides 的耳毒性。氨基糖苷类抗生素能增强骨骼肌松弛药及全身麻醉药引起的肌肉松弛作用,可导致呼吸抑制。Gentamicin 与苯乙福明(phenformine)合用可产生大量乳酸,酿成酸中毒。

二、常用氨基糖苷类抗生素

链　霉　素

链霉素(streptomycin)是第一个用于临床的氨基糖苷类抗生素,也是第一个用于抗结核病的药物。

【体内过程】　Streptomycin 口服吸收差,水溶液不稳定,肌内注射吸收快,主要分布于细胞外液,并可分布至除脑脊液以外的全身器官组织,在脑脊液、脑组织和支气管分泌液中的量很少,可进入胆汁、胸水、腹水、结核性脓肿和干酪样组织,并可通过胎盘进入胎儿组织。蛋白结合率为 20%～30%。本品主要经肾小球滤过排出,给药后 24 小时尿中排出 80%～98%,约 1% 从胆汁排出,少量从乳汁、唾液和汗液中排出。

【药理作用】　Streptomycin 对结核分枝杆菌抗菌作用强,其最低抑菌浓度一般为 0.5 mg/ml;链霉素对许多 G^- 杆菌如大肠埃希菌、克雷伯菌属、变形杆菌属、肠杆菌属、沙门菌属、志贺菌属、布鲁菌属等也具有抗菌作用;对铜绿假单胞菌和其他革兰阴性杆菌的抗菌活性最低。对 G^+ 菌中除少数金黄色葡萄球菌敏感外,其余均不敏感。

【临床应用】　Streptomycin 主要与其他抗结核药物联合使用,作为抗结核病的化疗成员之一;对需氧革兰阴性杆菌的作用通常比该类的其他药物弱,已少用;Streptomycin 首选用于治疗兔热病;对各种鼠疫均有良好的治疗作用,常与四环素合用。Streptomycin 和青霉素合用可用于治疗肠球菌、溶血性链球菌、草绿色链球菌引起的心内膜炎。Streptomycin 在很大程度上被 gentamicin 替代,但仍用于对 gentamicin 耐药和对 streptomycin 敏感的菌株。

【不良反应】　Streptomycin 的主要不良反应是耳毒性,前庭功能损害较耳蜗功能损害出现早,发生率高。前庭神经损害是永久性的,较常见,听神经受损的首发症状是耳鸣,可在用药 1 周左右出现,如及时停药可在 1～2 周内好转,否则,可使听觉的损害加剧,甚至耳聋。肾毒性少见,较同类其他药物发生率低。在 aminoglycosides 中,链霉素易引起过敏反应,以皮疹、药热、血管神经性水肿较多见,也可引起过敏性休克,其发生率仅次于青霉素。

庆 大 霉 素

庆大霉素(gentamicin)是从小单胞菌的培养液中分离获得,为一种多组分抗生素。

【体内过程】 水溶液稳定,口服吸收极少,肌注后吸收迅速而完全,吸收后主要分布于细胞外液,可透过胎盘屏障,但不易进入脑脊液中。主要以原形经肾脏排出,尿中药物浓度较高。

【药理作用及临床应用】 Gentamicin对各种革兰阴性菌及部分革兰阳性菌都有良好的抗菌作用,是治疗各种需氧革兰阴性杆菌感染的主要抗菌药,在aminoglycosides中常作为首选药。临床可用于:① 敏感菌所致的败血症、脑膜炎、骨髓炎、呼吸道感染、尿路感染、皮肤软组织感染、骨及关节等感染;② 对铜绿假单胞菌引起的严重感染如脑膜炎、肺炎、败血症等可与半合成广谱青霉素类或其他抗生素合用,但需注意,β-内酰胺类能使gentamicin的抗菌活性降低,故不应置于同一容器内混合使用;③ 肠道感染:口服用于菌痢、肠炎、伤寒等或作结肠手术前准备;也可合并克林霉素或甲硝唑以预防结肠术后感染;④ 还可用于皮肤、黏膜表面感染和眼、耳、鼻部感染。

【不良反应】 Gentamicin最重要的不良反应是耳毒性,其中对前庭功能损伤大于耳蜗功能损伤,表现为听力减退、耳鸣、耳部饱满感、眩晕、步履不稳等,儿童、老年人、长期用药者、肾脏功能减退者须进行血药浓度监测、听力或前庭功能监测;gentamicin较多引起肾毒性,但通常为可逆性,主要表现为蛋白尿,停药后可恢复,少尿、急性肾衰竭少见。庆大霉素可致神经肌肉麻痹和神经毒性反应,出现麻木、重症肌无力、震颤麻痹等,故不宜静脉推注或大剂量快速静脉滴注。

妥布霉素(tobramycin) 是从链霉菌培养液中分离得到的抗生素,抗菌谱与gentamicin近似,对大肠埃希菌、产气杆菌、克雷伯杆菌、奇异变形杆菌、铜绿假单胞菌和志贺菌属等革兰阴性菌有抗菌作用;对铜绿假单胞菌的抗菌作用较gentamicin强,而且对庆大霉素耐药的菌株tobramycin仍有效,因此成为适合治疗铜绿假单胞菌感染的药物,通常与抗铜绿假单胞菌的β-内酰胺类抗生素合用。革兰阳性菌中,金黄色葡萄球菌(包括产β-内酰胺酶的菌株)对tobramycin敏感。妥布霉素可引起肾毒性和耳毒性,但较gentamicin轻,也可引起胃肠反应、血清转氨酶升高。

大观霉素(spectinomycin) 只用于治疗对一线药物产生耐药或是过敏的淋病患者,如对β-内酰胺类、喹诺酮类不能耐受或过敏的患者,spectinomycin是治疗淋病奈瑟菌感染的替代药。孕妇如果不能耐受β-内酰胺类药,因不能使用喹诺酮类药物,可选用spectinomycin。不良反应可见局部疼痛、风疹、寒战、发热、头晕、恶心、失眠等。

新霉素(neomycin) 属于广谱抗生素,临床用其硫酸盐。口服很少吸收,故口服用于肠道感染或消毒,主要经肾脏排泄,肾功能不全的患者可能在体内蓄积。Neomycin已被广泛用于各种皮肤和黏膜感染的局部治疗,包括烧伤、创伤、溃疡和感染性皮肤病。Neomycin的最重要毒性是肾损害和神经性耳聋。

卡那霉素(kanamycin) 是由链霉菌分离得到的抗生素,含有A、B、C三种成分,kanamycin A为主要成分,临床用其硫酸盐。对大肠埃希菌、克雷伯杆菌、变形杆菌、结核分枝杆菌和金黄色葡萄球菌敏感,曾被广泛用于各种肠道G⁻杆菌感染,但由于不良反应较大,近年来逐渐被gentamicin、tobramycin取代。目前作为第二线抗结核病药与其他药物合用;口服用于治疗敏感菌所致的肠道感染或肠道手术前准备,并有减少肠道细菌产生氨的作用,对肝硬化消化道出血患者的肝昏迷有一定防止作用。本品最重要的不良反应为耳蜗神经功能损害,患者高频听力首先受损害,以后听力逐渐减退发展至耳聋,kanamycin引起的听力减退大多为双侧性,停药后部分患者症状可能逐渐减轻。亦可引起肾脏损害,其对肾脏的毒性低于neomycin而大于streptomycin。

小诺米星(micronomicin) 又称小诺霉素,来自小单孢菌,抗菌谱与gentamicin相似。用于敏感菌引起的中耳炎、胆管感染有较高疗效,对尿路感染和呼吸道感染疗效与庆大霉素相似。可用于革兰阴性杆菌所致的菌血症、胆管、呼吸系统、尿路感染等,也可局部滴眼用于治疗敏感菌引起的眼睑炎、泪囊炎、结膜炎、角膜炎等。不良反应较少,耳、肾毒性比gentamicin低,偶见转氨酶升高。

阿司米星(astromicin) 又称阿司霉素、强壮霉素,抗菌谱广,其特点是对多种氨基糖苷类灭活酶稳定,对gentamicin、tobramycin耐药菌株仍然有效,但抗铜绿假单胞菌的作用不如gentamicin。主要用于肠道、下呼吸道及泌尿道感染。不良反应较少,耳、肾毒性比庆大霉素低。

阿 米 卡 星

阿米卡星(amikacin)又称丁胺卡那霉素,是kanamycin的半合成品,临床用其硫酸盐。

【体内过程】 Amikacin口服很少吸收,肌内注射迅速吸收,主要分布于细胞外液,部分药物可分布到各种组织,并可在肾皮质和内耳淋巴液中积蓄;支气管分泌物、胆汁及房水中浓度低。蛋白结合率低。在体内不代谢,主要经肾小球滤过排出。

【药理作用】 Amikacin 是抗菌谱最广的 aminoglycosides,对 G⁻ 菌如大肠埃希菌、克雷伯菌属、肠杆菌属、变形杆菌属、志贺菌属、沙门菌属、枸橼酸杆菌属、沙雷菌属等具良好作用;对铜绿假单胞菌及其他假单胞菌、不动杆菌属、产碱杆菌属等亦有良好作用;革兰阳性球菌中,对金黄色葡萄球菌有较强的抗菌活性,肺炎链球菌、各组链球菌及肠球菌属对其大多耐药,对厌氧菌无效;对脑膜炎奈瑟菌、淋病奈瑟菌、流感嗜血杆菌、耶尔森菌属、胎儿弯曲菌、结核分枝杆菌及某些非结核分枝杆菌属亦具较好抗菌作用。其抗菌活性较 gentamicin 略低,本品最突出的优点是对许多肠道革兰阴性杆菌产生的氨基糖苷类钝化酶稳定,故对 gentamicin 和 tobramycin 耐药的菌株仍然有效,常作为首选药。近年来革兰阴性杆菌对阿米卡星的耐药菌株亦有增多。

【临床应用】 临床应用广泛,可用于需氧革兰阴性杆菌所致的菌血症、呼吸道感染、骨关节感染、中枢神经系统感染(包括脑膜炎)、皮肤软组织感染、胆管感染、腹腔感染、烧伤及复发性尿路感染等。Amikacin 的另一个优点是它与 β-内酰胺类合用可获协同作用。

【不良反应】 Amikacin 的不良反应主要表现为耳蜗功能损害,患者可发生听力减退、耳鸣或耳部饱满感,少数患者亦可发生眩晕、步履不稳等症状,其耳蜗神经损害的发生率较 gentamicin 高,前庭功能损害的发生率与 gentamicin 和 tobramycin 相似。本品有一定的肾毒性,患者可出现血尿、排尿次数减少或尿量减少、血尿素氮、血肌酐值增高等,大多是可逆的。软弱无力、嗜睡、呼吸困难等神经肌肉麻痹作用少见。偶见药热、嗜酸性粒细胞增多、肝功能异常、视力模糊等。

奈替米星(netilmicin) 肌内注射后吸收迅速而完全,广泛分布于各主要脏器和体液中,在肾皮质有积聚,但在脑脊液和胆汁中浓度低,主要经肾小球滤过排出。Netilmicin 抗菌作用与 gentamicin 基本相似,对肠杆科细菌如大肠埃希菌、克雷伯菌属、肠杆菌属、变形杆菌属、铜绿假单胞菌等具有良好抗菌作用;对 G⁺ 球菌的抗菌活性强于其他同类药物。主要用于敏感菌所致的败血症、呼吸道、泌尿生殖道、皮肤软组织、骨、关节、腹腔、创伤等严重感染。同 amikacin 一样,对多种 aminoglycosides 钝化酶稳定,因此对 kanamycin、gentamicin、tobramycin、sisomicin 等耐药的菌株也有较好抗菌活性。Netilmicin 可有轻度听力损害及肾损害,能引起过敏反应,偶可引起头痛、视力模糊、瘙痒、恶心、呕吐、皮疹、血清转氨酶和碱性磷酸酶增高,嗜酸性粒细胞增高等。

异帕米星(isepamicin)是在 gentamicin B 结构中的 1 位氨基上引入羟氨基丙酰基而得,具有 gentamicin 的高抗菌活性和 amikacin 的耐酶力及低耳肾毒性,体内过程与其他 aminoglycosides 相似,很难通过胃肠道吸收,经静脉或肌内注射给药后迅速分布全身,不与血浆蛋白结合,在体内不代谢,肾功能减退者半衰期相应延长,主要以原形经肾脏排出。

对大肠埃希菌、枸橼酸杆菌、克雷伯杆菌、肠杆菌属、沙雷菌属、变形杆菌属、铜绿假单胞菌等有很强的抗菌作用。对葡萄球菌也有良好的抗菌活性,对细菌产生的多种修饰酶稳定,耐药菌少,有良好的抗生素后效应。主要适用于敏感菌所致的败血症、外伤或烧伤、创口感染、肺炎、支气管炎、肾盂肾炎、膀胱炎、腹膜炎等。

耳毒性、肾毒性及神经肌肉麻痹作用是其主要不良反应,但与同类药物相比,发生率较低。动物实验及临床资料证实,isepamicin 在常规剂量和疗程情况下,对耳、肾功能的损害较小,常见听力减退、耳鸣或耳部饱满感、血尿、排尿次数显著减少或尿量减少、食欲减退、步履不稳、眩晕、恶心或呕吐等。有条件时应监测血药浓度,尤其对肾功能减退者、早产儿、新生儿、婴幼儿或老年患者及休克、心力衰竭、腹水或严重失水等患者。

地贝卡星(dibekacin) 抗菌谱和 gentamicin 相似。对 G⁺、G⁻ 菌有杀菌作用,尤其对铜绿假单胞菌、变形杆菌及对其他多种药物耐药的大肠埃希菌、肺炎杆菌、葡萄球菌等有很强的抗菌作用。主要用于上述敏感菌引起的败血症、脓肿、疖、蜂窝织炎、扁桃体炎、支气管炎、肺炎、腹膜炎、肾盂肾炎、膀胱炎、中耳炎、术后感染等。本品毒性较 kanamycin 稍大,有时引起休克、眩晕、耳鸣、听力减退,偶有肝肾功能障碍、胃肠道反应、皮疹、头痛或口唇麻木感等。肝肾功能不全者、老年人慎用。

第二节 多黏菌素类

多黏菌素类(ploymyxins)是从多黏芽孢杆菌产生的一类结构非常相似,分子量约为 1 000 Da 的多肽类抗生素,含有 A,B,C,D,E,M 等几种成分,临床用多黏菌素 B(ploymyxin B)、多黏菌素 E(ploymyxin E)和多黏菌素 M(ploymyxin M)。

【体内过程】 Ploymyxin B 肌内注射吸收良好，2 小时达血药峰浓度，可维持有效浓度 8~12 小时，在体内分布于肺、肝、肾、心脏、肌肉等组织，不易进入胸腔、腹腔、关节腔、羊水等，也不易透过血脑屏障，脑膜炎时透过可增加。ploymyxin E 的硫酸盐为白色结晶性粉末，易溶于水，有吸潮性，在酸性溶液中稳定，ploymyxin E 甲磺酸钠的水溶性较硫酸盐好，适合肌内注射，ploymyxin E 在肺、肾、肝及脑组织中的浓度比多黏菌素 B 高。本类药物主要是由肾小球滤过，从肾脏排出，肾功能正常者，多黏菌素 B 和多黏菌素 E 甲磺酸钠的血浆半衰期分别为 6~7 小时和 2~4.5 小时，肾功能不全时易蓄积中毒。

【药理作用】 Ploymyxins 为窄谱抗生素，ploymyxin B 和 ploymyxin E 仅对革兰阴性菌有抗菌活性，对繁殖期和静止期的细菌均有杀菌作用。对革兰阴性菌如铜绿假单胞菌、大肠埃希菌、肺炎杆菌、产气杆菌、沙门菌、其他肠杆菌、流感杆菌、百日咳杆菌等有高度抗菌作用；志贺菌属、沙门菌属、真杆菌属、流感杆菌、百日咳鲍特菌及除脆弱类杆菌外的其他类杆菌也较敏感；枸橼酸杆菌、奈瑟菌属、变形杆菌的多数菌株及革兰阳性菌对其不敏感。

【作用机制】 Ploymyxins 是两性表面活性剂，可与细胞膜磷脂上带阴离子的磷酸根相结合，形成复合物，因而破坏了原来胞浆膜的功能，使细菌细胞膜的通透性增加，细胞内的核酸、蛋白质等营养成分外漏，导致细菌营养缺乏而死亡。

【临床应用】 胃肠道外应用 ploymyxin B 及 ploymyxin E 甲磺酸钠的适应证极为有限，对任何感染它们都不是优选药物。

1. 主要用于对其他药物如 aminoglycosides 和抗铜绿假单胞菌青霉素耐药的铜绿假单胞菌引起的严重感染，如尿路感染、菌血症，或患者不能耐受其他更佳药物或对其他药物过敏时。

2. Ploymyxins 治疗脑膜炎时，须鞘内给药。

3. Ploymyxin B 与 neomycin 合用，冲洗膀胱，为留置导尿管者预防尿路感染。

4. 婴儿和儿童口服硫酸 ploymyxin E，治疗致肠病性大肠埃希菌所致腹泻。

5. Ploymyxin B 常局部用于眼、耳、皮肤感染，一般是作为抗生素合剂的一种组分而使用，硫酸多黏菌素 E 亦尝试用于某些耳部感染。

获得性耐药发生缓慢，故 ploymyxins 的总疗效一直相当稳定。耐药菌通常都有能阻止药物与胞质膜接触的细胞壁。Ploymyxin B 与 E 间虽有交叉耐药现象，但与其他类别的抗生素之间尚未有此情形。

【不良反应及注意事项】 胃肠道外应用 ploymyxins，能引起严重肾脏毒性和神经毒性，故其应用受到很大限制。

1. 肾毒性 剂量相关性肾毒性为常见和严重的不良反应。在应用一般治疗量患者中，约 20% 病例发生一定程度的肾毒性，通常表现为血脲氮（BUN）和血清肌酐浓度的增高。轻微肾毒性停药后一般可恢复，但也有发生肾衰竭和急性肾小管坏死的。用药剂量大或时间长者更易发生，因为多黏菌素与肾小管上皮细胞结合的积累增多。原有肾病以及同时服用其他有肾毒性药物（如 aminoglycosides）的患者，风险更大。故应用多黏菌素，须注意监护肾功能。肾功能障碍者，ploymyxins 应慎用，并须调整剂量。

2. 神经毒性 神经毒性也是多黏菌素的常见和严重不良反应。胃肠道外应用本品后发生的暂时性神经系统改变有头昏、眩晕、共济失调、口齿迟钝、视力模糊、嗜睡、精神错乱、口周感觉异常、肢体麻木等。以上不良反应与剂量相关，停药后迅速消失。但较大剂量可致神经肌肉麻痹和呼吸停顿，神经肌肉麻痹非新斯的明所能恢复，但葡萄糖酸钙则可能奏效。肾功能障碍及原有神经肌肉病（如重症肌无力）者，最易发生神经中毒。

3. 过敏反应 罕见，但静脉输注速度过快，可因组胺释出而引起荨麻疹及休克。

4. 其他 Ploymyxin B 肌内注射，局部会出现疼痛，故不宜以此途径给药。如需肌内注射，可加用局部麻醉剂，可使疼痛减轻。

【药物相互作用】 Ploymyxins 应尽可能避免与其他有肾毒性的药物同时应用，以免毒性累加。能影响神经肌肉传递的药物，亦不应与多黏菌素合用，以防发生呼吸暂停，这类药物包括神经肌肉阻滞剂如筒箭毒碱（tubocurarine）、氨基糖苷类和肌肉弛缓作用突出的麻醉剂如蒽氟烷（enflurane）等。

思考题：1. 氨基糖苷类抗生素是如何发挥抗菌作用的？
2. 氨基糖苷类有哪些不良反应？
3. 多黏菌素的抗菌机制是什么？为什么临床应用受到很大限制？

（李卫萍）

第三十九章 四环素类及氯霉素类

学习目标：1. 掌握四环素类药物的抗菌作用、作用机制、临床应用、不良反应及常用药物的特点。
2. 掌握氯霉素的抗菌作用及不良反应，熟悉其作用机制及应用。

Chapter 39 Tetracyclines and Chloramphenicols

The tetracyclines are broad spectrum antibiotics with obvious effects on gram-positive and gram-negative bacteria, They also are active against some atypical pathogens, such as Rickettsia, Mycoplasma, Chlamydia, Spirochete. And there is an action on some protozoon organisms.

The tetracyclines combine with 30S bacterial ribosome and prevent association of aminoacyl–tRNA with the acceptor (A) site on the mRNA-ribosome complex. So they inhibit peptide growth and bacterial protein synthesis.

With the wide application of tetracyclines, the resistance of bacteria is quite serious. There are three resistance mechanisms. One is the expression of ribosomes protection protein. The second is to pump tetracyclines right out of the cell and decrease drug concentration inside the cell. Thirdly, bacteria produces inactivated enzyme.

Chloramphenicols is only used for treatment of life-threatening infections or serious infections caused by drug-resistant bacteria, such as, bacterial meningitis when alternative drugs can not be used and rickettsial infections. The reason is of its potential toxic of hemopoietic function of bone marrow.

四环素类（tetracyclines）与氯霉素类（chloramphenicols）药物属于广谱抗生素（"broad-spectrum" antibiotics），对革兰阳性菌和革兰阴性菌均有快速抑菌作用，对立克次体、支原体、衣原体也具有较强的抑制作用；四环素类药物对某些螺旋体和阿米巴原虫尚有抑制作用。

第一节 四环素类抗生素

Tetracyclines 是由放线菌产生的一类广谱抗生素，因含有氢化骈四苯环的基本骨架而得名。Tetracyclines 结构中都含有酸性的酚羟基及烯醇羟基和碱性的二甲氨基，因此，该类药物为酸、碱两性物质，临床使用的是其盐酸盐。天然品包括四环素（tetracycline）、金霉素（chlortetracycline，氯四环素）、土霉素（tetramycin，氧四环素）和地美环素（demeclocycline），半合成品包括多西环素（doxycycline，强力霉素）、米诺环素（minocycline，二甲胺四环素）和美他环素（methacycline，甲烯土霉素）。

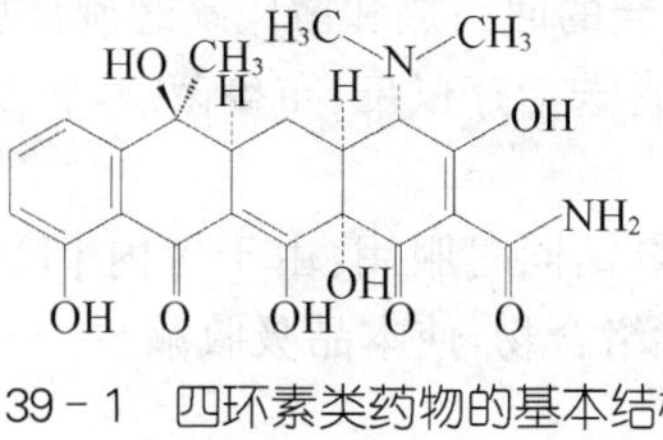

图 39-1 四环素类药物的基本结构

一、四环素类抗生素的共性

【体内过程】

1. 吸收 大多数 tetracyclines 口服吸收不完全,在近中性条件下能与多种金属离子形成螯合物,若同时摄入乳制品、氢氧化铝凝胶、钙、镁、铁或锌盐、次水杨酸铋均可妨碍其吸收。Doxycycline 和 minocycline 口服后吸收完全,食物不影响其吸收,半衰期长,因此与天然品相比,doxycycline 和 minocycline 给药间隔长。

2. 分布 Tetracyclines 在体内分布广泛,在肝、脾、骨髓的网状内皮细胞蓄积,四环素能与钙离子形成螯合物,可沉积在骨和牙等组织中,小儿服用后会出现牙齿变黄,可透过胎盘屏障进入胎儿循环及羊水中,在乳汁中浓度较高。

3. 代谢和排泄 大多数 tetracyclines 主要经肾排出,也可在肝中浓集,并经胆汁分泌,部分药物通过肝肠循环重吸收。Doxycycline 和 minocycline 主要在肝中代谢。

【抗菌作用】 Tetracyclines 为广谱抗生素,主要抑制细菌的生长,高浓度时具有杀菌作用。对常见革兰阳性菌、革兰阴性菌、立克次体、支原体、衣原体、螺旋体等有抑制作用,对某些原虫也有抑制作用。其中,minocycline 的抗菌作用最强,doxycycline 次之,tetracycline 和 tetramycin 最弱。Tetracycline 由于耐药性和不良反应成为突出问题,已不再作为本类药物的首选药。Tetramycin 仍可用于治疗肠阿米巴病,但对肠外阿米巴病无效。Chlortetracycline 仅保留外用制剂用于沙眼和结膜炎的治疗。

【抗菌特点】 Tetracyclines 对革兰阳性菌的作用强于革兰阴性菌,其中,葡萄球菌的敏感性最高,化脓性链球菌与肺炎球菌次之,其他如放线菌属、炭疽杆菌、单核细胞增多性李斯特菌、梭状芽孢杆菌、奴卡菌属等对本品敏感,但肠球菌属对其耐药。在革兰阴性菌中,对大肠埃希菌、弧菌、鼠疫杆菌、布鲁菌属、弯曲杆菌等作用良好,对铜绿假单胞菌无抗菌活性。Tetracyclines 对部分厌氧菌具有一定抗菌作用,如脆弱类杆菌、放线菌等,其中以半合成 tetracyclines 作用较好,但远不如甲硝唑(metronidazole)、克林霉素(clindamycin)和氯霉素(clindamycin),因此临床上一般不选用 tetracyclines 治疗厌氧菌感染。

【作用机制】 Tetracyclines 的抗菌机制为抑制细菌蛋白质的合成,tetracyclines 能够与细菌核糖体的 30S 亚基结合,阻止氨基酰- tRNA 进入 A 位,抑制肽链的延伸和蛋白质的合成。另外,也能引起细菌胞浆膜的通透性增加,使菌体内营养物质外漏,从而抑制细菌 DNA 的复制,高浓度时也具有杀菌作用。药物主要抑制细菌蛋白质的合成而对哺乳动物的影响小。

【耐药性】 由于 Tetracyclines 的广泛应用,耐药菌株逐渐增多,并且同类品种之间存在交叉耐药现象。细菌对 tetracyclines 产生耐药的机制主要包括以下三种:① 细菌核糖体保护蛋白基因(tetM 等)表达增强,生成大量核糖体保护蛋白,这些存在于细胞质中的蛋白具有保护核糖体的作用,使细菌具有抵抗 tetracyclines 的能力;② 细菌产生 tetracyclines 泵出基因(如 tetA 等),在革兰阳性菌和革兰阴性菌中由质粒或转座子编码的排出因子可介导药物外流,排出因子大量表达,可将 tetracyclines 泵出胞外,降低了细胞内药物浓度,从而产生耐药性;③ 细菌产生灭活酶。

【临床应用】 Tetracyclines 可用于治疗多种感染性疾病,目前首选用于立克次体、支原体、衣原体引起的感染。

1. 立克次体感染 包括斑疹伤寒、Q 热、恙虫病、落基山斑疹热、立克次体痘等,tetracycline 均有良好疗效。对柯克斯立克次体引起的非典型肺炎疗效显著。

2. 支原体感染 支原体对 tetracyclines 敏感,tetracycline 可缩短非典型肺炎临床表现的持续时间;对支原体引起的泌尿系统感染也有良好疗效,常作为首选药。

3. 衣原体感染 Tetracyclines 对鹦鹉热衣原体引起的鹦鹉热,沙眼衣原体引起的性病淋巴肉芽肿、非特异性尿道炎、子宫颈炎、沙眼,肺炎衣原体引起的肺炎,口服或局部应用均有疗效。

4. 螺旋体感染 对回归热螺旋体引起的回归热和博氏疏螺旋体引起的慢性游走性红斑是最有效的药物。

5. 细菌性感染 Tetracyclines 还可首选治疗鼠疫、布鲁菌病、霍乱、肉芽肿鞘杆菌引起的腹股沟肉芽肿,还可用于幽门螺杆菌引起的消化性溃疡。

【药物相互作用】 与抗酸药如碳酸氢钠同时服用,由于胃内 pH 值增高,可使本品吸收减少;含钙、镁、铁等金属离子的药物,可与本品形成不溶性络合物,使本品吸收减少;与强效利尿药如呋塞米等合用时可加重肾功能损害。

二、四环素类常用药物

四 环 素

【体内过程】 四环素(tetracycline)口服可吸收但不完全,约30%～40%的给药量可从胃肠道吸收,2～4小时达峰浓度,食物和金属离子会影响其吸收,吸收后广泛分布于各种组织和体液,易渗入胸水、腹水、胎儿循环,但不易透过血-脑脊液屏障,能沉积于骨、骨髓、牙齿及牙釉质中。本品可分泌至乳汁,乳汁中浓度可达血浓度的60%～80%,主要自肾小球滤过排出,部分药物通过胆汁排入肠腔,在肠道重吸收,形成肝肠循环,胆汁中的浓度约为血药浓度的5～20倍。肾功能正常者血浆半衰期为6～9小时。

【抗菌作用】 对革兰阳性菌的抑制作用强于革兰阴性菌,但对G^+菌的作用不如青霉素类和头孢菌素类,对G^-菌的作用不如氨基糖苷类及氯霉素类。对结核分枝杆菌、铜绿假单胞菌、真菌、病毒、伤寒杆菌、副伤寒杆菌无效。

【临床应用】 Tetracycline类曾广泛应用于临床,治疗多种感染性疾病,但由于耐药菌株日益增多和不良反应较大,一般不作首选药。

【不良反应】 较大,包括局部刺激症状,二重感染,对骨骼、牙齿生长的影响等。

1. 胃肠道反应 Tetracyclines可引起胃肠刺激,表现为恶心、呕吐、上腹不适、腹胀、腹泻等,与食物同服可改善患者的耐受性。偶可引起胰腺炎、食管炎和食管溃疡,多发生于服药后立即卧床的患者。

2. 二重感染 长期应用广谱抗生素,大多数敏感菌被抑制,少数耐药菌乘机大量繁殖,从而引起新的感染,称为二重感染或菌群交替症。常发生于年老体弱、婴儿及合用糖皮质激素及抗肿瘤药物的患者。Tetracyclines引起二重感染通常有两类:① 白假丝酵母菌引起的感染,表现为鹅口疮、肠炎,一旦发生应立即停药,采用抗真菌药治疗;② 伪膜性肠炎,认为是对tetracycline耐药的难辨梭状芽孢杆菌过量生长引起,表现为严重腹泻、发热、粪中含有黏膜碎片和中性粒细胞,应立即停药并口服metronidazole或万古霉素。

3. 对骨骼、牙齿生长的影响 四环素类能与新形成的牙齿、骨骼中的钙离子结合,使牙釉质发育不全,棕色色素沉着及抑制骨骼生长。故孕妇、哺乳期妇女和8岁以下儿童禁用。

4. 其他 Tetracyclines还会引起肝毒性、肾毒性、过敏反应等。

多 西 环 素

多西环素(doxycycline)又称脱氧土霉素、强力霉素,属于半合成品。

【体内过程】 口服吸收迅速而完全,不易受食物影响,生物利用度达90%～95%。口服后2小时达血药峰浓度,血浆蛋白结合率高,吸收后很快分布到全身组织并易进入细胞内。Doxycycline的特点是大部分药物随胆汁排入肠腔,在肠腔主要以无活性的结合物或络合物存在,故对肠道菌群影响小,很少引起二重感染。肾功能不全时可增加从粪便的排泄量,因而肾功能不良时仍可使用。$t_{1/2}$为14～22小时,故可每日服药一次。

【抗菌作用】 抗菌谱与tetracycline相同,抗菌活性比tetracycline强2～10倍,具有强效、速效、长效的特点,主要用于敏感革兰阳性菌和革兰阴性菌所致上呼吸道感染、扁桃体炎、胆管感染、淋巴结炎、蜂窝织炎、老年慢性支气管炎等,也用于治疗斑疹伤寒、恙虫病、支原体肺炎等。尚可用于治疗霍乱,预防恶性疟疾和钩端螺旋体感染。现已取代天然tetracycline作为各种感染的首选或次选药物。

【不良反应】 以胃肠道反应多见,如恶心、呕吐、腹泻等,应饭后服药,服药后保持直立体位30分钟以上,以避免食管炎的发生;静脉注射可能引起舌麻木及口腔异味感。易致光敏反应,主要是由于药物在皮肤积聚,吸收紫外线,激活药物发出低频率能量而损伤皮肤组织,可出现皮肤痒感、红斑、水肿,严重者可起水疱,溃破后形成糜烂或溃疡,有光敏反应的患者在使用该类药物期间应避免接触阳光或紫外线照射。其他不良反应较tetracycline少见。8岁以下儿童、孕妇和哺乳期妇女应禁用。

米 诺 环 素

米诺环素(minocycline)又称二甲胺四环素,属于半合成品。

【体内过程】 口服吸收良好,生物利用度几乎达100%,食物对其吸收无明显影响,脂溶性高,组织穿透力较强,在甲状腺、前列腺、肺、肠道、肝、胆、女性生殖器官、乳腺中的浓度超过血药浓度,在痰液、泪液、唾液中的浓度也较高。minocycline引起前庭反应可能与其穿透性强,在脑组织和脑脊液的较高浓度有关。$t_{1/2}$为14～18小时,主要在肝代谢,排泄缓慢,其尿中排出的原形药物远远低于其他品种,24小时尿排出率为5%～10%。肾、肝功能不良对本品应用无明显影响。

【抗菌作用】 抗菌谱与tetracycline相似,抗菌活性是tetracyclines中最强者,对耐tetracycline的金黄色葡球菌、链球菌、淋病奈瑟菌均有很强的作用,对革兰阴性杆菌的作用一般较弱,对沙眼衣原体和溶脲支原体亦有较好的抑制作用。近年来由于 tetracyclines 的广泛使用,现大多数常见革兰阳性菌和革兰阴性菌均对本品耐药。

【不良反应】 较多,是限制其临床使用的主要原因。Minocycline 可产生独特的前庭反应,主要表现为眩晕、恶心、呕吐和共济失调等,这与 tetracyclines 聚积在内耳淋巴液并影响其功能有关,常发生于最初几次用药,患者也常会因此而影响继续用药。少数患者有舌炎及胃肠道菌群失调等,妊娠后期伴有严重感染者可能引起肝脏损害。肝、肾功能不全者慎用,儿童可出现牙齿黄染及前囟隆起。一般不作首选药。

第二节 氯霉素类抗生素

氯霉素

氯霉素(chloramphenicol)是由委内瑞拉链丝菌培养液中提取的抗生素,其对造血系统有严重不良反应,临床应用受到严格控制。

【体内过程】 Chloramphenicol 口服易吸收,棕榈氯霉素是氯霉素的前体药物,口服后在十二指肠水解,释放出 chloramphenicol 发挥作用。琥珀 chloramphenicol 也是 chloramphenicol 的前体药物,仅供静脉注射给药,在肝、肾等部位水解为 chloramphenicol 发挥作用。Chloramphenicol 吸收后广泛分布到各种组织和体液,容易透过血脑屏障,在脑脊液中的浓度较其他药物高,并可达治疗浓度。能透过胎盘屏障,亦可分泌进入乳汁。大部分药物与葡萄糖醛酸结合从肾脏排出,少数原形药物由肾小球滤过从尿液排泄,在尿液中可达有效浓度。$t_{1/2}$较短,为 1.5~4 小时,肝功能不全时半衰期延长,新生儿 2 个月内半衰期明显长于成年人。因此,肝功能不全者及新生儿应避免使用氯霉素,必须用时应监测血药浓度,以防毒性发生。

【抗菌作用】 Chloramphenicol 为广谱抗生素,对革兰阳性菌、革兰阴性菌均有作用,且对革兰阴性菌的抗菌活性强于革兰阳性菌,低浓度时即对流感杆菌、脑膜炎奈瑟菌和淋病奈瑟菌具有强大杀菌作用。对大多数肠杆科细菌、肺炎链球菌、化脓性链球菌、李斯特菌、布氏杆菌等敏感;对炭疽杆菌等革兰阳性菌也较为敏感;能有效抑制支原体、衣原体、立克次体、螺旋体等病原微生物;对产气荚膜杆菌、破伤风梭菌等厌氧菌也有一定的抗菌活性。但对结核分枝杆菌、真菌、病毒、原虫无效。

【作用机制】 Chloramphenicol 是蛋白质合成抑制剂。它能与细菌核糖体的 50S 亚基结合,阻止肽链的末端羧基与氨基酰 tRNA 的氨基发生反应,从而阻止肽链的延伸,使蛋白质合成受阻。高剂量的 chloramphenicol 也能抑制哺乳动物线粒体的 70S 核糖体,这可能是引起骨髓抑制的主要原因。另外,由于 chloramphenicol 的结合位点与大环内酯类及林可霉素类的结合位点非常相近,所以这些药物同时应用会相互竞争靶点,产生拮抗作用。

【耐药性】 多种细菌都能对 chloramphenicol 产生耐药性,其中以大肠埃希菌、痢疾杆菌、变形杆菌等较为多见,伤寒杆菌及葡萄球菌较少见。细菌对 chloramphenicol 产生耐药性比较缓慢,可能是通过基因的逐步突变而产生的,但可自动消失;细菌也可以通过 R 因子的转移而获得耐药性,获得 R 因子的细菌能产生氯霉素乙酰转移酶(acetyltransferase),使氯霉素转变为乙酰氯霉素灭活。另一种耐药机制与细菌细胞膜通透性改变有关,某些革兰阴性菌如流感嗜血杆菌、伤寒沙门菌可通过染色体突变使外膜特异性蛋白质缺失,因而使外膜通透性降低,最终药物无法进入菌体而难以发挥作用。

【临床应用】 Chloramphenicol 可能造成严重的造血系统功能障碍,因此一般不作首选药。现仅用于下列情况:

1. 耐药菌诱发的严重感染 Chloramphenicol 在脑脊液中可达较高浓度而具有杀菌作用,特别适合于对氨苄西林耐药或不能使用青霉素的脑膜炎患者;敏感菌所致的各种严重感染,如由流感嗜血杆菌、沙门菌属及其他革兰阴性杆菌所致的败血症、肺部感染等,无其他低毒性抗菌药可替代并且危及到生命时。

2. 伤寒 伤寒的治疗可首选氟喹诺酮类和第三代头孢菌素类,但因 chloramphenicol 价格低廉,在某些低收入国家仍有使用。非流行期伤寒杆菌对 chloramphenicol 较敏感,流行期伤寒杆菌已对 chloramphenicol 产生耐药,故适用于散发病例。

3. 立克次体感染 可用于 Q 热、落基山斑疹热、地方性斑疹伤寒等立克次体引起的感染。对回归热、鼠疫、布鲁菌病等也可选用。对 tetracycline、doxycycline 过敏者、孕妇、儿童(8 岁以下)等可以选用。

4. **厌氧菌感染** 对脆弱拟杆菌所致感染有相当的抗菌活性,尤其适用于病变累及中枢神经系统者。可与氨基糖苷类抗生素联合应用治疗腹腔感染和盆腔感染,以控制同时存在的需氧菌和厌氧菌感染。

5. **眼部感染** Chloramphenicol 易透过血-眼屏障,全身或局部用药均能在角膜、虹膜及视神经等部位达到有效治疗浓度,是治疗敏感菌引起的眼内、外感染,眼球感染及沙眼的有效药物。

【不良反应】

1. **抑制骨髓造血功能** 分为两类:① 可逆的各类血细胞减少:这一反应与剂量和疗程有关,主要表现为贫血、白细胞减少、血小板减少,可能是高剂量的氯霉素抑制骨髓造血细胞线粒体中的 70S 核糖体,降低宿主线粒体铁螯合酶的活性,使血红蛋白合成减少,呈现明显贫血。一旦发现,应及时停药,可以恢复;为了防止造血系统的毒性反应,应严格掌握适应证,剂量不宜过大,疗程不宜过长,一般应控制在 5~7 天;② 再生障碍性贫血:为特异性反应,与剂量和疗程无直接关系,一次用药即可发生,一般是不可逆的。其临床表现有血小板减少引起的出血倾向、瘀点、瘀斑等,以及由粒细胞减少所致的感染征象,如高热、咽痛、黄疸、苍白等。绝大多数再生障碍性贫血于口服氯霉素后发生,虽然少见,但死亡率高。发病机制不清,多在停药数月或数周后发生。

2. **灰婴综合征** 常发生在早产儿、新生儿应用大剂量 chloramphenicol(按体重一日超过 25 mg/kg)时,由于早产儿、新生儿肝葡萄糖醛酸转移酶活性不足,肾脏排泄能力低下,使氯霉素的代谢、解毒过程受限制,导致 chloramphenicol 在体内蓄积,进而干扰线粒体核糖体的功能。临床表现为腹胀、呕吐、进行性苍白、发绀、微循环障碍、呼吸抑制和休克,称灰婴综合征。类似表现亦可发生在成人或较大儿童应用更大剂量(按体重一日约 100 mg/kg)时。及早停药,尚可完全恢复。

3. **其他** 少数患者有过敏反应,如皮疹、药热、血管神经性水肿等。葡萄糖-6-磷酸脱氢酶缺乏的患者容易诱发溶血性贫血。此外还能引起二重感染。

【药物相互作用】 Chloramphenicol 是肝药酶抑制剂,可使华法林、苯妥英钠、甲苯磺丁脲、氯磺丙脲的代谢减慢,使它们的血药浓度增高,毒性增大;利福平或长期使用苯巴比妥则促进 chloramphenicol 的代谢,使其血药浓度降低;chloramphenicol 是快速抑菌药,对青霉素类杀菌药的杀菌效果有干扰作用,必须合用时,如治疗细菌性脑膜炎时,应先用青霉素,后用 chloramphenicol;chloramphenicol 与大环内酯类、林可霉素类合用可因相互竞争结合部位而产生拮抗作用,故应避免合用。

甲砜霉素

甲砜霉素是氯霉素苯环上的硝基被甲砜基取代所产生的抗生素,其抗菌谱与 chloramphenicol 相似。甲砜霉素主要从肾脏排泄,尿中活性浓度较氯霉素高,故肾功能不良时需减小剂量。虽然也有血液系统毒性,但均为可逆性变化。

思考题:1. 四环素类药物的不良反应有哪些?
2. 为什么在四环素类药物中常首选多西环素?它有哪些特点?
3. 限制氯霉素在临床使用的原因是什么?

(李卫萍)

第四十章
人工合成抗菌药

学习目标：1. 掌握喹诺酮类药物的抗菌作用、作用机制、临床应用、不良反应及常用药物的特点。
2. 掌握磺胺类药物的抗菌作用、抗菌机制、临床应用、不良反应及常用药物的特点。
3. 掌握甲硝唑、甲氧苄啶、呋喃妥因、呋喃唑酮的药理作用及应用。

Chapter 40　Synthesized Antibiotics

Synthesized Antibiotics includes quinolones, sulfonamides, nitroimidazoles, nitrofurans, trimethoprim (TMP). The quinolones, because of their oral bioavailability and broad-spectrum of antimicrobial action against gram-negative bacilli, including pseudomonas aeruginosa, gram-negative cocci, gram-positive bacteria, are a very important class of antibiotics. The main targeted bacterial is about DNA gyrase and topoisomerase Ⅳ. They disturb the replication and transcription of bacterial DNA, Quinolones are mainly used in the treatment of sensitive bacteria infection, for example, urinary tract infections, intestinal infection, respiratory tract infection, skin and soft tissue infection.

Sulfonamides were the first used for the prevention and cure of bacterial infection in humans. They primarily inhibit dihydropteroate synthase, thereby prevent synthesis of tetrahydrofolate. And sulfonamides are primarily used in the treatment of urinary tract infections, but the emergence of resistance and adverse reaction has limited their clinical application.

TMP can inhibit dihydrofolate reductase selectively, thus prevent synthesis of tetrahydrofolic acid. The compound preparation of sulfonamides and TMP expands the antibacterial spectum, enhancing antibacterial activity.

喹诺酮类（quinolones）是近年来在临床广泛使用的一类抗菌药物，尤其是第三代的氟喹诺酮类，由于其抗菌谱广、口服吸收好、抗菌作用强、与其他类抗菌药之间很少产生交叉耐药现象等特点，使这类抗生素成为治疗细菌感染性疾病的主要药物，但它们的过度使用已导致耐药菌的出现。磺胺类药物来源于一种红色偶氮染料百浪多息（prontosil）。Prontosil 的代谢产物磺胺是主要活性成分，后来在此基础上又合成了许多磺胺类药物，可有效治疗细菌感染性疾病。

第一节　喹诺酮类药物

一、喹诺酮类药物概述

Quinolones 是含有 4-喹诺酮基本结构（见图 40-1）的一类合成抗菌药，第一代以的萘啶酸（nalidixic acid）为代表，仅对少数革兰阴性菌如大肠埃希菌、痢疾杆菌、克雷伯杆菌、少数变形杆菌有效。因其抗菌谱窄，口服吸收差，现已不使用。第二代以吡哌酸（pipemidic acid）为代表，抗菌谱有所扩大，增加了对肠杆菌属、枸橼酸菌属、铜绿假单胞菌、沙雷杆菌的抗菌作用，仅用于泌尿道和肠道感染，现已很少使用。第三代由于在基本结构中引入了氟原子，所以又称氟喹诺酮类（fluoroquinolones），抗菌谱进一步扩大，抗菌活性增强，成为目前临床广泛使用的一类抗菌药。其中诺氟沙星（norfloxacin）为第一个氟喹诺酮类药物，随后相继合成了环丙沙星

（ciprofloxacin）、氧氟沙星（ofloxacin）、左氧氟沙星（levofloxacin）、培氟沙星（pefloxacin）、洛美沙星（lomefloxacin）、氟罗沙星（fleroxacin）、司帕沙星（sparfloxacin）等。20世纪90年代后期合成的氟喹诺酮类药物称为第四代氟喹诺酮类，代表药物有莫西沙星（moxifloxacin）、加替沙星（gatifloxacin）、曲伐沙星（trovafloxacin）等。

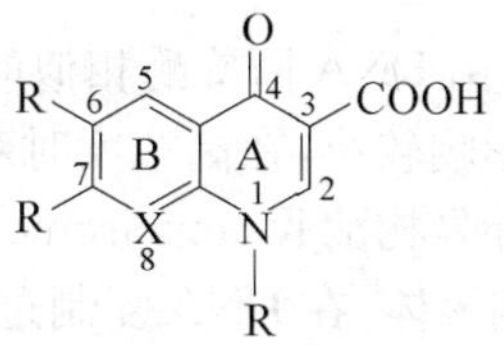

图40-1 喹诺酮类药物的基本结构

【构效关系】 在4-喹诺酮基本结构上引入不同的基团，得到一系列喹诺酮类药物。

1. 增强抗菌活性 4-喹诺酮母核的C_3位均有羧酸基，N_1位引入环丙基，增强了对革兰阳性菌、衣原体、支原体的抗菌活性，如环丙沙星、莫西沙星；C_6位引入氟原子可增强抗菌作用并对金黄色葡萄球菌有抗菌活性；C_7位引进哌嗪环可提高对金黄色葡萄球菌及铜绿假单胞菌的抗菌作用。

2. 提高脂溶性 哌嗪环被甲基哌嗪环取代（如培氟沙星），则脂溶性增加，肠道吸收增强，细胞的穿透力提高，$t_{1/2}$延长。在C_8位引进第二个氟原子，肠道吸收进一步提高，半衰期延长。

3. 光敏反应 C_8引入Cl或F后，光敏反应的发生率增加，如洛美沙星；以甲氧基取代C_8的Cl或F，可降低光敏反应，如莫西沙星。

4. 中枢神经系统毒性 喹诺酮类与茶碱类或非甾体抗炎药（NSAID）合用易出现中枢神经系统毒性，可能与C_7的取代基团有关。

【体内过程】

1. 吸收 除norfloxacin和ciprofloxacin外，其他quinolones吸收迅速而完全，口服400 mg fluoroquinolones 1～3小时达血药峰浓度，norfloxacin的血药浓度较低，因而限制了它的应用。食物对口服吸收无影响，但可推迟达峰时间；同时给予硫糖铝、含有铝或镁的抗酸剂可影响药物的吸收；另外，quinolones能与二价或三价金属离子络合，因此，不能与含有这些离子的食物或药物同服。

2. 分布 药物血浆蛋白结合率较低，吸收后广泛分布于全身组织和体液，在肺脏、肾脏、尿液、前列腺组织、胆汁、卵巢、输卵管和子宫内膜、巨噬细胞和中性粒细胞中药物浓度均高于血药浓度。脑脊液、骨组织、前列腺液中的浓度低于血药浓度。

3. 代谢和排泄 Quinolones血浆$t_{1/2}$相对较长，大多数药物主要以原形经肾脏排出，pefloxacin主要由肝脏代谢并通过胆汁排泄；其他多数药物，肝、肾两种消除方式都很重要。

表40-1 几种常用氟喹诺酮类药的药代动力学参数

药 物	单次口服剂量(mg)	C_{max} (mg/ml)	$t_{1/2}$(h)	绝对生物利用度(%)	Vd(L)	总清除率(L/h)	原药尿中排泄率(%)
诺氟沙星	400	1.58	3～4	35～45	>100	51.6	25～30
培氟沙星	400	3.80	7.5～11	90～100	139	8.94	11
依诺沙星	400	3.70	3.3～5.8	80～89	175	21.0	52
氧氟沙星	400	5.60	5.0～7.0	85～95	120	12.84	70～80
环丙沙星	500	2.56	3.3～4.9	38～60	307	39.12	29～44

【抗菌作用】 Quinolones属于广谱杀菌药，具有较长的PAE，即当血药浓度降到有效浓度以下甚至无法检测时，细菌的生长在较长时间内仍然受到抑制的现象。Quinolones除对大多数革兰阴性菌包括铜绿假单胞菌、伤寒沙门菌有很强的抗菌活性外，抗菌谱扩大到革兰阳性菌如金黄色葡萄球菌、肺炎球菌、溶血性链球菌及肠球菌，部分药物对结核分枝杆菌敏感。第四代除保留了第三代对革兰阴性菌的良好抗菌活性外，还增强了对革兰阳性菌和厌氧菌的抗菌作用，对支原体、衣原体、军团菌的抗菌作用进一步增强。Moxifloxacin、trovafloxacin对肺炎链球菌的抗菌活性比同类其他药物强，且对耐青霉素的肺炎链球菌有明显抗菌活性，因其抗菌谱进一步扩大，现已大量用于临床。

【作用机制】

1. DNA 回旋酶　Quinolones 对革兰阴性菌的主要抗菌机制是抑制 DNA 回旋酶(gyrase)。一般认为，quinolones 与 DNA、DNA 回旋酶组成三元复合物，通过抑制酶的开口活性和封口活性，阻碍细菌 DNA 复制，最终导致细胞死亡。

哺乳动物的细胞内也含有生物活性与细菌 DNA 回旋酶相似的酶，称为拓扑异构酶Ⅱ(topoisomerase Ⅱ)。Fluoroquinolones 对人体细胞拓扑异构酶Ⅱ影响较小，在高浓度时对其有抑制作用。

2. 拓扑异构酶Ⅳ　在革兰阳性菌中拓扑异构酶Ⅳ(topoisomerase Ⅳ)的作用与 DNA 回旋酶相近，拓扑异构酶Ⅳ为 2 个 C 亚基和 2 个 E 亚基组成的四聚体，在 DNA 复制过程中起解环链的作用，其中 C 亚基具有开口活性和封口活性，它负责将其中的一个双股 DNA 切口和封口；E 亚基催化 ATP 水解，负责提供能量，将另一双股 DNA 经切口移出，使 DNA 解环链。

有关 quinolones 的抗菌作用可能还存在其他机制，如抑制细菌蛋白质的合成及 RNA 的合成等。

【耐药性】　随着 quinolones 的广泛应用，细菌对 quinolones 的耐药性也逐渐出现。耐药菌株主要有铜绿假单胞菌、肠球菌、金黄色葡萄球菌、大肠埃希菌等，细菌对喹诺酮类产生耐药主要是获得性耐药，耐药性的产生有两个方面：一是 quinolones 作用靶点的基因突变，DNA 回旋酶的点突变常发生在 gyrA 亚基，拓扑异构酶Ⅳ的点突变常发生在 ParC 上，使酶与药物的亲和力下降。二是细菌细胞膜对喹诺酮类药物的通透性降低，细菌外排功能增强，导致有效药物浓度降低，如大肠埃希菌外膜孔蛋白 OmpF 的基因失活，导致膜通道关闭，使 quinolones 无法进入菌体；同时主动流出系统广泛存在于革兰阳性菌和革兰阴性菌，可在胞浆膜上形成转运通道，将药物泵出菌体，如金黄色葡萄球菌耐药时 norA 蛋白基因高表达，将 quinolones 自菌体内泵出，这两种机制导致菌体内的有效药物浓度明显下降。

【临床应用】

1. 泌尿生殖道感染　多数 quinolones 从肾脏排出，尿中浓度高于血药浓度，故用于治疗敏感菌引起的泌尿道感染效果十分理想。Ciprofloxacin、氧氟沙星与 β-内酰胺类同为首选药，用于细菌感染引起的单纯性、复杂性尿路感染。Ciprofloxacin 是铜绿假单胞菌引起的尿道炎的首选药。Quinolones 对敏感菌所致的前列腺炎均有较好的效果。

2. 呼吸系统感染　Quinolones 可用于呼吸道感染如肺炎球菌、流感嗜血杆菌、卡他莫拉菌引起的支气管炎和鼻窦炎，也用于肺炎杆菌、大肠埃希菌和铜绿假单胞菌等革兰阴性杆菌和金黄色葡萄球菌所致的肺炎和支气管炎。Fluoroquinolones 还可替代大环内酯类抗生素用于支原体肺炎、衣原体肺炎、嗜肺军团菌和其他军团菌所致的军团菌病。第四代 quinolones 如 moxifloxacin 对肺炎链球菌具有良好的抗菌作用，$t_{1/2}$长，组织穿透性强，在肺、支气管黏膜中浓度高，疗效与 β-内酰胺类相似；Levofloxacin、moxifloxacin 和万古霉素合用，首选用于治疗青霉素高度耐药的肺炎链球菌感染。

3. 肠道感染与伤寒　对细菌性腹泻和重症菌痢，quinolones 的治疗效果优于氨基糖苷类及头孢菌素类抗生素；伤寒沙门菌引起的伤寒、副伤寒，fluoroquinolones 或头孢曲松可作为首选药，quinolones 治疗旅行性腹泻的疗效和甲氧苄啶-磺胺甲噁唑相等。

4. 骨骼系统感染　用于革兰阴性杆菌感染所致的骨髓炎和骨关节感染。

5. 皮肤软组织感染　用于革兰阴性菌所致的皮肤和软组织感染。

6. 其他　Quinolones 对脑膜炎奈瑟菌有强大的杀菌作用，并且在鼻咽分泌物中浓度高，可用于鼻咽部带菌者的根除治疗；铜绿假单胞菌感染使肺囊性纤维化患者呼吸道病情轻度至中度加重，口服 quinolones 治疗有效；某些 quinolones 结核分枝杆菌抗菌作用很强，现已成为抗结核病的重要药物，特别是对利福平、异烟肼耐药的重症结核；还可用于沙眼衣原体、支原体所致的胞内感染；耳部感染多由金黄色葡萄球菌、铜绿假单胞菌、变形杆菌引起，局部应用 quinolones 疗效甚佳，且优于全身用药。

【不良反应】　一般治疗量时，不良反应发生率低，能为大多数患者所接受。

1. 胃肠道反应　可见恶心、呕吐、食欲不振、腹部不适等，患者一般可耐受。

2. 中枢神经系统反应　主要表现为头昏、头痛、失眠、眩晕等，偶见幻觉、谵妄、癫痫发作，主要发生于服用茶碱或非甾体抗炎药(NSAIDs)的患者，非甾体抗炎药可以增加 quinolones 对 GABA 受体的阻滞作用，更易导致中枢神经系统毒性。此类药物不宜用于有 CNS 疾病的患者，特别是有癫痫病史的患者。环丙沙星和培氟沙星可抑制茶碱的代谢，使茶碱浓度升高产生毒性。

3. 光敏反应(光毒性)　光敏反应是药物吸收紫外线能量后产生单线激发态氧，激活皮肤成纤维细胞中的蛋白激酶C和酪氨酸激酶而损伤皮肤,以光敏性皮炎多见,表现为光照部位出现红斑、水肿,严重者出现皮肤糜烂、脱落,停药后可恢复。用药期间保持避光状态可减少光毒性发生。

4. 软骨损害 实验证明此类药物对幼年动物可引起软骨组织损害,故不宜用于儿童、孕妇和哺乳期妇女。

5. 其他 其他不良反应包括过敏反应、肝毒性、跟腱炎、心脏毒性、肌无力、肌肉疼痛,极少数青春期前病例出现可逆性关节痛。

二、常用喹诺酮类药物特点

诺氟沙星(norfloxacin) 又称氟哌酸,是第一个用于临床的 fluoroquinolones,口服吸收率较低,约35%~45%,在肾脏和前列腺中的药物浓度可分别高达血药浓度的6.6倍和7.7倍,在胆汁中的浓度也明显高于血药浓度。约30%以原形从肾脏排出,对革兰阴性菌如铜绿假单胞菌、大肠埃希菌、志贺菌、沙门菌、肠杆菌科极为有效,对 penicillin 耐药的淋病奈瑟菌、流感嗜血杆菌和卡他莫拉菌亦有良好抗菌作用,临床主要用于敏感菌引起的胃肠道、泌尿道感染。

环丙沙星(ciprofloxacin) 又称环丙氟哌酸,口服生物利用度较低,约为70%。口服血药浓度低,必要时应静脉滴注以提高血药浓度。分布广泛,可到达各种组织和体液。体外实验表明,ciprofloxacin 对大肠埃希菌、铜绿假单胞菌等革兰阴性菌具有很强的抗菌活性,高于多数 fluoroquinolones。对肠球菌、肺炎球菌、葡萄球菌、链球菌、军团菌、淋病奈瑟菌及流感杆菌的抗菌活性也比较高;多数厌氧菌对环丙沙星不敏感,但对氨基糖苷类或第3代头孢菌素类耐药的菌株对环丙沙星仍然敏感。除耐甲氧西林的金黄色葡萄球菌(MRSA)、肠球菌和肺炎球菌引起的严重感染外,对许多种全身感染有效。临床主要用于治疗革兰阴性菌引起的呼吸道、泌尿道、胃肠道、骨、关节、腹腔及皮肤软组织等感染。其不良反应一般均可耐受,发生率为5.4%~10.2%,口服常见胃肠道反应,静脉滴注时对血管有局部刺激反应,也出现神经系统症状,偶见过敏反应、关节痛及一过性转氨酶升高。

培氟沙星(pefloxacin) 又称培氟哌酸,口服吸收好,生物利用度高于90%,体内分布广泛,在支气管、肺、肝、肾、肌肉、前列腺、胸腔、腹腔等组织均可达有效浓度,尚可通过血脑屏障,脑脊液中的浓度可达血药浓度的60%,主要在肝内代谢,代谢产物具有与培氟沙星相似的活性,$t_{1/2}$可达10~13小时。抗菌谱与 norfloxacin 相似,对肠杆菌科的大部分细菌,包括大肠埃希菌、克雷伯菌属、变形杆菌属、志贺菌属、伤寒沙门菌及流感嗜血杆菌、奈瑟菌等具有良好的抗菌作用,对军团菌及耐甲氧西林的金黄色葡萄球菌(MRSA)有效,对铜绿假单胞菌的作用不及环丙沙星。临床主要用于敏感菌所致的呼吸道感染,泌尿道感染,耳、鼻、喉感染,妇科感染,骨和关节感染,腹部和肝、胆系统感染,败血症和心内膜炎,脑膜炎等。

氧氟沙星(ofloxacin) 口服吸收快而完全,生物利用度高达95%,体内分布广,在前列腺、肺及痰液均能达到有效治疗浓度,胆汁中的浓度为血药浓度的7倍,在脑脊液中浓度也较高。70%~90%的药物以原形从肾脏排出,尿中的药物浓度在较长时间内仍维持在杀菌水平。保留了 ciprofloxacin 的抗菌特点,主要用于敏感菌所致的泌尿道、呼吸道、胆管、皮肤软组织、耳鼻喉及眼部感染。此外,对结核分枝杆菌有较好的抗菌活性,对已耐受异烟肼、链霉素的结核分枝杆菌仍有效,也用作治疗结核病的二线药物。不良反应少见且较轻,偶见轻度中枢神经系统毒性和转氨酶升高,可诱发跟腱炎和跟腱断裂,肾功能不良或老年患者应减量。

左氧氟沙星(levofloxacin) 是 ofloxacin 的左旋体,左旋体比消旋体的抗菌活性强,口服生物利用度接近100%。Levofloxacin 是广谱抗菌药,尤其对需氧革兰阴性杆菌的抗菌活性与 ciprofloxacin 作用相似,对铜绿假单胞菌具抗菌作用,但抗菌活性低于 ciprofloxacin;对肠杆菌科的大部分细菌具有良好的抗菌作用;对青霉素耐药的淋病奈瑟菌、产酶的流感杆菌和莫拉菌属均具有高度抗菌活性;对肺炎链球菌、溶血性链球菌、粪肠球菌、沙眼衣原体、支原体、军团菌具良好抗微生物作用,体外抗菌活性显示明显强于 ciprofloxacin;对结核分枝杆菌和非典型分枝杆菌也有抗菌活性,其中对结核分枝杆菌的抗菌活性是 ofloxacin 的2倍。临床用于呼吸道、泌尿道、消化道、外科及妇科感染。不良反应发生率低,主要为胃肠道反应,少见皮疹及转氨酶升高。

洛美沙星(lomefloxacin) 结构中含有2个氟原子,口服吸收率为90%~98%,体内分布广,组织穿透性好,在皮肤、痰液、扁桃体、前列腺、胆囊、泪液、唾液和齿龈等组织中的药物浓度均达到或高于血药浓度,$t_{1/2}$约为6~8小时,主要以原形通过肾脏排泄。抗菌谱广,对革兰阴性菌的抗菌活性与 norfloxacin、ofloxacin 相近,对肠杆菌科细菌具有高度抗菌活性;流感嗜血杆菌、淋病奈瑟菌等对本品亦呈高度敏感;对不动杆菌属、铜绿假单胞菌、葡萄球菌属和肺炎球菌、溶血性链球菌等亦有一定的抗菌作用。对多数厌氧菌的抗菌活性低于 ofloxacin,对衣原体、支原体、结核分枝杆菌等也有作用,但不如对革兰阴性菌和革兰阳性菌敏感。临床主要用于治疗敏感菌引起的呼吸系统、泌尿道、胃肠道、皮肤软组织、骨和关节等部位感染。需要注意的是lomefloxacin诱发光敏反应和跟腱毒性的频率较高,可诱发裸鼠皮肤发生癌变,故用药期间应避免日光直接照射。

氟罗沙星(fleroxacin) 又称多氟沙星、多氟哌酸,结构中含有3个氟原子,口服吸收率达99%。抗菌谱广,对革兰阴性菌、革兰阳性菌、分枝杆菌、厌氧菌、支原体、衣原体均具有强大抗菌活性。体内分布广,少量药物在肝脏代谢,主要经肾排泄,$t_{1/2}$为9～13小时,可每日给药一次。主要用于治疗敏感菌所致的呼吸系统、泌尿生殖道、胃肠道及皮肤软组织感染。

司帕沙星(sparfloxacin) 又称司氟沙星,口服吸收好,组织穿透力强,可迅速进入各种组织和体液,$t_{1/2}$约为16小时左右,肝肠循环明显,约50%的药物从粪便排泄。对革兰阳性菌、衣原体、支原体、结核分枝杆菌、厌氧菌的的抗菌活性优于ciprofloxacin和ofloxacin,对革兰阴性菌、军团菌的抗菌活性与ofloxacin接近。临床主要用于敏感菌引起的呼吸系统、肠道、胆管感染、泌尿生殖系统、皮肤软组织感染、口腔科感染。易产生光敏反应、神经系统毒性和心脏毒性,偶见转氨酶升高。

莫西沙星(moxifloxacin) 口服吸收迅速而完全,生物利用度约90%,食物不影响其吸收,同服二、三价阳离子和抗酸药可明显减少吸收,达峰时间为0.5～4小时。Moxifloxacin的8-甲氧基部分具有对革兰阳性菌的高度抗菌活性和耐药突变的低选择性。Moxifloxacin在体外显示出对革兰阳性菌、厌氧菌、结核分枝杆菌、支原体、衣原体、军团菌有很强的抗菌活性,强于ciprofloxacin、ofloxacin、levofloxacin和sparfloxacin。对大多数革兰阴性菌的抗菌活性与norfloxacin相近。临床用于治疗患有上呼吸道和下呼吸道感染的成人,如急性鼻窦炎、慢性支气管炎急性发作、社区获得性肺炎以及皮肤软组织感染等。常见不良反应为恶心、腹泻、眩晕、头痛、腹痛、呕吐。

加替沙星(gatifloxacin) 口服吸收良好,且不受饮食因素的影响,其绝对生物利用度为90%～96%,达峰时间为1～2小时。Gatifloxacin在体内代谢极低,主要以原形经肾脏排出,对革兰阳性菌、厌氧菌、结核分枝杆菌、支原体、衣原体的抗菌活性与moxifloxacin相近,对大多数革兰阴性菌的抗菌活性强于moxifloxacin。临床主要用于敏感菌所致的各种感染性疾病。尽管gatifloxacin不良反应发生率低,但gatifloxacin可使心电图QT间期延长,在患有QT间期延长,低血钾未纠正或急性心肌缺血的患者,应避免使用本品。另有血糖紊乱的报道,通常发生于合用口服降糖药(如优降糖)或使用胰岛素的糖尿病患者。该药目前已退出美国市场。

第二节 磺胺类抗菌药

一、概述

磺胺类抗菌药(sulfonamides)是一类用于防治全身感染性疾病的的化疗药物,对大多数革兰阳性菌和革兰阴性菌均有效,曾广泛应用于临床。近年来,随着低毒高效的抗生素及sulfonamides的快速发展,sulfonamides的不良反应成为突出问题,临床治疗地位逐渐被取代,但sulfonamides对某些感染性疾病仍有其独特的优点,如对流行性脑脊髓膜炎、鼠疫等疗效显著,使用方便,价格低廉,故在抗感染的药物中仍占有一定的位置。

【化学结构】 Sulfonamides的基本化学结构是对氨基苯磺酰胺,大多数药物难溶于水,但它们的钠盐都易溶于水。磺酰胺基上的氢,可被不同杂环取代,产生多种高效的化合物,它们与母体磺胺相比,具有效价高、毒性小、抗菌谱广、口服易吸收等优点。对位氨基是抗菌活性部分,若被取代,则失去抗菌作用,必须在体内分解后重新释放出氨基,才能恢复活性。

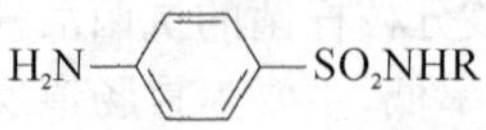

$$H_2N-\text{〇}-SO_2NHR$$

图40-2 磺胺类药物的基本结构

【药物分类】 根据药物的吸收程度,将sulfonamides分为三大类:

1. **肠道易吸收类** 根据作用时间的长短又分为三类:① 短效类($t_{1/2}<10$小时),如磺胺异噁唑(sulfafurazole,SIZ)和磺胺二甲嘧啶(sulfadimidine);② 中效类($t_{1/2}$约10～24小时),如磺胺嘧啶(sulfadiazine,SD)和磺胺甲噁唑(sulfamethoxazole);③ 长效类($t_{1/2}>24$小时),如磺胺多辛(sulfadiazine,周效磺胺)、磺胺间

甲氧嘧啶(sulfamonomethoxine,SMM)。

短效类在肠道吸收快,排泄快,因每日用药次数多,不良反应也较多,所以较少使用,长效类虽用药次数少,但抗菌活性弱,过敏反应多,较少单独使用,因而临床常使用中效类磺胺药。

2. 肠道难吸收类　口服吸收少,能在肠道保持较高的药物浓度,主要用于肠道感染性疾病,如柳氮磺胺吡啶((sulfasalazine,SASP)。

3. 外用类　主要用于烧伤、化脓性创面感染、眼科疾病等,如磺胺嘧啶银(sulfadiazine silver,SD-Ag)、磺胺米隆(sulfamylon,SML)、磺胺醋酰(sulfacetamide,SA)。

【体内过程】
1. 吸收　全身应用的 sulfonamides 多数吸收良好,各药仅表现为吸收速度不同,分别在 2~6 小时达血浆峰浓度。Sulfasalazine 口服由于不被吸收,用于治疗慢性炎症性肠病。因局部给药存在致敏的风险,磺胺类药物在临床上治疗全身感染时通常不局部应用。在烧伤科,SML 或 SD-Ag 可有效控制烧伤脓毒血症。

2. 分布　Sulfonamides 在血循环中与血清白蛋白结合,但每种药物的血浆蛋白结合率不同。Sulfonamides 广泛分布于全身体液,在胸腔、腹腔、滑膜及眼球内液中可达高浓度;能透过血脑屏障,长效类在脑脊液中的浓度较低;也能通过胎盘屏障进入胎儿循环,亦可进入乳汁。

3. 代谢和排泄　Sulfonamides 主要在肝脏代谢,其主要代谢产物为磺胺的乙酰化物,无抗菌活性,但保留了母药潜在的毒性。在中性或酸性 pH 值下溶解度低,易形成结晶尿而损伤肾脏。Sulfasalazine 可被肠道菌丛分解成磺胺吡啶和 5-氨基水杨酸(5-aminosalicylate),前者具有抗菌作用,后者具有抗炎作用。原形药及代谢产物主要经肾小球滤过排泄,因此,sulfonamides 的体内半衰期取决于肾脏功能,肾功能不全患者易发生蓄积。少量 sulfonamides 从粪便、乳汁、胆汁及其他分泌物中排泄。

【抗菌作用】　Sulfonamides 抗菌谱较广,通常对化脓性链球菌、肺炎链球菌、脑膜炎奈瑟菌、淋病奈瑟菌、流感嗜血杆菌、鼠疫杆菌、诺卡菌属、大肠埃希菌、志贺菌属较敏感;对沙眼衣原体、疟原虫、卡氏肺孢子虫及放线菌等也有抑制作用。对大多数革兰阳性菌和革兰阴性菌均有作用,但近年来耐药菌株已很普遍,如大肠埃希菌、志贺菌属。对病毒、立克次体、支原体、螺旋体无效。此外,SML 和 SD-Ag 尚对铜绿假单胞菌有效。

【作用机制】　细菌在生长繁殖过程中需要叶酸的参与,但叶酸不易透过细菌细胞膜,大多数细菌不能利用周围环境中的叶酸,而必须以蝶啶(pteridine)、对氨基苯甲酸(para-aminobenzoic,PABA)为原料,在二氢蝶酸合酶(dihydropteroate synthase)的作用下生成二氢蝶酸(dihydropteroic acid),后者与谷氨酸生成二氢叶酸(dihydrofolic acid),并在二氢叶酸还原酶的催化下生成四氢叶酸(tetrahydrofolic acid)。四氢叶酸的活化型是一碳基团载体的辅酶,参与嘌呤、嘧啶及氨基酸等物质的合成,而核酸是细菌生长繁殖所必需的成分。Sulfonamides 与 PABA 的结构非常相似,能与 PABA 竞争二氢蝶酸合酶,使二氢蝶酸的合成减少,继而影响了四氢叶酸的合成,最终细菌的生长繁殖受到抑制。人和哺乳动物可以利用食物中的叶酸,将其还原为四氢叶酸,故叶酸的代谢不受 sulfonamides 的影响。

需要注意的是,PABA 与二氢蝶酸合酶的亲和力远超过磺胺类药物,所以使用 sulfonamides 要有足够的剂量;脓液和坏死组织中含有大量的 PABA,能拮抗磺胺类药物的作用;PABA 的衍生物如普鲁卡因等也会影响磺胺类的疗效,应避免同时使用。

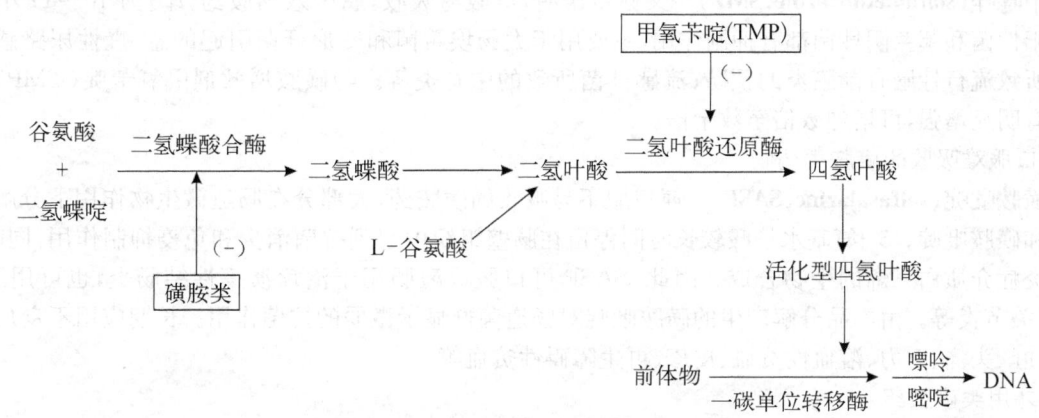

图 40-3　磺胺类药物及 TMP 作用机制示意图

【耐药性】 细菌对 Sulfonamides 产生耐药性可由随机突变或通过耐药质粒传递而获得。这种耐药一般是不可逆的。包括以下几个途径：① 酶的改变：二氢蝶酸合酶可以发生突变，或经质粒转移导致其对磺胺类药物的亲和力降低，因此药物对 PABA 的竞争作用减弱。较易产生耐药性的有葡萄球菌、痢疾杆菌、大肠埃希菌、肺炎球菌、链球菌等；② 摄取减少：一些耐药菌对磺胺类药物的通透性降低或药物被主动排出；③ PABA 合成增加：病原体经过选择或突变增加 PABA 底物的合成，从而拮抗磺胺类药物的抑制作用；④ 改变代谢途径，细菌不再自身合成叶酸，而是直接利用外源性叶酸，使磺胺类药物失去作用。Sulfonamides 之间存在交叉耐药现象。

【临床应用】 本类药物适用于敏感菌引起的泌尿系统感染，sulfamethoxazole、sulfadiazine 还可用于诺卡菌属感染，也可选用 sulfadiazine 与乙胺嘧啶配伍治疗弓形虫病。在易感人群预防链球菌感染和风湿热复发方面，Sulfonamides 的疗效与口服青霉素相当，可用于对青霉素过敏的患者。与 TMP 合用尚可治疗伤寒、布氏杆菌感染和疟疾等。口服难吸收类主要用于炎症性肠病如溃疡性结肠炎等。外用类可用于眼科及大面积烧伤。

【不良反应】

1. 泌尿系统损害 Sulfonamides 及其乙酰化代谢物在酸性尿液中溶解度低，一旦析出结晶，则会损伤肾脏，产生结晶尿、血尿、尿痛和尿闭等症状。服用 sulfadiazine 或 sulfamethoxazole 时，应充分饮水，使每日尿量不少于 1 200 ml，并同服等量碳酸氢钠以碱化尿液，服药超过一周者，应检查肾功能。

2. 造血系统损害 Sulfonamides 可引起粒细胞减少、血小板减少，再生障碍性贫血罕见，能引起急性溶血性贫血，特别是葡萄糖-6-磷酸脱氢酶缺乏的患者更易发生。

3. 过敏反应 常见的过敏反应有药热、皮疹、血清病样反应。偶见多形性红斑、剥脱性皮炎，严重者可致死。本类药物之间有交叉过敏反应，有过敏史者禁用。

4. 核黄疸 Sulfonamides 能够置换出与血清白蛋白结合的胆红素，使游离胆红素增加，进入中枢神经系统，因此新生儿或早产儿可能会出现核黄疸。

5. 其他 口服后约有 1‰～2‰的患者出现恶心、呕吐、食欲不振，一般停药后可自行恢复，少数患者出现头晕、头痛、失眠等中枢神经系统症状，用药期间应避免高空作业和驾驶。用药 3～5 日后可出现肝肿大、黄疸及肝功能减退，严重急性肝坏死的发生率较低。

【药物相互作用】 Sulfonamides 竞争性结合血浆蛋白，使甲苯磺丁脲的降糖作用和华法林或双香豆素的抗凝作用增强，与抗肿瘤药甲氨蝶呤合用时可使游离甲氨蝶呤的浓度升高，因而合用时必须调整剂量。

二、常用的磺胺类药物

（一）用于全身感染的药物

磺胺嘧啶（sulfadiazine,SD） 口服容易吸收，血浆蛋白结合率约 45%，低于同类其他药物。SD 易透过血脑屏障，脑膜无炎症时，脑脊液中药物浓度约为血药浓度的 50%，脑膜炎时，透过可以增加，国内首选治疗普通型流行性脑脊髓膜炎。血浆 $t_{1/2}$ 约为 10～13 小时，SD 以游离和乙酰化两种形式从肾脏排出，可用于敏感菌引起的泌尿道感染。SD 首选用于治疗诺卡菌属引起的肺部感染、脑膜炎、脑脓肿，还与乙胺嘧啶合用治疗弓形虫病。接受磺胺嘧啶治疗的成年人和儿童，必须提醒其多饮水，必要时给予碳酸氢钠碱化尿液以减少结晶尿的危害性。

磺胺甲噁唑（sulfamethoxazole,SMZ） 又称新诺明，口服易吸收，属中效磺胺药，$t_{1/2}$ 为 10～12 小时，对大多数革兰阳性菌和革兰阴性菌都有抑制作用，主要用于大肠埃希菌和变形杆菌引起的急、慢性尿路感染；脑膜炎奈瑟菌所致流行性脑脊髓膜炎的预防；流感杆菌所致的中耳炎等。与磺胺增效剂甲氧苄啶（TMP）合用，其抗菌效能有明显增强，可增加数倍至数十倍。

（二）口服难吸收的磺胺类药物

柳氮磺胺吡啶（sulfasalazine,SASP） 属口服不易吸收的磺胺药，大部分在肠道微生物作用下分解成 5-氨基水杨酸和磺胺吡啶。5-氨基水杨酸较长时间停留在肠壁组织中起到抗菌消炎和免疫抑制作用，同时抑制前列腺素及炎症介质白三烯的生物合成。因此，SASP 可口服或灌肠用于治疗溃疡性结肠炎，也可用于克罗恩病、类风湿关节炎等。由本品分解产生的磺胺吡啶对肠道菌群显示微弱的抗菌作用。长期应用不良反应较多，如恶心、呕吐、头痛、乏力、溶血性贫血、皮疹、再生障碍性贫血等。

（三）外用类磺胺药

磺胺米隆（sulfamylon,SML） 又称甲磺灭脓，抗菌谱广，对多种革兰阴性菌及革兰阳性菌都有效，对铜绿假单胞菌有较强的作用。抗菌活性不受脓液和坏死组织的影响，并能迅速渗入创面和焦痂，因此局部用于烧伤、大面积创伤后的创面感染。应用时局部可出现疼痛、灼烧感，有时还可能引起过敏反应。在较大创面感染时，不宜用其盐酸盐，否则可能产生酸血症，以采用醋酸盐为宜。对大肠埃希菌、破伤风梭菌、金黄色葡萄球菌、溶血性链球菌、肺炎链球菌等亦有一定作用，但在血中很快灭活，故只供局部应用。

磺胺嘧啶银（sulfadiazine silver, SD‑Ag） 又称烧伤宁，具有 SD 的抗菌作用和银盐的收敛作用。抗菌谱广，对多数革兰阳性菌和革兰阴性菌有良好的抗菌活性，抗铜绿假单胞菌作用显著强于磺胺米隆。抗菌活性不受脓液中 PABA 的影响，并可促进创面结痂及愈合。用于预防和治疗Ⅱ、Ⅲ度烧伤或创面感染。

磺胺醋酰（sulfacetamide, SA） 其钠盐溶液成中性，几乎无刺激性，穿透力很强，适用于治疗结膜炎、角膜炎、沙眼及其他敏感菌引起的眼部感染。

第三节 其他合成抗菌药

一、甲硝唑（metronidazole）

Metronidazole 又称灭滴灵，是硝基咪唑类抗菌药，其分子中的硝基在细胞内无氧条件下被还原为氨基，主要通过抑制 DNA 干扰细菌的生长、繁殖，最终导致细菌死亡。对厌氧菌有效，脆弱类杆菌尤其敏感，对梭状芽孢杆菌属，包括破伤风梭菌、消化链球菌等厌氧菌有较好的抗菌作用，对需氧菌或兼性需氧菌无效。对滴虫和阿米巴原虫有杀灭作用。Metronidazole 口服吸收良好，体内分布广泛，可进入唾液、乳汁和脑脊液中。临床主要用于预防和治疗厌氧菌引起的感染，如呼吸道、消化道、腹腔、盆腔感染，皮肤软组织、骨、关节等部位的感染以及脆弱拟杆菌引起的心内膜炎、脑脓肿、败血症及脑膜炎等，此外还广泛用于预防和治疗口腔厌氧菌感染。Metronidazole 可用于幽门螺杆菌引起的消化性溃疡，对四环素耐药的艰难梭菌所致的假膜性肠炎有特殊疗效。不良反应包括消化道反应、神经系统反应、过敏反应等，一般不影响治疗。

二、甲氧苄啶（trimethpprim, TMP）

Trimethpprim 又称磺胺增效剂，口服吸收迅速而完全，1～2 小时达峰浓度，吸收后迅速分布到全身组织和体液。大部分以原形经肾脏排泄，血浆 $t_{1/2}$ 约为 10 小时，与 SMZ 相近。

【抗菌作用及机制】 抗菌谱与 sulfonamides 相似，但抗菌作用较强，单用易引起耐药性，与 sulfonamides 合用可延缓耐药性的产生。TMP 的抗菌机制是抑制细菌二氢叶酸还原酶，使二氢叶酸不能还原成四氢叶酸，阻止细菌核酸的合成。因此，TMP 与 sulfonamides 合用，可以双重阻断细菌的叶酸代谢，使磺胺类药物的抗菌作用增强数倍或数十倍，甚至出现杀菌作用。此外，甲氧苄啶与细菌二氢叶酸还原酶具有高度亲和力，而抑制人的还原酶则需高 100 000 倍的浓度，因而对人的影响小。

TMP 常与 SD 或 SMZ 合用，复方磺胺甲噁唑（cotrimoxazole, SMZco, 复方新诺明）是 SMZ 和 TMP 按照 5∶1 比例做成的复方制剂，血浆峰浓度达到最佳比例。SMZco 对大多数革兰阳性菌和革兰阴性菌有效，包括对 sulfonamides 耐药的菌株，尤其对大肠埃希菌、流感嗜血杆菌、金黄色葡萄球菌的抗菌作用较 SMZ 单药明显增强。对厌氧菌无效。

【临床应用】 SMZco 用于敏感菌引起的泌尿道感染、呼吸道感染、志贺菌属引起的胃肠道感染、卡氏肺孢子虫肺炎及诺卡菌属感染。

【不良反应】 TMP 毒性较小，但长期用药也可引起叶酸缺乏症，可致轻度可逆性血象变化如白细胞减少、血小板减少、巨幼红细胞性贫血。胃肠道反应如恶心、呕吐，舌炎和口腔炎等较为常见。

三、硝基呋喃类药物

呋喃妥因（furantoin） 又名呋喃坦啶。口服吸收迅速，血药浓度低，尿中浓度高。敏感菌能分解药物成为活性成分，抑制多种酶并破坏 DNA，在酸性尿液中抗菌作用更强。Furantoin 为硝基呋喃类合成抑菌药，对大肠埃希菌、肠球菌、金黄色葡萄球菌有效，而多数革兰阴性菌如变形杆菌、铜绿假单胞菌、肠杆菌属、克雷伯杆菌对其耐药。临床主要用于敏感菌所致的泌尿系统感染，如肾盂肾炎、尿路感染、膀胱炎及前列腺炎等。不良反应有胃肠紊乱、神经系统症状、急性肺炎，长期服药会出现间质性肺纤维化，葡萄糖‑6‑磷酸脱氢酶缺乏的患者易出现溶血性贫血。

呋喃唑酮(furazolidone) 又称痢特灵,口服很少吸收,可在肠道内保持较高的浓度,主要用于细菌性痢疾、肠炎、霍乱等肠道感染性疾病,还可治疗十二指肠溃疡,作用机制可能与抗幽门螺杆菌有关。主要不良反应为胃肠道反应、过敏反应、溶血性贫血等。

思考题:1. 喹诺酮类药物能否影响人体 DNA 复制?
2. 磺胺类药物的抗菌机制是什么?
3. 试述磺胺类药物与 TMP 合用的依据。

(李卫萍)

第四十一章
抗真菌药及抗病毒药

学习目标：1. 熟悉抗真菌药的分类，掌握灰黄霉素、两性霉素B、制霉菌素及唑类和氟胞嘧啶等抗真菌药的临床应用、不良反应。
2. 了解抗病毒药的概况及疗效评价。了解抗艾滋病药的研究现状。熟悉抗病毒药的分类。

Chapter 41 Antifungal Agents and Antiviral Agents

Antifungal Agents

Fungal infections have been conventionally divided into two distinct classes: systemic and superficial. Accordingly, antifungal drugs are customarily categorized into drugs for systemic infections and drugs for superficial (mucocutaneous, or of skin, hair, scalp, nails and mucous membrance) infections.

Based on the chemical structure of antifungal agents, Four groups of drugs are emphasized: ① Antibiotic antifungal drugs: The polyene antifungal antibiotics include amphotericin B and nystatin which interact with sterols in the cell membrane (ergosterol in fungi, cholesterol in humans) to form channels through which small molecules leak from the inside of the fungal cell to the outside; ② Azole antifungal drugs: The azole antifungal agents have five-membered organic rings that contain either two or three nitrogen molecules (the imidazoles and the triazoles). In general, the azole antifungal agents are thought to inhibit cytochrome P450 - dependent enzymes involved in the biosynthesis of cell membrane sterols; ③ Pyrimidine antifungal drugs: 5 - Fluorocytosine acts as an inhibitor of both DNA and RNA synthesis via the intracytoplasmic conversion of 5 - fluorocytosine to 5 - fluorouracil; ④ Allylamine antifungal drugs: allylamines (naftifine, terbinafine) inhibit ergosterol biosynthesis at the level of squalene epoxidase.

With the advent of the azoles and polyenes, previously fatal fungal infections can now be treated. However, human infections, especially systemic infections, have increased markedly in incidence and severity in recent years, mainly due to the frequent use of broad — spectrum antimicrobials in surgery, critical care and treatment of cancer and AIDS, immunosuppressant medications, and the ineffectiveness of conventional antimicrobials on fungi.

Antiviral Agents

Viruses consist of either double — stranded or single — stranded DNA or RNA enclosed in a protein coat (capsid). Some viruses possess a lipoprotein envelope. Viruses are obligate intracellular parasites. They use the machinery of their host cells for their replication because they lack metabolic machinery of their own.

Ideal antiviral agents should selectively inhibit or interfere in virus — specific nucleic or protein synthesis or other replicative events without causing significant effects on the metabolism of the host cells. The search for antiviral agents is one of the most challenging areas of clinical drug development. A better understanding of the molecular mechanism of viral replication is usually a precondition for the discovery of effective antiviral inhibitors or strategies.

The viral replication cycle usually consists of the following sequence of events: adsorption and penetration, uncoating, synthesis of DNA and/or RNA, synthesis of proteins, packaging and assembly, and release of more virus from the host cell. Theoretically, any of these events may be targeted. However, most of the currently available antiviral agents affect viral metabolism of purines or pyrimidines, reverse transcriptase, or protease.

The treatment of viral infections is accomplished now mainly by antiviral agents and immunomodulators. Biological agents (interferons, thymosin α1 and transfer factor, etc.) and vaccines are still indispensable to the treatment and prevention of viral infections.

第一节 抗真菌药

真菌感染一般分为两类：表浅部真菌感染和深部真菌感染。前者常由各种真菌引起，主要侵犯皮肤、毛发、指(趾)甲等，病情常较轻，治疗药物有灰黄霉素、制霉菌素或局部应用的咪康唑和克霉唑等。深部真菌感染多由条件致病性真菌如念珠菌、隐球菌等引起，主要侵犯内脏器官和深部组织，病情常危重，治疗药物有两性霉素B、唑类抗真菌药和棘白菌素等。

近年来，随着重症感染、肿瘤治疗、骨髓和器官移植增多以及艾滋病的流行，广谱抗生素、化疗药物、糖皮质激素和免疫抑制剂大量应用，导致免疫功能低下人群的侵袭性真菌感染(invasive fungal infection, IFI)发生率显著增加，深部真菌病发生率高达11%~40%，病死率约为30%。目前，医院内感染，念珠菌血症和曲霉病的病死率分别高达40%和60%。临床有多种抗真菌药物可供选用，对联合用药的研究已引起重视，如联合使用两性霉素B和氟胞嘧啶已被广泛用于治疗隐球菌脑膜炎。棘白菌素类联用三唑类药物或两性霉素B配方用于治疗侵袭性曲霉菌病等。

抗真菌药根据化学结构的特点分为五类：
1. 抗生素类　如两性霉素B、制霉菌素、灰黄霉素等。
2. 唑类　如酮康唑、克霉唑、咪康唑、氟康唑、伊曲康唑等。
3. 嘧啶类　如氟胞嘧啶等。
4. 丙烯胺类　如特比萘芬、布替萘芬等。
5. 棘白菌素类　如卡泊芬净等。

一、抗生素类抗真菌药

两性霉素B

两性霉素B(amphotercin B)又称庐山霉素，属多烯类抗真菌抗生素，来源于链丝菌。本药不溶于水和乙醇，临床常用剂型为注射用amphotercin B(去氧胆酸钠复合物)，溶于5%葡萄糖溶液中静脉缓慢滴注。

【抗菌作用与机制】　Amphotercin B几乎对所有真菌均有抗菌活性，属广谱抗真菌药。对本药敏感的真菌有新型隐球菌、皮炎芽生菌、组织胞浆菌属、球孢子菌属、孢子丝菌属、念珠菌属等。真菌很少对本药产生耐药性，但部分曲霉菌属对本药耐药，皮肤和毛发癣菌则大多呈现耐药，耐药机制不清。

本药的作用机制为药物与敏感真菌细胞膜特有脂质麦角固醇结合，在细胞上形成"微孔"或"通道"，使细胞膜通透性增加，细胞内重要物质如K^+、核苷酸和氨基酸等外漏，导致真菌细胞死亡。由于本药增加真菌细胞膜的通透性，使一些药物(如氟胞嘧啶)易进入真菌细胞内，可产生协同抗菌作用。细菌细胞膜上无类固醇，故对细菌无效。另外，两性霉素B还可引起真菌细胞的氧化损伤，同时对哺乳动物细胞膜内胆固醇脂也起作用，因而毒副作用特别严重，但抗真菌作用强，治疗效果好，至今无药替代。

【体内过程】　口服、肌内注射均难吸收，临床采用缓慢静脉滴注给药。在血液中，90%以上与血浆蛋白结合。在体内分布以肝、脾为最高，其次为肺与肾。血浆$t_{1/2}$约24小时。不易透过血脑屏障，故真菌性脑膜炎时必须鞘内注射。主要在肝代谢，代谢物及每日约2%~5%的原形药从尿中排出，体内消除缓慢，停药数周后，仍可在尿中检出。本药不易被血液透析清除。

【临床应用】　Amphotercin B是治疗深部真菌感染的首选药。静脉滴注给药用于真菌性肺炎、心内膜炎、尿路感染等；鞘内注射用于真菌性脑膜炎；口服仅用于肠道念珠菌感染；局部可用于治疗皮肤、指甲、黏膜等表浅部真菌感染。由于静脉用药毒性较大，在临床上两性霉素B也常用作导入疗法，即开始用本药治疗，接着用其他抗真菌药如唑类继续治疗慢性真菌感染或防止复发。

【不良反应】 本药是治疗危重深部真菌感染的经典药物,但毒性较大,不良反应较多,选用本药时必须权衡利弊后作出决定。

1. 急性毒性反应 最常见,主要表现有寒战、高热,可伴有头痛、恶心、呕吐、血压下降和眩晕等。多出现在静脉滴注开始后 1~2 小时,可持续 3~4 小时。为减轻反应,可采取以下措施:① 用本药前可预防性地给予解热镇痛药和 H_1 受体阻断药;② 减少用量,减慢滴速,常能防止高热反应;③ 静脉滴注同时,给予氢化可的松 25~50 mg 或地塞米松 2~5 mg。
2. 肾毒性 取决于剂量,并且大多是可逆的。约 80% 患者可发生氮质血症。
3. 电解质紊乱 可影响钾离子代谢,常因排钾增多而引起低钾血症。长期应用本药需注意补钾。
4. 血液系统毒性 最常见为正色素性贫血,偶有血小板、粒细胞减少。
5. 心血管系统反应 可见心动过速、心室纤颤或心跳骤停。常发生于滴注速度过快时,静脉滴注应稀释为 10 mg/100 ml 以下,以不超过 30 滴/分钟的速度缓慢滴注。本药刺激性大,静脉滴注部位易发生血栓性静脉炎。
6. 神经系统毒性反应 感觉神经障碍(尤其在滴注速度过快时),如眩晕、抽搐等。
7. 其他 肝毒性,较少见,可致肝细胞坏死,急性肝功能衰竭亦有发生;罕见过敏性休克、皮疹等变态反应。

治疗期间定期严密监测血、尿常规及肝、肾功能,以及血钾、心电图等。肾功能损害者应减量或延长给药间期,肝病者禁用。

【药物相互作用】 ① 本药与具有肾组织损伤作用的药物(如氨基糖苷类、抗肿瘤药物、卷曲霉素、多黏菌素类、万古霉素等)合用可增强肾毒性;② 本药与肾上腺皮质激素合用低钾血症发生率增高;③ 本药所诱发的低钾血症可增强强心苷类药物的毒性,加强神经肌肉阻断药的作用;④ 尿液碱化药可增加本药的排出,并可防止或缓解肾小管酸中毒。

制霉菌素(nystatin) 与 amphotercin B 同类,其体内过程和抗菌作用基本相同,但毒性更大,不作注射用。对念珠菌属的抗菌活性较高,且不易产生耐药性。目前主要局部用药治疗皮肤、口腔及阴道念珠菌感染和阴道滴虫病。也可用于胃肠术前预防术后念珠菌感染。局部应用时不良反应少见,口服后可引起暂时性恶心、呕吐、食欲不振、腹泻等胃肠道反应。

灰 黄 霉 素

灰黄霉素(griseofulvin)为抗浅表真菌抗生素。

【抗菌作用与机制】 所有皮肤真菌包括毛癣菌、表皮癣菌、小孢子癣菌等均对本药敏感,但对深部真菌无效。其作用机制至今尚未完全明了。认为主要是干扰真菌有丝分裂,抑制其生长。

【体内过程】 本药口服约可吸收 25%~70%,吸收后可分布至全身,以脂肪、皮肤、毛发等组织含量较高,能沉积在皮肤角质层和新生的毛发、指(趾)甲角质部分。大部分在肝代谢,$t_{1/2}$ 约 24 小时。

【临床应用】 主要用于治疗上述皮肤真菌所致的头癣、体癣、股癣、甲癣。但难根治,易复发或再感染。本药不易透过表皮角质层,外用无效。治疗甲癣时,需不断刮除病甲以去除病灶并刺激新甲生长。

【不良反应】 常见有头痛、恶心、腹泻、皮疹等;也可有周围神经炎、共济失调、昏睡、眩晕、视力模糊等神经系统反应;可有白细胞减少、单核细胞增多等血象改变;本药有致畸作用。

二、唑类抗真菌药

唑类抗真菌药包括:咪唑类(imidazoles)和三唑类(triazoles)。咪唑类包括酮康唑、咪康唑、益康唑、克霉唑等,酮康唑等可作为治疗表浅部真菌感染首选药。三唑类包括伊曲康唑、氟康唑等,可作为治疗深部真菌感染首选药。近年来,以氟康唑和伊曲康唑为先导化合物,合成了数以万计的三唑类新化合物,从中筛选出多个广谱、高效、低毒的药物,如伏立康唑(voriconazole)、泊沙康唑(posaconazole)和拉夫康唑等第二代三唑类抗真菌药,克服了第一代药物抗菌谱窄、生物利用度低及药物相互作用和耐药性等问题,是目前抗真菌药中最有发展前途的一类。

【抗菌作用与机制】 咪唑类与三唑类抗真菌药均为广谱抗真菌药,对各种浅部和深部真菌均有抗菌活性。对念珠菌属、着色菌属、球孢子菌属、组织胞浆菌属、孢子丝菌属和新型隐球菌等均有抗菌活性,对曲霉菌有一定的抗菌活性,但对毛霉菌无效。两类药物具有相似的作用机制,都能选择性地抑制真菌细胞膜依赖 CYP 的 14-α-去甲基酶,导致 14-α-甲基固醇蓄积,使细胞膜麦角固醇合成受阻,膜通透性增加,细胞内重要物质外漏,导致真菌死亡;14-α-甲基固醇的蓄积还可损伤细胞膜上的 ATP 酶和参与电子传递系统的酶功能,干扰真菌的正常代谢,抑制真菌的生长。

酮康唑(ketoconazole) 是第一个广谱口服抗真菌药,口服可有效地治疗深部、皮下及浅表真菌感染,亦可局部用药治疗表浅部真菌感染。口服生物利用度个体差异较大,与胃酸有关,故与食物、抗酸药或抑制胃酸分泌的药物同服可降低其生物利用度。吸收后分布广泛,可有效到达角化细胞,阴道黏液药物浓度与血浆相同,但不易透过血脑屏障。经肝代谢,主要由胆汁排泄,少量经肾排出。$t_{1/2}$ 随剂量增加而延长,一般剂量为 6.5~9 小时。本药对人细胞色素 P450 影响较大,因此不良反应和药物相互作用较多。常见的不良反应有厌食、恶心、呕吐等胃肠反应,有时可引起过敏性皮炎、月经紊乱、男性出现乳房增大、性欲减退等,偶见肝毒性。动物实验表明本药有致畸作用。

咪康唑(miconazole)、益康唑(econazole)及克霉唑(clotrimazole)

Miconazole,又称双氯苯咪唑、霉可唑,亦具有广谱抗真菌活性。口服吸收差,静脉注射给药不良反应较多,因此目前临床主要局部应用治疗阴道、皮肤或指甲的真菌感染。

Econazole 又称氯苯咪唑,抗菌谱、抗菌活性和临床应用均与 miconazole 相似。

Clotrimazole 又称三苯甲咪唑,本药作用和用途类似 miconazole。局部用药治疗各种浅部真菌感染。

伊 曲 康 唑

伊曲康唑(itraconazole)属三唑类抗真菌药,对浅部、深部真菌感染均有效,并且抗真菌谱较 ketoconazole 广。

【体内过程】 高度脂溶性,在就餐时或餐后立即服用有利吸收。血浆蛋白结合率在 90% 以上,体内分布广泛,但在脑脊液中浓度低,能聚集于皮肤、指甲等部位,停药后皮肤有效治疗浓度仍可持续 2~4 周。主要在肝代谢,从胆汁和尿液排泄,肾功能不全对药物消除无明显影响,$t_{1/2}$ 为 20~30 小时,多次给药时可延长。

【临床应用】 ① 深部真菌病:对孢子菌病、芽生菌病、组织胞浆菌病、曲霉菌病、隐球菌病等均有较好的疗效。但本药在尿中的活性成分很少,故不宜用于治疗念珠菌所致的尿路感染;② 浅部真菌病:可治疗体癣、股癣、花斑癣、手足癣、指(趾)甲癣及皮肤念珠菌病等。

【不良反应】 较轻,表现为胃肠反应、头痛、头晕、皮肤瘙痒等,偶见一过性转氨酶升高,停药后上述症状可消退。长期应用偶见充血性心衰。

【药物相互作用】 H_2 受体阻断剂,质子泵抑制剂因降低胃酸浓度,进而降低本药血药浓度。同时服用利福平、苯巴比妥和苯妥英钠可使本药血药浓度降低。由于抑制 CYP,与环孢素同用时后者血药浓度升高,因此两药合用时需监测环孢素的血药浓度。与特非那定和阿司咪唑合用时可发生严重心律失常,甚至危及生命。

氟康唑(fluconazole) 属三唑类广谱抗真菌药。口服吸收迅速而完全,且不受食物及胃液 pH 值影响,与静脉给药效价相同。组织分布广泛,真皮药物浓度达血药浓度的 5 倍,可透过血脑屏障。主要以原形经肾排泄,血浆 $t_{1/2}$ 为 24~30 小时,肾功能减退时明显延长。临床上主要用于各种念珠菌、新型隐球菌引起的脑膜炎及艾滋病患者口腔、消化道念珠菌病。是治疗艾滋病患者急性隐球菌脑膜炎首选。还可治疗各种皮肤癣、甲癣。也可预防器官移植、白血病、白细胞减少等患者发生真菌感染。Fluconazole 的不良反应较其他抗真菌药物少见,最常见的为恶心、呕吐等胃肠反应。偶见脱发,可出现一过性尿素氮、肌酐及转氨酶升高。禁用于哺乳期妇女与儿童,慎用于妊娠期妇女。Fluconazole 的药物相互作用少,可显著增加苯妥英钠、环孢素、齐多夫定、华法林和磺酰脲类的血药浓度,而利福平可降低 fluconazole 的 AUC 约 25%。本药对口服固醇类避孕药的代谢无影响。

伏立康唑(voriconazole) 是 fluconazole 的衍生物,2002 年上市的第一个二代三唑类广谱抗真菌药。对多种条件性真菌和地方流行性真菌均具有抗菌活性,抗真菌活性为氟康唑的 10~500 倍,对多种耐 fluconazole、amphotercin B 的真菌深部感染有显著治疗作用。具有口服生物利用度高,药物相互作用少等优点。适用于侵袭性曲霉菌病、对氟康唑耐药的念珠菌引起的严重侵袭性感染(包括克柔念珠菌)、足放线病菌属和镰刀菌属引起的严重感染、免疫缺陷患者的严重感染。不良反应主要为胃肠道反应,其次为视觉障碍、肝功能异常、皮疹等,其他尚有发热、头痛、败血症、周围性水肿、腹痛以及呼吸功能紊乱等。用药期间必须监测肝、肾功能。用药超过 4 周应需监测视觉功能。用药前应纠正低钾血症、低镁血症和低钙血症。伴有心肌病、低钾血症等有潜在心律失常危险的患者需慎用;动物实验有致畸作用,孕妇慎用。

三、嘧啶类抗真菌药

氟胞嘧啶

氟胞嘧啶(flucytosine)又称 5-氟胞嘧啶,为化学合成的抗真菌药。

【抗菌作用与机制】 本药抗菌谱窄。只对隐球菌属、念珠菌属和球拟酵母菌等具有较高抗菌活性,对着色菌、少数曲霉菌属有一定抗菌活性,对其他真菌抗菌活性差。

本药为抑菌药,高浓度时具杀菌作用。其作用机制在于药物通过真菌细胞的渗透酶系统进入细胞内,在真菌特有的去氨酶作用下,转变为具有抗代谢作用的 5-氟尿嘧啶,干扰核酸和蛋白质合成,故对真菌呈现选择性毒性作用。真菌对本药易产生耐药性。

【体内过程】 口服吸收迅速而完全,分布广泛,可透过血脑屏障,也可进入感染的关节腔和房水中。本药约 80% 以原形自尿中排泄,$t_{1/2}$ 为 3~6 小时,肾功能不全者可延长。本药可经血液透析排出体外。

【临床应用】 单独应用易产生耐药性,主要与 amphotercin B 合用治疗念珠菌、隐球菌和其他敏感真菌引起的肺部感染、尿路感染、败血症、心内膜炎等深部真菌感染。

【不良反应】 较少,主要为恶心、呕吐、腹泻等胃肠反应,皮疹、嗜酸性粒细胞增多等变态反应。有骨髓抑制作用,导致白细胞和血小板减少等,有肝毒性,因此应定期检查血象和肝功能。动物实验有致畸作用,孕妇慎用。

四、丙烯胺类抗真菌药

丙烯胺类(allyhamines)抗真菌药是近年来研制的真菌细胞壁合成抑制药。作用机制为抑制角鲨烯环氧化酶(squalene epoxidase),使角鲨烯经此关键酶催化生成麦角固醇受抑制,真菌细胞壁成分麦角固醇合成障碍,而产生抑菌或杀菌效应。本类药物具有抗真菌谱广、杀菌作用强、毒性小、与其他药物相互作用小等特点。目前,临床用此类药物有特比萘芬、布替萘芬等。

特比萘芬(terbinafine,TBF) 为目前最常用的抗真菌药。脂溶性高,口服吸收良好,分布广泛,主要分布于皮肤角质层,可很快弥散和聚集于皮肤、毛发和指(趾)甲等部位并可长时间维持高浓度。主要在肝代谢,肾排泄,$t_{1/2}$ 为 17 小时,无蓄积作用。肝、肾功能不全者药物清除时间明显延长。Terbinafine 对各种浅部真菌如毛癣菌属、表皮癣菌属、小孢子癣菌属等均有明显的抗菌活性,体外抗皮肤真菌活性比 ketoconazole 高 20~30 倍,比 itraconazole 高 10 倍。临床上用于治疗由皮肤癣菌引起的甲癣、手癣、足癣和体癣等,但对酵母菌、白色念珠菌引起的甲癣无效。本药不良反应发生率低且轻微,主要为胃肠反应,其次可出现皮肤瘙痒、荨麻疹、皮疹,较少发生肝损害,但严重肝肾功能减退者宜减量服用。

五、棘白菌素类抗真菌药

棘白菌素类(echinocandins)抗真菌药以真菌细胞壁为作用靶位,抑制真菌细胞壁合成。常用药物有卡泊芬净(caspofungin)、米卡芬净(micafungin)和阿尼芬净(anidulafungin)等。这些药物的抗菌谱和抗菌活性均优于 fluconazole 和 itraconazole,具有强大的杀菌活性的同时不良反应明显降低。本类药物可单独用药或与其他抗真菌药联用。

作用机制为抑制真菌细胞壁生成,通过非竞争性抑制葡聚糖合成酶,导致真菌细胞生长过程中细胞壁葡聚糖缺乏,渗透压失常而最终产生真菌细胞溶解;在酵母细胞中还见到细胞膜麦角固醇含量减少,烯醇化酶向生长中的细胞壁整合受抑制。本类药物的共性是对大多数念珠菌具有快速的杀菌作用,包括一些对唑类耐药的菌株,对于大多数曲霉菌有抑制作用,但对于新型隐球菌、镰刀菌、接合菌和毛孢子菌等无抑制活性。

卡泊芬净(caspofungin) 是第一个棘白菌素类抗真菌药物,2001 年上市。对于念珠菌、曲霉菌等有良好的抑制活性,对于一些双相真菌如组织胞浆菌、粗球孢子菌、皮炎芽生菌等也有抑制作用。口服不吸收,不易透过血脑屏障。需静滴给药,血浆蛋白结合率 96%,由肝代谢,血浆 $t_{1/2}$ 为 10 小时。临床上用于侵袭性念珠菌病及不能耐受或其他抗真菌药物疗效不佳的曲霉菌病。Caspofungin 不良反应少,可有发热、静脉输注并发症、恶心、呕吐以及皮肤潮红等。18 岁以下少年儿童不宜用,可通过胎盘,孕妇慎用。

第二节 抗 病 毒 药

病毒是一类由贮存遗传基因的核酸和蛋白质外壳组成的严格细胞内寄生微生物。根据其核心核酸组成的不同,病毒可分为 RNA 病毒和 DNA 病毒两大类。目前,对细菌性感染已经有特效治疗药物可供选用;而对病毒性疾病尚缺乏高效低毒的治疗药物,临床应用的抗病毒药物主要是针对流感、疱疹、人类免疫缺陷和肝炎等病毒感染。

一、广谱抗病毒药

利巴韦林

利巴韦林(ribavirin,RBV,virazole)又称病毒唑,为鸟苷类似物。对多种 DNA 和 RNA 病毒均有抑制作用,属广谱抗病毒药。

【抗病毒作用与机制】 本药抗病毒谱很广:对甲型和乙型流感病毒、副流感病毒、呼吸道合胞病毒、沙粒病毒、副黏液病毒、麻疹病毒、甲型肝炎病毒、乙型脑炎病毒、流行性出血热病毒、腺病毒等多种病毒有抑制作用。RBV 进入细胞,在细胞酶作用下转变为单、二、三磷酸,能竞争性地抑制肌苷 $5'$-单磷酸脱氢酶,其抑制作用的结果使细胞和病毒复制所必需的鸟嘌呤核苷减少,从而抑制多种 RNA、DNA 病毒复制,也可抑制病毒 mRNA 的合成。但 RBV 对宿主细胞核酸合成也有一定作用,因此选择性不强。

【体内过程】 口服生物利用度为 40%~45%。口服 1~2 小时血药浓度达高峰,在红细胞中蓄积时间长,主要经肾排出,少量经粪便排出。血浆 $t_{1/2}$ 为 20~36 小时,本药不易透过血脑屏障。

【临床应用】 可用于多种病毒治疗。对甲型流感、乙型流感、疱疹、麻疹、结膜炎、甲型肝炎、流行性出血热及小儿腺病毒肺炎等都有一定的防治作用。

【不良反应】 不良反应有腹泻、乏力、白细胞减少、可逆性贫血等。动物试验可致畸,孕妇禁用。

干扰素(interferon,IFN) 为一类强有力的细胞因子,其性质为糖蛋白。它们具有抗病毒、免疫调节和抗增生作用。目前已被证明有抗病毒作用的 IFNs 有三种,即 IFN-α、IFN-β、IFN-γ。几乎所有细胞均能在病毒感染及多种其他刺激下产生 IFN-α 和 IFN-β;而 IFN-γ 的产生仅限于 T 淋巴细胞和自然杀伤细胞。IFN-α 和 IFN-β 具有抗病毒和抗增生作用,可刺激淋巴细胞、自然杀伤细胞和巨噬细胞的细胞毒作用。IFN-γ 的抗病毒和抗增生作用较弱,但免疫调节作用较强。

IFNs 为广谱抗病毒药,口服无效,需注射给药。可作用于细胞表面的干扰素受体,产生抗病毒蛋白,该蛋白通过诱导 $2',5'$-寡腺苷合成酶和蛋白激酶,降低病毒 mRNA 转录,阻断病毒蛋白的合成、翻译与装配,并且对病毒穿透细胞膜过程、脱壳等也有抑制作用,从而抑制病毒的复制与繁殖。

临床上用于多种病毒感染性疾病,如慢性肝炎、疱疹性角膜炎、带状疱疹等,另外还广泛用于抗肿瘤。目前临床常用的是基因重组技术生产的 α-干扰素。

二、抗艾滋病病毒药

目前已经研发的有四类选择性 HIV 抗病毒药:入胞抑制药、逆转录酶抑制药、整合酶抑制药和蛋白酶抑制药。装配或释放抑制药在研发中。相关研究表明,现有的抗 HIV 药物只能降低感染者体内的病毒载量,而不能根治艾滋病。因为长期用药易产生耐药,因此抗 HIV 治疗常用联合用药方案,如鸡尾酒疗法或复方制剂。一般用药前后及用药时应当检查或监测血浆 HIV-RNA(病毒负荷)、CD4 淋巴细胞计数用于评估药效。

(一)入胞抑制药(entry inhibitors) 包括膜融合抑制药恩夫韦地、西夫韦肽和 CCR5 受体拮抗药马拉韦罗。

恩夫韦地(enfuvirtide) 为 HIV-1 跨膜融合蛋白 gp41 内高度保守序列衍生而来的一种合成肽类物质,为抗 HIV 膜融合抑制药。对不同辅助受体的 HIV-1 亚型株都有很强的抑制活性,对 HIV-2 的复制无影响。作用机制为与 HIV-1 病毒转膜糖蛋白 gp41 亚单位的 HR1 相结合,阻止病毒膜和宿主靶细胞膜融合,阻断病毒入侵宿主细胞而阻止感染。本药用于 HIV 感染,推荐用于抢救治疗。对用其他抗 HIV 药治疗 24 周后的患者,再联用恩夫韦地,可获得更为明显的药效。不良反应主要有失眠、焦虑、周围神经病变、疲乏,也可产生抑郁,以及食欲缺乏、胰腺炎、腹泻、恶心等。有血液系统毒性,肝、肾功能不全者慎用。治疗期间可出现吉兰-巴雷综合征及第六对脑神经麻痹,此时应停止治疗。

马拉韦多(maraviroc) 为 CCR5 受体特异性拮抗药,对 CCR5 受体的 HIV-1 病毒株有强抗病毒作用。阻断 HIV-1 的 gp120 与 T 细胞的 CCR5 受体结合,阻止病毒膜与细胞膜融合,使病毒不能进入 CD4 细胞,防止感染。本药作为抗 HIV-1 联合化疗的药物之一,适用于对其他抗 HIV 药物耐受,而且是以 CCR5 作为入侵靶细胞的辅助受体的病毒株感染。常见的不良反应有咳嗽、发热、上呼吸道感染、腹痛、腹泻、头晕和皮疹等。偶有肝功能异常。

（二）逆转录酶抑制药　　常用的鸡尾酒疗法联合用药中，核苷类逆转录酶抑制药（nucleoside reverse transcriptase inhibitors，NRTIs）和非核苷类逆转录酶抑制药（non-nucleoside reverse transcriptase inhibitors，NNRTIs）有极为重要的地位。在多种"鸡尾酒疗法"配方中，混合使用齐多夫定、拉米夫定和依非韦仑这三种药物能取得最佳治疗效果。

1. 核苷类逆转录酶抑制药　　目前用于临床的 NRTIs 药物有齐多夫定（zidovudine）、去羟基苷（$2'$, $3'$-dideoxyinosine）、扎西他滨（zalcitabine，双脱氧胞苷，dideoxycytidine，ddC）、拉米夫定（lamivudine，3TC）、司他夫定（stavudine，D4T）等。

齐多夫定（zidovudine, ZDV）　　又称叠氮胸苷（AZT），是 1987 年获准的第一个用于治疗艾滋病的核苷类药物，当时为首选药，现与其他抗 HIV 药物联合应用。口服吸收快，可通过血脑屏障，主要经肝代谢，由肾排泄。为胸苷类似物，可竞争性地抑制 HIV 逆转录酶而干扰病毒 DNA 的合成，对 HIV-1 和 HIV-2 均有抑制作用。

临床上主要用于治疗艾滋病及重症艾滋病相关综合征，作为联合用药之一。

不良反应主要是骨髓抑制，可出现白细胞和血小板减少，贫血等。治疗初期常出现头痛、恶心、呕吐、肌痛，继续用药可自行消退。少数有严重神经系统反应。常与 lamivudine 或 dideoxyinosine 合用，不能与 stavudine 合用，因为二者互相拮抗。

2. 非核苷类逆转录酶抑制药　　目前 NNRTIs 药物有 1996～1998 年相继上市的奈韦拉平（nevirapine），地拉韦定（delavirdine），依法韦仑（efavirenz），而依曲韦林（etravirine）为 2008 年 1 月上市的高活性 NNRTIs 新药，对 NNRTIs 耐药的 HIV-1 病毒仍有活性。本类药物作用机制相同，抗 HIV 活性和临床用途类似。

奈韦拉平（nevirapine）　　为人工合成品，是第一个 HIV-1 的非核苷类逆转录酶抑制药。在体内能直接、特异性与 HIV-1 病毒逆转录酶的催化中心结合，使酶蛋白构象改变而失去活性。但是单用极易产生耐药，必须与其他核苷类抗 HIV 药物合用。

本药为 HIV-1 感染者联合治疗药治疗失败后的抢救药物。单独用药预防母婴传播。最常见有皮疹、疲劳、发热、头痛、嗜睡、呕吐、恶心、腹泻、腹痛和肌痛等不良反应。用药后可有 Stevens-Johnson 综合征，毒性表皮坏死溶解，重症肝炎或肝衰竭等严重不良反应。初始治疗的 6～8 周，需要进行严密监测。

（三）HIV 整合酶抑制药（integrase inhibitors，INTI）

雷特格韦（raltegravir）　　是第一个 HIV 整合酶抑制药。对 HIV-1 病毒整合酶有很强的抑制活性。其抑制的 HIV 整合酶为 HIV 病毒复制的关键酶，抑制整合酶的催化活性，防止未整合的单链 HIV-DNA 共价插入宿主细胞的基因内，阻止前病毒的产生，从而抑制病毒复制。

口服治疗对其他抗 HIV 高效联合治疗有多重耐药性的成年 HIV 患者，必须与其他 HIV 敏感的药物联合应用。常见的不良反应有腹泻、恶心、疲倦、头痛和皮肤瘙痒，偶有肝功能异常，对轻中度肝肾功能不全的患者无须调整剂量。有报道肌病和横纹肌溶解的症例，故对肌病患者需慎用。

（四）HIV 蛋白酶抑制药　　蛋白酶抑制药有第一代的沙奎那韦（saquinavir）、英地那韦（indinavir）、利托那韦（ritonavir）、奈非那韦（nelfinavir）、安谱那韦（amprenavir）和第二代的洛匹那韦（lopinavir）、安扎那韦（atazanavir）、替拉那韦（tipranavir）和达如那韦（darunavir）等药物。本类药物作用机制相同，临床用途类似。第二代蛋白酶抑制药针对耐药性而设计，对目前第一代蛋白酶抑制药耐受的 HIV-1 病毒株仍然保持敏感性。

【作用机制】　HIV-1 型病毒编码的 gag 和 pol 前体蛋白需经切割才成为成熟的结构蛋白（gp24）和功能蛋白（逆转录酶）。切割是由 HIV 编码的病毒蛋白酶（viral protease）完成。蛋白酶抑制剂（proteaseinhibitors，PI）通过阻止前体蛋白的切割，导致不成熟、无功能病毒颗粒的堆积，阻断病毒复制的晚期而抗病毒。

【临床应用】　不能单独用于 HIV 感染治疗，否则很快出现耐药性。一般蛋白酶抑制剂是与逆转录酶抑制剂、核苷类似物及非核苷类似物等药物联合使用，即所谓"鸡尾酒疗法"，具有明显血清学效果，可使病毒在体内播散减慢，减少艾滋病患者相关性疾病发生。

【不良反应】　在联合用药过程中，常出现代谢异常反应，如高血糖、高血脂，可表现明显的糖尿病症状。蛋白酶抑制药均有不同程度的胃肠道反应，如恶心、呕吐、腹泻等；常有肝功能异常，表现为血胆红素升高，转氨酶升高；药物沉淀易致肾结石发生。

(五) 抗HIV复方制剂 复方制剂可每次一片,用药1～2次/天,给药方便,患者依从性好,上市后快速成为治疗的骨干用药。如两药复方制剂有:可比韦(combivir)、克拉曲拉(kaletra)和依帕徐康(epzicom)。三药复方制剂:三协唯(trizivir)、曲凡达(truvada)和阿曲派拉(atripla)。

三、抗乙型肝炎病毒药

病毒性肝炎是一种世界性常见病,西方国家以丙型肝炎病毒感染为最多,我国主要流行乙型肝炎病毒(hepatitis B virus,HBV)感染。目前对病毒性肝炎的抗病毒治疗还未有特效药。急性肝炎一般为自限性,多可完全康复。慢性肝炎的治疗目标是最大限度地抑制或清除病毒,减轻肝细胞炎症坏死及其转化为肝硬化和肝癌,从而延长存活时间及改善生活质量。

拉米夫定、阿德福韦、恩替卡韦、替比夫定和干扰素是目前临床治疗常用抗病毒药物。前四种药物为核苷类HBV抑制药,其作用机制为:药物在宿主细胞内磷酸化,形成活性三磷酸,在HBV DNA聚合酶的作用下与病毒DNA链末端相互作用,阻断HBV NA的复制。药物的作用强度依赖于活性三磷酸代谢产物与HBV DNA聚合酶的亲和力及其细胞内半衰期长短。

拉米夫定(lamivudine,3TC) 为目前中国最常用的治疗慢性肝炎药物。对HBV和HIV病毒感染治疗有较好的效果。适用于慢性乙肝患者,年龄16岁或以上,HBV DNA阳性,ALT增高,胆红素低于50 $\mu mol/L$ 的患者。无论在治疗中还是到治疗结束均不宜减量或停药。常见的不良反应有头痛、乏力和腹泻等,还可出现过敏反应甚至过敏性休克、停药反跳及肝功能衰竭。这些不良反应已经影响了拉米夫定的使用,正在被其他高效低毒的药物取代。

阿德福韦(adefovir) 为腺嘌呤核苷类HBV抑制药,阿德福韦酯(adefovir dipivoxil)为其前药,是adefovir的口服制剂,于2002年上市。本药有较强的抗HIV、HBV及疱疹病毒的作用,作用机制除抑制逆转录酶阻断病毒的复制外,还可诱导内生性α-干扰素,增加自然杀伤细胞的活力和刺激机体的免疫反应。用于治疗慢性乙肝,为lamivudine耐药患者的首选。长期用药也可产生耐药性。本药安全范围小,大剂量或长期应用易发生肾毒性。常见的不良反应有胃肠道反应、头痛等。

四、抗流感病毒药

流感病毒为有包膜的单链RNA病毒,由包膜、基质蛋白(matrix protein)及核心三部分组成。流感病毒包膜蛋白HA和NA,以及基质蛋白M2成为流感疫苗或抗流感病毒药物的主要作用靶点。

金刚烷胺(amantadine) 为对称的三环癸烷。金刚乙胺(rimantadine)是amantadine的衍生物,具有相似药效但副作用小。本药通过阻断M2蛋白阻止病毒脱壳及其RNA的释放,干扰病毒进入细胞,使病毒早期复制被中断;也可改变HA的构型而抑制病毒装配,从而发挥抗流感病毒作用。由于M2蛋白为甲型流感病毒所特有,所以本类药物仅对甲型流感(包括敏感H5N1或H1N1)病毒有防治作用,而对乙型流感无效。

临床上主要用于预防和治疗甲型流感,治疗用药必须在发病后24～48小时内服用,否则疗效差或无效。亦用于帕金森病的治疗(见第十四章)。不良反应有恶心、呕吐、厌食、失眠、头晕及腹痛等反应。大剂量可致共济失调、惊厥等。有致畸报道。禁用于妊娠期妇女、幼儿、脑血管硬化及癫痫患者。

奥司他韦(oseltamivir) 别名达菲(tamiflu),是前体药物,其活性代谢产物是强效的选择性的甲型和乙型流感病毒NA抑制剂,通过抑制病毒神经氨酸酶,阻止新形成的病毒颗粒从被感染细胞中向外释放,对阻止病毒在宿主细胞之间感染的扩散和在人群中传播起关键作用。

口服易吸收,75%的前体药物被肝、肠酯酶转化为活性代谢产物并进入体循环,分布广,活性代谢产物主要经肾排泄,对肾衰的患者,用药剂量要慎重。

临床上主要用于治疗甲型或乙型流感病毒引起的流行性感冒。适用于甲型H1N1型和H5N1型高危人群的预防和患者的治疗。治疗时,最好在发病48小时内服用,否则效果不佳。最常见的不良反应为恶心、呕吐,其次为失眠、头痛和腹痛。症状为一过性,常发生于初次用药。绝大多数患者不影响继续治疗。过敏者禁用。与扎那米韦有部分交叉耐药性。

五、抗疱疹病毒药

人类疱疹病毒为具有包膜的DNA病毒。其中单纯疱疹病毒1型(herpes simplex virus-1,HSV-1)和2型

（HSV-2）、水痘-带状疱疹病毒（varicella-zostervirus，VZV）主要引起皮肤黏膜感染，包括口腔和眼角膜溃疡等病损。巨细胞病毒（cytomegalovirus，CMV）、疱疹病毒6型和7型，主要引起全身性潜伏感染。EB病毒（Epstein-Barrvirus，EBV）可引起传染性单核细胞增多症。疱疹病毒8型（HHV-8）与艾滋病的卡波济瘤有关。

碘苷（idoxuridine，IDUR） 又称疱疹净，为碘化胸苷嘧啶衍生物。可抑制单纯疱疹病毒（HSV）和VZV，对RNA病毒无效。作用机制是IDUR取代病毒DNA前体胸腺嘧啶，将异常的嘧啶掺入新合成的子代病毒DNA，从而干扰病毒的复制。但IDUR也可掺入宿主细胞的DNA中，全身应用时引起严重毒性反应。目前仅限于局部用药，用于眼部或皮肤HSV和VZV感染。不良反应有眼部刺激、眼睑水肿，偶有过敏反应。

阿昔洛韦（acyclovir，ACV） 又称无环鸟苷，为嘌呤核苷类化合物，特异性抑制疱疹病毒，是可多途径用药的高效抗HSV药物。广泛用于治疗HSV感染，是带状疱疹和单纯疱疹性脑炎的一线特效药。Acyclovir与更昔洛韦（ganciclovir）、缬更昔洛韦（valganciclovir，VGCV）、贲昔洛韦（penciclovir）等作用机制相似，均在细胞内被病毒激酶磷酸化，从而抑制病毒DNA合成。Acyclovir抗HSV的活力比碘苷强10倍，比阿糖腺苷强160倍，与HSV胸苷激酶有高度亲和力，对病毒复制有高度选择性抑制作用，而对宿主细胞影响较少。对乙型肝炎病毒亦有抑制作用。对牛痘病毒和RNA病毒无效。口服吸收差，生物利用度较低，体内分布广泛，在脑脊液、水疱液、生殖道分泌物和组织中均可达到有效浓度。部分经肝代谢，主要以原形经肾排出。血浆 $t_{1/2}$ 约为2.5小时。临床上为治疗HSV感染的首选药。主要用于HSV所致的角膜炎、皮肤黏膜感染、生殖器疱疹、疱疹病毒性脑炎和带状疱疹。尚可与免疫调节剂（α-干扰素）联合应用治疗乙型肝炎。不良反应较少，滴眼及外用可有局部轻微疼痛，口服可有恶心、呕吐、腹泻，偶有发热、头痛、皮疹等，静脉滴注可致静脉炎，偶见血尿素氮及肌酐水平升高。对本药过敏者和妊娠期妇女禁用，肾功能不全者慎用。

Ganciclovir为acyclovir的无环侧链外加一羟甲基的衍生物。口服生物利用度低，多采用静脉滴注给药。对HSV及VZV的抑制作用与acyclovir相似，对巨细胞病毒作用较acyclovir强。主要用于防治免疫缺陷和免疫抑制患者合并巨细胞病毒感染，还可用于预防、治疗器官移植和艾滋病患者的巨细胞病毒感染。主要不良反应为骨髓抑制，也可发生中枢神经系统毒性反应。Valganciclovir为gancilovir的前体药物，为口服抗疱疹病毒药物。

其他抗病毒药见表41-1。

表41-1 其他抗病毒药

药 物	临 床 应 用	备 注
胸腺肽α1	用于慢性肝炎、艾滋病、其他病毒性感染和肿瘤的治疗或辅助治疗	一组免疫活性肽，可诱导T细胞分化成熟，并调节其功能
转移因子	用于先天性和获得性免疫缺陷病、病毒感染、真菌感染和肿瘤等的辅助治疗	可起到佐剂作用
恩替卡韦	主要用于治疗对拉米夫定耐药的慢性乙肝患者，疗效显著	鸟嘌呤核苷类HBV抑制药，毒性较小
替比夫定	主要用于治疗对拉米夫定耐药的慢性乙肝患者	作用持久，毒性小
阿糖腺苷	局部用药可治疗HSV角膜炎。全身给药可用于治疗HSV脑炎、新生儿HSV感染及免疫缺陷患者的水痘和带状疱疹感染	不良反应较大，通常被高效低毒的阿昔洛韦所取代

续表

药　物	临　床　应　用	备　注
磷甲酸盐	静脉注射给药用于治疗巨细胞病毒性视网膜炎和阿昔洛韦耐药的单纯疱疹病毒感染；也用于治疗艾滋病或 HIV 感染患者并发的鼻炎、肺炎、结膜炎和巨细胞病毒性视网膜炎。还可用于治疗疱疹病毒的皮肤与黏膜感染，对艾滋病患者合并阿昔洛韦耐药的带状疱疹有效	最主要的不良反应为剂量依赖性的肾毒性和低血钙

思考题：1. 简述两性霉素 B 的作用、用途和不良反应。
2. 简述酮康唑抗菌作用与机制及临床应用。
3. 简述利巴韦林的药理作用及临床应用。
4. 简述齐多夫定的作用机制及不良反应。

（段泠昕）

第四十二章
抗结核病药与抗麻风病药

学习目标：1. 熟悉抗结核药的分类,异烟肼、利福平、乙胺丁醇的抗菌机制、耐药性、临床应用及不良反应。掌握抗结核药的应用原则,了解第二线抗结核药。
2. 了解抗麻风病药。

Chapter 42 Anti-tuberculosis Drugs and Anti-leprosy Drugs

Anti-tuberculosis Drugs

Tuberculosis, which is caused by Mycobacterium tuberculosis, remains the number one cause of death due to infection diseases worldwide.

Mycobacteria are characterized by slow growth, considerable resistance too many drugs, and lipid-rich cell walls that are not easily penetrated by many drugs.

Drugs used in the treatment of tuberculosis can be divided into two major categories, based on their efficacies and toxicities. "First-line" drugs include isoniazid, rifampin (and analogs: rifapentine, rifandin), ethamtutol, streptomycin, and pyrazinamide. "Second-line" drugs include ofloxacin, ciprofloxacin, ethionamide, aminosalicylic acid, cycloserine, amikacin, kanamycin, and capreomycin.

Isoniazid and rifampin are two primary drugs for the treatment of tuberculosis, and should be used in combination whenever possible. Both drugs possess outstanding penetrability and can injure or kill Mycobacterium. Isoniazid is supposed to handicap the synthesis of mycolic acid, an essential component of cell wall of Mycobacterium. Rifampin binds to the βsubunit of DNA-dependent RNA polymerase, so strongly inhibits the enzyme, and disrupts RNA synthesis.

Because of the slow response of tuberculosis to chemotherapy, treatment should be continued for months or even years. Combinations of 2, 3 or even more anti-tuberculosis drugs are recommended in treating active tuberculosis, in order to ensure the effectiveness of drug therapy, reduce toxicity, and avoid treatment failures resulting from the development of resistance to any one agent.

Anti-leprosy Drugs

Leprosy is a kind of chronic bacterial disease, of which dapsone is considered the first choice of drugs in treatment. However, the use of drugs in combination is recommended in order to enhance therapeutic effect and prevent resistance to drugs.

结核病是由结核分枝杆菌引起的慢性传染病,可累及全身各个器官和组织,如肺、肾、脑及其他器官,其中以肺结核最多见。

抗结核病药可分为两类：第一类为第一线药物,指疗效高、不良反应少、患者较易接受的药物,包括异烟肼、利福平、乙胺丁醇、链霉素、吡嗪酰胺等,绝大多数结核病患者联合应用这些药物可以达到治愈目的；第二类为第二线药物,指对以上药物产生耐药或者患者有免疫力低下等因素如HIV感染时使用的药物,如氧氟沙星、环丙沙星、乙硫异烟肼、对氨基水杨酸、环丝氨酸、阿米卡星、卡那霉素、卷曲霉素等。最新研发的抗结核新药有利福喷汀以及莫西沙星、加替沙星等。

第一节 抗结核病药

一、常用抗结核病药

异烟肼

异烟肼(isoniazid，INH)又称雷米封(rimifon)，是治疗结核病的主要药物，为 isoniazid 敏感菌株而患者又能够耐受的结核病首选药物。其性质稳定，易溶于水，具有疗效高、毒性小、口服方便、价廉等优点。

【抗菌作用】 Isoniazid 对繁殖期细菌有杀菌作用。对结核杆菌有高度选择性，抗菌力强。其抗菌作用机制尚未完全阐明，可能通过抑制分枝菌酸(mycolic acid)的合成，使细菌丧失耐酸性、疏水性和增殖力而死亡。分枝菌酸是结核杆菌细胞壁的重要组成部分，只存在于分枝杆菌中，因此 isoniazid 对结核杆菌具有高度选择性，而对其他细菌无作用。单用时结核杆菌易对其产生耐药性，但与其他抗结核药无交叉耐药性。如与其他抗结核药联用，则能延缓耐药性的发生并增强疗效，所以在临床常联合用药。

【体内过程】 口服吸收迅速且完全，1~2 小时后血药浓度达高峰，并广泛分布于全身体液和组织中，脑膜炎时，脑脊液中的浓度可与血浆浓度相近。穿透力强，可渗入关节腔、胸、腹水以及纤维化或干酪化的结核病灶中，也易透入细胞内，作用于已被吞噬的结核杆菌。异烟肼的体内消除以肝代谢为主，约 75%~95% 的异烟肼在 24 小时内以代谢物形式从尿液中排出。其在肝中被代谢为无活性的乙酰异烟肼、异烟酸等，最后与少量原形药一起由肾排出。Isoniazid 乙酰化的速度有明显的人种和个体差异。分为快代谢型和慢代谢型，前者尿中乙酰化异烟肼较多，后者尿中游离 isoniazid 较多。慢性者在白种人中占 50%~60%，在中国人中慢代谢型约占 25.6%，快代谢型约占 49.3%。慢代谢型肝中缺少乙酰化酶，$t_{1/2}$ 延长，服药后 isoniazid 血药浓度较高，显效较快，$t_{1/2}$ 为 2~3 小时。快代谢型的 $t_{1/2}$ 为 0.5~1.5 小时，由于代谢快慢的不同，临床用药应注意调整给药剂量。

【临床应用】 现在 isoniazid 仍然是治疗各型结核病最重要的药物，除作为预防用药可单独应用外，对治疗各型结核病均与其他第一线药物联合应用。对急性粟粒性结核和结核性脑膜炎应增大剂量，必要时采用静脉滴注。

【不良反应】 不良反应发生率约为 5.4%，与剂量有关，治疗量时不良反应少而轻。最常见皮疹、发热、黄疸以及外周神经炎。外周神经炎多见于营养不良及慢乙酰化型患者，表现为手脚震颤及麻木，可同服维生素 B_6 防治此反应。中枢神经系统毒性反应常因用药过量所致，出现昏迷、惊厥、神经错乱，偶见中毒性脑病或中毒性精神病。因而有癫痫、嗜酒、精神病史者慎用。其发生可能与维生素 B_6 的利用降低，导致抑制性递质 GABA 生成减少有关。肝毒性以 35 岁以上及快代谢型患者较多见，可有暂时性转氨酶升高。用药时应定期检查肝功能，肝病患者慎用。

【药物相互作用】 Isoniazid 为肝药酶抑制剂，可使双香豆素类抗凝血药、苯妥英钠及交感胺的代谢减慢，血药浓度升高，合用时应调整剂量；饮酒和与 rifampin 合用均可增加肝毒性；与肾上腺皮质激素合用，血药浓度降低；与肼屈嗪合用则毒性增加。

利福平

利福平(rifampin，RFP)又称甲哌力复霉素，是利福霉素 SV(rifamycin SV)的人工半合成品，橘红色结晶粉末。具有高效低毒、口服方便等优点。

【抗菌作用】 Rifampin 能特异性地抑制细菌 DNA 依赖性 RNA 多聚酶，阻碍 mRNA 合成，对动物细胞的 RNA 多聚酶则无影响。抗菌谱广，对结核杆菌、麻风杆菌和 G^+ 球菌特别是耐药金葡菌都有很强的抗菌作用，对 G^- 菌、某些病毒和沙眼衣原体也有抑制作用。抗结核作用与异烟肼相近，而较链霉素强。结核杆菌对 rifampin 极易产生耐药性，耐药性的产生与其作用靶点 DNA 依赖性 RNA 多聚酶突变有关，故不宜单独用药。如与其他抗结核药联用，则能延缓耐药性的发生并能增强疗效，所以在临床常联合用药。

【体内过程】 口服吸收迅速而完全，2~4 小时后血药浓度达高峰，但个体差异很大，食物可减少其吸收，故应空腹服药。对氨基水杨酸可延缓 rifampin 吸收，二者合用时，应间隔 8~12 小时。$t_{1/2}$ 约为 4 小时，有效血药浓度可维持 8~12 小时。吸收后分布于全身各组织，穿透力强，能进入细胞、结核空洞、痰液及胎儿体内。脑膜炎时，脑脊液中浓度可达血药浓度的 20%。主要在肝内代谢为乙酰基利福平，其抑菌作用约为 rifampin 的

1/10～1/8。Rifampin 可诱导肝药酶,加快自身及其他药物的代谢。主要从胆汁排泄,形成肝肠循环,约 60%经粪便与尿排泄,患者的尿液、粪便、泪液、痰液等均可染成橘红色。

【临床应用】
1. 结核病　Rifampin 是目前治疗结核病最有效的药物之一。由于单独应用易产生耐药性,所以主要与其他抗结核药合用,治疗各型结核病及重症患者。
2. 麻风病　奏效迅速,用药 5 周即可将皮肤麻风分枝杆菌杀死,可与氨苯砜等抗麻风病药联合治疗麻风病。
3. 其他感染性疾病　用于耐药金葡菌及其他敏感菌所致的感染,如胆管感染。也可用于脑膜炎奈瑟菌及流感嗜血杆菌引起的脑膜炎。还可外用治疗沙眼及敏感菌所致的眼部感染。

【不良反应】　发生率低于 4% 且轻微,很少因之中断治疗。
1. 胃肠反应　较常见,表现为恶心、呕吐、腹痛、腹泻等。
2. 肝损害　少数患者可见肝损害而出现黄疸、肝肿大等症状,肝功能正常患者用药后很少引起肝炎,有肝病、嗜酒或与异烟肼合用时则易发生。
3. 变态反应　如皮疹、药热、血小板和白细胞减少等,多见于间歇疗法,出现变态反应时应停药。
4. 流感样综合征　常见于大剂量间歇治疗时,表现为寒战、发热、头痛、全身酸痛等症状。

本药禁用于严重肝脏疾病、胆管阻塞、对本药过敏者和妊娠 3 个月内妇女。老年人、嗜酒及营养不良者慎用。

【药物相互作用】　Rifampin 是肝药酶诱导剂,可加速自身及许多药物的代谢,如洋地黄毒苷、奎尼丁、普萘洛尔、维拉帕米、巴比妥类药物、口服抗凝血药、氯贝丁酯、美沙酮及磺酰脲类口服降血糖药、口服避孕药、糖皮质激素和茶碱等。Rifampin 与这些药物合用注意调整剂量。

乙 胺 丁 醇

乙胺丁醇(ethambutol)是人工合成的水溶性好、热稳定的乙二胺衍生物,现作为一线药应用。

【抗菌作用】　Ethambutol 对几乎所有类型的结核分枝杆菌均具有高度抗菌活性,对其他细菌无效。过去曾认为本药为抑菌药,近年来发现本药对细胞内、外结核杆菌有较强的杀菌作用。对 streptomycin 或 isoniazid 等有耐药性的结核杆菌,本药仍有效。主要与 rifampin 或 isoniazid 等合用。单用也可产生耐药性,但较缓慢。抗菌机制可能是与 Mg^{2+} 结合,干扰菌体 RNA 的合成。

【体内过程】　口服吸收良好,生物利用度较高。给药后 2～4 小时血药浓度达高峰。吸收后迅速分布于组织与体液,脑膜炎时脑脊液中浓度可达血药浓度的 40%。约 20% 的药物从粪便排出,50% 以原形经尿排出,$t_{1/2}$ 为 3～4 小时,肾功能不全时可引起蓄积中毒,应慎用或禁用。

【临床应用】　与 isoniazid 合用治疗各型结核病,由于毒性反应发生率低容易为患者所接受。本药单独用易产生耐药性,主要与其他抗结核药合用。

【不良反应】　常用量不良反应发生率低(少于 2%),视神经炎是最严重的毒性反应,多发生在服药后 2～6 个月内,表现为视力下降、视野缩小,出现中央及周围盲点。发生率与剂量、疗程有关,及早发现,停药后可恢复正常。用药期间应定期进行眼科检查。此外,有胃肠反应、肝损害,与 isoniazid、rifampin 合用时更应注意。

链霉素(streptomycin)　属于氨基糖苷类抗生素,这里主要介绍其抗结核病作用。Streptomycin 为最早用于抗结核病的药物,单用毒性较大且易产生耐药性,但与其他抗结核药物合用可减低用量从而使毒性反应发生率降低,并且延缓耐药性的发生。现仍作为一线药应用。Streptomycin 在体外是结核杆菌的杀菌药。绝大多数结核分枝杆菌对其敏感。Streptomycin 难透过细胞膜,需要注射给药,主要分布于细胞外液,不能根除细胞内的结核杆菌。主要用于治疗各种严重的或危及生命的结核杆菌感染,特别是结核性脑膜炎、粟粒性结核和重要器官的结核感染。主要不良反应是肾毒性和耳毒性。

吡嗪酰胺(pyrazinamide)　为烟酰胺的吡嗪同系物,在中性环境中无活性,在微酸性(pH5.0)环境中可杀灭结核杆菌。口服吸收迅速,分布于各组织与体液,2 小时血药浓度达峰值,$t_{1/2}$ 为 6 小时,经肝代谢为吡嗪酸,约 70% 经尿排泄。结核杆菌对吡嗪酰胺易产生耐药性,但与其他抗结核药无交叉耐药。主要用于对其他抗结核药产生耐药性或不能耐受的复治患者。常作为短程化疗中三联或四联给药方案的基本药物之一。过去高剂量、长疗程应用常见肝毒性与关节痛等不良反应,现用低剂量、短程疗法,不良反应已明显减少。

对氨基水杨酸(para-aminosalicylic acid,PAS)　为二线抗结核药,在水中溶解度低,主要用其钠盐和钙盐。

口服吸收迅速而完全。分布于全身组织、体液及干酪样病灶中,不易透入脑脊液及细胞内,但在脑膜炎时可达治疗浓度。大部分在体内代谢生成乙酰化代谢产物,$t_{1/2}$ 为 1 小时。对结核杆菌只有抑菌作用,其抗菌机制可能与 PAS 抑制结核杆菌的叶酸代谢和分枝杆菌素(mycobactin)合成有关。耐药性发生缓慢,与其他抗结核病药合用,可以延缓耐药性的发生。最常见的不良反应为胃肠道反应,饭后服药或服抗酸药可以减轻反应。其他不良反应有白细胞减少、嗜酸粒细胞增多症、淋巴细胞增多症、血小板减少性紫癜。

乙硫异烟胺(ethionamide) 结构与 isoniazid 相似,主要抑制分枝菌酸的合成而发挥抗结核作用。低于 2.5 mg/L 的 ethionamide 可抑制大多数结核分枝杆菌的生长。尽管其结构与 isoniazid 相似,但与 isoniazid 并无交叉耐药性。主要不良反应为严重的胃肠刺激反应以及神经症状。为二线抗结核药。

氟喹诺酮类(fluoroquinolones) 治疗多药耐药性结核病,患者的耐受性良好,长期应用安全。药物通过结合细菌 DNA 回旋酶复合物,抑制细菌 DNA 复制、转录,造成染色体损害,导致细菌死亡。也用作治疗结核病的二线药物。目前在抗结核方面应用和研究较多的 fluoroquinolones 有氧氟沙星、环丙沙星、洛美沙星、左氧氟沙星、司帕沙星、加替沙星、莫昔沙星等。

其他抗结核药物还有环丝霉素(cycloserine)、卷曲霉素(capreomycin)、紫霉素(viomycin)、阿米卡星(amikacin)、卡那霉素(kanamycin)和四环素类(tetracyclines)也可用于结核病的联合治疗,但这些药物比一线药物疗效低。

二、结核病化学治疗的原则

1. **早期用药** 确诊结核病后立即给药治疗。早期病灶内结核杆菌生长旺盛,对药物敏感,同时病灶部位血液供应丰富,药物易于渗入病灶内达较高浓度,同时患者抵抗力强,所以可获得良好疗效。相反,晚期病灶用药疗效较差并易于造成传染播散。我国对新发病的结核病的结核患者给予免费检查并实行规范的免费治疗,对医务人员则给予报病奖励,为早发现早治疗,预防控制结核病奠定了很好的基础。

2. **联合用药** 遵照卫生部《结核病预防控制工作规范》联合用药。即根据不同病情和抗结核药的作用特点联合两种或两种以上药物以增强疗效,并可避免严重的不良反应和延缓耐药性的产生。任何抗结核药单用都易于产生耐药性,联合用药可提高疗效、减少剂量、降低毒性、延缓耐药性,并可协同杀灭对常用药物耐药的菌株,使其不能成为优势菌造成治疗失败或复发。

3. **适量用药** 用药剂量要个体化,以最佳疗效、最小不良反应为目标。因为适当药量才能达到有效治疗浓度,防止耐药菌产生,而剂量过大易产生严重不良反应。

4. **全程规范用药** 对各类结核病采用强化期和继续期全程规范用药治疗,以确保疗效、预防耐药和复发。如初治活动性肺结核,可采用 2HRZS(E)/4HR 6 个月治疗方案,强化期 2 个月用异烟肼、利福平、吡嗪酰胺、链霉素(或乙胺丁醇)每日 1 次。继续期 4 个月用异烟肼、利福平每日 1 次。再如复治涂阳肺结核化疗,采用 2HRZES/6HRE 的 8 个月治疗方案。对多药耐药结核(MDR-TB)病和合并艾滋病治疗与管理也应按照《结核病预防控制工作规范》进行。

第二节 抗麻风病药

抗麻风病药主要包括氨苯砜、利福平和氯法齐明等。对全世界的麻风患者,WHO 推荐的多药联用治疗策略有明显的疗效,发病率降低 90%,半数以上国家此病已经灭绝。

砜 类

砜类(sulfones)是 4,4′-二氨基二苯砜(氨苯砜)的衍生物,为治疗麻风病最重要的药物。此类药物最常用的是氨苯砜(dapsone, DDS)。此外,还有苯丙砜(phenprofen)、醋氨苯砜(acedapsone),它们须在体内转化为氨苯砜或乙酰氨苯砜才能显效。

【抗菌作用】 抗菌谱及作用机制与磺胺类相似,但对革兰阳性菌和革兰阴性菌无抗菌活性,对麻风杆菌有较强的直接抑制作用。

【体内过程】 Dapsone 口服吸收迅速而完全,给药后 2~8 小时达到峰浓度。血中 $t_{1/2}$ 为 20~30 小时,有效抑菌浓度可持续约 10 天,血浆蛋白结合率为 70%。分布广,皮肤病变部位的浓度远高于正常部位,在皮肤、肌肉及肝肾分布较多,停药后 3 周在上述组织器官仍可检测到药物。经肝乙酰化代谢,并有肝肠循环,消除缓慢,70%~80%经肾排泄,因此易蓄积,宜周期性短暂停药。

【临床应用】 患者服用3~6个月后,症状即可改善,黏膜病变好转,细菌逐渐消失,皮肤及神经损害恢复,瘤型患者细菌消失则需要较长时间。麻风杆菌对砜类可产生耐药性,因而需采用联合疗法以减少或延缓耐药性的发生,减少复发和迅速消除其传染环节。对多菌型患者的联合疗法采用WHO推荐的方案,为dapsone 100 mg/d口服,rifampin及clofazimine每月一次分别为600 mg与300 mg间服,疗程为2年。

【不良反应】 贫血症状较常见,偶可引起急性溶血性贫血,G-6-PDH缺乏者尤易发生。有时出现胃肠道刺激症状、头痛、失眠、中毒性精神病及变态反应。剂量过大还可引起肝损害及剥脱性皮炎。治疗早期或增量过快,患者可发生麻风症状加剧的反应(麻风反应),一般认为是机体对菌体裂解产生的磷脂类颗粒的变态反应,多认为是预后良好的现象。麻风反应可用沙利度胺(thalidomide,反应停)防治。其他处理方法是减量停药或改用其他抗麻风病药,并用肾上腺皮质激素进行治疗。

氯法齐明(clofazimine) 又称氯苯吩嗪,作用机制为干扰核酸代谢,抑制菌体蛋白合成,作用较氨苯砜缓慢,用药后50天才见效。本药作为联合疗法药物之一,用于治疗瘤型麻风和其他型麻风均有一定疗效,对耐砜类药物麻风杆菌感染也有效。本药不易引起麻风反应,可用于因用其他药物而引起急性麻风反应的患者。口服微粒晶体后吸收率为50%~70%,迅速分布于体内各组织中;组织药物浓度高于血药浓度;其消除$t_{1/2}$为70天。主要副作用为轻度至中度消化道反应,以及皮肤色素沉着等。

长效磺胺(sulfonamides) 抗麻风作用与砜类相似,用于麻风病的治疗,可改善临床症状和细菌学检查。适用于不能耐受其他抗麻风病药物、很快出现结节性红斑的患者。新大环内酯类和fluoroquinolones也正在试用于麻风病的治疗。

思考题:1. 简述异烟肼的主要特点。
2. 简述利福平的临床应用及不良反应。
3. 简述抗结核药用药原则及联合应用的意义。

(段冷昕)

第四十三章 抗寄生虫药

学习目标：1. 熟悉常用抗疟药、抗阿米巴病药、抗滴虫病药、抗血吸虫病药。
2. 熟悉抗丝虫病药和抗肠蠕虫药的药理作用、临床应用、不良反应与注意事项。

Chapter 43 Antiparasitic Drugs

Many different infections with protozoan and helminthic parasites are common global health problems. Several protozoa are responsible for opportunistic infections in patients with AIDS. The newly developed drug, albendazole, has a strong activity against many nematode and cestode parasites. In the case of echinococcosis, it reduces the viability of protoscolices and cysts. Its hepatic metabolite, albendazole sulfoxide, is active against the larval cestodes. In the case of neurocysticercosis, administration of either the standard treatment, praziquantel, or the newly developed drug, albendazole, reduces or eliminates tapeworm cysts in 80%~90% of patients. Patients with numerous cysts and those in whom neurologic symptoms or intracranial hypertension develops after therapy against cysticerci should receive adjunctive therapy with dexamethasone. Mass chemotherapy with single doses of albendazole or the older drug, mebendazole, is feasible for school-age children to treat the soil-transmitted helminthiases (ascariasis, hook-worm infection, and trichuriasis). The newly developed drug, ivermectin, is more effective against chronic strongyloidiasis than albendazole. It has been used most extensively against river blindness. It greatly reduces the number of microfilariae in the skin and eyes, but has no effect on sclerosing keratitis or chorioretinitis. Both drugs are available on a compassionate-use basis from their manufacturers. Field trials show that ivermectin is also effective against lymphatic filariasis and Mansonella ozzardi. Praziquantel is effective against many trematode and cestode infections. It is the drug of choice for schistosomiasis. Albendazole is effective against giardiasis in children in Bangladesh but ineffective in adult travelers returning from tropical areas. It appears to affect symptomatic improvement of intestinal microsporidial infections in patients with AIDS. The newly developed drug, fumagillin, can ameliorate ocular microsporidiosis. The newly developed drug, paromycin, treats cryptosporidiosis. Trimethoprim-sulfamethoxazole treats cyclosporiasis and isosporiasis.

抗寄生虫药物可分为抗蠕虫药（又称驱虫药，包括驱线虫药、驱绦虫药、驱吸虫药）、抗原虫药（抗球虫药、抗滴虫药）。

第一节 抗疟疾药

一、主要用于控制症状的抗疟药

氯 喹

【药理作用】 氯喹（chloroquine）主要作用于红细胞内期裂殖体，经48~72小时，血中裂殖体被杀灭。本品对间日疟的红外期无效，故不能根治间日疟，恶性疟则可根治。Chloroquine对红外期无效，对配子体也无直接作用，故不能作病因预防及中断传播之用。经chloroquine作用，疟原虫的核碎裂，细胞浆出现空泡，疟色素聚成团块。已知chloroquine并不能直接杀死疟原虫，但能干扰它的繁殖。

【体内过程】 Chloroquine 口服后,肠道吸收快而充分,服药后 1~2 小时血中浓度最高。约 55% 的药物在血中与血浆蛋白结合。血药浓度维持较久,$t_{1/2}$ 为 2.5~10 日。Chloroquine 在红细胞中的浓度为血浆内浓度的 10~20 倍,而被疟原虫侵入的红细胞内的 chloroquine 浓度,又比正常的高约 25 倍。Chloroquine 与组织蛋白结合更多,在肝、脾、肾、肺中的浓度高于血浆浓度达 200~700 倍。在脑组织及脊髓组织中的浓度为血浆浓度的 10~30 倍。Chloroquine 主要在肝脏代谢,主要代谢产物是去乙基氯喹,仍有抗疟作用。小部分(10%~15%) chloroquine 以原形经肾排泄,其排泄速度可因尿液酸化而加快,碱化而降低。约 8% 随粪便排泄,chloroquine 也可由乳汁中排出。

【临床应用】 用于治疗对 chloroquine 敏感的恶性疟、间日疟及三日疟。并可用于疟疾症状的抑制性预防。也可用于治疗肠外阿米巴病、结缔组织病、光敏感性疾病(如日晒红斑)等。

【不良反应】 本品用于治疗疟疾时,不良反应较少,口服一般可能出现的反应有:头晕、头痛、眼花、食欲减退、恶心、呕吐、腹痛、腹泻、皮肤瘙痒、皮疹,甚至剥脱性皮炎、耳鸣、烦躁等。反应大多较轻,停药后可自行消失。

奎宁(quinine) 是喹啉类衍生物,能与疟原虫的 DNA 结合,形成复合物抑制 DNA 的复制和 RNA 的转录,从而抑制原虫的蛋白合成,作用较 chloroquine 为弱。另外,quinine 能降低疟原虫氧耗量,抵制疟原虫内的磷酸化酶而干扰其糖代谢。一定浓度的 quinine 可导致被寄生红细胞早熟破裂,从而阻止裂殖体成熟。本品对红外期无效,长疗程可根治恶性疟,但对恶性疟的配子体亦无直接作用,故不能中断传播。

口服后吸收迅速而完全。蛋白结合率约 70%。吸收后分布于全身组织,以肝脏浓度最高,肺、肾、脾次之,骨骼肌和神经组织中最少。一次服药后 1~3 小时血浆浓度达到峰值,$t_{1/2}$ 为 8.5 小时。Quinine 于肝中被氧化分解,迅速失效,其代谢物及少量原形药(约 10%)均经肾排出,服药后 15 分钟即出现于尿中,24 小时后几乎全部排出,故 quinine 无蓄积性。Quinine 主要用于治疗耐 chloroquine 和耐多种药物虫株所致的恶性疟。也可用于治疗间日疟。

Quinine 每日用量超过 1 g 或连用较久,常致金鸡纳反应,表现为耳鸣、头痛、恶心、呕吐,视力听力减退等症状,严重者产生暂时性耳聋,停药后常可恢复。

青蒿素(artemisinin) 是我国创制的从中药青蒿中提取的药物。有干扰疟原虫滋养体的表膜线粒体的功能,阻断营养摄取,使疟原虫较快出现氨基酸饥饿,抑制原虫蛋白质合成,迅速形成自噬泡,并不断排出虫体外,使疟原虫损失大量细胞质而死亡。对红细胞内期裂殖体和滋养体有杀灭作用,对 chloroquine 抗药的患者也有效。本品对子孢子的初次感染和复发无根治作用。用于间日疟、恶性疟,特别对脑型疟抢救较好。亦用于系统性红斑狼疮或盘状红斑狼疮。主要不良反应包括有轻度恶心、呕吐及腹泻等,不加治疗能很快恢复正常;注射部位浅时,易引起局部疼痛和硬块;可出现一过性转氨酶升高及轻度皮疹。妊娠早期妇女慎用。

双氢青蒿素(dihydroartemisinin) 为青蒿素的衍生物,对疟原虫红内期有强大且快速的杀灭作用,能迅速控制临床发作及症状。Dihydroartemisinin 的作用机制与 artemisinin 相似。

适用于各种类型疟疾的症状控制,尤其是对抗氯喹恶性及凶险型疟疾有较好疗效。推荐剂量未见不良反应,少数病例有轻度网织红细胞一过性减少,孕妇慎用。

二、主要用于控制复发和传播的药物

伯氨喹(primaquine) 在体内转化为有抗疟活性的喹啉二醌,其结构与辅酶 Q 相似,能抑制辅酶 Q 的活性,阻断疟原虫线粒体内的电子传递,从而抑制疟原虫的氧化磷酸化过程。另外,primaquine 的代谢产物具有很强的氧化作用,可干扰 NADP 还原,从而影响红细胞外期疟原虫的代谢和呼吸而导致死亡。本品与扑疟喹同属 8-氨基喹啉类衍生物,对红细胞外期与配子体有较强的杀灭作用,为阻止复发、中断传播的有效药物。Primaquine 对间日疟红细胞外期迟发型子孢子(休眠子)有较强的杀灭作用,与血液裂殖体杀灭剂(如 chloroquine)合用,能根治良性疟,减少耐药性的发生。能杀灭各种疟原虫的配子体,阻止各型疟疾传播。对红细胞内期无效,不能控制疟疾临床症状的发生。治疗量不良反应较少。可引起头晕、恶心、呕吐、腹痛等,停药后可恢复。偶见轻度贫血、发绀等。大剂量(60~240 mg/d)时上述症状加重,多数患者可导致高铁血红蛋白血症。少数葡萄糖-6-磷酸脱氢酶(G-6-PD)缺乏者可发生急性溶血性贫血和高铁血红蛋白血症。

三、主要用于病因预防的抗疟药

乙 胺 嘧 啶

乙胺嘧啶(pyrimethamine)口服一般抗疟治疗量的毒性很低,应用安全。

【药理作用】 Pyrimethamine 对某些恶性疟及间日疟原虫的红外期有抑制作用,对红内期的抑制作用仅限于未成熟的裂殖体阶段,能抑制滋养体的分裂。Pyrimethamine 是二氢叶酸还原酶的抑制剂,使二氢叶酸不能还原为四氢叶酸,进而影响嘌呤及嘧啶核苷酸的生物合成,最后使核酸合成减少,使细胞核的分裂和疟原虫的繁殖受到抑制。疟原虫的 DNA 合成主要发生在滋养体阶段,在裂殖体期合成甚少,故 pyrimethamine 主要作用于进行裂殖体增殖的疟原虫,对已发育完成的裂殖体则无效。

【体内过程】 口服后在肠道吸收较慢但完全,6 小时内血浆浓度达高峰,它的抗叶酸作用可持续 48 小时以上。主要分布于红、白细胞及肺、肝、肾、脾等器官中。本品能通过胎盘,经肾脏缓慢排出。服药后 5~7 日内约有 10%~20% 的原形物自尿中排出,可持续 30 日以上。本品也可由乳汁排出,从粪便仅排出少量。$t_{1/2}$ 为 80~100 小时。血浆浓度为 10~100 mg/L 时,能抑制恶性疟原虫敏感株的血内裂殖体。

【临床应用】 本品主要用于疟疾的预防,也可用于治疗弓形虫病。

【不良反应】 口服一般抗疟治疗量时,毒性很低,较为安全。大剂量应用会出现叶酸缺乏现象。妊娠妇女和哺乳期妇女禁用。

磺胺类和砜类

磺胺类和砜类与 PABA 竞争二氢叶酸合成酶,从而抑制疟原虫二氢叶酸的合成。单用时效果较差,仅抑制红细胞内期,主要用于耐氯喹的恶性疟。对红细胞外期无效。与 pyrimethamine 或 TMP 等二氢叶酸还原酶抑制剂合用,可增强疗效。常用制剂为周效磺胺和氯苯砜。

第二节 抗阿米巴病药及抗滴虫病药

一、抗阿米巴病药

甲 硝 唑

甲硝唑(metronidazole)具广谱抗厌氧菌和抗原虫的作用。

【药理作用】 Metronidazole 对大多数厌氧菌具强大抗菌作用,对阿米巴原虫和滴虫有较强的杀灭作用。抗阿米巴原虫的机制为抑制其氧化还原反应,使原虫的氮链发生断裂,从而杀灭阿米巴原虫

【体内过程】 本品口服吸收良好,生物利用度 80% 以上,T_{max} 为 1~2 小时。广泛分布于各组织和体液中,且能通过血-脑脊液屏障。唾液、胆汁、乳汁、羊水、精液、尿液、脓液和脑脊液等中药物的浓度均与同期血药浓度相近,并都能达到有效浓度。部分在肝脏代谢,代谢物也具有作用。$t_{1/2}$ 为 7~8 小时,60%~80% 经肾排泄,其中 20% 为原形,其余为代谢物。

【临床应用】 用于治疗肠道及肠外阿米巴病(如阿米巴肝脓肿、胸腔阿米巴病等)、阴道滴虫病、小袋虫病、皮肤利什曼病、麦地那龙线虫病、贾第虫病等。

【不良反应】 常见的不良反应有:① 胃肠道反应,如恶心、食欲减退、呕吐、腹泻、腹部不适、味觉改变、口干、口腔金属味等;可逆性粒细胞减少;② 过敏反应,如皮疹、荨麻疹、瘙痒等;③ 最严重不良反应为高剂量时可引起癫痫发作和周围神经病变,后者主要表现为肢端麻木和感觉异常。对本品或吡咯类药物过敏患者以及有活动性中枢神经疾病和血液病患者禁用。

依 米 丁

依米丁(emitine)又称吐根碱,能杀灭溶织阿米巴滋养体,适用于急性阿米巴痢疾急需控制症状者。

【药理作用】 Emitine 对阿米巴原虫滋养体有直接杀灭作用,但对其包囊则无效。其作用是通过抑制肽链的延长,而使寄生虫和哺乳动物细胞中的蛋白质合成受阻。Emitine 只能杀死肠壁及组织中的滋养体,而不能消灭肠腔中的滋养体。

【体内过程】 Emitine 注射后药物分布在肝、肺、肾及脾,而以肝内为最高。主要由肾脏排泄,自肠黏膜随粪便排出的量极少。由于此药的排泄很慢,停药后 40~60 天仍继续排泄药物,所以易发生蓄积作用。

【临床应用】 临床上用于治疗阿米巴痢疾和肠外阿米巴病如阿米巴肝脓肿等;主要用于 metronidazole 或 chloroquine 无效的患者。

【不良反应】
1. 局部反应 注射的部位可有疼痛,有时出现坏死及蜂窝织炎,甚至脓肿。
2. 胃肠道反应 恶心、呕吐、腹泻等。

3. 神经肌肉反应 常见的有肌肉疼痛和无力,特别是四肢和颈部;有时可因全身无力而出现呼吸困难。

4. 心脏反应 低血压、心前区疼痛、心动过速和心律不齐,常是心脏受损的征象。心电图改变尤其是 T 波低平或倒置、QT 间期延长,这些变化提示心肌早期中毒的征象。

心脏病、肾脏病患者及孕妇禁用。

二氯尼特(diloxanide) 是二氯乙酰胺类衍生物,为一种新型的抗阿米巴病药,在体外,能直接杀灭阿米巴原虫。本品口服后,肠内吸收迅速,在动物实验中,约有 60%~90% 口服量的药物在 48 小时内从尿排出,在前 6 小时内排泄速度最快。主要用于治疗溶组织阿米巴、滴虫、肠鞭毛虫、利什曼原虫病。本品不良反应轻微,较常见有如胃肠道胀气,偶可有呕吐、瘙痒和荨麻疹等。据报道,个别病例发生蛋白尿。

巴龙霉素(paromomycin) 为氨基糖苷类广谱抗生素,抗菌谱与新霉素相似。其特点是对阿米巴原虫有强大的杀灭作用,对革兰阴性杆菌、抗酸杆菌均有良好抑菌作用,此外,本品还对绦虫有效。临床上主要用于肠阿米巴病、细菌性痢疾及细菌性肠道感染,也可治疗绦虫病。不良反应包括恶心、食欲不振、腹泻、腹痛、头痛、头晕等中枢神经症状。对肾脏也有一定毒性,肾功能不全者慎用。

二、抗滴虫病药

抗滴虫病药主要用于阴道毛滴虫所引起的阴道炎、尿道炎和前列腺炎。

常用的口服抗滴虫药为甲硝唑(甲硝基羟乙唑,灭滴灵,灭滴唑)、哌硝噻唑、乙酰胂胺。偶遇抗甲硝唑株滴虫感染时,可考虑改用乙酰胂胺局部给药。乙酰胂胺为五价胂剂,其复方制剂称滴维净。以其片剂置于阴道穹窿部有直接杀滴虫作用。此药有轻度局部刺激作用,使阴道分泌物增多。

第三节 抗血吸虫病药和抗丝虫病药

一、抗血吸虫病药

血吸虫主要有日本血吸虫、曼氏血吸虫、埃氏血吸虫及湄公血吸虫。中国仅有日本血吸虫,其雌雄异体 血吸虫是人畜互通寄生虫。在中国,血吸虫病流行于长江两岸,及其以南的十二个省、自治区和上海市,且以长江中下游地区较为严重。经过多年的防治,本病流行已基本得到控制。

吡 喹 酮

吡喹酮(praziquantel)为广谱抗吸虫和绦虫药物。

【药理作用】 本品对血吸虫、绦虫、囊虫、华支睾吸虫、肺吸虫、姜片虫均有效。对虫体的主要药理作用:① 使虫体肌肉发生强直性收缩而产生痉挛性麻痹。虫体肌肉收缩可能与吡喹酮增加虫体细胞膜的通透性,使细胞内钙离子丧失有关;② Praziquantel 对虫体皮层有迅速而明显的损伤作用,引起合胞体外皮肿胀,出现空泡,形成大疱,突出体表,最终表皮糜烂溃破,分泌体几乎全部消失,环肌与纵肌亦迅速先后溶解;③ 吡喹酮还可抑制虫体核酸与蛋白质的合成。

【体内过程】 口服后吸收迅速,80% 以上的药物可从肠道吸收。T_{max} 约 1 小时左右,主要在肝脏代谢,主要形成羟基代谢物,仅极少量未代谢的原药进入体循环。主要由肾脏以代谢物形式排出,72% 于 24 小时内排出,80% 于 4 日内排出。

【临床应用】 本品为广谱抗吸虫和绦虫药物。适用于各种血吸虫病、华支睾吸虫病、肺吸虫病、姜片虫病以及绦虫病和囊虫病。

【不良反应】 常见的副作用有头昏、头痛、恶心、腹痛、腹泻、乏力、四肢酸痛等,一般程度较轻,持续时间较短,不影响治疗,不需处理。少数病例出现心悸、胸闷等症状。

二、抗丝虫病药

丝虫病是由线形动物门的丝虫总科通常称为丝虫的一类线虫寄生于人体所引起。丝虫成虫可寄居于人和动物的淋巴系统、皮下组织、体腔和心血管等处。丝虫成虫细长如丝,雌虫产出的幼虫称微丝蚴。

乙 胺 嗪

乙胺嗪(diethylcarbamazine)用于治疗班氏丝虫、马来丝虫和罗阿丝虫感染,也用于盘尾丝虫病。

【药理作用】 本品对丝虫成虫(除盘尾丝虫外)及微丝蚴均有杀灭作用,对易感微丝蚴有两种作用:一为抑制肌肉活动,使虫体固定不动,此可能为本药哌嗪部分的过度极化作用,促进虫体由其寄居处脱开所致;二为改变微丝蚴体表膜,使之更易遭受宿主防御功能的攻击和破坏。对成虫杀灭作用的机制不详。

【体内过程】 口服后易吸收,服单剂 0.2~0.4g 后 T_{max} 约 1~2 小时。代谢速度快。除脂肪组织外,药物在体内分布均匀。多次反复给药后,很少蓄积现象。药物的 $t_{1/2}$ 为 8 小时,服药后 48 小时后 70% 以上原药或代谢产物(70%以上)由肾脏排泄。

【临床应用】 用于治疗班氏丝虫、马来丝虫和罗阿丝虫感染,也用于盘尾丝虫病。对前三者一次或多次治疗后可根治,但对盘尾丝虫病,因本品不能杀死成虫,故不能根治,亦可用于热带嗜酸红细胞增多症患者。对蛔虫感染也有效,但已为其他更安全、有效、新的抗丝虫药所取代。

【不良反应】 Diethylcarbamazine 毒性较低,偶可引起食欲减退、恶心、呕吐、头晕、头痛、乏力、失眠等。治疗期间的反应多由于大量微丝蚴和成虫杀灭后释放异性蛋白所致,可有畏寒、发热、头痛、肌肉关节酸痛、皮疹、瘙痒等。偶见过敏性喉头水肿、支气管痉挛、暂时性蛋白尿、血尿、肝肿大和压痛等。成虫死亡后尚可引起局部反应如淋巴管炎、淋巴结炎、精索炎、附睾炎等,并出现结节。马来丝虫病患者出现的反应常较班氏丝虫病者为重,血中微丝蚴数多者反应也较重。盘尾丝虫病患者反应亦较严重。

第四节 抗肠蠕虫药

肠蠕虫病是蠕虫寄生于人体引起的疾病,是我国的常见病、多发病。消化道蠕虫病包括蛔虫病、钩虫病、蛲虫病、绦虫病、包虫病及肝吸虫病。

甲苯达唑

甲苯达唑(mebendazole)是苯并咪唑类衍生物。

【药理作用】 Mebendazole 是苯并咪唑的衍生物,对虫体的 β-微管蛋白有很强的亲和力,在很低浓度下就能与之结合,从而抑制微管的聚合,引起虫体表皮或肠细胞的消失,降低消化作用和减少营养物质如葡萄糖的吸收,导致虫体的死亡。本药也可抑制线粒体内延胡索酸还原酶,减少葡萄糖的转运,并使氧化磷酸化解耦联,从而影响 ATP 的产生。本药对成虫及虫卵均有作用。

【体内过程】 本药不溶于水,口服后能迅速吸收,但吸收量甚少,血浆浓度很低,90% 以上的药物未经变化而随粪便排出,吸收的药物在肝脏内代谢为无活性的部分,$t_{1/2}$ 为 2~9 小时。

【临床应用】 Mebendazole 用于治疗蛔虫病、蛲虫病、鞭虫病、钩虫病、粪类圆线虫病、绦虫病。

【不良反应】 Mebendazole 在肠道内吸收甚少,因此在治疗剂量内不良反应较少。有时可有恶心、腹部不适、腹痛、腹泻及头痛,偶有乏力、皮疹等。

阿苯达唑(albendazole) 系苯并咪唑类衍生物,其在体内迅速代谢为亚砜、砜醇和 2-胺砜醇。对肠道线虫选择性及不可逆性地抑制寄生虫肠壁细胞胞浆微管系统的聚合,阻断其对多种营养和葡萄糖的摄取吸收,导致虫体内源性糖原耗竭,并抑制延胡索酸还原酶系统,阻止三磷酸腺苷的产生,致使虫体无法生存和繁殖。与甲苯咪唑相似,本品还可引起虫体肠细胞胞浆微管变性,并与其微管蛋白结合,造成细胞内运输堵塞,致使高尔基体内分泌颗粒积聚,胞浆逐渐溶解,吸收细胞完全变性,引起虫体死亡。

Mebendazole 为广谱驱虫药,除用于治疗钩虫、蛔虫、鞭虫、蛲虫、旋毛虫等线虫病外,还可用于治疗囊虫和包虫病。

本品毒性小,安全性较高。主要不良反应包括口干、乏力、思睡、头晕、头痛以及恶心、上腹不适等消化道症状。但均较轻微,不需处理可自行缓解;治疗囊虫病特别是脑囊虫病时,可出现头痛、发热、皮疹、肌肉酸痛、视力障碍、癫痫发作等,主要与囊虫死亡释出异性蛋白有关,须采取相应措施治疗;治疗囊虫病和包虫病,因用药剂量较大,疗程较长,可出现谷丙转氨酶升高,多于停药后逐渐恢复正常。

哌嗪(piperazine) 可在虫体神经肌肉接头处发挥抗胆碱作用,阻断了神经冲动的传递,使蛔虫不能附着在宿主肠壁,随粪便排出体外。蛔虫在麻痹前不表现兴奋作用,故使用本品较安全。口服后胃肠道吸收迅速,一部分在体内代谢,其余部分由尿排出。临床用于肠蛔虫病、蛔虫所致的不全性肠梗阻和胆管蛔虫病绞痛的缓解期。此外亦可用于驱蛲虫。

左旋咪唑(piperazine) 又称驱钩蛔,是咪唑的左旋异构体,可选择性地抑制虫体肌肉中的琥珀酸脱氢酶,使延胡索酸不能还原为琥珀酸从而影响虫体肌肉的无氧代谢,减少能量产生。当虫体与之接触时,能使神经肌肉去极化,肌肉产生持续收缩而致麻痹;有利于虫体的排出。其活性约为四咪唑(消旋体)的1~2倍,但毒副作用则较低。另外,药物对虫体的微管结构可能有抑制作用。Levamizole 还有免疫调节功能。口服后迅速吸收, $t_{1/2}$ 为 4 小时。在肝内代谢,本品及其代谢产物可自尿(大部分)、粪和呼吸道排出,乳汁中亦可测得。本品对蛔虫、钩虫、蛲虫和粪类圆线虫病有较好疗效。对班氏丝虫、马来丝虫和盘尾丝虫成虫及微丝蚴的活性较乙胺嗪为高,但远期疗效较差。

噻嘧啶(pirentel) 通过抑制胆碱酯酶,虫体的神经肌产生阻滞作用,能麻痹虫体使之止动,安全排出体外,不致引起胆管梗阻或肠梗阻。本品口服很少吸收,一半以上的药物自粪便排泄。对蛔虫,蛲虫或钩虫感染的疗效好,对鞭虫也有一定疗效,为一广谱高效驱肠虫药。

恩波维铵(pyrvinium embonate) 有杀蛲虫作用,抗虫机制系干扰肠虫的呼吸酶系统,抑制需氧呼吸,并阻碍虫体对葡萄糖的吸收,影响虫体生长和繁殖。为治疗蛲虫病的首选药。主要不良反应包括:偶有恶心、呕吐、腹泻、腹痛、肌肉痉挛和荨麻疹;胃肠道有炎症时不宜服用,以免增加吸收而造成严重反应;服后粪便染成鲜红色。

氯硝柳胺(pyrvinium embonate) 能抑制绦虫细胞内线粒体的氧化磷酸化过程,高浓度时可抑制虫体呼吸并阻断对葡萄糖的摄取,从而使之发生变质。药物能破坏头节及体节前段,排出时部分被消化而不易辨认。本品对虫卵无杀灭作用。用于人绦虫感染,为治疗牛带绦虫、短小膜壳绦虫、阔节裂头绦虫等感染的良好药物。对猪带绦虫亦有效,但服药后有增加感染囊虫病的可能性。偶可引起乏力、头晕、胸闷、胃肠道功能紊乱、发热、瘙痒等。

思考题:1. 主要抗疟药的药理作用和应用有哪些?
2. 简述抗阿米巴病药及抗滴虫病药的主要作用及应用。
3. 简述抗血吸虫病和抗丝虫病药的主要临床应用。

(王俊平 董 志)

第四十四章
抗恶性肿瘤药

学习目标：1. 掌握抗肿瘤药物的分类和各类常用药物的药理作用、临床应用和主要不良反应。
2. 熟悉常用抗肿瘤药物的作用机制。
3. 了解肿瘤细胞抗药性的机制。

Chapter 44   Antineoplastic Dugs

Cancer is the uncontrolled growth of cells coupled with malignant behavior: invasion and metastasis. Cancer is thought to be caused by the interaction between genetic susceptibility and environmental toxins. In the broad sense, most chemotherapeutic drugs work by impairing mitosis (cell division), effectively targeting fast-dividing cells. As these drugs cause damage to cells, they are termed *cytotoxic*. Some drugs cause cells to undergo apoptosis (so-called "self-programmed cell death").

Scientists have yet to identify specific features of malignant and immune cells that would make them uniquely targetable (bringing some recent examples, such as the Philadelphia chromosome as targeted by imatinib). This means that other fast-dividing cells, such as those responsible for hair growth and for replacement of the intestinal epithelium (lining), are also often affected. However, some drugs have a better side effect profile than others, enabling doctors to adjust treatment regimens to the advantage of patients in certain situations.

As chemotherapy affects cell division, tumors with high growth fractions (such as acute myelogenous leukemia and the aggressive lymphomas, including Hodgkin's disease) are more sensitive to chemotherapy, as a larger proportion of the targeted cells are undergoing cell division at any time. Malignancies with slower growth rates, such as indolent lymphomas, tend to respond to chemotherapy much more modestly.

Drugs affect "younger" tumors (i.e. more differentiated) more effectively, because mechanisms regulating cell growth are usually still preserved. With succeeding in generations of tumor cells, differentiation is typically lost, growth becomes less regulated, and tumors become less responsive to most chemotherapeutic agents. Near the center of some solid tumors, cell division has effectively ceased, making them insensitive to chemotherapy. Another problem with solid tumors is the fact that the chemotherapeutic agent often does not reach the core of the tumor. Solutions to this problem include radiation therapy (both brachytherapy and teletherapy) and surgery.

Over time, cancer cells become more resistant to chemotherapy treatments. Recently, scientists have identified small pumps on the surface of cancer cells that actively move chemotherapy from inside the cell to the outside. Research on p-glycoprotein and other such chemotherapy efflux pumps is currently ongoing. Medications to inhibit the function of p-glycoprotein have been undergoing test since 2007 to enhance the efficacy of chemotherapy.

恶性肿瘤(malignant tumor or malignant neoplasm)是严重危害人类健康的常见病、多发病，已成为仅次于心血管疾病的人类第二大死因。

药物治疗，也称化学治疗(chemotherapy，简称化疗)，是恶性肿瘤治疗的三大传统方法之一。近年来，随着肿瘤分子生物学和肿瘤药理学以及生物技术的不断发展，针对肿瘤发病机制中的一系列作用靶点，出现了生物反应调节药、细胞分化诱导药、血管生成抑制药、各种细胞因子、单克隆抗体和基因治疗等肿瘤生物学治疗药物及方法。

第一节 抗肿瘤药的药理作用机制

一、抗肿瘤作用的细胞生物学机制

正常细胞和肿瘤细胞都经历细胞周期(cell cycle)。根据抗肿瘤药物对肿瘤细胞周期或时相特异性,将抗恶性肿瘤药物分为两大类:① 细胞周期特异性药物(cell cycle specific agents, CCSA),是指仅对增殖周期中的某一期有较强的作用,对非增殖期细胞(G_0细胞)无效。如作用于 DNA 合成期(S 期)细胞的抗代谢药(antimetabolites)、拓扑异构酶抑制药(topoisomerase inhibitors)等;作用于有丝分裂期(M 期)细胞的长春碱类(vinca alkaloids)、紫杉碱类(taxines)药物等;作用于 DNA 合成后期(G_2)细胞的博来霉素(bleomycin)等;② 细胞周期非特异性药物(cell cycle non-specific agents, CCNSA),是指直接破坏 DNA 结构,影响 DNA 的复制或转录功能的药物,能杀灭处于增殖细胞群中各期细胞,包括 G_0 期细胞。如烷化剂(alkylating agents)、铂类化合物(platinum compounds)、丝裂霉素 C(mitomycin C)和放线菌素 D(dactinomycin D)等(图 44-1)。

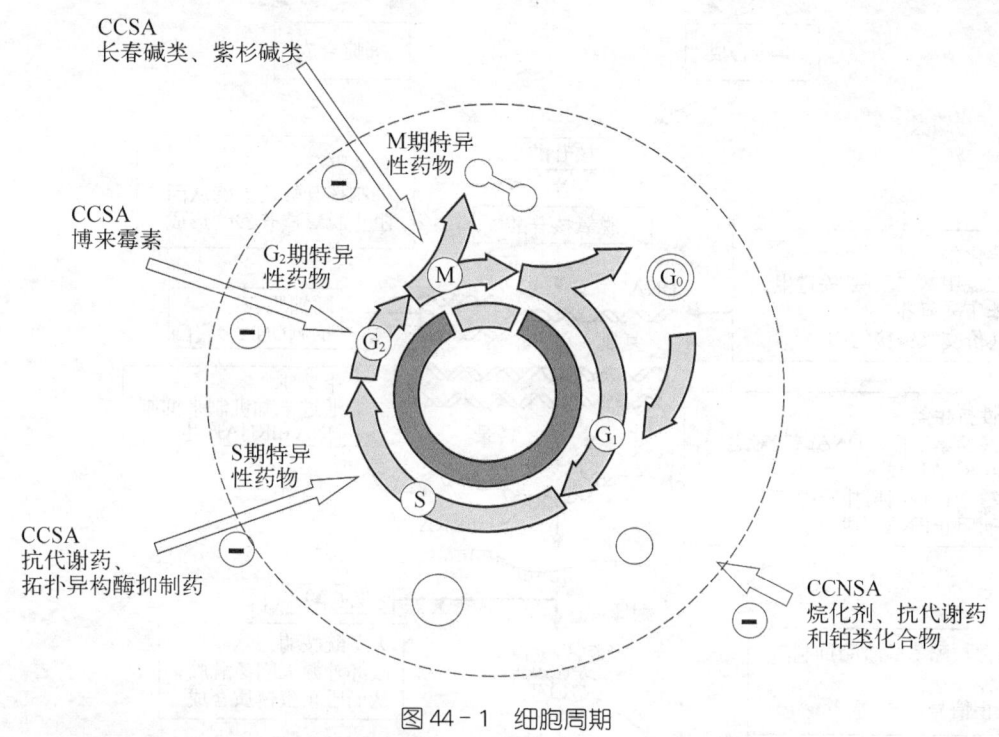

图 44-1 细胞周期

二、抗肿瘤药物作用的生化机制

抗肿瘤药物可通过作用于 DNA 的合成、结构和功能、转录,蛋白质的合成与功能等环节干扰肿瘤细胞的代谢过程(图 44-2)。

1. 干扰核酸生物合成 药物分别在不同环节阻止核酸的生物合成和利用,属于抗代谢药。大多数抗代谢药的化学结构与正常细胞内的某些成分相似。① 叶酸拮抗药,可抑制二氢叶酸还原酶,如甲氨蝶呤(methotrexate)等;② 嘧啶拮抗药,如氟尿嘧啶(fluorouracil)可抑制胸苷酸合成酶,阿糖胞苷(cytarabine)可抑制 DNA 多聚酶等;③ 嘌呤拮抗药,可抑制嘌呤核苷酸互变,如巯嘌呤(mercaptopurine)等;④ 核糖核苷酸还原酶抑制药,如羟基脲(hydroxyurea)等。

2. 干扰蛋白质合成与功能 药物可干扰微管蛋白聚合与解聚间的平衡、干扰核糖体的功能或影响氨基酸供应。① 微管蛋白抑制药,如长春碱类(vinca alkaloids)和紫杉碱类等;② 干扰核糖体功能的药物,如三尖杉酯碱类(harringtonines);③ 影响氨基酸供应的药物,如左旋门冬酰胺酶(L-asparaginase)等。

3. 嵌入 DNA 干扰转录过程 药物可嵌入 DNA 碱基对之间,干扰转录过程,从而阻止 RNA 的形成,属于 DNA 嵌入药。如 dactinomycin D 和阿霉素(doxorubicin)等蒽环类抗生素。

4. **影响 DNA 结构与功能** 直接破坏 DNA 的结构或抑制拓扑异构酶活性,从而影响 DNA 的复制和修复功能。① 烷化剂,如 mechlorethamine、cyclophosphamide 和塞替派(thiotepa)等;② 破坏 DNA 的铂类化合物,如 cisplatin;③ 破坏 DNA 的抗生素,如 bleomycin 和 mitomycin C;④ 拓扑异构酶抑制药如喜树碱类(camptothecine)和鬼臼毒素(podophyllotoxin)衍生物。

5. **影响激素平衡** 药物通过影响激素平衡从而抑制某些激素依赖性肿瘤。① 雌激素类药和雌激素拮抗药;② 雄激素类药和雄激素拮抗药;③ 孕激素类药;④ 糖皮质激素类药;⑤ 促性腺激素释放激素抑制药,如亮丙瑞林(leuprolide)、戈舍瑞林(goserelin)等;⑥ 芳香酶抑制药,如氨鲁米特(aminoglutethimide)、阿那曲唑(anastrazole)等(图 44-2)。

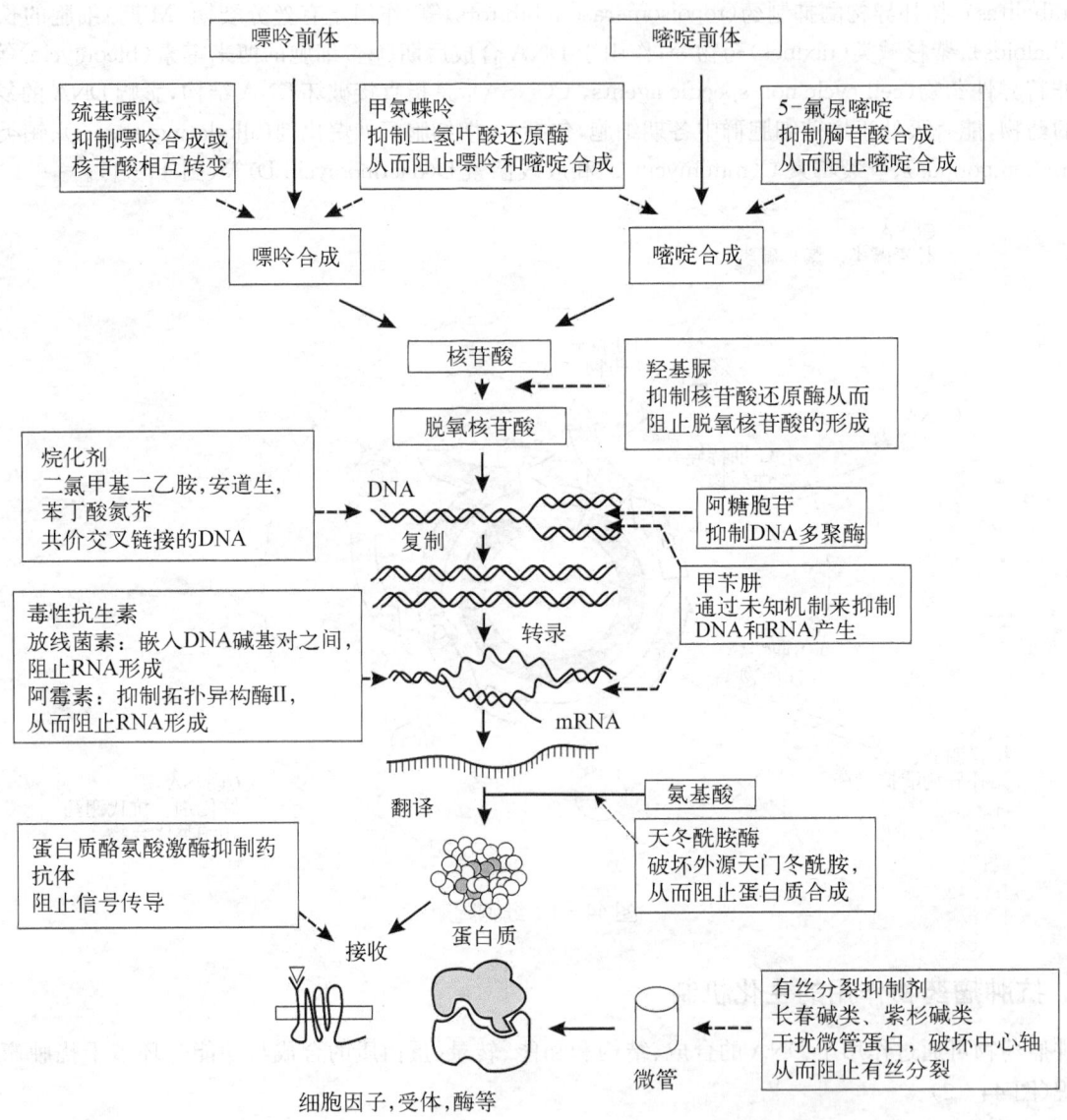

图 44-2 一些用于肿瘤疾病的化疗药物作用机制和部位的概要

第二节 常用的抗恶性肿瘤药

一、抗代谢药

(一)叶酸拮抗药

甲氨蝶呤(methotrexate,MTX) 化学结构与叶酸相似,通过竞争性抑制二氢叶酸还原酶(dihydrofolate reductase, DHFR), 阻断二氢叶酸(dihydrofolate, FH_2)还原成四氢叶酸(tetrahydrofolate, FH_4),从而使 N^5,N^{10}-甲烯四氢叶酸(N_5, N^{10}-Methylene-FH_4)减少,使 DNA、RNA 和蛋白质的生物合成,致使细胞死亡。另外,MTX 在细胞内可形成多聚谷氨酸盐形式,增加了它的体积及所带的负电荷数目,使 MTX 长期滞留于特定细胞内。因此,有该反应能力的细胞(如淋巴母细胞)可能对 MTX 的杀细胞作用更敏感。

主要与其他化疗药物联合用于治疗急性淋巴细胞白血病、淋巴瘤、绒毛膜上皮癌、乳腺癌、头颈部癌、膀胱癌、卵巢癌、宫颈癌、恶性葡萄胎、睾丸癌等,也可用于 CNS 白血病。小剂量应用可治疗一些非癌性疾病如银屑病、类风湿关节炎等。此外,尚可用于同种骨髓移植和器官移植。

主要不良反应有骨髓抑制(白细胞和血小板减少)、胃肠道毒性(口腔炎、胃炎、腹泻等)、脱发、皮疹和红斑等。多数可以通过醛氢叶酸(leucovorin,甲酰四氢叶酸)预防或逆转。MTX 还有肾毒性、肝毒性、肺毒性以及中枢神经系统毒性(由鞘内注射导致)。有致畸作用并可从乳汁排出,故服药期禁怀孕及哺乳。

(二) 嘧啶拮抗药

氟尿嘧啶(fluorouracil, 5-FU) 本身无抗肿瘤活性,需在体内转化为一磷酸脱氧核糖氟尿嘧啶核苷(FdUMP)才能发挥作用。FdUMP 与胸苷酸合成酶(thymidylate synthase)及 N^5,N^{10}-甲烯四氢叶酸结合形成三重复合物,游离的胸苷酸合成酶减少,使脱氧尿苷酸(dUMP)不能生成脱氧胸苷酸(dTMP),因而 DNA 合成减少。5-FU 可与大量 leucovorin 同时应用,以期形成最大量的三重复合物,并阻止 FdUMP 从复合物上解离。此外,FdUMP 可以伪代谢物掺入 RNA 分子中,影响 RNA 及蛋白质的合成及功能,最终使细胞死亡。

主要用于治疗实体瘤,如结肠直肠癌、乳腺癌、卵巢癌、胰腺癌、胃癌及头颈部癌等。局部应用治疗皮肤过度角化症和表皮基底细胞癌。

常见不良反应有恶心、呕吐、腹泻、厌食、胃肠道及口腔黏膜溃疡、脱发、骨髓抑制(冲击性给药时)。长期全身给药可见"手足综合征",表现为手掌和足底部红斑及脱屑。肝动脉内注射给药的不良反应是短暂的肝毒性,偶尔引起胆管硬化。

阿糖胞苷(cytarabine, Ara-C) 在细胞内脱氧胞苷激酶(deoxycytidine kinase)作用下转化为三磷酸胞苷(ara-CTP)。Ara-CTP 可以抑制 DNA 多聚酶(DNA polymerase),也可直接以伪代谢物形式掺入 DNA 分子,终止核苷酸链的延长。它还抑制胞嘧啶核苷酸还原成脱氧胞嘧啶核苷酸。

Ara-C 主要与硫鸟嘌呤(tioguanine, 6-TG)及 DNR 联合用于治疗急性非淋巴细胞白血病,对成人的急性非淋巴细胞性白血病特别有效。

主要不良反应为恶心、呕吐、腹泻和严重的骨髓抑制。偶见肝功能障碍。大剂量应用或鞘内注射可引起癫痫或精神状态改变。

吉西他滨(gemcitabine) 化学结构及其作用机制与 ara-C 相似,在体内也需经脱氨及磷酸化作用而获得活性。本药终止 DNA 链延长的作用不如 ara-C 而 $t_{1/2}$ 较长。用于治疗非小细胞肺癌、胰腺癌、膀胱癌、乳腺癌及其他实体瘤。不良反应较少,主要为骨髓抑制。此外,可出现恶心、呕吐、口腔溃疡、血栓静脉炎和肝功能受损,也可见短暂的肝脏转氨酶升高、低血压、支气管哮喘和皮疹。

(三) 嘌呤拮抗药

巯嘌呤(mercaptopurine, 6-MP) 须在次黄嘌呤-鸟嘌呤磷酸核糖转移酶(hypoxanthine-guanine phosphoribosyl transferase, HGPRT)的作用下生成巯嘌呤核苷酸(MPRP),即硫代次黄嘌呤核苷酸才能发挥其效应。硫代次黄嘌呤核苷酸可竞争性抑制次黄嘌呤核苷酸(IMP)转变为腺苷酸(AMP)和鸟苷酸(GMP),并和腺苷酸一样可以负反馈抑制嘌呤的从头合成。硫代次黄嘌呤核苷酸脱氢生成硫代鸟嘌呤核苷酸,后者可逐步磷酸化成三磷酸盐,进而掺入 RNA 分子;生成脱氧核苷酸类似物可掺入 DNA 分子。主要用于急性淋巴细胞白血病缓解期的维持治疗。常见不良反应有胃肠道毒性和骨髓抑制,也可见肝毒性。Mercaptopurine 在肝代谢为甲基巯嘌呤或通过黄嘌呤氧化酶催化为巯基尿酸。由于别嘌醇为黄嘌呤氧化酶抑制剂,当与 mercaptopurine 合用时,注意调整 mercaptopurine 的用量,避免药物蓄积使毒性反应加重。

硫鸟嘌呤(tioguanine, 6-TG) 作用与 6-MP 相似,经 HGPRT 转化为具活性的硫鸟嘌呤核苷酸,可抑制嘌呤的生物合成,也可掺入 RNA 和 DNA 分子。主要与柔红比星及 ara-C 联合治疗急性非淋巴细胞白血病。6-TG 的胃肠道毒性比 6-MP 低,其他不良反应与 6-MP 相似。由于黄嘌呤氧化酶不是其代谢关键酶,所以与别嘌醇合用时不必减量。

氟达拉滨(fludarabine) 是一个腺苷类似物。其作用机制是掺入 DNA 和 RNA 分子中,减少它们的合成,干扰其功能。用于取代苯丁酸氮芥(chlorambucil)治疗慢性淋巴细胞性白血病,也可有效对抗 B 细胞白血病。

由于 FDB 可被肠道菌群分解为毒性代谢产物,不能口服,需静脉给药。部分药物由尿排出。不良反应除了恶心、呕吐、脱发及骨髓抑制外,尚有发热、水肿和严重的神经毒性。

(四) 核糖核苷酸还原酶抑制药

羟基脲(hydroxyurea) 抑制核糖核苷酸还原酶(ribonucleotide reductase),使二磷酸核苷(NDP)不能转化为二磷酸脱氧核苷(dNDP),从而抑制 DNA 合成。用于治疗慢性粒细胞白血病、真性红细胞增多症、原发性血小板增多症等骨髓增殖性疾病,也可用于黑色素瘤等。主要不良反应为骨髓抑制,近来发现偶有皮肤血管性毒性反应,包括血管溃疡和血管坏死,其他不良反应较少发生。

二、干扰蛋白质合成与功能的药物

(一) **微管蛋白抑制药** 微管是由 α、β 两种微管蛋白异二聚体组成的长管状、中空细胞器结构,直径约 25 nm;是细胞质骨架体系的主体成分之一,微管对维持细胞正常形态、有丝分裂期染色体的形成、信号转导及物质的输送等具有非常重要的作用。纺锤体、真核细胞纤毛、中心粒等均系由微管组成的细胞器。微管蛋白抑制药(tubulin inhibitors)通过干扰影响微管聚合与解聚间的平衡,阻碍细胞的有丝分裂,从而起到影响细胞增殖的作用。

1. 长春碱类药物

长春碱(vinblastine,VLB)和长春新碱(vincristine,VCR) 可与 β-微管蛋白结合,抑制微管蛋白装配成纺锤体,使细胞停止于有丝分裂中期无法进行复制,从而发挥其细胞毒性作用。

常与其他化疗药物联合应用。VLB 用于治疗睾丸癌、膀胱癌、霍奇金病和非霍奇金病淋巴癌。VCR 用于治疗儿童急性淋巴癌细胞白血病、肾母细胞瘤、尤文软组织肉瘤、霍奇金病和非霍奇金淋巴瘤及其他快速增殖的肿瘤。

VLB 的主要不良反应是骨髓抑制,表现为白细胞减少。VCR 的主要不良反应是神经毒性。最初的症状为指端和脚趾的感觉异常,腱反射消失;长期应用出现足下垂、共济失调;大剂量使用还可以出现自主神经障碍,如顽固性便秘和麻痹性肠梗阻。两药共有的不良反应有胃肠道反应、脱发及注射外渗的局部毒性,如静脉炎、蜂窝织炎等。

VLB 与 VCR 经静脉注射给药后,迅速分布至全身各组织,经肝 P450 代谢后,由粪便排出。因此,肝药酶抑制药如红霉素、酮康唑、西咪替丁等与长春碱类一同使用可增加它们的毒性。

长春瑞滨(vinorelbine,VRL,去甲长春碱) 是一种新型的半合成长春碱类药物,作用机制同 VLB 和 VCR。与其他药物联合治疗非小细胞肺癌活性较强。口服制剂的生物利用度个体差较大,给药后经肝药酶代谢,肝药酶抑制可增加其毒性。不良反应主要表现为白细胞减少、轻微的感觉神经障碍、胃肠道反应和局部毒性等,可引起过敏反应及轻度可逆性肝酶改变。由于它非选择性抑制抗 HIV 药物齐夫多定的体内代谢,当用于治疗艾滋病相关的卡波济肉瘤时,会增加齐夫多定的毒性。

2. 紫杉醇类

紫杉醇(paclitaxel,taxol) 与 β-微管蛋白结合,形成许多变性的不易解聚的短微管束(也称稳定微管束结构),稳定微管结构而抑制其解聚,持续阻滞细胞从有丝分裂中期转向后期,使细胞停止于 G_2-M 期。主要经肝 P450 酶系统代谢,由胆管排泄;少数药物以原形由尿液排出。广泛用于治疗乳腺癌、卵巢癌、头颈部癌、非小细胞肺癌、小细胞肺癌、食管癌等上皮性肿瘤。

Paclitaxel 不溶于水,其注射剂的助溶剂可诱导组胺释放而引起急性超敏反应,典型表现有低血压、支气管痉挛伴呼吸困难和风疹。可提前服用组胺 H_1 受体阻断药苯海拉明、H_2 受体阻断药西咪替丁和糖皮质激素地塞米松加以预防。该药心脏毒性表现为短暂、无症状的心动过缓,也可出现严重的传导阻滞、心脏缺血和梗死。另外,紫杉醇可引起中性粒细胞减少,外周神经感觉障碍,也会出现脱发,但恶心和腹泻较少见。

紫杉特尔(taxotere;docetaxel,多西紫杉醇) 作用机制与 paclitaxel 相似。作为一线药物治疗转移性乳腺癌有较好疗效,也可用于治疗卵巢癌、头颈部癌和非小细胞肺癌。易溶于水,较少发生急性超敏反应。可引起外周神经感觉障碍,恶心、呕吐等肠胃道症状。

雌莫司汀(estramustine) 与微管相关蛋白(microtubule-associated proteins,MAP)结合后,使 MAP 从微管蛋白上解离,从而抑制微管的装配和解聚,使细胞停滞于分裂中期。可口服给药,吸收率约为 75%,代谢产物可经胆汁、粪便和尿液排泄。主要用于治疗转移性前列腺癌,特别是激素抗拒性前列腺癌。不良反应表现为恶心,有时出现顽固性呕吐。其他较少见的不良反应有男子乳腺发育、乳头软化和(或)分子结构中甾体部分的盐皮质激素效应,使充血性心力衰竭加剧。

(二) 干扰核糖体功能的药物

三尖杉酯碱(harringtonine,HRT)和高三尖杉酯碱(homoharringtonine,HHRT) HRT和HHRT是从三尖杉属植物的枝、叶和树皮中提取的三尖杉酯碱类药。可抑制真核细胞蛋白质合成的起始阶段,使核糖体分解,释出新生肽链。主要用于急性粒细胞白血病,对单核细胞白血病也有效。不良反应为骨髓抑制和胃肠道反应,偶有脱发。大剂量应用可引起血压下降、心悸,部分患者有心肌损害。应作静脉缓慢滴注,不作静脉推注和肌内注射。

(三) 影响氨基酸供应的药物

左旋门冬酰胺酶(L-asparaginase,L-ASP) 催化门冬酰胺水解为门冬氨酸和氨,肿瘤细胞因门冬酰胺的缺乏而生长受到抑制。正常细胞能自身合成门冬酰胺,故影响较小。静脉或肌内注射给药,用于淋巴系统的恶性肿瘤,尤其是急性淋巴性白血病和T细胞性淋巴瘤。主要不良反应是超敏反应,多见于第二次给药后,表现为荨麻疹、低血压、喉痉挛、心跳停止等。由于L-ASP可短暂抑制正常组织的蛋白质合成,如白蛋白和凝血因子的合成;因此,可出现低蛋白血症和出血等。

三、嵌入DNA干扰转录过程的药物

放线菌素D(dactinomycin D,更生霉素) 可与DNA分子的脱氧鸟嘌呤发挥特异性相互作用,使dactinomycin D嵌入DNA双螺旋的小沟中,与DNA形成复合体,阻碍RNA多聚酶的功能,抑制RNA合成,特别是mRNA的合成。该药属于周期非特异性药物,可从胆汁和尿中排出,不能通过血脑屏障。抗瘤谱较窄,用于肾母细胞瘤、绒毛膜上皮癌、横纹肌肉瘤和神经母细胞瘤等。最重要的临床应用是治疗横纹肌肉瘤和儿童Wilms肿瘤。常见不良反应有恶心、呕吐、口腔炎和胃炎等,骨髓抑制较明显,偶见脱发和严重的皮肤毒性,接受X射线照射的部位,可加重炎症反应及色素沉着。注射时药物外渗可引起蜂窝织炎和疼痛。

蒽 环 类 药

常用的蒽环类药有蒽环类抗生素(anthracycline antibiotics),如柔红比星(daunorubicin,柔红霉素,daunomycin,DNR)、多柔比星(doxorubicin,DOX,阿霉素,adriamycin,ADM)、表柔比星(epirubicin,EPI)和伊达柔比星(idarubicin,去甲氧柔红霉素,demethoxydaunorubicin,IDA)以及人工合成的米托蒽醌(mitoxantrone)。本类药物非特异性插入相邻碱基对之间,与核糖-磷酸骨架结合,导致DNA分子局部解螺旋,并可干扰拓扑异构酶Ⅱ重新连接断裂的DNA双链,从而阻碍DNA和RNA的生物合成。另外,可与细胞膜结合,从而影响与磷脂酰肌醇激活耦联的细胞运输过程。

DNR主要用于急性淋巴细胞性白血病和急性粒细胞性白血病等。ADM具广谱抗肿瘤活性,用于血液系统恶性肿瘤,特别是急性淋巴细胞性白血病和淋巴瘤,也用于乳腺癌、卵巢癌、胃癌、肺癌、膀胱癌、头颈部癌等实体瘤。EPI的应用与多柔比星相似。IDA用于成人非淋巴细胞白血病,如急性粒细胞白血病的一线治疗,以及急性淋巴细胞白血病的二线治疗。Mitoxantrone用于急性白血病、恶性淋巴瘤、乳腺癌等。

本类药物最严重不良反应是心脏毒性。可发生急性毒性反应,表现为心律失常、传导异常、"心包炎-心肌炎综合征"和急性心力衰竭;也可发生慢性毒性反应。需监测心功能,一旦心功能下降,必须停药。其他不良反应有骨髓抑制、胃肠道反应和脱发等。

四、影响DNA结构与功能的药物

(一) **烷化剂** 是指在体内能形成正碳离子的亲电子基团以攻击生物大分子的负电子位点的物质。它可分为双功能基团烷化剂和单功能基团烷化剂。双功能基团烷化剂分子上有两个烷化基团,可与细胞内蛋白质分子上的巯基、氨基、羟基和羧基发生烷化反应。

细胞毒性作用主要是由于DNA受到烷化作用,DNA分子上最容易发生烷化的部位是鸟嘌呤碱基的N-7。DNA分子双链或单链上的鸟嘌呤N-7的烷化可引起DNA链内、链间或分子间的交叉联结,阻碍DNA的复制,并使细胞的有丝分裂受到破坏。也可引起碱基脱失或DNA链的断裂,或复制时碱基配对错误。单功能基团烷化剂仅有一个烷化基团,不能使DNA链交叉联结,因此抗癌作用比双功能基团烷化剂弱。如果恶性肿瘤细胞的P53基因发生突变或缺乏P53基因,则细胞周期进程不停顿,也不发生凋亡,从而对本类药物产生耐药性。

烷化剂为周期非特异性药物,对快速增殖的细胞灭杀作用更强。烷化剂有致突变和致癌作用,长期应用可引起第二种恶性肿瘤如急性白血病的发生,另一种长期毒性反应为不育。

氮芥(mechlorethamine,nitrogen mustard) 是第一个用于临床的氮芥药物,也是这一类中最强的药物。它

化学性质不稳定,用药前必须配置成水溶液,快速静脉注射给药,给药后迅速离开血液,分布无选择性,首先接触摄取药物的组织药物浓度最高。在体内经胆碱的摄取过程进入细胞,形成活性中间产物而发挥烷化作用。

常见不良反应有严重的恶心和呕吐、骨髓抑制及脱发。主要用于 MOPP 方案(氮芥、长春新碱、丙卡巴肼和泼尼松)治疗霍奇金病,对一些实体瘤也有效。妊娠的前三个月禁止使用。

环磷酰胺(cyclophosphamide, CTX) 与其他氮芥类药物的不同之处在于它们在肝细胞色素 P450 酶系统的作用下转化为活性代谢产物磷酰胺氮芥才能发挥细胞毒性作用。口服给药较好,经肝代谢后,小部分药物和代谢产物主要由尿排出。

该药具有较广的抗瘤谱,可用于淋巴瘤、乳腺癌、卵巢癌、睾丸癌和小细胞肺癌等。CTX 还可作为免疫抑制药用于自身免疫性疾病如肾病综合征、系统性红斑狼疮、类风湿性关节炎和器官移植的排斥反应等。

不良反应除恶心、呕吐、腹泻和脱发外,最主要的毒性反应为骨髓抑制(表现为白细胞减少)和出血性膀胱炎。分次给药和采用利尿药可减轻膀胱毒性,同时应用美司钠(mesna)即巯乙磺酸钠(sodium 2-mercaptoethane sulfonate),可使代谢产物失活而减轻对膀胱的毒性。大剂量 CXT 可引起肺毒性(如肺纤维化)和心脏毒性(如急性出血性心肌炎等)。本品可能会导致不孕不育,致畸和引起白血病。

亚硝脲类 本类药物包括卡莫司汀(carmustine)、洛莫司汀(lomustine)和司莫司汀(semustine)等,均是脂溶性高的亚硝脲类药物,较易透过血脑屏障,用于脑部原发肿瘤(星形胶质细胞瘤和室管膜瘤等)、脑转移瘤和脑膜白血病。与其他药物合用治疗淋巴瘤和某些实体瘤。不良反应为延迟性骨髓抑制、消化道反应和肝肾毒性。

链佐星(streptozocin) 对胰岛细胞有高度亲和力,静脉注射给药,$t_{1/2}$ 约 15 分钟,只有 10%~20% 的药物以原型由尿液排出。用于胰岛细胞癌以及恶性类癌瘤疗效较好。最常见的不良反应是恶心,会导致贫血、白细胞减少或血小板减少,约 2/3 患者出现轻微和可逆的肾脏或肝脏毒性。本品不能与其他有肾毒性的药物合用。

塞替派(thiotepa) 是一个乙烯亚胺类烷化剂。它脂溶性好,可进入脑脊液达到较高的浓度。可以口服或静脉给药,由于无刺激作用,也可以在膀胱内、腔内、动脉内或肌内注射给药。主要用于腔内注射治疗癌性渗出物,局部灌注治疗浅表膀胱癌,对乳腺癌、卵巢癌、肺癌和血液系统恶性肿瘤等也有效。不良反应有骨髓抑制、黏膜炎、皮疹和中枢神经系统毒性。

白消安(busulfan,马利兰,myleran) 是一个烷基磺酸酯类烷化剂。口服给药,吸收较完全,经肝脏代谢后,由肾排泄。对骨髓有选择性抑制作用,可明显抑制粒细胞生成,而对淋巴系统的抑制作用较弱,故适用于慢性粒细胞白血病,可以减轻白细胞的增多和脾大。主要不良反应为骨髓抑制,长期应用可致肺纤维化、闭经、睾丸萎缩等,极少出现无力和低血压。大剂量使用时,10% 的患者引起肝脏静脉闭塞性疾病、癫痫发作、出血性膀胱炎、永久性脱发和白内障。

达卡巴嗪(dacarbazine, DTIC) 为三氮烯类化合物。主要与多柔比星、博来霉素和长春花碱联合(ABVD 方案)治疗霍奇金病,也与其他药物联合用于软组织肉瘤和黑色素瘤等。常见副作用为严重的恶心和呕吐,偶见骨髓和肝毒性。静脉注射外渗可引起严重的疼痛和组织坏死。其他不良反应有类流感综合征、面部潮红等。

丙卡巴肼(procarbazine, PCB) 口服给药吸收较好,需经肝细胞色素 P450 酶系统转化为活性代谢产物才能发挥作用,主要以氧化代谢物的形式由尿排出。本品主要用于 MOPP 方案治疗霍奇金病,也用于非霍奇金淋巴瘤、肺癌和脑肿瘤。恶心和呕吐为常见副作用,但患者能很快耐受。主要毒性反应为骨髓抑制;也可发生中枢神经系统毒性如眩晕、共济失调、感觉异常、头痛、失眠和梦魇,多见于同时接受影响精神状态药物治疗的患者。

(二)铂类化合物

顺铂(cisplatin, CDDP) 即顺氯氨铂,为第一代铂类化合物,是二价铂与两个氯原子和两个氨基结合的重金属化合物。在血浆高氯离子环境中保持无活性状态,进入细胞内将氯解离后,二价铂与 DNA 分子上的碱基结合,可形成 DNA 分子链内或链间的交叉联结,也可使蛋白质与 DNA 分子联结,破坏 DNA 的结构和功能。抗瘤谱较广,对多种实体瘤有较高疗效,如卵巢癌、睾丸癌、乳腺癌、肺癌、膀胱癌、宫颈癌和头颈部癌等。与多种药物合用具协同效应,常与长春新碱、博来霉素和依托泊苷等合用。顺铂可损伤肾小管引起较严重的肾毒性,必须同时应用利尿药和 NaCl 溶液进行强力水化。其他不良反应有严重的恶心和呕吐,可用昂丹司琼或格拉司琼止吐;神经毒性,表现为外周神经障碍和耳毒性,特别是高频听力丧失;骨髓抑制,长期应用多表现为贫血。

卡铂(carboplatin,碳铂) 为第二代铂类化合物,抗肿瘤作用与顺铂相似,并有交叉耐药。Carboplatin 的活性不如 CDDP,大部分药物通过肾脏排泄,$t_{1/2}$ 约 2 小时。用于顽固性卵巢癌以及肺癌、睾丸癌、膀胱癌和头颈部癌等。不良反应主要是骨髓抑制,少有肾毒性,消化道毒性和耳毒性较低。

奥沙利铂(oxaliplatin,草酸铂) 为第三代铂类化合物,在含氯或碱性溶液中不稳定。抗癌活性高、抗瘤谱广，与 cisplatin 无交叉耐药，可抑制某些对顺铂耐药的肿瘤细胞。静脉注射用于卵巢癌、胃癌、结肠癌和黑色素瘤等。骨髓抑制轻微，无肾毒性，恶心呕吐发生率比 cisplatin 小，无严重听力损害。突出的不良反应是外周感觉神经异常，随积累剂量增加而增加，停药可恢复。血液毒性表现为轻到中度，恶心可用 5-HT_3 受体阻断药控制。

(三) 破坏 DNA 的抗生素

博来霉素(bleomycin, BLM) 生化特性为在靶细胞内形成 Fe^{2+}-BLM-DNA 复合物，经氧化剂作用转化为 Fe^{3+} 复合物，释放的电子与 O_2 发生作用形成活性自由基，它们可攻击 DNA 分子结构的磷酸二酯键，导致 DNA 双链或单链断裂。BLM 可使细胞积聚在增殖的 G_2 期，故对此期细胞药效作用最强，为周期特异性药物。BLM 常常联合药物用来治疗霍奇金病、非霍奇金淋巴肿瘤和鳞状上皮癌等。BLM 在特异水解酶作用下降解失活，此酶在肝、脾正常组织中含量较高，肺和皮肤组织该酶活性低。肺毒性是最严重的不良反应，从开始肺部细啰音、咳嗽、渗出发展到严重的纤维化。皮肤毒性反应为红疹、角化过度、红斑以及溃疡，以皮肤承受压力部位先受影响，连续应用可致指甲残留色素和脱发；发热、寒战等过敏性反应也较多见，很少或不发生骨髓和免疫抑制作用。

丝裂霉素 C(mitomycin C, MMC，又称自力霉素) 在细胞内经酶解作用转化为具有功能基的活性烷化剂，具有烷化作用，可抑制 DNA 合成并使碱基双链交叉联结，也能使部分 DNA 链断裂和染色体破裂。用于肠癌、肺癌、胃癌、膀胱癌和头颈部癌等。常见较为严重的不良反应为骨髓抑制，同时也见恶心、呕吐、皮炎以及神经紊乱、间质性肺炎和溶血性尿毒综合征等。偶可引起心脏毒性，心脏病患者应避免合用多柔比星。注射时药物外渗亦会造成严重的组织损伤。

(四) 拓扑异构酶抑制药 DNA 拓扑异构酶广泛存在于原核及真核生物，至少分为 Ⅰ 型和 Ⅱ 型两种。它们对 DNA 分子的作用是能解链和水解，还能连接磷酸二酯键，保证 DNA 分子一边解链，一边复制，其作用贯穿在 DNA 复制的全过程中。拓扑异构酶抑制药(topoisomerase inhibitors)可干扰拓扑酶的作用，破坏 DNA 结构，并抑制 DNA 的生物合成，属于 S 期特异性药物。

1. 拓扑异构酶 Ⅰ 抑制药

喜树碱和羟喜树碱 (camptothecine and hydroxycamptothecine)

Camptothecine 和 hydroxycamptothecine 是从我国特有的珙桐科乔木喜树的果实和根皮提取出的生物碱。两药均能特异性地与拓扑异构酶 Ⅰ 结合，形成药物-酶-DNA 复合物，使 DNA 双链合成中断，产生细胞毒性作用。喜树碱用于胃癌、肠癌、绒毛膜上皮癌和急、慢性粒细胞白血病等，不良反应有泌尿系统刺激(尿急、尿频和血尿)、胃肠道反应、骨髓抑制，少数出现脱发。Hydroxycamptothecine 用于原发性肝癌、食管癌、胃癌、头颈部癌、膀胱癌和白血病等，不良反应较轻，泌尿系统的副作用明显轻于 camptothecine。

伊立替康(irinotecan)和拓扑替康(topotecan) 两者均为半合成的喜树碱类药(camptothecines)。Irinotecan 是一个前体药物，在体内迅速水解为 7-乙基-10-羟基喜树碱(SN-38)后，才能发挥抑制拓扑异构酶 Ⅰ 的作用，本品及 SN-38 以肝脏代谢为主要途径。用于治疗进展型结肠癌和直肠癌。主要不良反应为腹泻、中性粒细胞减少、恶心、呕吐和脱发等。一旦发现腹泻即以洛哌丁胺(loperamide)积极止泻治疗，可大大增加患者的耐受力。Topotecan 用于初始化疗或序贯化疗失败的转移性卵巢癌及一线化疗失败的小细胞肺癌患者，对血液系统恶性肿瘤、神经母细胞瘤和横纹肌肉瘤也有效。不良反应为中性粒细胞减少等，腹泻较少见。

2. 拓扑异构酶 Ⅱ 抑制药

依托泊苷(etoposide)和替尼泊苷(teniposide)

Etoposide(VP-16)(又称为鬼臼乙叉苷)和 teniposide(VM-26)(又称为鬼臼甲叉苷)，均为鬼臼毒素(podophyllotoxin)的半合成衍生物。通过与拓扑异构酶 Ⅱ 结合，使断裂的 DNA 双链不可重新连接。VP-16 可口服，也可静脉注射给药，与血浆蛋白结合率很高，广泛分布于各组织，但很少进入 CNS；部分药物经肝代谢，代谢物从尿和粪便排出。本品与其他抗癌药联合应用于治疗小细胞肺癌、睾丸癌、霍奇金病、非霍奇金淋巴瘤和白血病，临床疗效较显著。VM-26 用于儿童白血病等。两药均有骨髓抑制、过敏反应、恶心和呕吐，注射过快可发生低血压等不良反应。

五、影响体内激素平衡的药物

激素疗法中的性激素和糖皮质激素两大药物是化学结构类似的亲脂性小分子甾体激素。某些肿瘤组织中存在激素受体，甾体激素作用于靶细胞受体而抑制肿瘤细胞生长；也可能在剔除激素的刺激作用条件下，如给予足够的激素拮抗药物和(或)手术切除内分泌腺体而促使肿瘤组织退化消除；或者同时兼备以上两种方式。大多数甾体激素类药物和激素拮抗药物不是直接参与杀灭细胞作用，而是通过抑制肿瘤细胞增殖过程而发挥抗肿瘤活性,所以通常需要长期给药来维持疗效。

（一）雌激素类药和雌激素拮抗药

雌激素类药

雌激素类药如炔雌醇(ethinylestradiol)或己烯雌酚(diethylstilbestrol),它们通过改变原发部位肿瘤的激素环境,从而控制其肿瘤生长过程。对前列腺癌和绝经超过5年的乳腺癌有治疗价值。大剂量应用时通过负反馈作用抑制下丘脑分泌促性腺激素释放激素及垂体分泌黄体生长素释放水平;在睾丸间质细胞减少其雄激素的合成和分泌,直接对抗雄激素活性,从而控制前列腺癌肿瘤的生长。应注意绝经前的乳腺癌患者禁用该类药物。

他莫昔芬(tamoxifen) 它的高效无毒优点使其成为临床治疗乳腺癌的一线激素药物,它的化学结构类似于diethylstilbestrol,可竞争性拮抗雌激素与雌二醇受体(ER)结合,特异性抑制雌激素的作用。同时tamoxifen表现有微弱的拟雌激素活性。口服用药,经代谢为有效的活性代谢产物。用于辅助内分泌治疗雌激素受体阳性(ER^+)和(或)黄体酮受体阳性患者,更耐受于大剂量的雌激素,从而提高转移性乳腺癌患者的生存效果。常见不良反应有颜面潮红、恶心、呕吐、皮炎、体液潴留等。

（二）雄激素类药和雄激素拮抗药

雄激素类药

常用抗肿瘤雄激素类药如丙酸睾酮(testosterone propionate)、庚酸睾酮(testosterone enanthate)和氟甲睾酮(fluoxymesterone),通过抑制体内垂体分泌促性腺激素(GnRH)水平,控制卵巢雌激素的合成分泌,同时有抗雌激素效应和对抗催乳素对乳腺癌刺激作用。临床应用于晚期乳腺癌和乳腺癌转移者,有较好的疗效。目前,无男性现象的雌激素拮抗药很大程度上已经取代了雄激素疗法。

氟他胺(flutamide) 是一个合成的具有酰基苯胺结构的非甾体雄激素拮抗药(NSAAs)。代谢产生的活性羟基衍生物与雄激素受体结合,阻断睾酮的生理活性。常用于治疗前列腺癌患者。副作用包括肝功能不良、热潮红、呕吐、乳腺发育等。

（三）孕激素类药(progestins) 一定剂量的孕激素药如甲地孕酮(megestrol)和醋酸甲羟孕酮(medroxyprogesterone acetate)等,能够抑制垂体分泌促性腺激素,可用于激素敏感的转移性激素依赖性乳腺癌和绒毛膜上皮癌的治疗。某些不能耐受tamoxifen的乳腺癌患者,可使用甲地孕酮,其还可改善癌性恶病质患者的食欲,使患者有康复感。

（四）糖皮质激素类药(glucocorticoids) 糖皮质激素类药有溶解淋巴细胞的效应,可以抑制淋巴组织中淋巴细胞的生成,且无骨髓抑制。其与非相关药物之间无交叉耐药,可联合细胞毒性药物治疗急、慢性白血病,淋巴瘤和多发性骨髓瘤,也可以减轻癌症并发症如高血压、脑水肿、发热和疼痛等。常用的药物有:氢化可的松(hydrocortisone)、泼尼松(prednisone)、甲泼尼龙(methylprednisolone)和地塞米松(dexamethasone)。

（五）促性腺激素释放激素(gonadotropin-releasing hormone)抑制药

亮丙瑞林(leuprolide)和戈舍瑞林(goserelin) 它们是合成的促性腺激素释放激素的类似物。它们占据垂体的促性腺激素释放激素受体,抑制垂体分泌促卵泡素(FSH)和黄体生成素(LH),减少卵巢雌激素及睾丸雄激素的合成,可替代睾丸切除术用于前列腺癌,可以达到相同的缓解率;还能避免因使用雌激素引起的恶心、呕吐、水肿、男子乳腺发育和血栓栓塞性疾病。其与氟他胺合用可以增强疗效。也可与雌激素拮抗药合用,治疗绝经前激素受体阳性的乳腺癌患者。使用这类药物早期可出现一过性促性腺激素分泌增加,常见不良反应有体温升高、阳痿等,停药可恢复。亦可引起动物流产,禁用于妊娠期和准备怀孕的妇女。

（六）芳香酶抑制药(aromatase inhibitors)

氨鲁米特(aminoglutethimide) 抑制芳香酶,使肾上腺皮质额外的雄烯二酮不能转化为雌激素,还可抑制胆固醇转化为孕烯诺龙。口服给药,该药具诱导肝药酶作用,可加速自身代谢及地塞米松、茶碱(theophylline)、地高辛(digoxin)等药物的代谢。用于姑息性治疗激素受体阳性的复发性乳腺癌和转移性乳腺癌。不良反应有短暂的中枢神经系统功能障碍和斑丘疹等。

六、肿瘤生物治疗药物

目前,恶性肿瘤的生物疗法主要可概括为四大类,即抗癌细胞疗法、抗癌细胞因子疗法、抗癌基因疗法和抗癌抗体疗法。基本特点是它们对宿主机体的免疫结构与功能具有广泛的调节、增强作用;并可提高化疗、放疗的敏感性,在一定程度上减少肿瘤的复发和转移,但不能取代目前抗肿瘤三大疗法,而只是作为常规疗法的补充。有些治疗已在临床上使用,但从药物评价和临床疗效分析,除抗癌抗体和抗癌细胞因子疗法外,其他领域的治疗效果尚有待观察。

目前批准用于肿瘤治疗的细胞因子有:用于慢性粒细胞白血病、艾滋病等的卡波济肉瘤治疗的干扰素-α;用于肾脏肿瘤治疗的IL-2。批准用于肿瘤治疗的单克隆抗体(简称单抗)有:曲妥珠单抗(trastuzumab)、利妥昔单抗(rituximab)、西妥昔单抗(cetuximab)等。靶向单抗小分子化合物有:酪氨酸激酶的抑制剂甲磺酸(imatinib)、表皮生长因子受体-酪氨酸激酶(EGFR-TK)拮抗剂吉非替尼(gefitinib)、埃罗替尼(erlotinib)。

（一）单克隆抗体类

利妥昔单抗(rituximab) 是全球第一个用于临床的单抗药物,也是抗体类药物中的主要品种。它能特异性结合B淋巴细胞的CD20,而不与任何其他细胞发生反应。与B淋巴细胞结合后,导致细胞凋亡的作用机制目前尚未明确。在第一次给药后,外周B淋巴细胞数明显降低至正常水平以下,6个月后开始恢复,在治疗完成的9~12个月后恢复正常。

目前大量应用于各种复发或难治性的B淋巴细胞型非霍奇金淋巴瘤(NHL)的一线和二线治疗。临床有效率可达50%左右;再次应用有效率仍达40%,且不引起耐药,延长疗程不增加毒副作用。另外,还可应用于慢性淋巴细胞白血病、多发性骨髓瘤、特发性血小板减少性紫癜及其他治疗无效的中重度风湿性关节炎。

毒副作用较轻,主要症状为畏寒、发热、恶心、皮疹、头痛、瘙痒,患者耐受性较好。严重不良反应主要为过敏反应,一般在首次用药时出现,在输液数分钟到24小时内发生。由于rituximab抑制B淋巴细胞的功能,因此可能会导致体液免疫的失调。

禁用于本药过敏者、存在相关并发症(包括活动性感染和严重心衰)者、妊娠妇女、哺乳期妇女和儿童。与化疗药物之间无交叉耐药和毒性叠加。

曲妥珠单抗(trastuzumab) 能特异性地与人表皮生长因子受体(EGFR)-2(HER2)的细胞外部位结合,通过抗体介导的ADCC反应抑制HER2过度表达的肿瘤细胞增殖。其药代动力学呈剂量依赖性,随着剂量的提高,平均半衰期延长,清除率下降。

Trastuzumab可作为单一药物用于HER2过度表达及已接受1个或多个化疗方案的转移性乳腺癌治疗;与紫杉类药物合用治疗未接受过化疗的转移性乳腺癌。用药期不会出现一般化疗药物常见的副作用,如脱发、骨髓抑制、严重恶心和呕吐等;在第一次注射时,部分患者会出现过敏反应。最严重的副作用是心脏毒性,如可引起充血性心力衰竭,严重时可致死。因此,对心功能不全患者应特别谨慎使用。

西妥昔单抗(cetuximab) 是EGFR拮抗剂,可与表达于正常细胞和多种癌细胞表面的EGFR特异性结合,并竞争性阻断EGF和其他配体,如转化生长因子-α(TGF-α)的结合。与EGFR结合后,会刺激EGFR的降解,使EGFR的表达下调,阻断了其酪氨酸激酶磷酸化和细胞内信号转导途径,从而抑制癌细胞的增殖,诱导癌细胞的凋亡;还可减少基质金属蛋白酶和血管内皮生长因子(VEGF)的产生。可抑制过度表达EGFR肿瘤细胞的增殖,但对缺乏EGFR表达的人体肿瘤细胞无抗肿瘤活性。

Cetuximab单剂治疗或与化疗、放疗联合治疗时的药动学呈非线性特征,消除半衰期为79~129小时。女性患者的药物清除率较男性低25%,但疗效和安全性相近。Cetuximab单用或与喜树碱衍生物伊立替康(irinotecan)联用于EGFR过度表达的、对伊立替康(irinotecan)为基础的化疗方案耐药的转移性结肠、直肠癌的治疗;也可与顺铂(cisplatin)及5-氟脲嘧啶(5-fluorouracil)联合用于治疗转移性结肠、直肠癌。本品耐受性好,不良反应大多可耐受。

（二）小分子化合物

伊马替尼(imatinib) 甲磺酸伊马替尼(imatinib mesylate)是全球第一个获得批准的肿瘤发生相关信号传导治疗药物,属酪氨酸激酶(tyrosine kinase,TK)抑制剂。在体内外均可在细胞水平上抑制Bcr-Abl所表达的异常酪氨酸激酶,进而抑制Bcr-Abl阳性细胞及费城染色体阳性CML的增殖并诱导这些细胞的凋亡。此外,还可抑制血小板衍化生长因子(PDGF)受体、干细胞因子(SCF),c-Kit受体的酪氨酸激酶,从而抑制由PDGF和干细胞因子介导的细胞活动。口服吸收良好,胶囊剂的平均绝对生物利用度为98%,T_{max}约为2~4小时。甲磺酸及其体内主要代谢物的$t_{1/2}$分别约是18小时和40小时,主要通过CYP3A4代谢。

Imatinib mesylate用于治疗慢性粒细胞白血病急变期、加速期或α-干扰素治疗失败后的慢性期患者及不能手术切除或发生转移的恶性胃肠道间质肿瘤(GIST)患者。甲磺酸副反应仅属轻至中度,患者的耐受性甚好,常见副反应包括恶心、呕吐、水肿和肌肉痉挛等,也存在一定的骨髓抑制毒性,会发生中性白细胞减少症和血小板减少症等。极少数患者发生严重的肝转氨酶或胆红素升高;减量或暂停用药或以适当药物干预后,副反应可得到有效控制。

吉非替尼（gefitinib） 又称 ZD1839，是一种合成的苯胺喹唑啉化合物。它是一种选择性 EGFR -酪氨酸激酶（EGFR - TK）拮抗剂，该酶通常表达于上皮来源的实体瘤。其可抑制 EGFR 酪氨酸激酶活性，阻碍肿瘤生长、转移和血管生成，并增加肿瘤细胞的凋亡，从而提高化疗、放疗及激素治疗的抗肿瘤活性。静脉给药后，本品迅速廓清，分布广泛，$t_{1/2}$ 约为 48 小时；口服吸收较慢，T_{max} 约为 3～7 小时，$t_{1/2}$ 约为 41 小时，平均吸收生物利用度为 59%。主要代谢物是 O-去甲吉非替尼，其活性仅为 gefitinib 的 1/14。主要通过粪便排泄，约 4% 通过肾脏以原型和代谢物的形式清除。

Gefitinib 在临床适用于治疗既往接受过化学治疗的局部晚期或转移性非小细胞肺癌（NSCLC），对局部晚期或转移性 NSCLC 具抗肿瘤效应并可改善疾病相关的症状。腹泻、皮疹、瘙痒、皮肤干燥和痤疮是其常见的药物不良反应（发生率 20% 以上），一般出现在服药后的第一个月内，通常是可逆性的；大约 8% 的患者会出现严重的药物不良反应。因为 gefitinib 通过 CYP3A4 代谢，CYP3A4 抑制剂或诱导剂均会影响其血浆浓度。

埃罗替尼（erlotinib） 又名 OSI - 774，属喹唑啉类化合物，是人Ⅰ型表皮生长因子受体（HER1/EGFR）酪氨酸激酶抑制剂。虽然作用机制与 gefitinib 一样，均是抑制 EGFR 酪氨酸激酶胞内磷酸化，但 erlotinib 临床疗效优于 gefitinib，产生差异的部分原因可能是因为本品使用的是最大耐受剂量（maximum-tolerated dose, MTD），而吉非替尼只使用三分之一的 MTD。因此，本品已取代 gefitinib 成为治疗 NSCLC 的标准第三线疗法。但由于本品与化疗药物卡铂/紫杉醇合并使用，或与顺铂//吉西他滨（gemcitabine）合并使用时，不能有效延长患者的存活期。所以，目前仍建议用于 NSCLC 的第二或第三线治疗。最常见的不良反应是腹泻、皮疹，较少出现严重的间质性肺病；其他副作用还有肝酶升高和出血等。同时服用 CYP3A4 抑制药可能会增加本药的毒性。

第三节 抗恶性肿瘤药应用的常见问题

一、耐药性

恶性肿瘤细胞对化疗药的耐药性分为固有性耐药和获得性耐药。前者是指某些肿瘤细胞可能天然对某种药物耐药，其反映了肿瘤细胞的基因修饰能力，发生机制可能是细胞内药物浓度未能达到使靶点失活的浓度或者肿瘤细胞缺乏对凋亡机制反应的能力。后者是指肿瘤细胞经化疗药物作用后，尤其是长期小剂量给药后得到的耐药性。发生获得性耐药的生化机制涉及多个环节，如药物活化酶的含量或活性降低、药物灭活酶的含量或活性增加、药物作用靶位酶含量增高或与药物的亲和力降低、肿瘤细胞的 DNA 修复能力增加、细胞的代谢替代途径的建立和细胞对药物的排出量增加、肿瘤细胞对药物摄取量减少等。

目前，日益受到人们广泛关注的是多药耐药性（multidrug resistance，MDR），又称多向性耐药。MDR 是指恶性肿瘤细胞在接触一种抗癌药后，产生了对多种结构不同、作用机制各异的抗癌药物的耐药性。MDR 多出现于长春新碱类、鬼臼毒素类、紫杉碱类和蒽环类抗生素等天然来源的抗癌药物。

MDR 的机制之一是细胞膜表面一种名为 P-糖蛋白（P-glycoprotein）的蛋白表达量增加，使能量依赖的药物外排机制增加，从而导致胞内药物浓度降低而引起的。P-糖蛋白具有膜转运蛋白许多结构和功能特征，一旦与药物结合，经 ATP 供能，能将药物从胞内泵出，致使抗癌药物在细胞内的浓度不断降低，其细胞毒性因此减弱或消失。编码此蛋白的基因，在发生 MDR 的肿瘤细胞内有明显的扩增。

二、抗恶性肿瘤联合用药

人们期望的最佳治疗效果是彻底杀灭体内的恶性肿瘤细胞，从而达到根治肿瘤的目的。但目前能够治愈的癌症仅有急性淋巴细胞性白血病（ALL）、淋巴瘤、睾丸癌和绒毛膜上皮癌等。按照化疗药物杀灭肿瘤细胞所遵循的"一级动力学"，即按比率杀灭的原理，根治性化疗方案必须由作用机制不同、毒性反应各异，且单药使用有效的药物组成，并运用足够的剂量和疗程，尽量缩短间隙期，以求彻底杀灭体内的肿瘤细胞。其他不能根治的癌症也需在局部治疗（手术治疗和放射治疗）的基础上，联合用药，以提高患者的存活率，改善生命质量，延长寿命。

联合用药的优点是：① 使用可以耐受的最大有效剂量，从而在最大程度上杀灭肿瘤细胞；② 抗瘤谱扩大；

③ 延缓耐药性的产生。一般原则如下：

（一）从细胞增殖动力学考虑

1. 招募（recruitment）作用　即设计细胞周期非特异性和特异性药物的序贯应用方法，驱动更多处在 G_0 期细胞进入增殖周期，以增加肿瘤细胞对药物的敏感性，从而杀灭更多的细胞。

2. 同步化（synchronization）作用　即先用细胞周期特异性药物如羟基脲（hydroxyurea），将肿瘤细胞阻滞于 G_1-S 期之间，待药物作用消失后，肿瘤药物即同步进入下一时相，再应用作用于后一时相的药物。

（二）从药物作用机制考虑　联合应用于不同生化环节的抗恶性肿瘤药，可提高疗效。如联合使用甲氨蝶呤（methotrexate）和巯嘌呤（mercaptopurine），分别作用于肿瘤细胞同一代谢过程的不同靶点。

（三）从药物毒性考虑

1. 减少毒性重叠　如大多数抗癌药有抑制骨髓作用，而泼尼松和博来霉素（bleomycin）等对骨髓的抑制作用很小，它们与其他药物合用，可以提高疗效并减少骨髓抑制的发生。

2. 降低药物毒性　如用美司钠可预防环磷酰胺出现的出血性膀胱炎；用甲酰四氢叶酸可减少甲氨蝶呤的骨髓毒性。

（四）从药物的抗瘤谱考虑　联合应用对同一肿瘤有效的药物可以增强其作用。如用 ABVD（多柔比星、博来霉素、长春花碱和达卡巴嗪）联合治疗霍奇金病。

（五）从药代动力学的特点考虑　抗肿瘤药物在体内的分布和代谢，可严重影响其疗效。抗肿瘤药物必须进入肿瘤细胞内才能发挥抗癌作用，其疗效与细胞内药物浓度密切相关。如长春新碱可减少甲氨蝶呤从肿瘤细胞流失，使甲氨蝶呤的胞内浓度增加且延长其胞内停留时间，因此，临床上在大剂量使用甲氨蝶呤之前先使用长春新碱，可提高其疗效。

三、抗恶性肿瘤药的毒性

如今临床使用的细胞毒抗恶性肿瘤药对正常细胞和肿瘤细胞的选择作用尚不理想，药物在杀伤肿瘤细胞的同时，对某些正常组织也有一定程度的损害。毒性反应使药物的使用剂量受到限制，同时亦影响了患者的生命质量。

抗恶性肿瘤药的毒性反应可分为近期毒性和远期毒性两种。其中近期毒性又可分为共有的毒性反应和特有的毒性反应。

近期毒性反应出现较早，多数发生于增殖迅速的组织，如骨髓、胃肠道黏膜和毛囊等，因此，常见的不良反应有骨髓抑制、恶心、呕吐、胃炎及脱发等。远期毒性反应发生较晚，一般发生于长期大量用药后，可累及心、肝、肾等重要器官；主要见于长期生存的患者，包括第二个原发恶性肿瘤、不育和致畸。在使用抗恶性肿瘤药前后，均应检查患者的主要脏器功能和血象，若有异常应及时处理。疗程结束后应定期随访，对药物的近期、远期毒性进行动态观察。

思考题：1. 简述抗肿瘤药物的作用机制。
　　　　2. 简述常用抗肿瘤药物的作用、作用机制、临床应用及主要不良反应。

（董　志　王俊平）

第四十五章
影响免疫功能的药物

学习目标：1. 掌握常用免疫抑制药的种类、药理作用、作用机制和临床应用。
2. 熟悉免疫调节药的药理作用和临床应用。

Chapter 45　Immunomodulators

The human immune system is one of the most complex and poorly understood components of the body, and mankind not even has identified all of its constituent parts. So immunotherapy based on immunomodulators is a poorly understood, and rapidly evolving, area of research. Immune systems can be modulated in different ways with the use of a very wide variety of substances, behavioral changes, dietary modification, etc. Most immunomodulators in medical use are pharmacological. But, for instance, since sunlight stimulates the production of vitamin D, central to immune regulation, it is defined as an immunomodulator. Vitamin D, particularly in those suffering from a deficiency in that vitamin, will have an immunomodulatory affect. Vitamin D deficiency is becoming a subject of some contention, with the view that the RDA is woefully low gaining considerable traction based on recent research. The RDA for vitamin D was originally set to prevent the development of the bone disease Rickets, many decades ago, long before its role in immune regulation was understood. Recent research linking deficiency in vitamin D to cancer and increased vulnerability to Tuberculosis and other infections diseasespoint to its immunomodulatory role. In 2005, a study found correlations between serum levels of vitamin D and cancer, drawing from a meta-analysis of 63 observational studies of vitamin D status. The authors suggested that intake of an additional 1,000 international units (IU) (or 25 micrograms) of vitamin D daily reduced an individual's colon cancer risk by 50%, and breast and ovarian cancer risks by 30%. Another 2006 study found that taking the U.S. RDA of vitamin D (400 IU per day) cut the risk of pancreatic cancer by 43% in a sample of more than 120,000 people from two long-term health surveys. However, in male smokers, a 3-fold increased risk for pancreatic cancer in the highest compared to lowest quintile of serum 25-hydroxyvitamin D concentration has been found. An extremely complex, poorly understood and incompletely described, system of cellular signalling regulates an organism's immune system, consisting of immunomodulatory endogenic chemicals and cells. Immunomodulatory agents and immunomodulators are intended to interfere with and to modulate, this aspect of immune function to produce a therapeutic result by shifting the homeostasis of the immune system to reduce or eliminate disease symptoms. These diseases, often autoimmune or autoimmune related, arise out of a pathological immune system homeostasis, and represent a largely unrecognized, and poorly described, epidemic. Otherwise it refers to as dysregulation of the immune system. The number and variety of immunomodulators, as well as their behavior (which can vary greatly depending on context), and of the constituents of the immune system of mammals and other complex organisms on which they act, is far from being completely understood. Immunomodulators may be suppressive or stimulatory.

免疫系统由各种免疫器官（如胸腺、骨髓、淋巴结、脾、扁桃体）、细胞（如淋巴细胞和浆细胞等）和免疫分子（如抗体、补体等）组成。机体免疫系统在抗原刺激下发生一系列变化称为免疫应答（immune response），可分三期：①感应期，即巨噬细胞等抗原提呈细胞处理和提呈抗原的阶段；②增殖分化期，即免疫活性细胞被抗原激活后活化、增殖、分化,并产生免疫活性物质的阶段;③ 效应期,即致敏 T 淋巴细胞或抗体发挥免疫学效应,清除抗原的阶段。免疫系统对抗原的适当应答是机体执行免疫防御、自我稳定及免疫监视功能所不可缺少的。

免疫系统对抗原的不适当应答,即过高或过低的应答,或对自身组织抗原的应答,均会导致免疫性疾病,包括:① 超敏反应病,如荨麻疹、哮喘、过敏性休克和接触性皮炎等;② 免疫缺陷病(immunodeficiency disease),如先天性的重症联合免疫缺陷病(SCID)以及由营养不良、恶性肿瘤、药物和病毒感染等引起的继发性免疫缺陷病;③ 自身免疫性疾病(autoimmune disease),如类风湿关节炎、毒性弥漫性甲状腺肿、糖尿病、系统性红斑狼疮等。

免疫药物分为免疫抑制药(immunosuppressive drugs)和免疫调节药(immunomodulators)。前者主要用于防止器官移植中的排斥反应和抑制某些自身免疫性疾病的进展等;后者主要用于治疗免疫缺陷病,可增强患者低下的免疫功能;也用于治疗某些自身免疫性疾病,可改善患者的异常免疫功能。

第一节 免疫抑制药

临床常用的免疫抑制药有肾上腺皮质激素类、神经钙蛋白(钙调磷酸酶)抑制药、抗代谢药和烷化剂、抗体、中药有效成分等五大类,其作用特点:

1. 大多数药物缺乏选择性和特异性,对正常和异常的免疫反应均有抑制作用,对细胞免疫和体液免疫亦少选择性。长期应用容易产生降低机体抵抗力而诱发感染,肿瘤发生率增加及影响生殖系统功能等不良反应。
2. 对初次免疫应答反应抑制作用较强,对再次免疫应答反应抑制作用较弱。
3. 药物作用与给药时间、抗原刺激时间间隔和先后顺序密切相关,如糖皮质激素在抗原刺激前 24~48 小时给药,免疫抑制作用最强,可能与干扰免疫反应的感应期有关等。
4. 多数免疫抑制药尚有非特异性抗炎作用。

一、肾上腺皮质激素类

常用药物有泼尼松、泼尼松龙和地塞米松等(见第三十二章),对免疫反应多个环节都有抑制作用。能抑制巨噬细胞对抗原的吞噬和处理,抑制淋巴细胞 DNA 合成和有丝分裂,破坏淋巴细胞,使外周淋巴细胞数量减少;抑制辅助性 T 细胞和 B 细胞,使抗体生成减少;抑制细胞因子如 IL-2 等生成,减轻效应期的免疫性炎症反应等。用于器官移植的抗排斥反应和自身免疫疾病。

二、神经钙蛋白抑制药(钙调磷酸酶抑制药)

本类药物的分子作用机制均与抑制神经钙蛋白功能有关。目前,已上市的药物有环孢素、他克莫司、色瑞莫司等。

环 孢 素

环孢素(cyclosporin)又名环孢菌素 A(cyclosporin A),为目前使用最多的免疫抑制药之一。

【体内过程】 口服吸收慢而不完全,常溶于橄榄油中肌内注射。约 50% 被红细胞摄取,4%~9% 结合于淋巴细胞,30% 结合于血浆脂蛋白等,血浆中游离药物仅为 5%;主要经肝代谢,自胆汁排出,肝肠循环明显;$t_{1/2}$ 约为 14~17 小时。

【药理作用及其机制】 Cyclosporin 选择性抑制辅助性 T 细胞(Th)活化的早期,使 Th 细胞明显减少,降低 Th 和抑制性 T 细胞(Ts)的比例;可抑制 Th 细胞表达 IL-1 受体,使之分泌 IL-2 减少并抑制 IL-2 受体表达;抑制活化的 T 细胞产生 IFN-γ,但对 B 细胞抑制作用较弱;小剂量对巨噬细胞的吞噬功能无明显影响,对 NK 细胞无明显抑制作用,但可间接通过干扰 IFN-γ 的产生而影响 NK 细胞的活力。仅抑制细胞免疫和胸腺依赖性体液免疫,不显著影响机体的一般防御功能。

Cyclosporin 可进入淋巴细胞内,与 cyclosporin 结合蛋白(cyclophilin)结合形成复合物,进而结合并抑制神经钙蛋白的活性,使胞浆 NF-AT 不能向细胞核内移动,从而阻断 IL-2 转录,最终阻断了 IL-2 依赖性 T 细胞的生长和分化。

【临床应用】 主要用于肾、肝、心、肺、角膜和骨髓等组织器官的移植患者,常与其他免疫抑制药如肾上腺皮质激素类药、巯唑嘌呤或霉酚酸酯等联合应用;用于治疗大疱性天疱疮及类天疱疮,能使皮肤损害改善,自身抗体下降；局部用药治疗接触性皮炎、银屑病亦有效；也可用于治疗难治性类风湿关节炎、系统性红斑狼疮等。

【不良反应】 发生率较高，其严重程度、持续时间均与剂量、血药浓度有关，多为可逆性。其最大缺点在于有效治疗剂量与肾毒性剂量很接近，最常见不良反应是肾毒性。其次可见肝损害、厌食、嗜睡、多毛、高钾血症、震颤、齿龈增生、恶心和腹泻等。继发感染也较常见，多为病毒感染。继发性肿瘤的发生率约为一般人群的30倍，以淋巴瘤和皮肤癌多见。

【药物相互作用】 与氨基苷类抗生素、两性霉素 B 等合用时可加重其肾毒性；与酮康唑、红霉素、西咪替丁、口服避孕药等合用，可提高其血药浓度，增强其毒性反应；与苯妥英钠、卡马西平、利福平等合用，能降低其血药浓度，而降低疗效；合用保钾利尿药则可使高血压的发生率增加。

他 克 莫 司

他克莫司(tacrolimus)又名 FK506，是一种强效免疫抑制药。

【体内过程】 口服吸收快，但不完全。吸收部位主要在肠道上段，胆汁对吸收无明显影响。血药浓度达峰所需时间为 0.5～3 小时，$t_{1/2}$ 为 5～8 小时，有效浓度持续达 12 小时。在体内经肝细胞 P450 3A4 异构酶代谢后，进入肠道，由粪便排泄。

【药理作用与机制】 作用于细胞 G_0 期，能抑制不同刺激所致的淋巴细胞增殖，包括刀豆素 A、T 细胞受体的单克隆抗体、CD 3 复合体或其他细胞表面受体诱导的淋巴细胞增殖等，但对 IL-2 刺激而引起的淋巴细胞的增殖无抑制作用；抑制 Ca^{2+} 依赖性 T 和 B 淋巴细胞的活化；抑制 T 细胞依赖的 B 细胞产生免疫球蛋白的能力；能延长移植物生存时间，具有良好的抗排斥作用。一般移植后立即开始用药，用药途径多样。个别情况将用药推迟到移植后 45 天，仍能延长器官存活时间，因而被认为具有治疗排斥反应的作用。机制和 cyclosporin 相似，均通过对神经钙蛋白的作用而阻断 IL-2 的转录。

【临床应用】

1. **肝脏移植** 应用于原发性肝脏移植及肝脏移植挽救性病例，疗效显著；且使用 tacrolimus 治疗的患者，可使急性排斥反应的发生率、再次移植率和糖皮质激素的用量减少。

2. **其他器官移植** 包括肾脏移植及骨髓移植等，取得了满意的疗效。与环孢素相比，在减少急性排斥反应的发生率、增加移植物存活率和延长患者生存期方面具有更大的优越性。

【不良反应】 ① 静脉注射常发生神经毒性，轻者可出现头痛、失眠、震颤、感觉迟钝等，重者可出现运动不能、缄默症、癫痫发作等，大多在减量或停药后消失；② 肾毒性，该药可直接或间接影响肾小球滤过和肾小球对电解质的转运；③ 高血糖，FK506 对胰岛细胞具有毒性作用；④ 大剂量使用时可致生殖系统毒性。

色瑞莫司(sirolimus) 又名雷帕霉素(rapamycin)，可抑制 T、B 细胞活化，减少 IL-2 及 IFN-γ 的产生及其受体的表达；还抑制 IL-2 和 IL-4 及生长因子诱导的成纤维细胞、内皮细胞、肝细胞和平滑肌细胞的增殖；单独或与 cyclosporin 合用，能延长移植物的存活时间，治疗多种器官和皮肤移植物的急性排异反应，尤其对慢性排异反应疗效更为明显；与 cyclosporin 可产生协同作用，减轻 cyclosporin 的肾毒性。主要不良反应包括厌食、呕吐和腹泻，严重者可出现消化性溃疡、间质性肺炎和脉管炎。

三、抗代谢药和烷化剂

常用的抗代谢药有霉酚酸酯、硫唑嘌呤、巯嘌呤和氨甲蝶呤等。

霉 酚 酸 酯

霉酚酸酯(mycophenolate mofetil)是霉酚酸(mycophenolic acid, MPA)的酯类衍生物，具有独特的免疫抑制作用和较高的安全性。

【体内过程】 Mycophenolate mofeti 口服吸收迅速，并在体内迅速水解为活性代谢产物 MPA，血浆蛋白结合率高达 98%；经肝代谢，绝大部分代谢产物随胆汁排入小肠，在肠道细菌作用下重新转化为 MPA，经门脉入血形成肝肠循环，约 10～12 小时出现第二次血药浓度高峰，$t_{1/2}$ 为 16～17 小时；代谢产物主要经肾排出。

【药理作用与机制】 Mycophenolate mofeti 在体内迅速水解为 MPA，通过抑制嘌呤核苷酸从头合成途径的关键限速酶——次黄嘌呤核苷磷酸脱氢酶(IMPDH)，使鸟嘌呤核苷酸的合成减少，因而能选择性抑制 T、B 淋巴细胞的增殖和功能。与 cyclosporin 不同，mycophenolate mofetil 能抑制 EB 病毒诱导的 B 淋巴细胞增殖，降低淋巴瘤的发生。

【临床应用】 主要用于肾、心移植，能显著减少急性排斥反应的发生；用于银屑病和类风湿性关节炎疗效较好，对系统性红斑狼疮血管炎、重症 IgA 肾病也有一定效果；由于 MPA 可抑制卡氏肺囊虫生长需要的

IMPDH 的活性,因此,霉酚酸酯有预防卡氏肺囊虫感染的作用。

【不良反应】 与 cyclosporin 和 azathioprine 相比,最大的优点是无明显的肝肾毒性。常见胃肠道反应通过调整剂量即可减轻;贫血和白细胞减少,多为轻度,大部分病例在停药 1 周后可得到缓解;可能诱发感染和肿瘤。动物试验证明 mycophenolate mofetil 有致畸作用,且可分泌到乳汁中,因而育龄妇女应用时要注意避孕。

硫唑嘌呤(azathioprine) 在体内转变为巯嘌呤发挥作用,通过干扰嘌呤代谢的所有环节,抑制嘌呤核苷酸合成,进而抑制细胞 DNA、RNA 及蛋白质的合成而发挥抑制 T、B 淋巴细胞及 NK 细胞增殖的效应,阻止抗原敏感的淋巴细胞转化为免疫母细胞;能同时抑制细胞免疫和体液免疫应答,但不抑制巨噬细胞的吞噬功能;T 淋巴细胞较 B 淋巴细胞对该类药物更为敏感,但不同亚群的 T 细胞敏感性有差别。主要用于肾移植的排斥反应和类风湿性关节炎、系统性红斑狼疮等多种自身免疫性疾病的治疗。不良反应主要有骨髓抑制、胃肠道反应、口腔食管溃疡、肝损害等。

烷化剂类

常用的药物有环磷酰胺、白消安、噻替派等。其中环磷酰胺最为常用,它不仅杀伤增殖期淋巴细胞,也影响某些静止期细胞,故使循环中淋巴细胞数目减少;B 细胞较 T 细胞对本类药物更为敏感,因而能选择性地抑制 B 淋巴细胞;还可明显降低 NK 细胞的活性,从而抑制初次和再次体液免疫与细胞免疫反应;但在免疫抑制剂量下,不影响已活化巨噬细胞的细胞毒性。临床常用于防止排斥反应、移植物抗宿主病和肾上腺糖皮质激素不能长期缓解的多种自身免疫性疾病。

四、抗体

抗淋巴细胞球蛋白(antilymphocyte globulin,ALG) 为将人的胸腺细胞、胸导管淋巴细胞、周围血淋巴细胞或培养的淋巴母细胞免疫动物(马、羊、兔等)获得抗淋巴细胞血清,经提纯得到的 IgG 制剂。ALG 能使外周淋巴细胞减少,也能使淋巴结及脾内胸腺依赖区的淋巴细胞减少,其淋巴细胞减少与免疫抑制呈正相关;它选择性地与 T 淋巴细胞结合,在血清补体参与下,使外周血淋巴细胞裂解;对 T、B 细胞均有破坏作用,但对 T 细胞的作用较强;可通过结合到淋巴细胞表面,抑制淋巴细胞对抗原的识别能力;可非特异性抑制细胞免疫应答;能有效抑制胸腺依赖性抗原引起的初次应答,抑制抗体形成,对再次应答作用较弱,在抗原刺激前给药作用更明显。可与硫唑嘌呤或糖皮质激素等合用预防肾移植排斥反应,因制备所用淋巴细胞来源不同,制剂未标准化,临床疗效不稳定,与其他细胞发生交叉反应及患者对异种蛋白引起体液免疫反应导致血清病等因素,仅在其他免疫抑制药无效时应用。

莫罗单抗-CD3(Muromonab-CD3,Orthoclone OKT3,OKT3) 是由小鼠产生的抗 CD3 的单克隆抗体,直接作用于 T 淋细胞表面的抗原决定簇 CD3 复合物,用于防治器官移植后的急性排异反应。注射 OKT3 后,血液循环中的 T 淋巴细胞迅速下降;首剂用药后经常出现流感症状:头痛、寒战发热、恶心、腹泻和呼吸困难,严重的情况下可能出现癫痫,在机体体液过负荷的情况下会引起肺水肿。在用药前 30~60 分钟给予抗组胺类药物或泼尼松可以预防这些副反应的发生。

五、中药有效成分

雷公藤多苷(tripterygium glucoside) 是卫矛科植物雷公藤(*Tripterygium wilfordii*)的提取物,具有较强的免疫抑制和抗炎作用。Tripterygium glucoside 能抑制细胞免疫及体液免疫,能够诱导活化的淋巴细胞凋亡,抑制淋巴细胞的增殖,抑制 IL-2 的生成,并有较强的抗炎作用。临床主要用于治疗自身免疫性疾病,如类风湿性关节炎、肾小球肾炎、紫癜性及狼疮性肾炎、红斑狼疮;亦可用于银屑病、皮炎和湿疹、过敏性脉管炎、白塞病、麻风反应、强直性脊柱炎等。Tripterygium glucoside 不良反应较多,停药后多可恢复。约 20% 患者出现胃肠道反应,约 6% 患者出现白细胞减少。偶见血小板减少,皮肤黏膜反应,亦有月经紊乱,或精子活力降低、数量减少等。因此通常与其他免疫抑制药联合给药。

第二节 免疫调节药

卡介苗(Bacillus Calmette-Guerin-Vaccine,BCG) 又名结核菌苗,是牛型结核杆菌的减毒活菌苗,尚为非特异性免疫增强剂,能增强与其合用的各种抗原的免疫原性,加速诱导免疫应答,提高细胞免疫和体液免疫功能,刺激多种免疫细胞如巨噬细胞、T细胞、B细胞和NK细胞活性,从而增强机体的非特异性免疫水平。其治疗肿瘤的疗效与肿瘤的抗原性强弱、宿主的免疫状态以及给药的途径有关。瘤内注射或向引流的淋巴结内注射效果较好;除用于预防结核病外,主要用于肿瘤的辅助性治疗,如黑色素瘤、白血病和肺癌,亦用于治疗乳腺癌、消化道肿瘤,可延长患者的存活期。不良反应有注射局部的红斑、硬结和溃疡,亦可出现寒战、高热、全身不适等。反复瘤内注射可发生过敏性休克,甚至死亡。

左旋咪唑(levamisole) 原是一种广谱驱肠蠕虫药(第四十三章),也是一种口服有效的免疫调节药。对正常人和动物几乎不影响抗体的产生,但对免疫功能低下者,促进抗体生成;可使低下的细胞免疫功能恢复正常,如增强或恢复免疫功能低下或缺陷者的迟发型皮肤过敏反应,促进植物血凝素(PHA)诱导的淋巴细胞增殖反应等;还能增强巨噬细胞的趋化和吞噬功能。临床主要用于免疫功能低下者恢复免疫功能,可增强机体抗病能力。与抗癌药合用治疗肿瘤可巩固疗效,减少复发或转移,延长缓解期。对多种自身免疫性疾病如类风湿关节炎、系统性红斑狼疮等症状可改善。不良反应主要有恶心呕吐、腹痛等,少见有发热、头痛、乏力等现象,偶见肝功能异常、白细胞及血小板减少等。

异丙肌苷(isoprinosine) 能诱导T细胞分化成熟,并增强其功能;增强单核巨噬细胞和NK细胞的活性,促进白介素和干扰素的产生;对B细胞无直接作用,但可促进胸腺依赖性抗原引起的抗体产生。主要用于治疗急性病毒性脑炎和带状疱疹等病毒性感染,疗效较佳;与化疗、放疗或干扰素配伍治疗肿瘤,可提高疗效;治疗类风湿关节炎,可迅速缓解症状。不良反应较少,安全范围较大。

胸腺素(thymosin) 是从胸腺分离的一组具有激素样活性的活性多肽,现已成功采用基因工程生物合成。主要作用于胸腺细胞成熟的早期和晚期,可诱导T细胞成熟,并进一步分化成为T_H、T_S、T_C等T细胞亚群,还可调节成熟T细胞的多种功能,增强免疫应答,从而调节胸腺依赖性免疫应答反应;尚有直接的抗病毒和抗肿瘤作用。与其他细胞因子具有协同作用。广泛用于治疗免疫缺陷病,也可在老年人及免疫功能低下者中用作疫苗的增强药。

白细胞介素-2(interleukin-2,IL-2) 也称T细胞生长因子(T cell growth factor,TCGF),主要由Th产生,现已能生产基因重组IL-2。IL-2与相应受体结合后,能诱导Th细胞和细胞毒性T细胞(cytotoxic T cell,Tc)增殖、激活B细胞产生抗体、活化巨噬细胞、增强NK细胞、杀伤细胞(LAK)的活性以及诱导干扰素产生。主要用于治疗淋巴瘤、黑色素瘤、肾细胞癌等,还试用于其他免疫缺陷病和自身免疫性疾病。不良反应有全身性反应如寒战、发热,用非甾体抗炎药可减轻;胃肠道反应如恶心、呕吐、腹泻、食欲不振等;皮肤弥漫性红斑,可伴灼热或瘙痒;神经精神症状如幻觉、妄想、丧失定向、辨认错误等。

干扰素(interferon,IFN) 是一组可诱导的分泌性糖蛋白,具有高度的种属特异性,动物IFN对人体无效。IFN-α、IFN-β的抗病毒作用强于IFN-γ。IFN-γ具有免疫调节作用,能调节抗体生成,增强或激活单核巨噬细胞的功能、淋巴细胞的特异性细胞毒作用和NK细胞的杀伤作用等。小剂量增强免疫功能,大剂量则有抑制作用。IFN既可直接抑制肿瘤细胞的生长,又可通过免疫调节而发挥抗肿瘤作用。对成骨肉瘤疗效较好,对肾细胞癌、毛细胞白血病、黑色素瘤、乳腺癌等有效;而对肺癌、胃肠道癌、某些淋巴瘤无效。不良反应主要有发热、流感样症状和神经系统症状如嗜睡、精神紊乱等。大剂量可致可逆性血细胞减少,以白细胞和血小板减少为主。偶见过敏反应、肝肾功能障碍及注射局部疼痛、红肿等。

转移因子(transfer factor,TF) 是从健康人的淋巴组织、脾、扁桃体等提取的核酸肽,不被DNA酶、RNA酶及胰酶所破坏,无抗原性。可将供体的细胞免疫信息转移给受体细胞,使后者转化并增殖分化为致敏淋巴胞,由此获得供体样的特异性和非特异性的细胞免疫功能,作用可持续6个月。作用机制可能是TF的RNA通过逆转录酶的作用渗入到受体的淋巴细胞中,形成含有TF密码的特异DNA所致。临床主要用于原发或继发性细胞免疫缺陷病的替代疗法;也用于治疗自身免疫性疾病如系统性红斑狼疮、类风湿关节炎等;用于乙型脑炎、乙型肝炎、带状疱疹、角膜炎、病毒性心肌炎、流行性腮腺炎等也有一定疗效,其抗病毒作用可能与其诱导产生干扰素有关;还试用于黑色素瘤、骨肉瘤、平滑肌瘤、肾母细胞瘤等肿瘤的辅助治疗。不良反应少,注射局部有酸、胀、痛感,个别病例出现皮疹、皮肤瘙痒、短暂发热等。

云芝多糖K(krestin) 是一种具有非特异性免疫增强作用的蛋白多糖。其可增加食欲,保护肝细胞,提高网状内皮系统的吞噬功能,诱导产生干扰素。临床用于慢性肝炎的治疗;有资料表明:云芝多糖K在辅助治疗胃癌、结肠癌、乳腺癌和肺癌中显示出较好的疗效。

牛膝多糖(achyranthis) 是从中药牛膝中分离、提取的一种小分子多糖化合物,能提高血清IgG含量、溶血素和脾脏的抗体形成细胞数量,增加TNF和IL-2的生成,增强NK细胞和Tc的活性,促进网状内皮系统的吞噬功能及淋巴细胞增殖。能恢复化疗和放疗引起的白细胞下降,有效率可达97%;对慢性肝炎患者能恢复其肝功能,显著改善纳差、乏力和黄疸等临床症状。

思考题:1. 简述免疫抑制药的分类、作用机制及代表药物。
2. 简述免疫抑制药的作用特点。

(董 志 王俊平)

第四十六章
基因治疗及基因工程药物

学习目标：1. 了解基因治疗的分类、方式与途径。
2. 熟悉基因转移技术，掌握基因治疗的应用。
3. 了解基因工程药物及其分类。

Chapter 46　Gene therapy and gene engineering drugs

Gene therapy is an experimental technique that uses genes to treat or prevent disease. Gene therapy is designed to introduce genetic material into cells to compensate for abnormal genes or to make a beneficial protein. A gene that is inserted directly into a cell usually does not function. Instead, a carrier called a vector is genetically engineered to deliver the gene. Retroviruses and adenoviruses are often used as vectors because they can deliver the new gene by infecting the cell.

Gene therapy by gene manipulation methods is classified into two categories: one is gene correction and gene replacement, and another is gene augmentation and gene inactivation. According to different target cell types, gene therapy can be divided into germ-line cell gene therapy and somatic cell gene therapy.

The essential condition of gene therapy includes as follows: to obtain the target gene, to select the target cells and gene therapy vectors, to determine the way of gene therapy.

Current gene transfer methods include the biological method, physical method and chemical method. Gene therapy is currently only being tested for the treatment of diseases that have no other cures.

Although gene therapy is a promising treatment option for a number of diseases (including inherited disorders, some types of cancer, cardiovascular disease and certain viral infections), the technique remains risky is still under study to make sure that it will be safe and effective.

基因治疗（gene therapy）是将正常基因或有治疗作用的基因通过一定方式导入人体靶细胞以纠正其基因缺陷，达到预防或治疗疾病作用的生物医学技术。将外源的基因导入生物细胞内必须借助一定的技术方法或载体，目前基因转移的方法有生物学方法、物理方法和化学方法。反转录病毒、腺病毒载体是目前基因治疗最为常用的病毒载体。基因治疗目前主要是治疗那些严重威胁人类健康的疾病，包括：遗传病、恶性肿瘤、心血管疾病、感染性疾病等。基因治疗要达到临床治疗目的，必须克服技术上的一些困难和挑战，必须找到更好的将基因导入机体特定位置的方法，以确保基因能够被机体精确调控。由于这项技术还不够完善，基因治疗仍存在一定风险或安全隐患，因此，当前研究的重点集中在临床应用的安全性和有效性方面。

第一节　基因治疗

一、基因治疗的分类、方式与途径

（一）基因治疗的分类　基因治疗按基因操作方式的不同分为两类，一类为基因修正（gene correction）和基因置换（gene replacement），即将患者缺陷基因的异常序列进行精确定位，并进行矫正或原位修复，基因组的其他位点不做任何改变。可通过同源重组（homologous recombination）即基因打靶（gene targetting）技术将外源的正常基因在特定部位进行重组,从而使缺陷基因在原位特异性修复。另一类为基因增强(gene augmentation)和基因失活(gene inactivation),是指不去除异常基因,通过导入外源基因补偿缺陷基因的功能,使其表达正常产物,特异性封闭某些基因的翻译或转录,达到抑制某些异常基因表达的目的。

按靶细胞类型不同又可分为生殖细胞(germ-line cell)基因治疗和体细胞(somatic cell)基因治疗。生殖细胞基因治疗是以患者的精子、卵子和早期胚胎细胞作为治疗对象,因涉及一系列伦理学问题,且基因治疗技术也不够成熟,生殖细胞基因治疗仍属禁区。在目前条件下,基因治疗仅限于体细胞。

(二)基因治疗的方式与途径　　基因治疗是通过一定的载体将外源性遗传物质(目的基因)导入人体靶细胞而治疗疾病的方法。因此,获得目的基因、选择靶细胞及基因治疗载体、确定基因治疗途径成为基因治疗的必备条件。基因治疗有二种形式:一是体细胞基因治疗,正在广泛使用;二是生殖细胞基因治疗,因能引起遗传改变且涉及伦理问题而受到限制。

1. 获得目的基因　　基因治疗必须首先获得目的基因,而且必须保持目的基因结构和功能的完整性,以确保其在靶细胞的正常表达。根据不同需要,目的基因可以是互补DNA(cDNA),也可以是染色体基因组;可以是正常基因,也可以是野生型基因。因目的基因不含启动子等调控序列,需通过一定的基因转移载体再导入体内。

2. 选择靶细胞　　这里所指的靶细胞是指接受转移基因的体细胞。选择靶细胞的原则是:必须较坚固,足以耐受体外基因操作,并易于从体内分离和输回体内;具有体外增殖优势,生命周期长,体内易存活,能高效表达外源基因;易于受外源遗传物质的转化;在选用反转录病毒载体时,目的基因表达应有组织特异性。目前常用的靶细胞有骨髓干细胞、成纤维细胞、肝细胞、淋巴细胞、肿瘤细胞等。

3. 基因治疗载体的选择　　理想的基因治疗载体应具备以下特点:① 易于大规模高滴度生产;② 持续稳定性;③ 不激活宿主的免疫反应;④ 载体的组织靶向性好;⑤ 对导入的遗传物质大小无限制;⑥ 带有合适的调控序列,可以有效地转导、调节和表达目的基因。

4. 基因治疗途径　　① ex vivo 途径:是指将含外源基因的载体在体外导入人体自身或异体细胞(或异种细胞),经体外细胞扩增后,输回人体。ex vivo基因转移途径比较经典、安全,而且效果较易控制,但是步骤多、技术复杂、难度大,不容易推广;② in vivo 途径:这是将外源基因装配于特定的真核细胞表达载体,直接导入体内。这种载体可以是病毒型或非病毒型,甚至是裸DNA。in vivo基因转移途径操作简便,容易推广,但目前尚未成熟,存在疗效持续时间短,免疫排斥及安全性等一系列问题。

二、基因转移的技术

在基因治疗中,目的基因转移方法可分为两大类:病毒方法和非病毒方法。基因转移的病毒方法中,RNA和DNA病毒均可作为基因转移的载体。常用的有反转录病毒载体和腺病毒载体。转移的基本过程是将目的基因重组到病毒基因组中,然后用经基因重组的病毒感染宿主细胞,以使目的基因能整合到宿主细胞基因组内。非病毒方法有脂质体转染法、磷酸钙沉淀法、显微注射法等。

(一)特异性目的基因的分离与克隆　　以准确的基因定位为基础,应用重组DNA和分子克隆技术,进行目的基因的分离与克隆是基因治疗的前提。目前既可人工合成DNA探针,也可用DNA合成仪在体外人工合成基因,这是在基因治疗前获得特异基因的有利条件。

(二)外源基因的转移　　基因转移(gene transfer)是将外源基因导入细胞内,常用的有下列几类:

1. 化学法　　将正常基因DNA与带电荷物质、磷酸钙、DEAE-葡萄糖或若干脂类混合,形成DNA微细颗粒,直接放入培养基中与细胞接触,钙离子有促进DNA透过细胞的作用,可将DNA输入细胞内并整合到受体细胞的基因组中,在适当的条件下,整合基因可以表达,亦可传代。

2. 物理法　　包括电穿孔法和直接显微注射法。

(1)电穿孔法　　电穿孔法(electroporotion)是将细胞置于高压脉冲电场中,通过电击使细胞可逆性穿孔,进而使周围基质中的DNA渗入细胞。缺点是细胞有时会受到严重损伤。

(2)显微注射法　　显微注射(microinjection)法是在显微镜直视下,向细胞核内直接注射外源基因,但一次只能注射一个细胞。此法直接用于体细胞难度较大,用于生殖细胞有效率可达10%。在动物实验中,采用此法将目的基因注入生殖细胞,使之表达、传代,这样的动物就被称为转基因动物,目前较成功的为转基因小鼠(transgenic mice),常作为疾病动物模型用于科学研究。

(3)脂质体法　　脂质体(liposome)法是运用人工脂质体包装外源基因,然后与靶细胞融合,或直接注入病灶组织,使之表达。

3. **同源重组法** 同源重组(homologous recombination)是将与受体细胞含有同源序列的外源基因定位导入受体细胞的染色体上,通过单向转移或双向交换,新基因片段替换有缺陷的片段,达到修正缺陷基因的治疗目的。

4. **病毒介导基因转移** 病毒介导基因转移(viral mediated gene transfer)是以病毒为载体(vector),通过基因重组技术将外源目的基因组装于病毒上,让这种重组病毒去感染受体宿主细胞,这种病毒称为病毒运载体(viral vector)。目前有两种病毒介导基因转移方法。一是反转录病毒载体,反转录病毒为 RNA 病毒,在反转录酶作用下,RNA 可转录为 DNA,进而整合到宿主细胞基因组中。二是 DNA 病毒介导载体(DNA viral mediated vector),DNA 病毒包括腺病毒、SV40、牛乳头瘤病毒、疱疹病毒等。

三、基因治疗的靶向问题

靶向基因治疗是指将目的基因通过载体导入机体靶细胞,使之以可调控的方式在靶细胞中特异性表达,达到治疗疾病的目的而又不影响其他正常细胞、组织、器官的功能。基因治疗的靶向问题是安全有效进行基因治疗的关键和研究热点。目前基因治疗的靶向方法主要有:基因的靶向转移、靶向表达、原位修复、RNA 干扰、定点整合等。

基因的靶向转移是借助载体对组织细胞的特异性实现目的基因的定向转导,目前用于基因转导的载体有病毒载体和非病毒载体两大类。病毒载体具有较高的基因转染效率和实现外源基因稳定表达的优势,是目前应用最广的载体类型。但其免疫原性、激活体内原癌基因的可能性,以及并发症等问题,使其安全性受到关注。非病毒载体安全性高、易生产、包装量大是其优点,但其转染效率低,表达不稳定。目前,通过载体修饰,并借助超声等手段增强非病毒载体的靶向性、提高转染效率成为人们的研究热点。

基因的靶向表达是通过调节基因表达的空间或时间实现靶向基因治疗。基因的原位修复是用野生的正常基因替换突变或受损的基因,该法无损基因组结构,无病毒载体引起的免疫反应。基因的定点整合是指促进外源目的基因定点整合到宿主基因的安全位点,而不引起功能基因断裂或原癌基因激活的技术。RNA 干扰是利用双链 RNA 高效、特异地阻断体内特定基因表达,促使其 mRNA 降解,诱导特异基因的转录后沉默。该技术较基因敲除技术简便、经济,但不能使哺乳动物特定基因表达完全消除,抑制效果有赖于细胞类型和靶基因的表达水平,技术有待进一步完善。

四、基因治疗的应用

(一)遗传病基因治疗 遗传性疾病是由于人体内遗传物质发生改变所引起的疾病,应用基因工程技术和分子遗传学原理将具有正常功能的外源基因通过一定的的基因载体导入遗传病患者的细胞内取代或补充缺陷基因,使其恢复正常功能,是遗传病治疗的根本途径。遗传病分为单基因病、多基因病和染色体病,现已发现 6 千余种遗传病,绝大多数缺乏有效的治疗手段。目前遗传病基因治疗主要在某些单基因遗传病方面成效显著,迄今已有 12 种遗传性疾病,30 余个遗传病临床基因治疗方案被批准。

(二)恶性肿瘤基因治疗 较理想的恶性肿瘤基因治疗是病因性基因治疗,即将有突变或缺失的基因进行修复或替换,达到抑制肿瘤生长的目的。现在常用的基因治疗主要包括免疫性基因治疗、抑癌基因治疗、自杀基因治疗等。

1. **免疫性基因治疗** 机体免疫系统对肿瘤细胞存在免疫耐受,将细胞因子或肿瘤相关抗原基因转入靶细胞,可增强机体的抗肿瘤免疫能力。将某些细胞因子(如 IL-2、TNF-α)的基因转染到机体免疫细胞(如 TIL、LAK 细胞及细胞毒淋巴细胞)中,可提高机体免疫系统对肿瘤细胞的识别和反应能力;将 HLA、B7 等与免疫识别有关的基因转染到体外培养的肿瘤细胞,经钴照射灭活后再植入患者体内,可增强肿瘤细胞的免疫原性,诱导机体的免疫反应;将编码特异抗原的基因直接注入人体,可以激发机体对编码抗原的免疫反应;树突状细胞(dendrite cell,DC)是目前发现的功能最强的抗原提呈细胞,可有效激发 T 淋巴细胞应答,用肿瘤抗原编码基因、细胞因子等修饰 DC,增强 DC 的抗原提呈能力是当前的研究热点之一。

2. **抑癌基因治疗** 抑癌基因治疗即将正常肿瘤抑制基因导入细胞代替由于缺失或突变而失去功能的基因,抑制肿瘤的发生发展。目前用于基因治疗的抑癌基因主要有:p53、p21、p16、Rb、p27 等,缺点是只能替代一个基因,对多基因源性的肿瘤疗效差。

3. **自杀基因治疗** 自杀基因又称前药敏感基因(prodrug sensitive genes),指将该基因导入肿瘤细胞,可使无毒药物前体在肿瘤细胞内代谢为毒性产物,进而杀死肿瘤细胞。目前发现的自杀基因主要有:HSK-tk、VZV-tk、细胞色素 P450、CD、GPT 等。

4. 反义核苷酸与核酶　反义核苷酸是利用一个高度特异的寡核苷酸(主要为 DNA),通过其与 DNA 或 RNA 序列的互补作用,与癌基因的特定 mRNA 序列结合,使 mRNA 失活,该基因的转录和翻译被选择性地抑制,从而抑制肿瘤基因的表达。核酶是有催化活性的 RNA 分子,可使特异序列的 mRNA 断裂,发挥治疗作用。

(三) 心血管疾病的基因治疗　目前,治疗冠状动脉阻塞仍以冠脉搭桥术或冠状动脉扩张术为主,VEGF 基因是相对特异的血管内皮细胞促有丝分裂原,有强大的促进新生血管生成的作用,在冠心病治疗研究中应用最多。高血压的基因治疗主要集中在 2 个方面:一是将正常舒张血管基因 DNA 序列导入细胞,促进血管舒张基因表达;二是将反义 DNA 序列转入细胞,抑制血管收缩基因表达。高脂血症在冠心病的发生发展中起着重要作用,因此应用基因疗法降低血脂是研究重点之一。如 LDLR 基因缺陷所致家族性高胆固醇血症的治疗,将重组的 LDLR 导入患者肝细胞中,LDLR 基因表达增强,使 LDL 代谢恢复正常,血脂水平降低。

五、基因治疗的前景与存在的问题

基因治疗领域存在的问题主要集中在有效性和安全性方面。基因治疗虽然给人类许多种疾病带来了治愈的希望,特别是某些遗传性疾病、各种癌症及疑难病症,但另一方面,由于基因治疗常通过病毒载体来实现,病毒在体内也可能发生突变或活化、生殖细胞也可能被侵染、癌基因被激活、抑癌基因被抑制以及发生免疫反应等,给机体带来安全隐患。如遗传性疾病的基因治疗大多采用逆转录病毒载体,其导入到染色体的位置具有随机性,有引起基因突变或重组使病情恶化或发生新的疾病的潜在危险。

当前需要研究和解决的关键问题是如何进一步改善和优化基因导入系统的靶向性、构建更有效的基因定点整合载体、提高原位纠错效率,增强基因表达的可控性。理想的基因治疗应该是在原位修复、补充或置换致病基因,应能根据病变的性质和严重程度调控治疗基因在适当的组织器官进行表达。现有的基因导入载体容量有限,人们对所导入的基因在体内的转录调控机制认识也有限,基因治疗的可控性自然不能令人满意。

基因治疗还应遵从一定的伦理原则。首要的是安全性原则,无论对患者、家属,还是医护人员都十分重要;知情同意原则也同等重要,即尊重患者的人格尊严和自主性;再就是保密和公正原则。对生殖细胞进行基因治疗更应慎重,因涉及遗传问题,将影响到下一代。

综上所述,虽然基因治疗技术手段及效果还不能令人满意,还有许多问题需要解决,但其快速发展所取得的巨大成就给人们带来了无限憧憬和希望,特别是对先天和后天基因缺陷所致疾病的治疗。今后基因治疗研究的重点将向两个方向发展:一是以解决基因导入系统和基因表达的可控性为主要内容的应用基础研究,并结合人类基因组计划寻找更为有效地"目的基因";二是临床应用研究更加广泛和深入,实施方案更加优化,判断标准更加客观、准确。我们有理由相信,随着人类基因组计划的完成,新的人类疾病基因的发现和克隆,基因治疗基础研究的不断深入,以及基因治疗药物的不断涌现,基因治疗技术将不断取得突破性进展,为人类健康做出重大贡献。

第二节　基因工程药物及其分类

基因工程药物是指采用基因工程技术研制和生产的能预防和治疗某些疾病的特殊药物,即通过重组 DNA 技术将药物基因转入宿主细胞中进行表达,最终获得具有药理作用的表达产物。

一、基因工程药物特点

基因工程药物具有以下特点:① 均来自生物体,是由生命基本物质制得,具有一定的生物活性或生理功能,能够参与、影响和调控人体代谢和生理功能,对某些疾病的治疗具有针对性强、毒副作用小、易为人体吸收等特点;② 分子量大,大多为蛋白质、多肽、多糖、核酸等大分子化合物;③ 结构确证难,因此类药物某些有效结构和分子量不确定,采用元素分析、X 射线衍射法、质谱法、核磁共振光谱法等方法很难确定其结构,常需用氨基酸组分分析、氨基酸序列分析等方法加以证实;④ 需进行全过程质量控制。此类药物对热、酸、碱、重金属均较敏感,常需进行原材料、生产过程和最终产品的质量控制;⑤ 有时因工艺条件的变化可使蛋白质失活,常需采用生物检定法检查证实其生物活性;⑥ 安全性检查包括:热源检查、过敏试验、异常毒性试验、致突变实验、生殖毒性试验等;⑦ 含量及效价测定。通过理化分析法进行含量测定,确定有效成分含量。对酶类等药物需进行效价测定或酶活力测定。

二、基因工程药物分类

基因工程药物主要分为重组蛋白质类药物及核酸类药物两大类。

1. 重组蛋白质类药物　① 细胞因子药物:干扰素、集落刺激因子类药物、白细胞介素类药物、肿瘤坏死因子类药物、趋化因子类药物、生长因子类药物、凝血因子类药物等;② 基因工程肽类激素药物:生长激素、胰岛素、胰岛素样生长因子、促卵泡素、甲状旁腺素、降钙素、胰高血糖素、促黄体生成素、甲状腺刺激素、心钠素等;③ 溶血栓药物:组织型纤溶酶激活剂、尿激酶型纤溶酶原激活剂、蝙蝠唾液纤溶酶原激活剂、链激酶、葡激酶等;④ 治疗用酶:超氧化物歧化酶、羧肽酶、尿酸氧化酶、葡糖脑苷脂酶、脱氧核糖核酸酶、胸苷激酶等;⑤ 重组可溶性受体和粘附分子:可溶性补体受体Ⅰ型;⑥ 其他:血红蛋白、白蛋白等。

2. 核酸类药物　核酸类药物主要是在核酸水平(DNA和RNA)上发挥作用。通过纠正突变基因并使其重新获得适当的功能治疗和预防疾病。其特点是能将基因表达产物的作用局限于病变组织周围,使治疗更具针对性。只要转化细胞及基因不被清除或抑制,基因表达的产物就可持续发挥作用。

思考题:1. 试述基因治疗的分类及必备条件。
　　　　2. 什么是基因工程药物,可分为哪几类?
　　　　3. 当前基因治疗主要存在哪些问题?

(宋晓亮)

第四十七章 消毒防腐药

学习目标：1. 熟悉常用消毒防腐药的药理作用及作用机制。
2. 熟悉常用消毒防腐药的用药方法及不良反应。

Chapter 47　Disinfectants and Antiseptics

Disinfectants and antiseptics are a certain kind of drugs which have an ability to kill or inhibit pathogenic microorganism. They are mainly used for environmental appliance surgical instruments and fellow of the surface of the biological up disinfection. The ideal disinfectant should be able to kill all the bacteria, bud mold trichomonad and other cell infectious organisms, and do not harm human body tissue. Disinfectant and anticorrosive medicine are based on the use of the characteristics and the classification. According to the classification of different chemical disinfectant structure, main classification for alcohol, formaldehyde, phenol, acids, oxidant, interhalogen compound, surfactant, dyestuff, heavy metal.

第一节　概　述

消毒防腐药(disinfectants and antiseptics)是具有杀灭或抑制病原微生物生长繁殖的一类药物。本类药物可分为消毒药(disinfectants)和防腐药(antiseptics)。消毒药是指能迅速杀灭病原微生物的药物。主要用于环境、用具、手术器械等非生物表面的消毒。理想的消毒药应能杀灭所有的细菌、芽胞、霉菌、滴虫及其他感染的微生物而不伤害人体组织；防腐药是指能抑制病原微生物生长繁殖的药物。主要用于抑制生物表面(皮肤、黏膜和创面)微生物感染，也可用于食品及生物制品的防腐。它对细菌的作用较缓慢，但对人体组织细胞的伤害也较小。消毒药和防腐药是根据用途和特性来分类的，消毒药低浓度时抑菌，防腐药高浓度时杀菌，两者无严格界线，故统称为消毒防腐药。

【消毒防腐药的药理作用及作用机制】
1. 使病原微生物的蛋白质凝固成胶性，使其生长繁殖停止而达到抑菌或杀菌的目的。如酚类、醇类、醛类、酸类和重金属盐类等。
2. 改变细菌胞浆膜的通透性，导致细胞的内容物大量流失，使菌体破裂溶解，如苯扎溴铵。
3. 干扰细菌的酶系统，影响细菌的正常代谢，如氧化剂、卤素类等。

第二节　常用的消毒防腐药

一、醇类

乙醇(ethyl alcohol)　是常用的消毒药，作用于菌体使其蛋白变性而被杀死，能杀灭常见致病菌和病毒，但对芽胞、肝炎病毒无效。浓度在40%～75%范围内时抗菌作用强度与浓度呈正比，70%浓度的乙醇，杀菌力最强，2分钟内可将皮肤表面90%的细菌杀死，而对皮肤脂质无溶解，无损害。

二、醛类

该类特点是易挥发,又称挥发性烷化剂,可发生烷基化反应,使菌体蛋白变性,酶和核酸功能发生改变。对芽胞、真菌、结核杆菌、病毒均有杀灭作用。主要药物有甲醛溶液、聚甲醛、戊二醛。

戊二醛(glutaraldehyde) 是一种广谱、强效、速效、低毒的灭菌剂,杀菌作用强。本品在碱性条件下作用强,最佳环境为 pH 7.5~8.5。常用于医疗器械和设备的浸泡消毒。本品毒性与腐蚀性较甲醛小,但仍可引起接触性皮炎,其蒸气对眼、鼻、呼吸道具有刺激性,可引起咳嗽、吞咽困难、喉头痉挛,严重时可引起肺炎。误服可使消化道黏膜发炎、溃疡、坏死,引起呕吐、咯血、便血、尿血、抽搐和循环衰竭。

三、酚类

该类药物作用特点是主要损害菌体细胞膜、蛋白变性、抑制细菌脱氢酶和氧化酶。对多数无芽胞的繁殖性细菌和真菌有杀灭作用,但对芽胞、病毒作用不强。可用于环境及用具消毒以及消毒排泄物。主要药物有苯酚(phenolum)、煤酚皂溶液(saponated cresol solution)。

苯酚(phenolum) 又名石炭酸,为无色或淡红色细长的针状结晶或结晶块,有特臭,有引湿性。本品易吸收,有毒性作用,因此仅能外用。0.2%苯酚溶液抑菌;1%苯酚溶液杀菌;1%~3%苯酚溶液能杀死真菌;5%苯酚溶液在24小时内杀灭结核杆菌。本品对皮肤及黏膜具有腐蚀性。过量苯酚在暴露的伤口甚至完整的皮肤上被吸收,可引起严重甚至致死性的中毒反应,故破损皮肤或伤口不能使用本品。本品不能用于食物、食具的消毒。

四、酸类

酸类包括有机酸、无机酸,具有强大的杀菌和杀芽胞作用。

苯甲酸(benzoic acid) 又名安息香酸,具有挥发性,pH值越低,其抗菌作用越强。具有消毒防腐和对抗真菌的作用。临床常与水杨酸配伍,外用于浅部真菌感染,如体癣、足癣、手癣等。0.05%~0.1%浓度的本品可加入食品或药品内作防腐剂。本品与铁器及重金属有配伍禁忌。

五、氧化剂

过氧化物与有机物相遇时释放出新生态氧,使菌体内活性基团氧化而杀菌。主要药物有过氧化氢和高锰酸钾。

过氧化氢溶液(hydrogen peroxide solution) 又名双氧水,为强氧化剂,具有消毒、防腐、除臭和清洁作用,用于清洗创面、溃疡、脓窦、耳内脓液;清洁伤口及换药时去痂皮和敷料。

六、卤素类

卤素类可以破坏菌体或改变细胞膜的通透性,抑制酶的活性,具有强大杀菌作用。

(一)含氯消毒剂

含氯石灰(chlorinated lime) 又名漂白粉,是目前应用最广泛的含氯消毒剂。主要成分为次氯酸钙、氧化钙和氢氧化钙,杀菌作用快而强,其有效成分是次氯酸钙。其加入水中生成次氯酸。次氯酸可放出活性氯和初生态氧,对细菌原浆蛋白产生氯化和氧化反应而呈杀菌作用,主要用于饮水及排泄物的消毒。不能消毒有色衣物及金属物品。

(二)含碘消毒剂

碘与碘化物(iodine) 具有强大的杀菌作用,能杀死细菌、芽孢、霉菌、病毒、原虫。其水溶液或醇溶液常用于皮肤消毒或创面消毒。禁与金属配伍。

七、表面活性剂

表面活性剂能吸附于细菌细胞的表面,引起细胞壁损伤,灭活细胞内氧化酶等酶活性,发挥杀菌消毒作用。可杀灭大多数种类的细菌、真菌及部分病毒,但不能杀死芽胞、结核杆菌和绿脓杆菌。

苯扎溴铵(benzalkonium bromide) 又名新洁尔灭,具广谱杀菌作用和去垢效力。对人体组织刺激性小,作用发挥迅速,能湿润和穿透组织表面,并具有除垢、溶解角质及乳化作用。用于皮肤、黏膜和伤口消毒。

八、染料类

甲紫(methyirosaniline)　又名龙胆紫,本品对革兰阳性菌、真菌有较好的杀灭作用,也能和坏死组织结合形成保护膜起收敛作用,常用于皮肤和黏膜化脓性感染、白色念珠菌引起的口腔炎、阴道炎、烫伤、烧伤及手足癣等。

九、重金属类化合物

硝酸银(silver nitrate)　在水溶液中可解离出银离子,能与菌体蛋白质结合,呈杀菌作用。0.25%～0.5%溶液用于黏膜收敛;10%～20%溶液用于灼烧、慢性溃疡、小赘疣、过度增生的肉芽组织;10%溶液还原成金属银可作牙本质脱敏。误服可引起重金属中毒。

十、其他

环氧乙烷(ethylene oxide)　可与菌体蛋白质各种表面基团发生烷基化反应,致细菌死亡。对细菌、病毒、真菌和芽胞均有杀灭作用,其作用随温度升高而增强。穿透力强,其物品经消毒后,在短时间内仍保持其残余的消毒能力。主要用于器械、仪器、衣被、敷料、塑料及橡胶制品、包装材料等的消毒。

思考题：简述常用消毒防腐药的主要作用。

（马丽杰）

英汉药名对照表

5-aminosalicylate	5-氨基水杨酸	amiodarone	胺碘酮
		amitriptyline	阿米替林

A

		amlodiping	氨氯地平
abciximab	阿昔单抗	ammonium chloride	氯化铵
acebutolol	醋丁洛尔	amobarbital	异戊巴比妥
acedapsone	醋氨苯砜	amoxicillin	阿莫西林
acenocoumarol	醋硝香豆素	amphotercin B	两性霉素 B
acetaminophen	乙酰氨基酚	ampicillin	氨苄西林
acetazolamide	乙酰唑胺	amprenavir	安谱那韦
acetylase	乙酰化酶	amrinone	氨力农
acetylcholinesterase	乙酰胆碱酯酶	anesthetic ether	麻醉乙醚
acetylcholine	乙酰胆碱	anidulafungin	阿尼芬净
acetylcysteine	乙酰半胱氨酸	anistreplase	阿尼普酶
acetylsalicylicacid	乙酰水杨酸	apomorphine	阿扑吗啡
acetyltransferase	氯霉素乙酰转移酶	apomorphine	去水吗啡
acipimox	阿昔莫司	aramine	阿拉明
aclarubicin A	阿柔比星 A	arbekacin	阿贝卡星
acrivastine	阿伐斯汀	argatroban	阿加曲斑
acyclovir	阿昔洛韦	aripiprazole	阿立哌唑
adefovir dipivoxil	阿德福韦酯	arotinolol	阿罗洛尔
adefovir	阿德福韦	artemisinin	青蒿素
adenosine	腺苷	aspirin	阿司匹林
adenylase	腺苷化酶	astemizole	阿司咪唑
adrenaline epinephrine	肾上腺素	astromicin	阿司米星
albendazole	阿苯达唑	atazanavir	安扎那韦
albuterol	舒喘灵	atenolol	阿替洛尔
alfentanil	阿芬太尼	atorvastatin	阿伐他汀
aliskiren	阿利吉仑	atripla	阿曲派拉
allopurinol	别嘌醇	atropine	阿托品
alosetron	阿洛司琼	azasetron	阿扎司琼
alprenolol	阿普洛尔		
aluminum hydroxide	氢氧化铝		

B

amantadine	金刚烷胺		
ambenonitan	安贝氯铵	barbital	巴比妥
amdroxol	氨溴索	beclomethasone	倍氯米松
amikacin	阿米卡星	bemegride	贝美格
amiloride	阿米洛利	benazapril	贝那普利
aminomethylbenzoic acid	氨甲苯酸	bendroflumethiazide	苄氟噻嗪
aminophylline	氨茶碱	benproperine	苯丙哌林
		benserazide	苄丝肼

benzafibrate	苯扎贝特	cetirizine	西替利嗪
benzalkonium bromide	苯扎溴铵	chloralhydrate	水合氯醛
benzbromarone	苯溴马隆	chlordiazepoxide	氯氮䓬
benzhexol	苯海索	chlorinated lime	含氯石灰
benzoic acid	苯甲酸	chlormethine	氮芥
benzonatate	苯左那酯	chloroquine	氯喹
betahistine	倍他司汀	chlorothiazide	氯噻嗪
betamethasone	倍他米松	chlorothiazide	氯丙嗪
betaxolol	倍他洛尔	chlorpheniramine	氯苯那敏
biofermin	乳酶生	chlorprothixene	氯普噻吨
bismuth potassium citrate	枸橼酸铋钾	chlortalidone	氯噻酮
bismuth preparation	铋剂	chlortetracycline	金霉素
bisoprolol	比索洛尔	cholestyramine	考来烯胺
bosentan	波生坦	choline theophylline	胆茶碱
brain natriuretic peptide, BNP	钠肽	cholinesterase	胆碱酯酶
bretylium	溴苄铵	cicletanine	西氯他宁
brinzolamide	布林佐胺	cilazapril	西拉普利
bromhexine	溴己新	cimetidine	西米替丁
bromocriptine	溴隐亭	cinchona	金鸡纳
bucinnazine	布桂嗪	ciprofibrate	环丙贝特
buclizine	布克力嗪	ciprofloxacin	环丙沙星
budesonide	布地奈德	cisapride	西沙必利
bumetanide	布美他尼	cisplatin	顺铂
bupivacaine	布比卡因	citicoline	胞磷胆碱
bupranolol	布拉洛尔	clarithromycin	克拉霉素
buprenorphine	丁丙诺啡	clenbuterol	克仑特罗
butorphanol	布托啡诺	clindamycin	克林霉素
		clindamycin	氯霉素
C		clofazimine	氯法齐明
caffeine and sodium benzoate	苯甲酸钠咖啡因	clofibrate	氯贝丁酯
caffeine	咖啡因	clomipramine	氯丙米嗪
calcium carbonate	碳酸钙	clonazepam	氯硝西泮
calciumleucovorin	甲酰四氢叶酸钙	clonidine	可乐定
candesartan	坎替沙坦	clophenoxine	氯酯醒
capreomycin	卷曲霉素	clopidogrel	氯吡格雷
captopril	卡托普利	clotrimazole	克霉唑
carbacholine	卡巴胆碱	clozapine	氯氮平
carbamazepine	卡马西平	cocaine	可卡因
carbidopa	卡比多巴	codeine	可待因
carbimazole	卡比马唑	colchicine	秋水仙碱
carbocisteine	羧甲基半胱氨酸	colestipol	考来替泊
carbonolol	卡波洛尔	colloidal bismuth pectin	胶体果酸铋
carvedilol	卡维地洛	combivir	可比韦
caspofungin	卡泊芬净	coramine	可拉明
cedilanide	毛花苷丙	cortisone	可的松
celecoxib	塞来昔布	cotrimoxazole	呋喃妥因
cerivastatin	西立伐他汀	cromolyn sodium	色甘酸钠

cyclopenthiazide	环戊噻嗪	domperidone	甲多潘立酮
cyclophosphamide	环磷酰胺	donepezil	多奈哌齐
cycloserine	环丝霉素	dopamine	多巴胺
cyproheptadine	赛庚啶	dorzolamide	多佐胺
cytarabine	阿糖胞苷	doxazosin	多沙唑嗪
		doxepin	多塞平
		doxorubicin	多柔比星

D

dactinomycin D	放线菌素 D	doxycycline	多西环素
dapsone	氨苯砜	droperidol	氟哌利多
darunavir	达如那韦		
dazoxiben	吡唑氧苯		

E

dclopidine	噻氯匹定	econazole	益康唑
delavirdine	地拉韦啶	efavirenz	依法韦仑
demeclocycline	地美环素	emitine	依米丁
desflurane	地氟烷	enalapril	依那普利
desipramine	地昔帕明	enflurane	恩氟烷
deslanoside	去乙酰毛花苷	enfuvirtide	恩夫韦地
desmethyldtazepam	去甲地西泮	enoxaparm	依诺肝素
desmopressin acetate	醋酸去氨加压素	entacapone	恩托卡朋
dexamethasone	地塞米松	entecavir	恩替卡韦
dextran	右旋糖酐	ephedrine	麻黄碱
dextromethorphan	右美沙芬	epirubicin	表柔比星
diazepam	地西泮	epzicom	依帕徐康
diazoxide	二氮嗪	esomeprazole	埃索美拉唑
dibekacin	地贝卡星	estazolam	艾司唑仑
dibenzyline	苯苄胺	etacrynic acid	依他尼酸
dichloroisoprenaline	氯异丙肾上腺素	ethambutol	乙胺丁醇
diclofenac	双氯芬酸	ethionamide	乙硫异烟胺
dicoumarol	双香豆素	ethosuximide	乙琥胺
dideoxycytidine	双脱氧胞苷	ethyl alcohol	乙醇
diethylcarbamazine	乙胺嗪	ethylene oxide	环氧乙烷
digitoxin	洋地黄毒苷	etilmicin	依替米星
digoxin	地高辛	etomtdate	依托咪酯
dihydroartemisinin	双氢青蒿素	etorphine	埃托啡
dihydroetorphine	二氢埃托啡	etravirine	依曲韦林
dihydrofolic acid	二氢叶酸	ezetimibe	依折麦布
dihydropteroate synthase	二氢蝶酸合酶		
dihydropteroic acid	二氢蝶酸		

F

diloxanide	二氯尼特	famotidine	法莫替丁
diltiazem	硫氮䓬酮	fenbufen	芬布芬
dimefline	二甲弗林	fenofibrate	非诺贝特
dimenhydrinare	茶苯海明	fenoprofen	非诺洛芬
diphenhydramine	苯海拉明	fentanyl	芬太尼
diprophylline	二羟丙茶碱	ferric ammonium citrate	枸橼酸铁铵
dipyridamole	双嘧达莫	ferrous sulfate	硫酸亚铁
disodium cromoglyeate	甘酸二钠	filgrastim	非格司亭
dobutamine	多巴酚丁胺	flecainide	氟卡尼

fleroxacin	氟罗沙星	hydrotalcite	铝碳酸镁
fluconazole	氟康唑	hydroxycamptothecin	羟基喜树碱
flucytosine	氟胞嘧啶	hydroxycarbamide	羟基脲
fludrocortisone	氟氢可的松		
flumazenil	氟马西尼	**I**	
Fluocinolone Acetonide	氟轻松	ibopamine	异布帕明
Fluocinolone	氟轻松	ibuprofen	布洛芬
fluorouracil	氟尿嘧啶	idoxuridine	碘苷
fluoxetine	氟西汀	imipramine	丙米嗪
fluphenazine	氟奋乃静	indapamide	吲达帕胺
flurazepam	氟西泮	indinavi	英地那韦
flurbiprofen	氟比洛芬	indomethacin	吲哚美辛
flutamide	氟他胺	inositol hexanicotinate	烟酸肌醇酯
fluvastatin	氟伐他汀	interferon	干扰素
folic acid	叶酸	interleukin-2	白细胞介素-2
formotcrol	福莫特罗	ipratropium bromide	异丙托溴铵
fortanodyn	强痛定	irbesartan	厄贝沙坦
foscarnet	磷甲酸盐	irinotecan	伊立替康
fosinopril	福辛普利	irondextran	右旋糖酐铁
fraxiparin	弗希肝素	isepamicin	异帕米星
furantoin	复方磺胺甲噁唑	isoflurane	异氟烷
furazolidone	呋喃唑酮	isoniazid	异烟肼
furosemide	呋塞米	isoproterenol	异丙肾上腺素
		isosorbide dinitrate	硝酸异山梨醇酯
G		isosorbide dinitrate	硝酸异山梨酯
galanthamine	加兰他敏	itraconazole	伊曲康唑
ganciclovir	更昔洛韦		
gatifloxacin	加替沙星	**K**	
gemfibrozil	吉非贝齐	kaletra	克拉曲拉
gentamicin	庆大霉素	kanamycin	卡那霉素
glutaraldehyde	戊二醛	ketamine	氯胺酮
glyceryl guaiacolate	愈创木酚甘油醚	ketanserin	铜色林
granisetron	格拉司琼	ketoconazole	酮康唑
griseofulvin	灰黄霉素	ketoprofen	酮洛芬
guanethidine	胍乙啶	ketotifen	酮替芬
H		**L**	
haloperidol	氟哌啶醇	labetalol	拉贝洛尔
halothane	氟烷	lacidipine	拉西地平
heparin	肝素	lactulose	乳果糖
hexamethonium bromide	六甲溴铵	lamivudine	拉米夫定
hirudin	水蛭素	lansopraxzole	兰索拉唑
huperzine A	石杉碱甲	levamisole	左旋咪唑
hycanthone	海蒽酮	levocabastin	左卡巴斯汀
hydralazine	肼屈嗪	levodopa	左旋多巴
hydrochlorothiazide	氢氯噻嗪	levofloxacin	左氧氟沙星
hydrocortisone	氢化可的松	lidocaine	利多卡因

lithium carbonate	碳酸锂	metyrapone	美替拉酮
lobeline	洛贝林	mexiletine	美西律
logiparin	洛吉肝素	micafungin	米卡芬净
lomefloxacin	洛美沙星	miconazole	咪康唑
lomoparin	洛莫肝素	micronomicin	小诺米星
lopinavir	洛匹那韦	milrinone	米力农
lorazepam	劳拉西泮	minocycline	米诺环素
lornoxicam	氯诺昔康	minoxidil	米诺地尔
losartan	氯沙坦	mirtazapine	米氮平
lovastatin	洛伐他汀	misoprostol	米索前列醇
low molecular weight heparins	低分子量肝素	mitotan	米托坦
		mizolastine	咪唑斯汀
		mizoribine, MZ, bredinin	咪唑立宾

M

		moclobemide	吗氯贝胺
madopar	美多巴	moprolol	莫普洛尔
magnesium hydroxide	氢氧化镁	morphine	吗啡
magnesium sulfate	硫酸镁	mosapride	莫沙必利
magnesium trisilicate	三硅酸镁	moxifloxacin	莫西沙星
mannitol	甘露醇	moxonidine	莫索尼定
mapacrine	阿的平	mycobactin	分枝杆菌素
maprotiline	马普替林	mycolic acid	分枝菌酸
maraviroc	马拉韦多	mycophenolate mofetil	霉酚酸酯
mebendazole	甲苯达唑		
mecamylamine	美卡拉明		
meclofenoxate	甲氯芬酯		

N

meclozine	美克洛嗪	nabumetone	萘丁美酮
meclozine	敏克静	nadolol	纳多洛尔
megimide	美解眠	nalbuphine	纳布啡
meloxicam	美洛昔康	nalidixic acid	萘啶酸
menadil	维生素 K₄	nalorphine	烯丙吗啡
menaquincne	维生素 K₂	naloxone	纳洛酮
meprobamate	甲丙氨酯	naltrexone	纳曲酮
mequitazine	美喹他嗪	naproxen	萘普生
mercaptopurine	巯嘌呤	nedocromil sodium tilade	奈多罗米钠
metaproterenol	奥西那林	neiritide	奈西立肽
metaraminol	间羟胺	nelfinavir	奈非那韦
methacycline	美他环素	neomycin	新霉素
methadone	美沙酮	neostigmine	新斯的明
methotrexate	甲氨蝶呤	neosynephrine	新福林
methoxamine	甲氧明	netilmicin	奈替米星
methyirosaniline	甲紫	nevirapine	奈韦拉平
methyldopa	甲基多巴	niceritrol	烟酸戊四醇酯
methylphenidate	哌甲酯	niclosamide	氯硝柳胺
methylprednisolone	甲泼尼龙	nicomol	尼可莫尔
methylthiouracil	甲硫氧嘧啶	nifedipine	硝苯地平
metoclopramide	氧氯普胺	nifenalol	硝苯洛尔
metoprolol	美托洛尔	nikethamide	尼可刹米
metronidazole	甲硝唑	nimesulide	尼美舒利

nitrazepam	硝西泮	phenformine	苯乙福明
nitrendipine	尼群地平	phenobarbital	苯巴比妥
nitroglycerin	硝酸甘油	phenolum	苯酚
nitroprusside sodium	硝普钠	phenoxylbenzamine	酚苄明
nitrous oxide	氧化亚氮	phenprofen	苯丙砜
nizatidine	尼扎替丁	phentolamine	酚妥拉明
noradrenaline	去甲肾上腺素	phenylbutazone	保泰松
norfloxacin	诺氟沙星	phenylephrine	去氧肾上腺素
nortriptyline	去甲替林	phenytoin sodium	苯妥英钠
nystatin	制霉菌素	phosphorylase	磷酸化酶
		physostigmine	毒扁豆碱
		phytomenadione	维生素 K_1

O

		picotamide	匹可托安
ofloxacin	氧氟沙星	pilocarpine	毛果芸香碱
olanzapine	奥氮平	pimobendan	匹莫苯
omeprazole	奥美拉唑	pinacidil	吡那地尔
ondansetron	昂丹司琼	pinaneTXA2	蒎 TXA2
oseltamivir	奥司他韦	pindolol	吲哚洛尔
oxamniquine	抗奥沙尼喹	pipemidic acid	吡哌酸
oxaprozin	奥沙普秦	piperazine	哌嗪
oxazepam	奥沙西泮	piracetam	吡拉西坦
oxprenolol	氧烯洛尔	pirentel	噻嘧啶
oxyphenbutazone	羟基保泰松	pirenzepine	哌仑西平
		piroxicam	吡罗昔康

P

paclitaxel	紫杉醇	plasmochin	扑疟喹啉
pancreatin	胰酶	ploymyxin B	多黏菌素 B
pantoprazole	泮托拉唑	ploymyxin E	多黏菌素 E
para-aminobenzoic	对氨基苯甲酸	posaconazole	泊沙康唑
para-aminosalicylic acid	对氨基水杨酸	potassium iodate	碘化钠
paracetamol	扑热息痛	potassium iodide	碘化钾
paromomycin	巴龙霉素	practolol	普拉洛尔
paroxetine	帕罗西汀	pralidoxime iodide	碘解磷定
pefloxacin	培氟沙星	pramipexole	普拉克索
pemoline	匹莫林	pravastatin	普伐他汀
penciclovir	贲昔洛韦	praziquantel	吡喹酮
penfluridol	五氟利多	prazosin	哌唑嗪
pentamidine	戊烷脒	prednisolone	泼尼松龙
pentazocine	喷他佐辛	prednison	泼尼松
pentobarbital	戊巴比妥	primaquine	伯氨喹
pentoxiverine	喷托维林	primaquine	伯氨喹啉
pepsin	胃蛋白酶	primidone	扑米酮
pergolide	培高利特	probenecid	丙磺舒
perindopril	培哚普利	probucol	普罗布考
perphenazine	奋乃静	procainamind	普鲁卡因胺
persantin	潘生丁	procaine	普鲁卡因
pethidine	哌替啶	procaterol	丙卡特罗
phenacetin	非那西汀	proglumide	丙谷胺

promethazine	异丙嗪	saquinavir	沙奎那韦
pronethalol	丙萘洛尔	sargramostim	沙格司亭
propafenone	普罗帕酮	satin	沙林
propofol	丙泊酚	scopolamine	东莨菪碱
propranolol	普萘洛尔	secobarbital	司可巴比妥
propylthiouracil	丙硫氧嘧啶	selegiline	司来吉兰
protheo	葆乐辉	sertraline	舍曲林
proxyphylline	丙羟茶碱	sevoflurane	七氟烷
pteridine	蝶啶	silver nitrate	硝酸银
pyrantel	抗噻嘧啶	simvastatin	辛伐他汀
pyrazinamide	吡嗪酰胺	sinemet	心宁美
pyribenzamine	曲吡那敏	sisomicin	西索米星
pyridostigmine	吡斯的明	sodium citrate	枸橼酸钠
pyrimethamine	乙胺嘧啶	sodium sulfate	硫酸钠
pyronaridine	磷酸咯萘啶	sodium valproate	丙戊酸钠
pyrvinium embonate	恩波维铵	soman	索曼
		sorbitol	山梨醇
Q		sotalol	索他洛尔
quinidine	奎尼丁	sparfloxacin	司帕沙星
quinine	奎宁	spectinomycin	大观霉素
quinolones	喹诺酮类	spironolactone	螺内酯
		squalene epoxidase	角鲨烯环氧化酶
R		stavudine	司他夫定
rabeprazole	雷贝拉唑	streptomycin	链霉素
radioiodine	放射性碘	strophantin K	毒毛花苷 K
raltegravir	雷特格韦	sucralfate	硫糖铝
ramipril	雷米普利	sufentanil	舒芬太尼
ramosetron	雷莫司琼	sulfacetamide	磺胺醋酰
ranitidine	雷尼替丁	sulfadiazine	磺胺多辛
reboxetine	瑞波西汀	sulfadiazine silver	磺胺嘧啶银盐
recombinant staphylokinase	葡激酶	sulfadiazine silver	磺胺嘧啶银
reserpine	利血平	sulfadiazine	磺胺嘧啶
ribavirin	利巴韦林	sulfadimidine	磺胺二甲嘧啶
rifampin	利福平	sulfadoxine	磺胺多辛
rifamycin SV	利福霉素 SV	sulfafurazole	磺胺异噁唑
rifapentine	利福喷汀	sulfamethoxazole	磺胺甲噁唑
rimantadine	金刚乙胺	sulfamonomethoxine	磺胺间甲氧嘧啶
rimifon	雷米封	sulfamylon	磺胺米隆
risperidone	利培酮	sulfasalazine	柳氮磺胺吡啶
ritalin	利他林	sulfinpyrazone	苯磺吡酮
ritonavir	利托那韦	sulfonamides	长效磺胺
rofecoxib	罗非昔布	sulindac	舒林酸
ropinirole	罗匹尼洛	sulpiride	舒必利
ropivacaine	罗派卡因		
		T	
S		tabun	塔朋
salbutamol	舒喘灵	tacrolimus	他克莫司

tedelparin	替地肝素	tropisetron	托烷司琼
telbivudine	替比夫定	truvada	曲凡达
telenzepine	替仑西平	tubocurarine	筒箭毒碱
temazepam	替马西泮		
teprenone	替普瑞酮	**U**	
terazosin	特拉唑嗪	urokinase	尿激酶
terbinafine	特比萘芬		
terbutaline	间羟舒喘灵	**V**	
terbutaline	特布他林	valganciclovir	缬更昔洛韦
terfenadine	特非那定	valsartan	缬沙坦
tetracaine	丁卡因	venlafaxine	文拉法辛
tetracycline	四环素	verapamil	维拉帕米
tetrahydrofolic acid	四氢叶酸	verapamil	异博定
tetrahydropalmatine	延胡索乙素	vesnarinone	维司力农
tetramycin	土霉素	vidarabine	阿糖腺苷
thalidomide	沙利度胺	vinblastine sulfate	硫酸长春碱
theophylline sodium glycinate	甘氨茶碱钠	vincristine sulfate	硫酸长春新碱
thiamazole	甲巯咪唑	vincristine	长春新碱
thiopental sodium	硫喷妥钠	viomycin	紫霉素
thioridazine	硫利达嗪	vitamin B_{12}	维生素 B_{12}
thrombin	凝血酶	voriconazole	伏立康唑
thymosin α1	胸腺肽 α1		
timolol	噻吗洛尔	**W**	
Tioguanine	硫鸟嘌呤	warfarin	华法林
tipranavir	替拉那韦		
tobramycin	妥布霉素	**X**	
tocainide	妥卡尼	xamoterol	扎莫特罗
tocopheryl nicotinate	烟酸生育酚酯	xanomeline	占诺美林
tolamolol	妥拉洛尔		
tolazoline	妥拉唑林	**Y**	
toliprolol	托利洛尔	yohimbine	育亨宾
torasemide	托拉塞米		
tramadol	曲马朵	**Z**	
tranexamicacid	氨甲环酸	zafirlukast	扎鲁司特
trazodone	曲唑酮	zalcitabine	扎西他滨
triamcinolone	曲安西龙	zaleplon	扎来普隆
triamterene	氨苯蝶啶	zanamivir	扎那米韦
triazolam	三唑仑	zidovudine	齐多夫定
trif - luoperazine	三氟拉嗪	ziprasidone	齐哌西酮
trimethaphan camsylate	樟磺咪芬	zolenzepine	唑仑西平
trimethpprim	甲氧苄啶	zolpidem	唑吡坦
trizivir	三协唯	zopiclone	佐匹克隆